상

황제내경영추
(黃帝內經靈樞)

崔亨柱 해역

'영추(靈樞)'란 어떤 책인가?

　영추(靈樞)란 영추경(靈樞經)이라고도 하며 황제내경(黃帝內經)의 소문(素問)과 함께 총칭하여 '황제내경(黃帝內經)'이라고 한다. 본래 황제내경(黃帝內經)은 소문(素問) 81편과 영추(靈樞) 81편을 합하여 부르는 명칭이다.
　그 내용은 오행학설(五行學說)을 근원으로 하여 인체의 생리와 병리(病理)와 진단(診斷)과 치료와 섭생(攝生)을 포괄하여 논하고, 또 장부(臟腑)의 정(精)과 기(氣)와 신(神)과 혈(血)과 진액(津液)의 기능이나 변화에 대해 논하고, 인간과 자연의 밀접한 관계나 인체 내부의 협조나 일관성 있는 정체관념(整體觀念)을 강조하고 있다.
　한 마디로 표현한다면 영추경은 침구(鍼灸)의 최고 경전이며 동양 한의학의 태두인 동시에 경락(經絡)과 침자(鍼刺)를 집대성한 저술이며 침자학(鍼灸學)의 비조(鼻祖)로, 고대의 동양 의학서들이 이를 기준하여 운영되어 오고 있는 경전(經典)이다.
　한(漢)나라 때 반고(班固)가 지은 한서예문지(漢書藝文志)에 보면, 오행(五行)의 소속에 황제음양(黃帝陰陽) 25권이 있고 황제제자론음양(黃帝諸子論陰陽) 25권이 있었는데 모두 분실되었다고 기록되어 있다. 또 방기략(方技略)의 의경(醫經)편에는 황제내경(黃帝內經) 18권이 있다고 했다.
　그 내용에는 '소문(素問)과 영추(靈樞)의 두 책이 있는데 이를 합하여 '황제내경(黃帝內經)'이라고 한다.
　진(晉)나라의 황보밀(皇甫謐)이 갑을경의 서문에서 '지금 침경(鍼經) 9권, 소문(素問) 9권으로 합하여 18권이 있는데 그것이 곧 내경(內經)이다.' 라고 했다. 곧 침경은 오늘날의 영추이고 소문(素問)이라는 명칭은 한(漢)나라와 진(晉)나라 때 생겼다. 이 때 비로소 수서경적지(隋書經籍志)에 저록되었다.

지금 있는 황제소문 24권에 대해 요제항(姚際恒)이 말하기를 '본래 진(秦)나라 시대의 작품이다. 한(漢)나라 시대 이후 사람의 작품도 섞여 있다고 고금위서고(古今僞書考)에서 말하고 있다. 또 영추는 한서예문지나 수당(隋唐)의 경적지에는 보이지 않는다. 그 밖에 황제외경(黃帝外經) 37권이 있었는데 전하지 않고 경방(經方)에는 오장육부비십이병방(五臟六腑痺十二病方) 30권과 오장육부산십육병방(五臟六腑疝什六病方) 40권, 오장육부단십이병방(五臟六腑癉十二病方) 40권, 풍한열십육병방(風寒熱十六病方) 26권과 오장상중십일병방(五臟傷中十一病方) 31권, 객질오장광전병방(客疾五臟狂顚病方) 17권, 금창종계방(金創瘲瘲方) 30권 등이 있는데 전하지 않는다.' 라고 했다.

이러한 여러 의서들이 분실되면서 이 곳의 일부도 다시 내경으로 포함되지 않았나 하는 의심이 든다. 왜냐하면 각 편의 문맥이 일률적이지 않을 뿐만 아니라 여러 곳에서 조합된 듯한 인상을 갖게 하는 것들이 있기 때문이다.

아무튼 황제내경소문(黃帝內經素問)과 영추(靈樞)는 천지자연의 기의 조화와 인체의 기의 조화에 결부시켜서 자연의학의 개척자적인 길을 뚫어 놓은 동양 최대의 한의서이다. 그 명성이 허성(虛聲)이 아님을, 황제내경소문과 영추 속에 들어 있는 내용을 파악하면 충분히 알 수 있으며 의학의 문외한들도 위대하다는 것을 느낄 수 있는 저서임에는 틀림이 없다 하겠다.

아무리 과학이 발달하고 인체를 해부학적으로 따질 수 있다 하더라도, 알 수 없는 것이 기(氣)의 흐름이다. 동양의학은 그 기에 치중한 학문이며 먼저 병을 치료하기 보다는 질병이 들지 않게 하는 양생을 최고 목표로 한다.

서문(序文)

 옛날에 황제(黃帝)[1]께서 '내경(內經)' 18권을 지었다.
 '영추(靈樞)' 9권과 '소문(素問)' 9권을 합한 것이 18권의 숫자였는데 세상에서 받들어 전한 것은 오직 '소문' 9권뿐이다.
 편작(扁鵲)[2]이 그 속에서 한두 권을 얻어서 '난경(難經)'을 저술하였고 서진(西晉)의 학자인 황보밀(皇甫謐)[3]이 다음으로 '갑을경(甲乙經)'을 만들었는데 모든 의가(醫家)들의 학설이 다 여기에서부터 비롯되었다.
 그러나 그 사이에는 혹은 얻기도 하고 잃는 것도 있어서 가히 후세의 법이 되지는 못했다.
 주굉(朱宏)이 지은 '남양활인서(南陽活人書)'[4]에서 이르기를 '해역(咳逆)하는 것은 얼(噦)이다.'와 같은 것이 있다.
 삼가 '영추경(靈樞經)'을 고찰해보면 '새로운 곡기(穀氣)가 위(胃)로 들어와 예전부터 있던 한기(寒氣)와 서로 다투게 되는 것이 얼(噦)이다.'라고 했다.
 이러한 것들을 함께 들어서 살펴보면 이치를 판단할 수가 있다.
 또 '난경(難經)' 제65편은, 이는 편작이 영추(靈樞)의 본수(本輸)의 대략적인 것을 표하여 가리킨 것인데 세상 사람들은 유주(流注 : 질병의 이름)병에 대한 것으로 알고 있는 것과 같다.
 삼가 '영추경'에서 말한 것을 고찰해보면 '이른바 절(節)이라는 것은 신기(神氣)가 돌아다니면서 들고나는 것으로 유주(流注)한 것이요, 정(井)과 영(滎)과 수(輸)와 경(經)과 합(合)이라는 것은 본수(本輸)이다.'라고 했다.
 이러한 것들을 거론하여 합해보면 서로 떨어진 거리가 하늘과 땅 만큼 다르다는 것을 알 수 있다.

단지 한스러운 것은 '영추경'이 전해지지 않은 지 오래되어 세상에서 능히 연구할 수가 없다는 것이다.

대저 의원이 되려는 자는 의서(醫書)를 읽어야 한다. 의서를 읽어도 능히 의원이 되지 못하는 자가 있기는 하지만 의서를 읽지 않고 의원이 된 자는 있지 않았다.

의서를 읽지 않고 또 대대로 의업을 전수받지도 않았는데 의술을 행하게 되면, 사람을 죽이는데 몽둥이나 칼보다 그 독이 더욱 심하다.

그러므로 옛 사람들이 격언(格言)을 두어서 이르기를 '사람의 자식이 되어서 의서를 읽지 아니하면 부모에게 불효를 하는 것과 같다.'고 했다.

본인은 본래 어리석고 몽매하여 어릴때부터 장성하는데 이르기까지 이 의사의 도를 마음에 깊이 새겨지도록 연구하여 그 이치를 섭렵하였으나 문득 스스로 결정하지 못하였다. 이에 모든 서적을 참조하고 대조하며 다시 집안의 감추어진 근본의 영추(靈樞) 9권을 교정하여 총 81편을 음과 해석을 보태어 말권(末卷)에 붙여서 24권의 책으로 묶었다.

모든 생명을 사랑하는 사람들로 하여금 책을 열어서 쉽게 밝힐 수가 있고 깨닫는데 차별이 없도록 하였다.

이미 상태를 갖추어 경(經)의 소속된 밝은 곳을 펴서 부사(府使)의 인준을 받아 지휘를 거쳐 조례에 의거하여 전운사(轉運司)에서 관리를 뽑아 자세히 정하고 책을 갖추어 비서성(秘書省) 국자감(國子監)에 보냈다.

이제 숭(崧)은 오로지 명의(名醫)를 찾아 뵙고 다시 자세히 살펴 주기를 빌어, 장래에 잘못이 있을 것을 면하고자 한다.

앞으로 무궁한 이로움이 보태져서 공로와 실상이 스스로 있으리라!

때는 송(宋)나라 고종(高宗) 소흥(紹興) 을해(乙亥)년 한여름인 5월 15일에 금관(錦官)의 사숭(史崧)이 쓰노라.

1) 황제(黃帝) : 상고 시대 중국의 제왕. 황제의 성(姓)은 공손(公孫)이고 헌원(軒轅)의 언덕에서 태어났으므로 이름을 헌원이라고 했다. 유웅국(有熊國)의 군왕인 소전(少典)의 아들로 신농(神農)의 뒤를 이어 천하를 호령했다.
2) 편작(扁鵲) : 성은 진(秦)이고 이름은 월인(越人)이다. 춘추 시대 명의이다. 난경(難經)은 편작이 완성한 저서이다.
3) 황보밀(皇甫謐) : 진(晉)나라의 학자이며 조가(朝家) 사람이고 자는 사안(士安)이며 호는 현안선생(玄晏先生)이다. 진(晉)나라 무제(武帝)가 여러 번 벼슬을 내렸으나 숨어 살며 일생을 마쳤다. 저서에는 고사전(高士傳), 일사전(逸士傳), 열녀전(烈女傳), 현안춘추(玄晏春秋), 갑을경(甲乙經) 등이 있다.
4) 남양활인서(南陽活人書) : 주굉(朱宏)이 지은 저서 이름이다.

〈참고문헌〉
◇ 黃帝內經靈樞譯注〈中國:黑龍江人民出版社發行本〉
◇ 靈樞經新譯〈中國:中醫古籍出版社發行本〉
◇ 黃帝內經靈樞〈洪元植 校勘直譯:傳統文化硏究會刊〉
◇ 黃帝內經靈樞〈여강출판사 刊〉

※ 이 역서는 원문 위에 현토(懸吐)에 가까운 직역을 붙였다. 이는 한문에 조금이라도 지식이 있으면 본인이 직접 해석을 할 수 있도록, 공부하는 한의학도나 초학자(初學者)를 위하여 부기(附記)해 놓았다.

차 례

'영추(靈樞)'란 어떤 책인가 / 3

제1권 황제내경영추(黃帝內經靈樞卷一)

제1편 구침십이원(九鍼十二原篇第一) / 22
 1. 침도(鍼道)를 다하는 것… / 22
 2. 침을 사용할 때의 방법… / 26
 3. 구침(九鍼)의 명칭과 효과… / 31
 4. 오장육부(五臟六腑)의 기가 나오는 곳… / 36
 5. 12원혈은 사지(四肢)의 관절에서 나온다… / 40
 6. 침술(鍼術)을 터득하지 못한 사람… / 43

제2편 본수(本腧篇第二) / 46
 1. 수태음경(手太陰經)의 경로(經路)… / 46
 2. 수소음경(手少陰經)의 경로… / 49
 3. 족궐음경(足厥陰經)의 경로… / 50
 4. 족태음경(足太陰經)의 경로… / 51
 5. 족소음경(足少陰經)의 경로… / 52
 6. 족태양경(足太陽經)의 경로… / 53
 7. 족소양경(足少陽經)의 경로… / 55
 8. 족양명경(足陽明經)의 경로… / 57

9. 수소양경(手少陽經)의 경로… / 58
10. 수태양경(手太陽經)의 경로… / 60
11. 수양명경(手陽明經)의 경로… / 62
12. 수태음경(手太陰經)의 경로… / 63
13. 침을 금해야 하는 곳… / 66
14. 오장(五臟)과 육부(六腑)의 배합… / 67
15. 계절마다 다른 침자리… / 68

제3편 소침해(小鍼解篇第三) / 71
1. 침술의 용어 해설, 그 하나… / 71
2. 허(虛)하면 실(實)하게 해야 한다… / 75
3. 침술(鍼術)의 용어 해설, 그 둘… / 77
4. 침술(鍼術)의 용어 해설, 그 셋… / 80

제4편 사기장부병형(邪氣藏府病形篇第四) / 83
1. 사기(邪氣)가 인체에 적중하면… / 83
2. 사기(邪氣)가 음경(陰經)에 적중하면… / 86
3. 얼굴이 추위를 덜 타는 이유… / 88
4. 모든 질병을 파악할 수 있는 방법은… / 90
5. 맥상(脈象)과 척부(尺膚)의 진찰… / 93
6. 심맥(心脈)의 박동으로 알 수 있는 질병… / 95
7. 폐맥(肺脈)의 박동으로 알 수 있는 질병… / 98
8. 간맥(肝脈)의 박동으로 알 수 있는 질병… / 100
9. 비맥(脾脈)의 박동으로 알 수 있는 질병… / 102
10. 신맥(腎脈)의 박동으로 알 수 있는 질병… / 104
11. 여섯 가지 맥상(脈象)의 변화에 대처하는 법… / 107
12. 영혈과 수혈과 합혈의 명분(名分)… / 109
13. 육부(六腑)에 발생하는 질병… / 112
14. 육부의 병에는 기혈에 침을 적중시켜야 한다… / 117

제2권 황제내경영추(黃帝內經靈樞卷二)

제5편 근결(根結篇第五) / 120
   1. 음(陰)과 양(陽)의 이치를 알아야 한다… / 120
   2. 경맥(經脈)의 시작과 끝… / 122
   3. 삼양경(三陽經)의 맥기의 흐름… / 125
   4. 침을 놓을 때 신분의 차이는 없습니까?… / 130
   5. 형체와 신기(神氣)의 역순(逆順)… / 132

제6편 수요강유(壽夭剛柔篇第六) / 136
   1. 오장(五臟)은 음이 되고 육부(六腑)는 양이 된다… / 136
   2. 형기(形氣)와 내외(內外)의 상응(相應)… / 139
   3. 장수(長壽)와 단명(短命)을 결정하는 것… / 141
   4. 침놓을 때의 삼변(三變)… / 144
   5. 약(藥)으로 위(熨)하는 것… / 146

제7편 관침(官鍼篇第七) / 149
   1. 침(鍼)의 사용과 그 기능… / 149
   2. 공인된 구침(九鍼)의 활용법… / 151
   3. 침자법(鍼刺法)에는 구변(九變)이 있다… / 153
   4. 침을 놓는 데는 12절(十二節)이 있다… / 155
   5. 의사(醫師)가 알아야 할 것들… / 159
   6. 다섯 가지 침자법(鍼刺法)… / 161

제8편 본신(本神篇第八) / 164
   1. 침자법(鍼刺法)은 신(神)에 근본해야 한다… / 164
   2. 오장(五臟)이 손상되면… / 169
   3. 오장(五臟)의 허와 실에 따른 병형(病形)… / 173

제9편 종시(終始篇第九) / 175
   1. 침(鍼)을 놓는 도(道)… / 175

2. 인영맥과 촌구맥의 왕성함에 차이가 있으면… / 179
  3. 침을 놓는 도는 기의 조절이다… / 184
  4. 먼저 그 양(陽)을 보해야 한다… / 187
  5. 맥이 실(實)하면 통증이 있다… / 191
  6. 침놓을 때는 반드시 형기(形氣)를 살펴야 한다… / 194
  7. 맥기(脈氣)가 끊어져 죽는 상태… / 197

제3권 황제내경영추(黃帝內經靈樞卷三)

제10편 경맥(經脈篇第十) / 202
  1. 인체가 이루어지는 과정이란… / 202
  2. 수태음폐경맥(手太陰肺經脈)의 시작과 끝… / 204
  3. 수양명대장경맥(手陽明大腸經脈)의 시작과 끝… / 208
  4. 족양명위경맥(足陽明胃經脈)의 시작과 끝… / 211
  5. 족태음비경맥(足太陰脾經脈)의 시작과 끝… / 217
  6. 수소음심경맥(手少陰心經脈)의 시작과 끝… / 220
  7. 수태양소장경맥(手太陽小腸經脈)의 시작과 끝… / 222
  8. 족태양방광경맥(足太陽膀胱經脈)의 시작과 끝… / 224
  9. 족소음신경맥(足少陰腎經脈)의 시작과 끝… / 227
  10. 수궐음심포경맥(手厥陰心包經脈)의 시작과 끝… / 230
  11. 수소양삼초경맥(手少陽三焦經脈)의 시작과 끝… / 232
  12. 족소양담경맥(足少陽膽經脈)의 시작과 끝… / 235
  13. 족궐음간경맥(足厥陰肝經脈)의 시작과 끝… / 238
  14. 오음(五陰)의 경기(經氣)가 단절되면… / 241
  15. 경맥(經脈)과 낙맥(絡脈)의 상이점(相異点)… / 246
  16. 15락맥(十五絡脈)의 시작과 끝… / 250

제11편 경별(經別篇第十一) / 259
  1. 천도(天道)와 인체가 상응하는 것은… / 259

2. 일합(一合) 이합(二合) 삼합(三合)… / 261
　　3. 사합(四合) 오합(五合) 육합(六合)… / 265

제12편 경수(經水篇第十二) / 268
　　1. 12경맥(十二經脈)이 서로 응하는 것들… / 268
　　2. 12경맥(十二經脈)과 12경수(十二經水)의 결합… / 271
　　3. 12경맥(十二經脈)에 침을 놓는 방법… / 274

제4권 황제내경영추(黃帝內經靈樞卷四)

제13편 경근(經筋篇第十三) / 280
　　1. 족태양경근(足太陽經筋)의 시작과 끝… / 280
　　2. 족소양경근(足少陽經筋)의 시작과 끝… / 283
　　3. 족양명경근(足陽明經筋)의 시작과 끝… / 286
　　4. 족태음경근(足太陰經筋)의 시작과 끝… / 289
　　5. 족소음경근(足少陰經筋)의 시작과 끝… / 290
　　6. 족궐음경근(足厥陰經筋)의 시작과 끝… / 292
　　7. 수태양경근(手太陽經筋)의 시작과 끝… / 294
　　8. 수소양경근(手少陽經筋)의 시작과 끝… / 295
　　9. 수양명경근(手陽明經筋)의 시작과 끝… / 297
　　10. 수태음경근(手太陰經筋)의 시작과 끝… / 298
　　11. 수심주경근(手心主經筋)의 시작과 끝… / 300
　　12. 수소음경근(手少陰經筋)의 시작과 끝… / 301

제14편 골도(骨度篇第十四) / 304
　　1. 보통 사람의 키는 7자 5치… / 304
　　2. 보통 사람의 표준 신장의 수치… / 308

제15편 오십영(五十營篇第十五) / 312
　　1. 28수(二十八宿)와 28맥(二十八脈)이 응한다… / 312

2. 50영은 13,500번 호흡하는 것… / 314

제16편 영기(營氣篇第十六) / 317
　　1. 영기(營氣)의 전달 과정… / 317

제17편 맥도(脈度篇第十七) / 321
　　1. 맥도(脈度)란 어떤 것입니까?… / 321
　　2. 오장(五臟)은 항상 일곱 구멍과 통한다… / 323
　　3. 교맥(蹻脈)은 어느 곳에서 시작되는가?… / 325

제18편 영위생회(營衛生會篇第十八) / 328
　　1. 영기(營氣)와 위기(衛氣)의 생성과 분포 작용… / 328
　　2. 노인(老人)이 밤에 잠자지 못하는 이유… / 331
　　3. 영기(營氣)와 위기(衛氣)가 나오는 통로… / 332
　　4. 중초(中焦)와 하초(下焦)에서 나오는 것들… / 334

제19편 사시기(四時氣篇第十九) / 338
　　1. 계절에 따라 침을 놓는 법… / 338
　　2. 질병에 따라 침을 놓는 법… / 340
　　3. 구담(嘔膽)의 증상… / 344

제5권 황제내경영추(黃帝內經靈樞卷五)

제20편 오사(五邪篇第二十) / 348
　　1. 오장(五臟)에 사기(邪氣)가 있게 되면… / 348

제21편 한열병(寒熱病篇第二十一) / 352
　　1. 피한열(皮寒熱) 기한열(肌寒熱) 골한열(骨寒熱)… / 352
　　2. 천유오부(天牖五部)… / 355

3. 얼굴에 있는 여러 혈(穴)… / 357
  4. 경수(經輸)는 골(骨)과 오장(五臟)을 다스린다… / 359
  5. 몸에 있는 중요한 오부(五部)… / 360

제22편 전광(癲狂篇第二十二) / 363
  1. 전질(癲疾)이 처음 발생할 때는… / 363
  2. 골전질과 근전질과 맥전질이란… / 365
  3. 광질(狂疾)의 치료 방법… / 367
  4. 풍역(風逆)과 궐역(厥逆)이란… / 369

제23편 열병(熱病篇第二十三) / 372
  1. 편고(偏枯)를 다스리는 법… / 372
  2. 열병(熱病)을 치료하는 방법… / 373
  3. 오장(五臟)의 열병(熱病) 치료… / 375
  4. 열병(熱病)에서 증상에 따른 치료법… / 378
  5. 열병에서 침을 놓지 않는 아홉 가지 경우… / 380
  6. 기타 여러 가지 질병에는… / 383

제24편 궐병(厥病篇第二十四) / 386
  1. 궐두통(厥頭痛)의 치료법… / 386
  2. 궐심통(厥心痛)의 치료법… / 389
  3. 그 밖의 궐병(厥病) 치료법… / 392

제25편 병본(病本篇第二十五) / 395
  1. 상황에 따른 질병 치료… / 395

제26편 잡병(雜病篇第二十六) / 398
  1. 궐(厥)에 침놓는 법… / 398
  2. 여러 가지의 질병을 치료하는 법… / 399
  3. 배가 가득할 때 치료하는 법… / 402

4. 심통(心痛) 함통(頷痛) 얼(噦) 등의 기타 질병… / 402

제27편 주비(周痺篇第二十七) / 406
　　1. 중비(衆痺)를 치료하는 방법… / 406
　　2. 주비(周痺)를 다스리는 방법… / 408

제28편 구문(口問篇第二十八) / 412
　　1. 구문(口問)은 구전(口傳)이다… / 412
　　2. 하품과 딸꾹질은 왜 하는가?… / 414
　　3. 희(唏) 진한(振寒) 애(噫) 체(嚏) 타(嚲)… / 415
　　4. 눈물과 콧물은 왜 흘리는가… / 418
　　5. 태식(太息) 연하(涎下) 이명(耳鳴) 설설(齧舌)… / 419
　　6. 12가지 질병을 치료하는 방법… / 423

제6권 황제내경영추(黃帝內經靈樞卷六)

제29편 사전(師傳篇第二十九) / 426
　　1. 모든 것은 순응(順應)하는 데에 있다… / 426
　　2. 환자를 편안하게 하려면… / 428
　　3. 오장(五臟)과 육부(六腑)의 크기를 진찰… / 431

제30편 결기(決氣篇第三十) / 435
　　1. 여섯 가지로 구분하는 기(氣)… / 435
　　2. 육기(六氣)가 빠져 나가게 되면… / 437

제31편 장위(腸胃篇第三十一) / 439
　　1. 장(腸)과 위(胃)의 용량(容量)… / 439
　　2. 소장(小腸)의 길이… / 441

제32편 평인절곡(平人絶穀篇第三十二) / 443
  1. 먹지 않고 7일이면 죽게 된다… / 443
  2. 소장(小腸)의 둘레는 2치 반이다… / 444
  3. 보통 사람들의 장위(腸胃)의 용량… / 445

제33편 해론(海論篇第三十三) / 447
  1. 사람에게도 사해(四海)와 12경수가 있다… / 447
  2. 사해(四海)를 결정하는 것… / 449
  3. 사해(四海)가 역(逆)하고 순(順)하면… / 450

제34편 오란(五亂篇第三十四) / 453
  1. 서로 따라서 다스려지는 것… / 453
  2. 서로 어긋나서 문란해지는 것… / 454
  3. 오란(五亂)에 침을 놓는 법… / 455

제35편 창론(脹論篇第三十五) / 458
  1. 창병(脹病)의 맥은 대하고 견하고 색하다… / 458
  2. 각 장부에 발생한 창병(脹病)의 형태… / 461
  3. 창병(脹病)의 발생 원인… / 463

제36편 오륭진액별(五癃津液別篇第三十六) / 467
  1. 수창(水脹)이 발생하는 이유… / 467
  2. 진액(津液)이 형성되는 과정… / 468
  3. 오곡의 진액이 화합하여 고(膏)가 되면… / 470

제37편 오열오사(五閱五使篇第三十七) / 472
  1. 오관(五官)과 오열(五閱)로 오기(五氣)를 관찰… / 472
  2. 오관(五官)으로 무엇을 살피는가?… / 474

제38편 역순비수(逆順肥瘦篇第三十八) / 477
1. 침도(鍼道)에서 운행의 역순(逆順)… / 477
2. 체형에 따라 침놓는 방법… / 479
3. 맥(脈)이 행하는 역순(逆順)이라는 것… / 482

제39편 혈락론(血絡論篇第三十九) / 486
1. 기사(奇邪)가 경락(經絡)에 있지 않은 것… / 486
2. 음양(陰陽)이 함께 유여(有餘)한 자들… / 487
3. 침(鍼)이 살에 달라붙게 되면… / 489

제40편 음양청탁(陰陽淸濁篇第四十) / 491
1. 12경맥과 12경수(十二經水)의 상응은… / 491
2. 인체의 청기(淸氣)와 탁기(濁氣)… / 493

상권 원문자구색인(原文字句索引) : 하권 413

(하) 차 례

제7권 황제내경영추(黃帝內經靈樞卷七)
제41편 음양계일월(陰陽繫日月篇第四十一) / 16
제42편 병전(病傳篇第四十二) / 24
제43편 음사발몽(淫邪發夢篇第四十三) / 32
제44편 순기일일분위사시(順氣一日分爲四時篇第四十四) / 37
제45편 외췌(外揣篇第四十五) / 48
제46편 오변(五變篇第四十六) / 52
제47편 본장(本藏篇第四十七) / 63

제8권 황제내경영추(黃帝內經靈樞卷八)
  제48편 금복(禁服篇第四十八) / 82
  제49편 오색(五色篇第四十九) / 93
  제50편 논용(論勇篇第五十) / 110
  제51편 배수(背腧篇第五十一) / 117
  제52편 위기(衛氣篇第五十二) / 120
  제53편 논통(論痛篇第五十三) / 128
  제54편 천년(天年篇第五十四) / 131
  제55편 역순(逆順篇第五十五) / 137
  제56편 오미(五味篇第五十六) / 141

제9권 황제내경영추(黃帝內經靈樞卷九)
  제57편 수창(水脹篇第五十七) / 148
  제58편 적풍(賊風篇第五十八) / 153
  제59편 위기실상(衛氣失常篇第五十九) / 157
  제60편 옥판(玉版篇第六十) / 166
  제61편 오금(五禁篇第六十一) / 177
  제62편 동수(動輸篇第六十二) / 182
  제63편 오미론(五味論篇第六十三) / 188
  제64편 음양이십오인(陰陽二十五人篇第六十四) / 194

제10권 황제내경영추(黃帝內經靈樞卷十)
  제65편 오음오미(五音五味篇第六十五) / 216
  제66편 백병시생(百病始生篇第六十六) / 224
  제67편 행침(行鍼篇第六十七) / 236
  제68편 상격(上膈篇第六十八) / 241
  제69편 우에무언(憂恚無言篇第六十九) / 245
  제70편 한열(寒熱篇第七十) / 249

제71편 사객(邪客篇第七十一) / 252
제72편 통천(通天篇第七十二) / 270

제11권 황제내경영추(黃帝內經靈樞卷十一)
  제73편 관능(官能篇第七十三) / 282
  제74편 논질진척(論疾診尺篇第七十四) / 295
  제75편 자절진사(刺節眞邪篇第七十五) / 304
  제76편 위기행(衛氣行篇第七十六) / 329
  제77편 구궁팔풍(九宮八風篇第七十七) / 342

제12권 황제내경영추(黃帝內經靈樞卷十二)
  제78편 구침론(九鍼論篇第七十八) / 356
  제79편 세로론(歲露論篇第七十九) / 377
  제80편 대혹론(大惑論篇第八十) / 389
  제81편 옹저(癰疽篇第八十一) / 398

제1권 황제내경영추
(黃帝內經靈樞卷一)

제1편 구침십일원(九鍼十二原篇第一) / 22
제2편 본수(本腧篇第二) / 46
제3편 소침해(小鍼解篇第三) / 71
제4편 사기장부병형(邪氣藏府病形篇第四) / 83

제1편 구침십이원(九鍼十二原篇第一)

　구침(九鍼)은 참침(鑱鍼)·원침(員鍼)·제침(鍉鍼)·봉침(鋒鍼)·피침(鈹鍼)·원리침(員利鍼)·호침(毫鍼)·장침(長鍼)·대침(大鍼)의 아홉 가지를 뜻한다.
　십이원(十二原)에서 원(原)은 근원이라는 뜻이다. 곧 인체에서 양 팔꿈치와 양 무릎의 열두 원혈(原穴)을 뜻한다.
　이 편에서는 옛날부터 사용하던 아홉 가지 침구의 명칭 및 형태와 용도를 소개하고 침놓는 방법과 침놓을 때의 주의 사항, 금기 등을 나열했다. 또 십이원혈을 소개하고 십이원혈이 장부(臟腑)와 병리상(病理上)으로 이어지는 연관성을 논하고 경맥의 정(井)혈과 영(榮)혈과 수(輸)혈과 경(經)혈과 합(合)혈 등에 대한 설명도 함께 했다.

1. 침도(鍼道)를 다하는 것
　황제가 기백(岐伯)에게 물었다.
　"나는 모든 백성을 자식처럼 여기고 모든 관리를 기르며 그 세금을 거두어들입니다. 나는 그들이 넉넉하지 못하고 계속적으로 질병을 앓는 일을 슬퍼합니다. 나는 그들이 독약을 복용하지 않고 폄석(砭石)을 사용하지 않아도 괜찮기를 바라며 미침(微鍼 : 가르침)으로 그들의 경맥을 소통시키고 그들의 혈기를 조화시켜, 그 맥이 역(逆)하고 순(順)하는 것과 기혈이 들고 나가는 곳을 경영하고자 합니다.
　그 명령(命令)이 후세에 전해지도록 반드시 밝은 법령(法令)

을 만들어서 세상이 끝나더라도 없어지지 않고 오랫동안 단절되지 않으며 사용하기는 쉽고 잊어버리기는 어렵게 만들어 경기(經紀 : 鋼紀)로 삼고자 합니다.

그 편(篇)과 장(章)을 달리하고 그 표(表)와 이(裏)를 구분하여 시작과 끝을 만들었습니다. 영(슈)에 각각의 형체가 있게 하여 먼저 침경(鍼經)을 만들려 하는데 원컨대 그에 대한 실례들을 듣고자 합니다."

기백이 대답했다.

"신(臣 : 岐伯)이 청하신 내용을 미루어 순서를 정해보니 영(슈)에 강기(綱紀)가 있어 하나〔一〕에서 시작하여 아홉〔九〕에서 마치게 됩니다. 청하신 그 도를 말씀드리겠습니다.

소침(小鍼)의 요체는 말로 진술하기는 쉬우나 실질적인 깊은 경지에 들어가기는 어렵습니다. 서투른 의사는 형체로 나타나는 증상만 살피지만 뛰어난 의사는 신(神)을 지키는 것입니다.

신령하도다! 신(神 : 正氣)과 객(客 : 邪氣)이 문에 있는데 그 질병을 보지 못하고 어떻게 그 원인을 알 수 있겠습니까?

침을 놓을 때의 미묘함은 신속하게 하고 느리게 하는 데에 있는데 서투른 의사는 사지의 관절만 고수하고 뛰어난 의사는 기미(機微)를 지키는 것입니다.

기미의 움직임은 공(空 : 孔)을 벗어나지 않으며 공혈(空穴) 속의 기미는 맑고 고요하면서 미묘합니다.

사기(邪氣)가 올 때에는 보법(補法)으로 만나게 하지 않고 사기가 갈 때에는 사법(瀉法)으로 따르게 하지 않는 것입니다.

기미(機微)의 도(道)를 아는 자는 한 올의 머리털을 걸 만한 틈도 없으며, 기미의 도를 알지 못하는 자는 활시위를 당겨 쏘아도 나가지 않듯이 침을 놓아도 병을 치료할 수 없습니다. 그 기의 왕래를 알아야 침을 놓는 시기를 알아서 함께 하는 것입니다.

서투른 의사의 암울함이여!

미묘함이여! 뛰어난 의사만 홀로 가지고 있습니다.

기(氣)가 떠나가는 것이 역(逆)이고 기가 돌아오는 것이 순

(順)입니다. 역(逆)하고 순(順)하는 것을 밝게 알면 바르게 행하여 물을 필요가 없는 것입니다.
　기(氣)를 맞이하여 빼앗는다면 어떻게 허하지 않음을 얻으며, 기를 따라서 구제한다면 어떻게 실하지 않음을 얻겠습니까?
　맞이하여 보해 주고 따라서 사(瀉)해 주어서 뜻에 따라 조화시키면 '침도(鍼道)'를 다하는 것입니다."

　(황제가 기백에게 문왈 여는 만민을 자하고 백성을 양하려 그 조세를 수니라. 여는 그 불급하고 속하여 유질병을 애하며 여는 독약을 피치 말고 폄석을 무용코자 하여 미침으로 그 경맥을 통케 하고 그 혈기를 조케 하고 그 역순출입의 회를 영코자 함이라. 영을 가히 후세에 전하여 필히 명하여 법령을 만들어 종하되 불멸하고 구하되 부절하고 이용하되 난망하여 경기를 위함이라. 그 편과 장을 이하고 그 표리를 별하여 종시를 삼음이라. 영이 각각 유형하여 먼저 침경을 입함이라. 기정을 원문하노라. 기백답왈 신이 청을 추하여 차함에 영에는 유강기하니 일에 시하여 구에 종이라. 청에 기도를 언이라. 소침의 요는 이진하되 난입이라. 조는 수형하고 상은 수신이라. 신호라! 신과 객이 재문에 기질을 미도면 기원을 오지리오? 자의 미는 속지에 재하니 조는 수관하고 상은 수기니 기의 동은 기공을 불리요 공중의 기는 청정하되 미하니 기래는 불가봉이요 기왕은 불가추니라. 기의 도를 지한 자는 발로써 불가괘요 기도를 부지면 고에 불발이니 그 왕래를 지하면 요여의 기니라. 추의 암이여! 묘재라! 공이 독유니라. 왕자가 위역이요 내자가 위순이니 역순을 명지면 정행하여 무문이라. 역한대 탈하면 어찌 무허를 득하며 추한대 제하면 어찌 무실을 득가? 영하고 수하여 이의도 화하면 침도가 필이니라.)

　　黃帝問於岐伯[1]曰 余子萬民 養百姓[2] 而收其租稅[3] 余哀其不給而屬[4]有疾病 余欲勿使被毒藥[5] 無用砭石[6] 欲以微鍼[7]通其經脈 調其血氣 營其逆順出入之會 令可傳於後世 必明爲之法令[8] 終而不滅 久而不絶 易用難忘 爲之經紀[9] 異其篇章 別其表裏 爲之終始[10] 令各有形 先立鍼經 願聞其情 岐伯答曰 臣請推而次之 令有綱紀[11] 始於一 終於九焉 請言其道 小鍼之要 易陳而難入[12] 粗守形 上守神[13]

神乎 神客在門[14] 未睹其疾 惡知其原 刺之微 在速遲 粗守關 上守機[15] 機之動 不離其空 空中之機 淸靜而微[16] 其來不可逢 其往不可追[17] 知機之道者 不可掛以發[18] 不知機道 叩之不發[19] 知其往來 要與之期[20] 粗之闇乎 妙哉 工獨有之 往者爲逆 來者爲順 明知逆順 正行無問 逆而奪之 惡得無虛 追而濟之[21] 惡得無實 迎之隨之 以意和之 鍼道畢矣

1) 岐伯(기백) : 황제 임금의 신하이며 천사(天師)로 대우하였다고 한다.
2) 子萬民養百姓(자만민양백성) : 자만민은 만백성을 자식같이 사랑하다. 양백성은 모든 관리를 기르다. 백성은 관리를 말한다고 했다.
3) 租稅(조세) : 곡식을 거두어들이는 것. 조는 전세(田稅)를 뜻한다. 일설에 먹는 것이 조(租)이고 입는 것이 세(稅)라고도 했다.
4) 不給而屬(불급이속) : 불급은 부종(不終)으로 된 곳도 있다. 부종은 천수를 다하지 못하는 것. 속은 있다의 뜻.
5) 被毒藥(피독약) : 독약을 마시다. 피는 복(服)과 같다. 여기에서의 독약은 일반 약을 뜻한다.
6) 砭石(폄석) : 약돌(藥石). 상고 시대에 병을 치료하던 끝이 뾰족한 돌. 곧 침구의 전신.
7) 微鍼(미침) : 가늘고 작은 침. 일설에는 구침(九鍼)에서의 호침(毫鍼)을 말한다고도 했다.
8) 法令(법령) : 침경(鍼經)에 있는 내용을 뜻한다.
9) 經紀(경기) : 꼭 본받아야 할 도리. 법칙.
10) 異其篇章~爲之終始(이기편장~위지종시) : 편과 장을 가르고 그 표와 이를 분별하여 끝마치고 시작되는 것을 만들다. 이(異)는 나누다. 표리는 경락의 부침에 따르는 표리로, 부수(腑輸)는 표가 되고 장수(臟輸)는 이(裏)가 된다. 종시는 미침(微鍼)은 하나에서 시작하여 아홉에서 끝나는 것을 뜻한다.
11) 綱紀(강기) : 강은 그물의 벼리이고 기는 실마리. 곧 국가의 법이며 조리(條理)라는 뜻이 들어 있다.
12) 易陳而難入(이진이난입) : 말로 이야기하기는 쉽지만 실질적인 기술면에 들어가면 지극히 어렵다는 뜻.
13) 粗守形上守神(조수형상수신) : 조는 서투른 의사의 뜻. 상은 높은 경지에

이른 의사. 서투른 의사는 형체에 나타난 증상이나 발병한 부위에서만 맴돌고, 뛰어난 의사는 혈기의 허와 실을 판단하여 조신(調神)을 위주로 보사법(補瀉法)을 실시하는 침을 놓는다.

14) 神客在門(신객재문) : 신은 정기(正氣)이고 객은 사기(邪氣)이다. 정기가 운행되는 경로에 출입하는 문이 있는데, 밖에서 들어오는 사기도 역시 이 문을 통하여 인체로 침입하게 된다.

15) 粗守關上守機(조수관상수기) : 관은 팔다리의 관절이고 기는 기미(機微)이다. 서투른 의사는 팔다리와 관절에만 얽매이고 뛰어난 의사는 경기(經氣)가 왕래하는 기미를 살핀다.

16) 機之動~淸靜而微(기지동~청정이미) : 기미의 움직임은 그 공혈(孔穴)을 떠나지 않고 공혈 속의 기미는 맑고 정하면서 미묘하다. 공은 공(孔)과 같고 수혈을 뜻하며 청정은 청정(淸精)이라 했다.

17) 其來不可逢其往不可追(기래불가봉기왕불가추) : 기는 사기(邪氣)이다. 사기가 오면 마주치지 말고 사기가 가면 따라가지 말아야 한다. 곧 사기가 한창일 때는 보법(補法)을 써서는 안 되고 사기가 약해질 때는 사법(瀉法)을 써서는 안 된다는 뜻.

18) 知機之道者不可掛以發(지기지도자불가괘이발) : 기미의 도를 아는 자는 한 올의 머리카락도 들어갈 틈이 있어서는 안 된다는 뜻.

19) 叩之不發(고지불발) : 당겨도 발하지 않다. 활시위를 당겼다 놓아도 화살이 제대로 발사되지 않는다는 뜻. 곧 침을 놓는데 그 기미를 모르면 침이 손에 응하지 않음을 뜻한 것이다.

20) 要與之期(요여지기) : 살펴서 함께 하는 것을 기약할 수 있다. 침을 놓는 시기를 파악할 수 있다는 뜻.

21) 逆而奪之~追而濟之(역이탈지~추이제지) : 역은 영(迎)과 같고 추는 수(隨)와 같다. 맞이하여 빼앗으면 어찌 허해지지 않겠는가, 따라서 구제하면 어찌 실하지 않겠는가의 뜻.

2. 침을 사용할 때의 방법

침을 사용하는 자들은, 허(虛)하면 실(實)하게 하고 가득하면 쏟아 주고 볼록하게 맺혀 있으면 이를 제거해 주고 사기(邪氣)가 왕성하면 허(虛)해지게 해야 합니다.

대요(大要)에 이르기를 '침을 서서히 놓고 재빨리 뽑으면 실(實:補)해지고 재빨리 놓고 서서히 뽑으면 허(虛:瀉)해진다.'라고 했습니다.

실(實)함과 허(虛)함을 말했는데 그 기의 실체가 확연하게 드러나는 것이 아니므로, 실할 때에는 있는 듯하고 허할 때에는 없는 듯한 상태를 말한 것입니다.

또 질병의 완급에 따라 선과 후를 살펴 침을 머물러 있게 할 것인가 머물러 있지 않게 할 것인가를 판단하여 허하게 하거나 실하게 할 때에는, 환자가 마치 무엇인가 얻은 듯하게 하거나 무엇인가 잃은 듯한 느낌이 들게 해야 합니다.

허하게 하고 실하게 하는 요체에서는 구침(九鍼)이 가장 미묘한데, 보(補)하거나 사(瀉)할 때 알맞은 침을 사용하는 것입니다.

사법(瀉法)에 이르기를 '반드시 침을 잡아 곧바로 놓고, 침을 뺄 때는 침을 흔들어 침구멍을 크게 해서 사기(邪氣)가 빠져 나가도록 열어 놓아 내쫓는데, 양(陽)을 밀쳐서 침을 제대로 놓아 사기(邪氣)가 배출되는 것을 얻는 것이다.' 라고 했습니다. 이 때 침구멍을 눌러서 침을 뽑는 것을 일러 '내온(內溫:內蘊:기혈이 안으로 쌓이다)'이라고 하는데 이렇게 하면 혈(血)이 흩어지지 않고 사기가 배출되지 못하는 것입니다.

보법(補法)에 이르기를 '기의 흐름에 따라 마음 내키는 대로 침을 놓되 망령난 듯이 한다. 혹은 침으로 기가 행해지게 하고 혹은 혈(穴)을 눌러서 침을 놓기도 하며 그럴 때 마치 모기나 등에가 사람의 피를 빨아먹을 때처럼 피부에 따끔하게 느낄 정도로 정교하게 시술하여야 한다. 혹은 침을 머물러 있게 하고 혹은 침을 뽑기도 하는데 침을 제거할 때에는 활시위가 끊어지는 것처럼 하여 기를 손상시키지 않아야 한다. 오른손으로 침을 뽑고 왼손으로 신속하게 침구멍을 눌러서 그 기가 머무르도록 하면 침구멍이 이미 닫혀서 안의 기〔中氣〕가 이에 충실해진다. 이 때 반드시 혈이 머물러 있지 않아야 하는데 머물러 있으면 급히 취하여 제거해야 한다.'라고 했습니다.

침을 손으로 잡는 도(道)는 견고하게 잡는 것이 보배로움이 됩니다. 손가락을 바르게 하여 곧게 찔러서 침이 왼쪽이나 오른쪽으로 기울지 않아야 합니다. 정신을 침끝에 집중하고 환자에게 신경을 접촉시켜서 혈맥을 자세히 관찰하여야 침을 놓아도 위태함이 없는 것입니다.

바야흐로 침을 놓을 때는 반드시 환자의 눈(目:懸陽)과 양눈썹 사이를 살피는데, 정신을 집중하여 환자의 시선에서 떠나지 않아야 질병으로 인한 생과 사를 알 수 있습니다.

혈맥(血脈:絡脈)은 경수혈(經腧穴)에서 가로로 뻗어 있는데, 살펴보면 유난히 맑고 진맥해 보면 유독 단단한 것이 있습니다.

(무릇 용침자는 허즉 실하게 하고 만즉 설하며 완진즉 제하고 사승즉 허하니 대요에 왈 서하여 질즉 실하고 질하여 서즉 허라. 실과 허를 언하면 약유하고 약무니라. 후여선을 찰하면 약존하고 약망하며 허여실을 위함은 약득하고 약실이니라. 허실의 요는 구침이 최묘니 보사의 시에 이침으로 위니라. 사에 왈 필지하여 내하면 방하여 출이니 배양하여 득침함에 사기는 득설하며 안하여 인침하면 시위를 내온이라 하니 혈이 부득산하고 기가 부득출이라. 보에 왈 수하되 수의 의는 약망하고 약행하고 약안하며 문맹이 지듯하여 여류하며 여환하여 거함을 여현절하여 영좌로 속우하며 기기가 고지하고 외문이 이폐하면 중기가 내실이니 필히 유혈이 무하고 급히 취주니라. 지침의 도는 견자로 위보니 정지하고 직자하여 침이 좌우가 무하여 신이 재추호하고 의가 병자에 속하여 혈맥을 심시하고 자함에 무태니라. 방자의 시에 필히 재현양하고 여양형으로 급하여 신속이 물거하여 병의 존망을 지니라. 혈맥자는 수의 횡거에 재하니 시함에 독징하고 절함에 독견이니라.)

凡用鍼者 虛則實之 滿則泄之 宛陳則除之 邪勝則虛之[1] 大要[2]曰 徐而疾則實 疾而徐則虛[3] 言實與虛 若有若無[4] 察後與先 若存若亡[5] 爲虛與實 若得若失[6] 虛實之要 九鍼最妙 補寫之時 以鍼爲之[7]

寫曰 必持內之 放而出之[8] 排陽得鍼[9] 邪氣得泄 按而引鍼是謂內溫[10] 血不得散 氣不得出也 補曰 隨之 隨之意 若妄之[11] 若行若按 如蚊虻止[12] 如留如還 去如弦絶 令左屬右[13] 其氣故止 外門[14]已閉 中氣乃實 必無留血 急取誅之[15] 持鍼之道 堅者爲寶[16] 正指直刺 無鍼左右[17] 神在秋毫 屬意病者[18] 審視血脈[19]者 刺之無殆 方刺之時 必在懸陽 及與兩衡[20] 神屬勿去[21] 知病存亡 血脈者 在腧橫居 視之獨澄 切之獨堅[22]

1) 滿則泄之~邪勝則虛之(만즉설지~사승즉허지): 실(實:滿)하면 사법(瀉法)을 사용해서 쏟아 주고 겹쳐 쌓이면 제거시켜 주고 사기(邪氣)가 승하면 그 사기를 쏟아 주어야 한다. 만은 실(實)과 같다. 완진은 겹쳐 쌓이다. 곧 피가 뭉쳐서 쌓이다.

2) 大要(대요): 대략(大略)과 같다. 일설에는 옛 경전의 편명이라고도 했다.

3) 徐而疾則實疾而徐則虛(서이질즉실질이서즉허): 서서히 침을 놓고 신속하게 침을 뽑으면 실해지는데 이것이 보법(補法)이 되고, 신속하게 침을 놓고 서서히 뽑으면 허(虛)해지며 사법(瀉法)이 된다는 뜻.

4) 言實與虛若有若無(언실여허약유약무): 침 아래에 기가 있는 것을 실(實)한 것이라 하고 침 아래에 기가 없는 것을 허(虛)라고 한다. 침을 놓아 기가 있는 듯도 하고 기가 없는 듯도 하다는 뜻.

5) 察後與先若存若亡(찰후여선약존약망): 질병의 완만하고 급박한 상태를 살펴서 먼저하고 뒤에 하는 순서를 결정하고, 기의 허하고 실한 것에 근거하여 침을 놓은 후 유침(留鍼)할 것인가 뽑을 것인가를 결정하다. 약(若)은 혹(或)과 같다고 했다.

6) 爲虛與實若得若失(위허여실약득약실): 허하거나 실한 상태에서 침을 놓아서 환자가 마치 무엇인가 얻은 것 같기도 하고 무엇인가를 잃은 듯한 느낌을 갖게도 한다는 뜻.

7) 補寫之時以鍼爲之(보사지시이침위지): 보(補)해 주고 사(瀉)해 줄 때에는 보하고 사하는 데 알맞은 침으로써 한다는 뜻.

8) 寫曰必持內之放而出之(사왈필지내지방이출지): 사법(瀉法)에 이르기를 반드시 침을 잡고 침을 찌르며 득기(得氣)한 뒤에 침을 뺄 때는 침을 흔들어서 침구멍을 크게 하여 사기가 빠져 나가도록 열어 놓아 사기를 배출시킨다

의 뜻. 어떤 이는 왈(曰)자 뒤에 '영지영지의(迎之迎之意)'의 5자가 탈자(脫字)되었다고 했다. 방은 열어 놓다의 뜻.

9) 排陽得鍼(배양득침) : 양(陽)을 배출시키는 것을 침에서 얻다. 곧 양기를 배출시키는 것을 침으로 얻다의 뜻인 것 같다.

10) 按而引鍼是謂內溫(안이인침시위온) : 눌러서 침을 뽑는 것을 일러 내온이라고 한다. 사법(瀉法)에서는 침을 뽑을 때 침구멍을 누르지 않아야 한다는 말이다. 내온(內溫)은 내온(內蘊)이며 기혈이 속으로 쌓이다의 뜻이다.

11) 補曰隨之隨之意若妄之(보왈수지수지의약망지) : 보법(補法)에 이르기를 기가 떠나는 것을 따라서 보해 주는데 마음대로 행하여 망령난 것같이 한다의 뜻. 수는 마땅하다의 뜻이라 했다. 망은 허망한 것, 또는 망(忘)과 같다고도 했다.

12) 若行若按如蚊虻止(약행약안여문맹지) : 혹은 침을 놓아서 기가 행해지게 하고 혹은 침구멍을 손으로 눌러서 침을 놓는데 마치 모기나 등에가 사람에게 달라붙은 것같이 한다. 곧 사람이 느끼지 못할 정도로 가볍고 정교하게 시술하여 흔적 없이 침을 놓아야 한다는 뜻이다.

13) 如留如還 去如弦絶 令左屬右(여류여환 거여현절 영좌속우) : 혹은 침을 머물러 있게도 하고 혹은 침을 바로 뽑기도 하는데 침을 제거할 때는 마치 활시위가 끊어지는 것처럼 가볍고 민첩하게 하며 왼쪽으로 하여금 오른쪽에 속하게 한다. 곧 신속하게 하며 오른손으로 침을 뽑고 왼손으로 바로 누르는 것을 말한다.

14) 外門(외문) : 침을 놓는 구멍을 뜻한다.

15) 必無留血急取誅之(필무류혈급취주지) : 반드시 피가 머물러 있게 하면 안되며 혹 피가 머물러 있으면 급하게 취하여 제거해야 한다. 주는 제거하다.

16) 持鍼之道堅者爲寶(지침지도견자위보) : 침을 놓을 때 침을 잡는 방법은 침을 견실하게 잡는 것을 보배로 여기다. 침을 힘있게 잡지 못하면 기가 흩어져서 침을 따라 행하지 않는다.

17) 正指直刺無鍼左右(정지직자무침좌우) : 손가락을 바르게 하고 곧게 침을 놓아서 왼쪽이나 오른쪽으로 침이 기울어지지 않아야 한다는 것.

18) 神在秋毫屬意病者(신재추호속의병자) : 정신을 침끝에 모아서 환자에게 모든 뜻을 집중시켜야 한다. 곧 손에 잡은 침끝에 기를 모으고 환자에게 모든

정성을 다한다는 뜻. 추호는 가을철에 더욱 가늘어진 짐승의 털로 예리하다의 뜻.
19) 審視血脈(심시혈맥) : 12경맥(十二經脈) 및 모든 낙맥(絡脈)의 허와 실을 자세히 살피다.
20) 必在懸陽及與兩衡(필재현양급여양형) : 반드시 눈에 있으며 두 눈썹과 함께 살피다. 현양은 눈이고 양형은 양쪽 눈썹이다.
21) 神屬勿去(신속물거) : 정신이 집중되어서 떠나지 않아야 한다.
22) 在腧橫居 視之獨澄 切之獨堅(재수횡거 시지독징 절지독견) : 경수혈(經腧穴)에 가로놓인 것이 있어서 그것을 살펴보면 유독 가득한 것이 있고 그것을 진맥해 보면 유독 단단한 것이 있다는 뜻. 곧 어느 한 부분의 경맥(經脈)에서 상부가 실하고 하부가 허하여 통하지 않게 되면, 반드시 횡행하는 낙맥(絡脈)이 성대해져 크게 경(經)에 가해지는 것이 있어 통하지 않는 증상이 나타난다. 이러한 것을 살펴서 쏟게 해야 한다. 이것을 맺혀 있는 것을 풀어 준다고 하는 것이다. 혈락(血絡)이 경수로부터 가로로 뻗어 있는 것이 있어 홀로 뚜렷하고 그 곳을 진맥하여 유난히 단단하면 이를 제거해 주어야 한다는 뜻.

3. 구침(九鍼)의 명칭과 효과

구침(九鍼)은 각각 이름과 형태가 동일하지 않습니다.
첫째를 참침(鑱鍼)이라 하는데 길이는 1치 6푼입니다.
둘째를 원침(員鍼)이라 하는데 길이는 1치 6푼입니다.
셋째를 제침(鍉鍼)이라 하는데 길이는 3치 반입니다.
넷째를 봉침(鋒鍼)이라 하는데 길이는 1치 6푼입니다.
다섯째를 피침(鈹鍼)이라 하는데 길이는 4치이고 넓이는 2푼 반입니다.
여섯째를 원리침(員利鍼)이라 하는데 길이는 1치 6푼입니다.
일곱째를 호침(毫鍼)이라 하는데 길이는 3치 6푼입니다.
여덟째를 장침(長鍼)이라 하는데 길이는 7치입니다.
아홉째를 대침(大鍼)이라 하는데 길이는 4치입니다.
참침(鑱鍼)은 머리가 크고 끝이 날카로워 깊이 들어가는 것을 방지하는데 얕게 침을 놓아서 주로 양기(陽氣)를 사(瀉)하는 데 씁니다.

원침(員鍼)은 침끝이 계란 모양과 같은데 분육(分肉) 사이를 동그란 침끝으로 문질러, 기육(肌肉)을 손상시키지 않고 분육(分肉) 사이에 있는 사기(邪氣)를 사(瀉)하는 데 씁니다.

제침(鍉鍼)은 침끝이 기장이나 좁쌀의 까끄라기처럼 예리한데 주로 경맥(經脈)을 눌러서 찌르되 깊숙하게 찌르지 않고 그 기가 이르도록 하는 데 사용합니다.

봉침(鋒鍼)은 침의 날이 삼각형으로 되어 있는데 고질병(痼疾病)을 발산시켜 주는 데 씁니다.

피침(鈹鍼)은 침끝이 칼의 끝날과 같은데 크게 고름이 형성된 곳을 파헤쳐 제거하는 데 사용합니다.

원리침(員利鍼)은 뾰족한 끝이 소나 말의 꼬리털과 같고 또 둥글면서 예리하며 침의 몸체가 약간 굵은데 폭기(暴氣 : 갑작스런 사나운 기)를 치료하는 데 쓰입니다.

호침(毫鍼)이란 침끝의 뾰족한 부분이 모기나 등에의 부리처럼 가늘게 생겼는데 조용한 곳에서 서서히 침을 놓고 미약하게 하되 오래도록 침이 머물게 하여, 바른 기(氣)를 따르게 하여 진기(眞氣)는 회복되고 사기는 떠나도록 합니다. 침을 뽑고 난 후에는 잘 보양시켜야 합니다. 이는 통비(痛痺)를 치료하는 데 사용합니다.

장침(長鍼)은 침끝이 예리하고 침의 몸체는 얇은데 오래된 비증(痺症)을 치료하는 데 사용합니다.

대침(大鍼)은 끝이 부러진 막대기처럼 생겼고 날이 약간 둥근데 관절 속에 고인 물을 쏟아내는 데 사용합니다.

이상으로 구침(九鍼)의 모든 것을 설명하였습니다.

기가 맥에 있으면 사기(邪氣 : 陽邪의 風熱)는 위에 있고 탁기(濁氣 : 음식물이 적체된 기)는 가운데에 있고 청기(淸氣 : 寒氣인 청랭의 地氣)는 아래에 있게 됩니다.

그러므로 함몰된 곳에 있는 맥〔陷脈〕에 침을 놓으면 사기(邪氣)가 나가고 중맥(中脈 : 足三里穴 또는 足陽明의 맥)에 침을 놓으면 탁기(濁氣)가 나가게 되는데, 침을 너무 깊게 놓으면 사기(邪氣)가 도리어 안으로 스며들어 병이 더욱 심해집니다.

그러므로 이르기를 '피(皮)와 육(肉)과 근(筋)과 맥(脈)에 각각 해당하는 곳이 있고 병에도 각각 적당한 치료법이 있으며 각각 침놓는 방법도 달라서 각각 그 알맞은 치료법에 맡겨야 한다.'라고 한 것입니다.

실(實)한 데에 더 실하게 하지 않고 허한 데에 더 허하게 하지 않아야 하는데 부족한 것을 더 덜어내고 유여(有餘)한 것에 더 보태주는 것을 일러 '심병(甚病 : 병을 더 심하게 하다)'이라고 하며 병을 더욱 심하게 하는 일입니다.

오장(五臟)의 수혈(腧穴)에서 취하여 심병(甚病)하면 죽게 되고 삼양맥(三陽脈)의 수혈(腧穴)에서 취하면 쇠약해집니다. 곧 음(陰)을 빼앗긴 자는 죽게 되고 양(陽)을 빼앗긴 자는 미치게 되는데 이러한 것이 침(鍼)이 미치는 해로움의 전부입니다.

침을 놓았는데 기가 이르지 않으면 침을 놓는 시간이나 횟수를 따지지 않으며, 침을 놓아서 기가 이르면 이에 침을 중지하고 다시 침을 놓지 말아야 합니다.

침은 각각에 알맞은 적당한 사용법이 있으며 각각의 질병에 따라 형태가 동일하지 않으므로 각각에 해당하는 방법에 맡기는 것입니다.

침놓는 일의 요체는 기(氣)가 이르러야 효험이 있는데 그 효험의 믿음성은 마치 바람이 구름을 날려서 밝은 푸른 하늘을 보는 것과 같아야 이에 침놓는 도리를 다한 것입니다.

(구침의 명이 각각 형이 부동이니 일왈 참침이니 장이 일촌육푼이요 이왈 원침이니 장이 일촌육푼이요 삼왈 제침이니 장이 삼촌반이요 사왈 봉침이니 장이 일촌육푼이요 오왈 피침이니 장이 사촌이고 광이 이푼반이요 육왈 원리침이니 장이 일촌육푼이요 칠왈 호침이니 장이 삼촌육분이요 팔왈 장침이니 장이 칠촌이요 구왈 대침이니 장이 사촌이니라. 참침자는 두대하고 말예며 양기를 주사하고 원침자는 침이 여란형하여 분간을 개마하고 기육을 부득상하여 분기를 사

하며 제침자는 봉이 서속의 예와 같아 주로 안맥하고 물함하여 기기를 이치하며 봉침자는 인이 삼우인데 고질을 이발하고 피침자는 말이 여검봉인데 대농을 이취하며 원리침자는 첨이 여리하며 차원하고 차예하여 중신이 미대한데 폭기를 이취하고 호침자는 첨이 여문맹훼한데 정으로써 서왕하고 미로써 구류하여 정기를 인하여 진사를 구왕하여 출침하여 양하여 통비를 이취하고 장침자는 봉리하고 신박한데 가히 써 원비를 취하고 대침자는 첨이 여정하여 기봉이 미원하여 기관의 수를 이사니라. 구침이 필이라. 대저 기의 재맥에는 사기는 재상하고 탁기는 재중하고 청기는 재하하니 고로 함맥에 침즉 사기가 출하고 중맥에 침즉 탁기가 출하고 침이 태심즉 사기가 반침하며 병익이라. 고로 왈 피육근맥은 각각 소처가 유하고 병에는 각각 의한 바가 유하고 각각 형이 부동하여 각각 그 소의에 임함이라. 실실을 무하고 허허를 무하니 부족을 손하고 유여를 익하면 시위 심병이니 병이 익심이라. 오맥에서 취한 자는 사하고 삼맥에서 취한 자는 광하니 음을 탈한 자는 사하고 양을 탈한 자는 광하니 침해가 필이라. 자함에 기가 부지하면 기수를 무문이요 자함에 기지하면 이에 거하여 다시 침을 물하니라. 침에 각유소의하며 각각 형이 부동하고 각각 그 소위에 임이라. 자의 요는 기지하면 유효니 효의 신은 풍의 취운과 약하여 명함이 창천을 건듯하면 자의 도가 필이니라.)

九鍼之名 各不同形 一曰鑱鍼[1] 長一寸六分 二曰員鍼[2] 長一寸六分 三曰鍉鍼[3] 長三寸半 四曰鋒鍼[4] 長一寸六分 五曰鈹鍼[5] 長四寸 廣二分半 六曰員利鍼[6] 長一寸六分 七曰毫鍼[7] 長三寸六分 八曰長鍼[8] 長七寸 九曰大鍼[9] 長四寸 鑱鍼者 頭大末銳 主寫陽氣 員鍼者 鍼如卵形 揩摩[10]分間 不得傷肌肉 以寫分氣 鍉鍼者 鋒如黍粟之銳 主按脈勿陷 以致其氣 鋒鍼者 刃三隅 以發痼疾 鈹鍼者 末如劍鋒 以取大膿 員利鍼者 尖如氂[11] 且員且銳 中身微大 以取暴氣 毫鍼者 尖如蚊虻喙[12] 靜以徐往 微以久留 正氣因之 眞邪俱往 出鍼而養 以取痛痺 長鍼者 鋒利身薄 可以取遠痺 大鍼者 尖如挺 其鋒微員 以寫機關之水[13]也 九鍼畢矣 夫氣之在脈也 邪氣在上 濁氣在中 淸氣在下[14] 故鍼陷脈則邪氣出 鍼中脈則濁氣出 鍼太深則邪氣反沈[15] 病益 故曰 皮肉筋脈 各有所處 病各有所宜 各不同形 各以任其所宜 無

實實無虛虛 損不足而益有餘 是謂甚病 病益甚 取五脈[16]者死 取三脈[17]者恇 奪陰者死 奪陽者狂 鍼害畢矣 刺之而氣不至 無問其數[18] 刺之而氣至 乃去之 勿復鍼 鍼各有所宜 各不同形 各任其所爲[19] 刺之要 氣至而有效 效之信 若風之吹雲 明乎若見蒼天 刺之道畢矣

1) 鑱鍼(참침) : 본래는 돌침이었다. 끝이 뾰족하여 참침이라고 했다. 머리가 크고 끝이 뾰족하다.
2) 員鍼(원침) : 둥글게 생긴 침. 곧 계란형의 침.
3) 鍉鍼(제침) : 제는 시(匙) 발음이 많다. 또 적으로도 발음한다. 태소에는 제(提)로 되어 있다.
4) 鋒鍼(봉침) : 세 개의 모서리가 있는 침. 고질병을 치료하는 데 쓰인다.
5) 鈹鍼(피침) : 침끝이 검(劍)의 칼날과 같아서 이름지어진 것 같다. 고름을 쏟아내는 데 사용한다.
6) 員利鍼(원리침) : 끝이 뾰족하고 털과 같으며 둥글기도 하고 예리하기도 하여 폭기(暴氣)를 제거하는 데 쓴다.
7) 毫鍼(호침) : 소침(小鍼)이라 한다. 침끝이 모기나 등에의 빨대와 같다.
8) 長鍼(장침) : 침끝이 날카롭고 침의 몸체가 얇으면서 긴 침. 비증(痺證)을 치료한다.
9) 大鍼(대침) : 글자 그대로 큰 침이다. 끝이 부러진 막대기처럼 생기고 끝날이 약간 둥글어서 관절의 물을 빼내는 데 사용한다고 했다.
10) 揩摩(개마) : 문지르다. 또는 마찰시키다.
11) 氂(이) : 소나 말의 꼬리털. 길고 끝이 뾰족하다.
12) 蚊虻喙(문맹훼) : 모기와 등에의 부리. 곧 피를 빠는 빨대.
13) 機關之水(기관지수) : 관절에 고여 있는 물을 뜻한다.
14) 邪氣在上~淸氣在下(사기재상~청기재하) : 사기인 열풍(熱風)의 기는 위(상부)에 침투하여 있고 탁기인 음식의 적체된 기는 속에 쌓여 있고 냉한 청기는 아래에서 침입하는 것을 뜻한다.
15) 鍼陷脈則~鍼太深則邪氣反沈(침함맥즉~침태심즉사기반침) : 함맥은 인체의 함몰된 부분에 있는 맥을 뜻한다. 중맥은 중부(中部) 양명(陽明)의 합혈인 족삼리혈(足三里穴)이나 족양명의 맥을 뜻한다. 태심은 침을 너무 깊이 찌르다의 뜻.

16) 五脈(오맥) : 오장(五臟)의 수혈(腧穴)을 뜻한다. 곧 오장의 다섯 수혈.
17) 三脈(삼맥) : 삼양경(三陽經)의 수혈(腧穴). 수족삼양(手足三陽)의 육부(六腑)의 맥을 뜻한다.
18) 無問其數(무문기수) : 수는 시수(時數)이며 시간을 가리킨다. 기가 이를 때까지 계속 기다려야 한다는 뜻.
19) 鍼各有所宜~各任其所爲(침각유소의~각임기소위) : 이상의 14자는 중복되어 있으며 연문(衍文)이라 했다.

4. 오장육부(五臟六腑)의 기가 나오는 곳

황제가 말했다.

"원컨대 오장(五臟)과 육부(六腑)의 기(氣)가 어디에서 나오는지 듣고자 합니다."

기백이 말했다.

"오장(五臟)에는 각각 다섯 개의 수혈(腧穴)이 있어서 5가 다섯 개(5×5)로 25개의 수혈(腧穴)이며, 육부(六腑)에는 각각 여섯 개의 수혈(腧穴)이 있어서 6이 여섯 개(6×6)로 36개의 수혈입니다.

경맥(經脈)은 12개이고 낙맥(絡脈)은 15개로 모두 27개의 경락(經絡)의 기(氣)가 인체의 위와 아래로 순환하는데, 맥기(脈氣)가 나오는 곳을 정혈(井穴)이라 하고 흐르기 시작하는 곳을 영혈(滎穴)이라 하고 흘러 세차게 쏟아지는 곳을 수혈(腧穴)이라 하고 왕성하게 행해지는 곳을 경혈(經穴)이라 하고 합하여 들어오는 곳을 합혈(合穴)이라고 합니다. 27개의 경락(經絡)의 기(氣)가 순행하는 곳은 다 5수혈(五腧穴)에 있습니다.

절(節) : 관절(關節)과 기육(肌肉) 등이 서로 사귀어 365개의 마디가 서로 만나는 곳이 있는데 그 만나는 요체를 아는 자는 한 마디 말로 마칠 수 있고 그 만나는 요체를 알지 못하면 흘러서 흩어지는 일이 다함이 없게 됩니다.

절(節)이라고 말한 곳은, 신기(神氣 : 血氣)가 헤엄쳐 다니며 출입(出入)하는 곳이요, 피(皮 : 살가죽)와 육(肉 : 살)과 근(筋 : 힘줄)과 골(骨 : 뼈)만 말하는 것이 아닙니다.

환자의 얼굴색과 환자의 눈을 살펴보고 그 환자의 기(氣)가 흩어지는가 회복되는가를 아는 것입니다.

환자의 형체가 완벽한 가를 살피고 환자의 동정(動靜 : 起居)을 듣고 그 환자의 사기(邪氣)와 정기(正氣)를 아는 것입니다.

오른손으로 주관하여 침을 밀어 넣고 왼손으로 유지시켜서 제어하여 기(氣)가 이르면 침을 뽑는 것입니다.

장차 침을 사용할 때에는 반드시 먼저 맥을 살펴보고 기(氣)의 심하고 평이한 상태를 살펴야 이에 치료할 수 있는 것입니다.

기구맥(氣口脈)이 부하고 허하여 맥을 눌러도 무력한 상태라면 오장(五臟)의 기(氣)가 이미 속에서 끊어진 것입니다. 그런데 침을 사용하는 자가 도리어 밖의 양(陽)을 실(實)하게 하면 이를 일러 '중갈(重竭 : 거듭 고갈되다)'이라고 합니다.

중갈하면 반드시 죽게 되는데 그가 죽을 때에는 조용하게 죽게 됩니다. 이는 치료하는 자가 갑자기 기와 반대되는 겨드랑이와 가슴 부위의 혈을 취하였기 때문입니다.

오장(五臟)의 기가 이미 밖에서 끊어졌는데 침을 사용하는 자가 도리어 안의 음기(陰氣)를 실하게 하면 이를 일러 '역궐(逆厥)'이라고 합니다.

역궐(逆厥)하면 반드시 죽게 되는데 그 환자가 죽을 때에는 소란스럽습니다. 이것은 치료하는 자가 반대로 사지(四肢)의 말단에서 혈을 취하였기 때문입니다.

침을 놓아서 오는 피해는, 질병의 요처에 적중했는데도 침을 제거하지 않으면 정기(精氣)가 새어나가고 질병의 요처에 적중하지 못하고 제거하면 사기(邪氣)가 이르게 되는 일입니다.

정기(精氣)가 새어나가면 질병이 더욱 심해져 쇠약해지고 사기(邪氣)가 이르면 옹양(癰瘍)이 생겨납니다.

(황제왈 원컨대 오장육부의 소출의 처를 문이니라. 기백왈 오장은 오수니 오

오는 이십오수요 육부는 육수니 육육은 삼십육수니라. 경맥이 십이요 낙맥이 십오니 무릇 이십칠기가 상하로 이하여 소출이 위정이요 소류가 위영이요 소주가 위수요 소행이 위경이요 소입이 위합이니 이십칠기의 소행이니 개재 오수니라. 절의 교는 삼백육십오회니 기요를 지한 자는 일언으로 종이요 기요를 부지면 유산하여 무궁이니 소언의 절이란 신기의 유행하고 출입하는 바라. 피육근골이 아니라. 그 색을 도하고 그 목을 찰하여 그 산복을 지니라. 그 형을 일케 하여 그 동정을 청하고 그 사정을 지함이라. 우로 주하여 추하고 좌로 지하여 어하여 기지하면 거니라. 무릇 장차 용침에는 필히 선진맥하고 기의 극이를 시하여 이에 가히 치함이라. 오장의 기는 내에서 이절하고 용침자는 도리어 그 외에 실함을 시위를 중갈이라. 중갈이면 필사니 그 사에는 정이라. 치자가 첩히 그 기를 반하여 액과 응을 취함이라. 오장의 기는 외에서 이절한데 용침자는 도리어 그 내에 실하면 시위를 역궐이니 역궐즉 필사니 그 사에는 조니라. 치자가 사말에서 반취니라. 자의 해는 중하고 불거즉 정이 설하고 중에 해하여 거즉 치기니라. 정이 설즉 병이 익심하여 광하고 치기즉 옹양이 생함이니라.)

黃帝曰 願聞五藏六府所出之處[1] 岐伯曰 五藏五腧[2] 五五二十五腧[3] 六府六腧 六六三十六腧[4] 經脈十二 絡脈十五[5] 凡二十七氣 以上下 所出爲井 所溜爲滎 所注爲腧 所行爲經 所入爲合[6] 二十七氣 所行 皆在五腧也 節之交 三百六十五會[7] 知其要者[8] 一言而終 不知其要 流散無窮 所言節者 神氣[9]之所游行出入也 非皮肉筋骨也 視其色 察其目 知其散復[10] 一其形[11] 聽其動靜 知其邪正 右主推之 左持而御之[12] 氣至而去之[13] 凡將用鍼 必先診脈 視氣之劇易[14] 乃可以治也 五藏之氣已絶於內 而用鍼者反實其外 是謂重竭[15] 重竭必死 其死也靜 治之者 輒反其氣 取腋與膺 五藏之氣已絶於外 而用鍼者反實其內 是謂逆厥[16] 逆厥則必死 其死也躁 治之者 反取四末[17] 刺之害中[18]而不去 則精泄 害[19]中而去 則致氣 精泄則病益甚而恇 致氣則生爲癰瘍[20]

1) 所出之處(소출지처) : 경맥(經脈)의 맥기(脈氣)가 나오는 곳을 가리킨다.
2) 五腧(오수) : 정(井)·영(滎)·수(腧)·경(經)·합(合)의 다섯 수혈을 뜻한다.
3) 二十五腧(이십오수) : 심(心)·간(肝)·폐(肺)·신(腎)·비(脾)의 오장에는

각각의 정(井)·영(榮)·수(腧)·경(經)·합(合)의 다섯 수혈이 있는데 다섯 수혈에 오장을 곱하면 총 25개의 수혈이란 뜻이다.

4) 三十六腧(삼십육수) : 담(膽)·위(胃)·대장(大腸)·소장(小腸)·삼초(三焦)·방광(膀胱)의 육부가 있는데 육부에는 각각의 정(井)·영(榮)·수(腧)·원(原)·경(經)·합(合)의 여섯 수혈이 있으므로 6×6을 하면 총 36개의 수혈이다.

5) 經脈十二絡脈十五(경맥십이락맥십오) : 경맥은 오장에 각각 하나와 육부에 각각 하나와 수궐음심주경(手厥陰心主經)의 하나를 합하면 십이경(十二經)이다. 낙맥(絡脈)은 12경에 각각 하나씩의 낙맥(絡脈)이 있고 임맥(任脈)과 독맥(督脈)과 비(脾)의 대락(大絡)인 대포(大包)를 합하면 총 15낙맥(十五絡脈)이다.

6) 所出爲井~所入爲合(소출위정~소입위합) : 소출위정은 맥기(脈氣)가 샘물처럼 솟아 나오는 듯한 것이 정혈(井穴)이 된다. 소류위영은 흐르기 시작하여 흐름이 약한 듯한 것이 영혈(滎穴)이 된다. 소주위수는 주는 물을 대주고 수는 실어나르다의 뜻으로 물을 대서 강하게 실어나르는 듯한 것이 수혈(腧穴)이 된다. 소행위경은 맥기가 크게 행하여 왕성한 것이 경혈(經穴)이 된다. 소입위합은 맥기가 한 곳으로 들어와 합해지는 것이 합혈(合穴)이 된다.

7) 節之交三百六十五會(절지교삼백육십오회) : 절은 모든 관절이 있는 기육(肌肉)의 부위이다. 교는 관절이 서로 연결된 틈. 그런 곳이 총 365마디가 있다는 뜻이다.

8) 知其要者(지기요자) : 관절의 마디가 교접하는 곳이 모두 365곳인데 이 곳이 모두 경락(經絡)의 기혈이 스며들어 관개하는 곳이므로 이 곳을 아는 것이 그의 요체를 아는 것이다.

9) 神氣(신기) : 혈기(血氣)이다.

10) 散復(산복) : 기가 흩어지고 기가 회복되는 것.

11) 一其形(일기형) : 그 형체를 전일하게 하다.

12) 右主推之左持而御之(우주추지좌지이어지) : 오른손으로 주관하여 침을 밀어 넣고 왼손으로 잡아서 침을 보호하다.

13) 氣至而去之(기지이거지) : 기가 이르게 되면 침을 뽑는다.

14) 劇易(극이) : 지나치게 왕성하거나 평이하다의 뜻.

15) 反實其外是謂重竭(반실기외시위중갈) : 반대로 밖의 양을 실(實)하게 하는 것을 중갈이라 한다. 중갈은 거듭 고갈되게 하다의 뜻.
16) 逆厥(역궐) : 양기가 아래에서 쇠하게 되면 한궐(寒厥)이 된다고 소문(素問)에서 말했다. 장기가 이미 밖에서 끊어졌는데 도리어 장의 음기를 보하게 되면 양기가 더욱 고갈되어 궐역하게 된다고 했다.
17) 四末(사말) : 사지(四肢)를 가리킨다.
18) 中(중) : 질병이 있는 곳에 적중하다.
19) 害(해) : 불(不)로 보아 해석한다.
20) 癰瘍(옹양) : 병의 중앙부에 적중하지 못하고 침을 제거하게 되면 사기(邪氣)가 침입하여 적체되어서 시간이 지나면 종기로 변화된다는 뜻.

5. 12원혈은 사지(四肢)의 관절에서 나온다

 오장(五臟)의 표(表)에는 육부(六腑)가 있고 육부의 표(表)에는 12원혈(十二原穴)이 있는데 12원혈은 사지(四肢)의 관절인 양쪽 팔꿈치와 양쪽 무릎에서 나옵니다.
 사지(四肢) 관절의 원혈(原穴)은 주로 오장(五臟)을 다스리니, 오장에 질병이 있으면 당연히 12원혈에서 취하는 것입니다.
 12원혈이란 오장(五臟)의 정기(精氣)가 모여 있는 곳이며 365마디의 기미(氣味)를 저장하고 있는 곳입니다. 따라서 오장에 질병이 있게 되면 12원혈에 응하여 나타나는데, 12원혈로 각각 소속된 장기의 기가 나오는 것입니다. 밝게 그 원혈(原穴)을 알고 그 응하는 것을 관찰하면 오장의 해로운 곳을 알 수 있습니다.
 양(陽) 속의 소음(少陰)은 폐(肺)이고 그 원혈(原穴)은 태연혈(太淵穴)에서 나오는데 태연혈은 좌우로 하나씩, 둘입니다.
 양 속의 태양(太陽)은 심(心)이고 그 원혈은 대릉혈(大陵穴)에서 나오는데 대릉혈은 좌우로 하나씩, 둘입니다.
 음(陰) 속의 소양(少陽)은 간(肝)이고 그 원혈은 태충혈(太衝穴)에서 나오는데 태충혈은 좌우로 하나씩, 둘입니다.
 음 속의 지음(至陰)은 비(脾)이고 그 원혈은 태백혈(太白穴)

에서 나오는데 태백혈은 좌우로 하나씩, 둘입니다.

　음 속의 태음(太陰)은 신(腎)이고 그 원혈은 태계혈(太谿穴)에서 나오는데 태계혈은 좌우로 하나씩, 둘입니다.

　고(膏)의 원혈은 구미혈(鳩尾穴)에서 나오는데 구미혈은 1개입니다.

　황(肓)의 원혈은 발앙혈(脖胦穴)에서 나오는데 발앙혈은 1개입니다.

　이상의 12원혈은 주로 오장과 육부에 있는 질병을 다스릴 때 취하는 곳입니다. 창만(脹滿)할 때에는 족삼양경(足三陽經)을 취하고 손설(飱泄)일 때에는 족삼음경(足三陰經)을 취하는 것입니다.

　(오장에 유육부하고 육부에 유십이원하니 십이원은 사관에서 출하고 사관은 오장을 주치하니 오장에 유질이면 당히 십이원에서 취하니 십이원자는 오장의 소이 품이니 삼백육십오절의 기미니라. 오장에 유질이면 십이원에 응출하되 원에 각유소출하니 기원을 명지하고 기응을 도하면 오장의 해를 지함이라. 양중의 소음은 폐이니 그 원은 태연에서 출하고 태연은 이이며 양중의 태양은 심이니 그 원은 대릉에서 출하니 대릉은 이이며 음중의 소양은 간이니 그 원은 태충에서 출하니 태충은 이이며 음중의 지음은 비이니 그 원은 태백에서 출하니 태백은 이이며 음중의 태음은 신이니 그 원은 태계에서 출하니 태계는 이이며 고의 원은 구미에서 출하니 구미는 일이며 황의 원은 발앙에서 출하니 발앙은 일이니라. 범차의 십이원자는 오장과 육부의 유질을 주치하고 창에는 취삼양하고 손설에는 취삼음이니라.)

　五藏有六府 六府有十二原[1] 十二原出於四關[2] 四關主治五藏 五藏有疾 當取之十二原 十二原者 五藏之所以禀[3]三百六十五節氣味也 五藏有疾也 應出十二原 而原各有所出 明知其原 都其應 而知五藏之害矣 陽中之少陰 肺也[4] 其原出於太淵[5] 太淵二 陽中之太陽 心也[6] 其原出於大陵[7] 大陵二 陰中之少陽 肝也[8] 其原出於太衝[9] 太衝二 陰中之至陰 脾也[10] 其原出於太白[11] 太白二 陰中之太陰 腎也[12] 其原出於太谿[13] 太谿二 膏之原[14] 出於鳩尾[15] 鳩尾一 肓之原[16]

出於脖胦[17] 脖胦一 凡此十二原者 主治五藏六府之有疾者也 脹取
三陽 飱泄取三陰
1) 十二原(십이원) : 원은 근원이며 근원의 혈(穴)이다. 원혈은 인체의 근원이
   되는 원기(原氣)와 관계가 있다. 곧 장부의 경락 중에 원기가 머물러 있는 곳
   이라고 했다. 사람의 원기(原氣)는 배꼽 밑 두 신(腎)의 중간에서 발생하여
   삼초(三焦)를 지나 오장육부와 십이경맥에 산포되는데 그 기가 집중되어 있
   는 곳이 곧 원혈(原穴)이다. 또 원기는 인체의 생명 활동을 추진하는 기본 동
   력이다. 경락(經絡) 중에 운행하는 원기는 경락을 추진(推振)하여 각종 생
   리 활동을 행하는 역량을 가지고 있다고 할 수 있다. 12경맥 중에서 6음경(六
   陰經)의 원혈은 오수혈(五輸穴) 중의 수혈(腧穴)과 동일한 혈위(穴位)이
   고 6양경(六陽經)은 수혈의 뒤에 별도의 원혈이 있는데 모두 수혈과 경혈의
   사이에 배열되어 있다. 경락 중에서 원혈은 장부의 기가 표리(表裏)로 서로
   통하는 곳이다. 12원은, 오장에 소속된 경맥의 수혈이 좌우로 각각 1개씩 도
   합 10개이며 구미(鳩尾)와 기해(氣海)를 합한 것이다.
2) 四關(사관) : 사지(四肢 : 팔다리)의 양 팔꿈치와 양 무릎 관절을 뜻한다.
3) 稟(품) : 늠(廩)의 약자이다. 모이다의 뜻.
4) 陽中之少陰肺也(양중지소음폐야) : 폐(肺)는 격막 위에 위치하고 있어 양
   (陽)의 장기인데 양 중에서 음(陰)이므로 소음이라고 했다.
5) 太淵(태연) : 태연혈. 엄지손가락의 본마디 옆 함몰된 곳에 있으며 폐맥의 맥
   기가 주입되는 곳으로 수혈(腧穴)이다. 음경(陰經)은 원혈이 없어서 수혈로
   대신한다.
6) 陽中之太陽心也(양중지태양심야) : 심(心)은 격막 위에 위치하고 있어 양
   의 장기인데 양 속에 있는 양이므로 태양(太陽)이라고 했다.
7) 大陵(대릉) : 손목 중앙에 있으며 궐음심주(厥陰心主)의 맥기가 주입되는
   수혈이다.
8) 陰中之少陽肝也(음중지소양간야) : 간(肝)은 격막 아래에 위치하고 있어 음
   장(陰臟)인데 음 속의 양이므로 소양이라 했다.
9) 太衝(태충) : 태충혈. 간맥의 맥기가 주입되는 수혈이다. 엄지발가락 본마디
   에서 뒤로 2치 되는 곳의 동맥에서 손가락에 응하는 함몰된 곳에 있다.
10) 陰中之至陰脾也(음중지지음비야) : 비(脾)는 격막 아래에 위치하여 음의

장기이고 토(土)에 소속되어 땅을 상징하는 것으로 음 가운데 지음(至陰)이 된다.
11) 太白(태백) : 비맥(脾脈)의 맥기가 주입되는 수혈이다.
12) 陰中之太陰腎也(음중지태음신야) : 신(腎)은 격막 아래에 있어 음의 장기이고 수(水)에 속하므로 음 속의 태음이 된다.
13) 太谿(태계) : 신맥의 맥기가 주입되는 곳이며 수혈이다.
14) 膏之原(고지원) : 고는 장부(臟腑)의 기름막이다. 중초(中焦)의 기는 진액(津液)을 훈증하고 그 정미한 것을 화하게 하여 주리에 발설하며 요택(淖澤)이 뼈에 주입되고 뇌수를 보익해 주며 피부를 윤택하게 한다. 이는 진액이 365마디에 주입되면서 피부나 기육이나 주리 등에 스며들어 관개하는 것이다. 이것이 밖으로 넘치면 피부와 기육이 윤택하게 살찌고 안으로 남아돌면 고황(膏肓)이 풍만해진다고 했다.
15) 鳩尾(구미) : 구미혈. 격기(膈氣)가 구미(鳩尾)의 아래에 있으므로 구미가 원혈이 된다고 양상선이 말했다. 가슴의 폐골(蔽骨) 아래 5푼 되는 곳에 있다. 폐골이 없는 사람은 기골(岐骨)에서 아래로 1치 되는 곳에 있다.
16) 肓之原(황지원) : 황은 하황(下肓)을 가리킨다. 또 장(腸)과 위(胃)의 모원(募原)이라 했다. 격막(膈膜).
17) 脖胦(발앙) : 기해혈(氣海穴)이다. 배꼽 아래 1치 5푼 되는 곳에 있는데 임맥(任脈)의 기가 발하는 곳이라 했다.

6. 침술(鍼術)을 터득하지 못한 사람

지금 오장(五臟)에 있는 질병을 비유한다면 가시가 찌르는 것 같고 더럽혀진 것 같고 묶여 있는 것 같고 막혀 있는 것 같습니다.
가시가 찌르는 듯한 것이 비록 오래되었다 하더라도 오히려 뽑아 버릴 수 있고 더럽혀진 상태가 비록 오래되었다 하더라도 오히려 씻어낼 수 있으며 묶여 있는 상태가 비록 오래되었다 하더라도 오히려 풀 수 있고 막혀 있는 상태가 비록 오래되었다 하더라도 오히려 터 놓을 수 있습니다.
어떤 사람은 말하기를 오래된 질병에는 혈을 취해 침놓는 일이 불가하다고 하는데 그 말은 잘못된 것입니다.

  대저 침을 잘 사용하는 사람은 질병에 적당하게 침을 놓아서 찌르는 가시를 뽑아내듯이 하고 더러움을 씻어내듯이 하며 얽힌 것을 풀듯이 하고 막힌 것을 트는 듯이 합니다.

  질병이 비록 오래되었다 하더라도 가히 모두 치료할 수 있는 것입니다. 가히 치료할 수 없다고 하는 자들은 침술(鍼術)의 진수를 터득하지 못한 자들입니다.

  모든 열(熱 : 熱證)이 있는 질병에 침놓는 자는 마치 손이 끓는 물에 접근하는 듯이 신중하게 하고, 한청(寒淸 : 寒證)에 침을 놓는 자는 사람이 떠나기 싫어하는 것처럼 침을 머물러 있게 해야 합니다.

  음분(陰分)에 양사(陽邪)의 질병이 있는 자는 아래 언덕의 삼리(三里)혈을 취하여 바르게 찌르고 게을리하지 않아야 하는데 사기(邪氣)가 내리면 이에 중지하고 사기가 내리지 않으면 다시 시작합니다.

  질병이 상부(上部)의 안에 있는 자는 음릉천혈(陰陵泉穴)에서 취하고 질병이 상부의 밖에 있는 자는 양릉천혈(陽陵泉穴)에서 취합니다.

  (금부 오장의 유질이면 비컨대 유자하고 유오하며 유결하고 유폐니라. 자가 수구나 유가발이며 오가 수구나 유가설이며 결이 수구나 유가해이며 폐가 수구나 유가결이니라. 혹이 언하되 구질은 불가취라하니 그 설이 비니라. 대저 침을 선용하는 자는 그 질에서 취하되 유발자하며 유설오하며 유해결하며 유결폐니라. 질이 수구라도 유가필이니 불가치라고 언하는 자는 그 술을 미득이니라. 제열에 자하는 자는 수로써 탐탕함과 여히하며 한청을 자하는 자는 인이 불욕행과 여히 함이니 음에 양질이 유한 자는 하릉삼리에 취하고 정왕하고 무태하여 기하면 내지하고 불하면 부시니라. 질이 고하고 내자는 음의 능천에 취하고 질이 고하고 외한 자는 양의 능천에 취하니라.)

    今夫五藏之有疾也 譬猶刺也 猶污也 猶結也 猶閉也[1] 刺雖久猶

可拔也 汚雖久 猶可雪也[2] 結雖久 猶可解也 閉雖久 猶可決[3]也 或言久疾之不可取者 非其說也 夫善用鍼者 取其疾也 猶拔刺也 猶雪汚也 猶解結也 猶決閉也 疾雖久 猶可畢也 言不可治者 未得其術也[4] 刺諸熱者 如以手探湯[5] 刺寒淸[6]者 如人不欲行[7] 陰有陽疾者[8] 取之下陵三里 正往無殆[9] 氣下乃止[10] 不下復始也[11] 疾高而內者[12] 取之陰之陵泉 疾高而外者[13] 取之陽之陵泉也

1) 猶刺也猶汚也猶結也猶閉也(유자야유오야유결야유폐야) : 가시로 찌르는 듯하고 더러운 것이 있는 듯하고 맺혀 있는 듯하고 꽉 막혀 있는 듯하다. 오는 더럽고 꺼림칙한 것. 결은 묶다의 뜻이 있다. 폐는 막히다.

2) 雪也(설야) : 씻어내다의 뜻.

3) 決(결) : 트다. 파헤치다.

4) 未得其術也(미득기술야) : 침술에 완벽하게 능통하지 못하다. 어설프다.

5) 如以手探湯(여이수탐탕) : 손으로 뜨거운 물을 더듬는 것과 같이 한다. 곧 조심스럽게 한다는 뜻.

6) 寒淸(한청) : 청(淸)도 한(寒)의 뜻이므로 청은 연문(衍文)이라 했다.

7) 如人不欲行(여인불욕행) : 사람이 가고자 하지 않는 듯하다. 곧 오래도록 머물러 있을 듯이 하다의 뜻으로 침을 머물러 있게 하다. 유침(留鍼).

8) 陰有陽疾者(음유양질자) : 음분(陰分)에 양사(陽邪)가 있는 자라는 뜻. 양사는 열을 말한다.

9) 下陵三里正往無殆(하릉삼리정왕무태) : 하릉은 연문(衍文)이라 했다. 삼리는 족양명위경(足陽明胃經)의 족삼리혈(足三里穴)을 뜻한다. 태는 태(怠)와 통한다.

10) 氣下乃止(기하내지) : 사기가 내리면 이에 침을 중지해야 한다는 뜻.

11) 不下復始也(불하부시야) : 사기가 내리지 않으면 다시 침술을 펴야 한다.

12) 疾高而內者(질고이내자) : 질병이 상부(上部 : 高)에 있되 안에 한 것은 장병(臟病)에 속한다.

13) 疾高而外者(질고이외자) : 질병이 상부에 있되 밖에 한 자는 부병(腑病)에 속한다.

제2편 본수(本腧篇第二)

본수(本腧)는 침을 놓는 수혈(腧穴)을 뜻한다.
본수편에서는 오장(五臟) 육부(六腑)의 기(氣)가 출입하고 흘러 드는 정혈(井穴)과 영혈(滎穴)과 수혈(腧穴)과 원혈(原穴)과 경혈(經穴)과 합혈(合穴)의 특정한 혈위(穴位)의 명칭과 구체적인 위치를 거론하고, 또 혈을 취할 때의 주의사항도 함께 논하였다.

1. 수태음경(手太陰經)의 경로(經路)
 황제가 기백(岐伯)에게 물었다.
 "침(鍼)을 놓는 도(道)는 반드시 12경맥(十二經脈)이 끝나고 시작되는 곳과, 낙맥(絡脈)이 분별되는 곳과, 오수혈(五腧穴)이 머무는 곳과, 육부(六腑)가 합하는 곳과, 네 계절의 기가 출입하는 곳과, 오장(五臟)의 기가 흐르는 곳의 넓고 좁은 정도와 깊고 얕은 상황과 높고 낮은 곳에서 이르는 것에 정통해야 한다고 합니다. 원컨대 그 풀이를 듣고자 합니다."
 기백이 말했다.
 "질문하신 내용에 대해 차례로 말씀드리겠습니다.
 폐(肺)는 소상혈(少商穴)에서 나옵니다. 소상혈은 손의 대지(大指 : 엄지) 끝 안쪽에 있는데 이 곳이 정혈(井穴)이 되고 목(木)이 됩니다. 어제혈(魚際穴)로 흐르는데 어제혈이란 수어(手魚)이며 이 곳이 영혈(滎穴)입니다. 태연혈(太淵穴)로 쏟아지는데 태연혈은 어제(魚際) 뒤로 1치 떨어진 함몰된 곳 가운데에 있으며 이 곳이 수혈(腧穴)입니다.
 이 곳에서 다시 경거혈(經渠穴)로 행하는데 경거혈은 촌구(寸口)의 가운데에 있으며 계속 움직여서 중지하지 않는 곳이며 이 곳이 경혈(經穴)입니다. 다시 척택혈(尺澤穴)로 들어가는데 척택혈은 팔꿈치 중앙의 동맥(動脈)이며 이 곳이 합혈(合穴)입니다. 이를 수태음경(手太陰經)이라고 합니다."

 (황제가 기백에게 문왈 무릇 자의 도는 필히 십이경락의 종시한 바와 낙맥의 소별처와 오수의 소류와 육부의 소여합과 사시의 소출입과 오장의 소류처의 활수의 도와 천심의 상과 고하의 소지를 통이라 하니 그 해를 원문하노라. 기백왈 청에 그 차를 언이라. 폐가 소상에서 출하니 소상자는 수대지의 단의 내측으로 위정목이고 어제에 유하니 어제자는 수어며 위영이고 태연에 주하니 태연은 어후의 일촌 함자의 중으로 위수며 경거에 행하고 경거는 촌구의 중인데 동하여 불거하여 위경이요 척택에 입하고 척택은 주중의 동맥으로 위합이라. 수태음경이라.)

 黃帝問於岐伯曰 凡刺之道 必通十二經絡之所終始[1] 絡脈之所別處[2] 五輸之所留[3] 六府之所與合[4] 四時之所出入[5] 五藏之所溜[6]處闊數[7]之度 淺深之狀 高下[8]所至 願聞其解 岐伯曰 請言其次也 肺出於少商[9] 少商者 手大指端內側也 爲井木 溜於魚際[10] 魚際者 手魚[11]也 爲滎 注於太淵[12] 太淵 魚後一寸陷者中也 爲腧 行於經渠[13] 經渠 寸口中也 動而不居 爲經 入於尺澤[14] 尺澤 肘中之動脈也 爲合 手太陰經也

1) 十二經絡之所終始(십이경락지소종시) : 낙은 맥(脈)의 오자이다. 종시는 끝마치고 시작하다. 곧 지기(止起)이다. 태소(太素)에 '수삼음(手三陰)은 가슴에서 시작하여 손가락에서 끝나고 수삼양(手三陽)은 손가락에서 시작하여 머리에서 끝나고 족삼양(足三陽)은 머리에서 시작하여 발에서 끝나고 족삼음(足三陰)은 발에서 시작하여 복부(腹部)에서 끝난다.'라고 했는데 이것을 12경이라 한다.
2) 絡脈之所別處(낙맥지소별처) : 태소에는 처가 기(起)로 되어 있다. 낙맥이 갈라져 일어나는 곳. 15낙맥(十五絡脈)은 모두 장부의 정경(正經)에서 별도

로 달려서 서로 응하는 곳으로 들어간다. 일설에는 '장부의 혈기는 대락(大絡)에서 밖으로 피부에 주입되며 다시 손발가락의 정혈(井穴)에서 안으로 경맥에 주입되므로 낙맥이 갈라져 나가는 곳에 정통해야 한다.'라고 했다.

3) 五輸之所留(오수지소류) : 오수가 머물러 있는 곳. 곧 정(井)과 영(榮)과 수(腧)와 경(經)과 합(合)의 다섯 가지 수혈이 머물러 있는 곳이다.

4) 六府之所與合(육부지소여합) : 오장의 다섯 수혈과 육부의 여섯 수혈이 함께 하는 것을 뜻한다.

5) 四時之所出入(사시지소출입) : 네 계절의 기가 출입하는 것. 곧 생장수장(生長收藏)의 기를 뜻한다.

6) 溜(유) : 유(流)와 같다. 졸졸 흐르다. 거세게 흐르기 전의 상태.

7) 闊數(활수) : 넓이를 뜻함. 일설에는 넓고 좁은 것을 뜻한다고도 했다.

8) 高下(고하) : 혈기가 위로 하고 아래로 하는 것을 뜻한다. 곧 순행하는 것.

9) 少商(소상) : 대지(大指 : 엄지손가락)의 끝에서 안쪽으로 있는데 손톱에서 부추잎 너비 정도 떨어진 곳에 있다.

10) 爲井木(위정목) : 정혈(井穴)이며 오행(五行)의 목(木)에 속한다. 태소(太素)에서는 '수족삼음경(手足三陰經)은 모두 목(木)을 정혈(井穴)로 하고 서로 생(生)하여 마지막으로 수(水)인 합혈(合穴)에 이르며, 수족삼양경(手足三陽經)은 모두 금(金)을 정혈(井穴)로 하고 서로 생(生)하여 마지막으로 토(土)인 합혈(合穴)에 이른다.'라고 했다. 12경(十二經)의 오수혈(五腧穴)인 정(井)·영(榮)·수(腧)·경(經)·합(合)을 오행(五行)에 배속시키면 음경(陰經)은 모두 목(木)에서 시작되어 수(水)에서 회합하는데 그 순서는 목(木) 화(火) 토(土) 금(金) 수(水)이다.

11) 魚際(어제) : 엄지손가락 본절(本節) 뒤의 안쪽에 흩어진 맥 속에 있다.

12) 手魚(수어) : 엄지손가락과 팔목 사이에 있다. 인체에서 근육이 불룩하게 솟아 그 모양이 물고기와 비슷한 곳을 어(魚)라고 칭한다.

13) 太淵(태연) : 손바닥 뒤의 오목한 곳의 중앙에 있으며 수(水)에 속하는 혈이다.

14) 經渠(경거) : 촌구맥의 중앙에 있으며 항상 움직여 중지하지 않는다.

15) 尺澤(척택) : 팔꿈치 중앙에서 위쪽으로 있는 동맥이다. 폐경(肺經)의 맥기가 흘러드는 합혈(合穴)이다.

2. 수소음경(手少陰經)의 경로

심(心)의 기는 중충혈(中衝穴)에서 나옵니다. 중충혈은 손의 중지(中指 : 가운뎃손가락) 끝에 있는데 이 곳이 정혈이 되고 목(木)이 됩니다. 노궁혈(勞宮穴)로 흐르는데 노궁혈은 손바닥 중앙과 가운데손가락의 본마디 사이에 있으며 이 곳이 영혈입니다. 여기에서 대릉혈(大陵穴)로 흐르는데 대릉혈은 손바닥 뒤에 두 뼈 사이의 바로 밑에 있으며 이 곳이 수혈입니다.

간사혈(間使穴)로 행하는데 간사혈의 길은 두 근육의 사이에서 3치 되는 중앙에 있으며 과실(병)이 있으면 이르고 과실이 없으면 이르지 않으며 이 곳이 경혈입니다. 다시 곡택혈(曲澤穴)로 들어가는데 곡택혈은 팔꿈치의 안쪽 모서리에서 아래로 함몰된 중앙이며 팔꿈치를 굽혀서 혈(穴)을 얻는데 이 곳이 합혈입니다. 이를 수소음경(手少陰經)이라 합니다.

(심이 중충에 출한데 중충은 수의 중지의 단이며 위정목이며 노궁에 유하고 노궁은 장중의 중지 본절의 내간으로 위영이며 대릉에 주한데 대릉은 장후 양골의 간의 방하로 위수며 간사로 행하는데 간사의 도는 양근의 간의 삼촌의 중이며 유과즉 지하고 무과즉 지니 위경이며 곡택에 입하고 곡택은 주내렴의 하함자의 중으로 굴하여 득하니 위합이라. 수소음경이라.)

心出於中衝[1] 中衝 手中指之端也 爲井木 溜於勞宮[2] 勞宮 掌中中指本節之內間也 爲滎 注於大陵[3] 大陵 掌後兩骨之間方下[4]者也 爲腧 行於間使[5] 間使之道 兩筋之間 三寸之中也 有過則至 無過則止[6] 爲經 入於曲澤[7] 曲澤 肘內廉[8]下陷者之中也 屈而得之 爲合 手少陰經也

1) 心出於中衝(심출어중충) : 심(心)의 기는 중충혈에서 나온다. 중충혈은 가운데손가락 끝에 있는데 손톱에서 부추잎 너비 만큼 떨어진 곳에 위치한다. 중충혈은 수궐음심포락(手厥陰心包絡)의 맥기가 발하는 곳인데 소음심경

(少陰心經)이라 한 것은 소음은 수혈(腧穴)이 없어 그 수혈이 심포락(心包絡)에서 출발하기 때문이다. 아래 노궁(勞宮) 대릉(大陵) 간사(間使) 곡택(曲澤)도 모두 이와 같다.

2) 勞宮(노궁) : 손바닥 중앙의 동맥에 있다.
3) 大陵(대릉) : 손바닥 뒤, 두 근육 사이의 오목한 곳에 있다.
4) 方下(방하) : 아래에 있다. 양쪽 뼈의 사이 바로 아래에 있다는 뜻.
5) 間使(간사) : 손바닥 쪽으로 위로 3치 올라간 두 근육 사이의 오목한 곳.
6) 有過則至無過則止(유과즉지무과즉지) : 질병이 있으면 이르고 질병이 없으면 그치다. 과(過)는 질병을 뜻한다.
7) 曲澤(곡택) : 팔꿈치 안쪽에서 아래로 오목하게 패인 곳이며 팔꿈치를 굽혀서 혈(穴)을 취한다.
8) 肘內廉(주내렴) : 염은 모서리의 뜻. 팔꿈치 안쪽 모서리.

3. 족궐음경(足厥陰經)의 경로

간(肝)의 기는 대돈혈(大敦穴)에서 나옵니다. 대돈혈이란 발의 엄지발가락 끝에서 삼모(三毛)에 이르는 가운데에 있는데 이 곳이 정혈이 되고 오행(五行)에서는 목(木)이 됩니다. 행간혈(行間穴)로 흐르는데 행간혈은 엄지발가락 사이에 있으며 이 곳이 영혈입니다. 태충혈(太衝穴)로 흐르는데 태충혈은 행간혈에서 위로 2치 떨어진 함몰된 곳의 중앙에 있으며 이 곳이 수혈입니다. 중봉혈(中封穴)로 행하는데 중봉혈은 발의 안쪽 복사뼈에서 앞으로 1.5치 떨어진 함몰된 곳의 중앙에 있습니다. 이 곳은 기(氣)가 역하면 울체되고 화(和)하면 통하게 되며 발을 펴서 혈을 취하는데 이 곳이 경혈입니다. 다시 곡천혈(曲泉穴)로 들어가는데 곡천혈은 보골(輔骨)의 아래 큰 힘줄 위에 있으며 무릎을 굽혀서 혈을 취하는데 이 곳이 합혈입니다. 이를 족궐음경(足厥陰經)이라고 합니다.

(간이 대돈에서 출하고 대돈자는 족의 대지의 단과 삼모에 급하는 중이며 위

정목이며 행간에 유하는데 행간은 족의 대지간으로 위영이며 태충으로 주하는데 태충은 행간상의 이촌 함자의 중으로 위수며 중봉에 행하는데 중봉은 내과의 전의 일촌반의 함자의 중이라. 사역즉 완하고 사화즉 통하여 요족하여 득이니 위경이며 곡천에 입하는데 곡천은 보골의 하와 대근의 상이며 굴슬하여 득이니 위합이라. 족궐음경이라.)

　肝出於大敦[1] 大敦者 足大指之端 及三毛之中也 爲井木 溜於行間[2] 行間 足大指間也 爲滎 注於太衝[3] 太衝 行間上二寸陷者之中也 爲腧 行於中封[4] 中封 內踝之前一寸半 陷者之中 使逆則宛[5] 使和則通 搖足而得之 爲經 入於曲泉[6] 曲泉 輔骨之下[7] 大筋之上也 屈膝而得之 爲合 足厥陰經也

1) 大敦(대돈): 엄지발가락 끝에 있으며 발톱에서 부추잎 너비 만큼 떨어진 곳에 위치하며 삼모(三毛) 속에 있다.
2) 行間(행간): 엄지와 검지발가락 사이의 오목한 곳에 있다.
3) 太衝(태충): 엄지발가락 본마디에서 뒤로 1.5치 되는 오목한 곳에 있음.
4) 中封(중봉): 안쪽 복사뼈에서 앞으로 1치 되는 곳에 있으며 발을 들어올릴 때 오목하게 들어가는 곳에서 혈을 취한다.
5) 使逆則宛(사역즉완): 역하면 굽어지다. 기가 역하면 울체되어서 통하지 않는다는 뜻. 완은 굽어지다, 펴지지 않다의 뜻.
6) 曲泉(곡천): 보골(輔骨) 밑, 큰 힘줄의 위와 작은 힘줄의 아래 사이에 있음.
7) 輔骨之下(보골지하): 오금〔膕〕의 아래를 일컫는다.

4. 족태음경(足太陰經)의 경로

　비(脾)의 기는 은백혈(隱白穴)에서 나옵니다. 은백혈은 엄지발가락 끝에서 안쪽으로 있는데 정혈(井穴)이 되고 목(木)이 됩니다. 대도혈(大都穴)로 흐르는데 대도혈은 엄지발가락 본마디의 뒤쪽 아래로 함몰된 곳의 가운데에 있으며 영혈입니다. 여기서 태백혈(太白穴)로 흐르는데 태백혈은 핵골(核骨:高骨)의 아래로 이 곳이 수혈입니다. 다시 상구혈(商丘穴)로 행하는데 상구혈은 발의 안쪽 복사뼈 아래 함몰된 곳의 중앙이며 이 곳이 경혈입니다.
다시 음릉천혈(陰陵泉穴)로 들어가는데 음릉천혈은 보골(輔骨)의 아래 함몰된 곳의 중앙에 있습니다. 발을 펴서 혈을 취하는데 이 곳이 합혈입니다. 이를 족태음경(足太陰經)이라고 합니다.

(비는 은백에서 출하니 은백자는 족의 대지의 단의 내측이니 위정목이며 대도에 유하니 대도는 본절의 후하의 함자의 중이니 위영이며 태백에 주하니 태백은 핵골의 하로 위수며 상구로 행하니 상구는 내과의 하의 함자의 중이니 위경이며 음의 능천으로 입하는데 음의 능천은 보골의 하의 함자의 중이라. 신하여 득함이니 위합이라. 족태음경이라.)

脾出於隱白[1] 隱白者 足大指之端內側也 爲井木 溜於大都 大都本節之後下陷者之中也 爲滎 注於太白[2] 太白 核骨之下也 爲腧 行於商丘[3] 商丘 內踝之下 陷者之中也 爲經 入於陰之陵泉[4] 陰之陵泉 輔骨之下 陷者之中也 伸而得之 爲合 足太陰經也

1) 隱白(은백) : 발의 대지(大指 : 엄지) 끝에서 안쪽으로 있는데 발톱에서 부추잎 너비 만큼 떨어져 있다.
2) 太白(태백) : 발의 내측에서 핵골(核骨 : 高骨) 아래의 패인 곳에 있다.
3) 商丘(상구) : 발의 안쪽 복사뼈 아래에서 약간 앞으로 함몰된 곳의 중앙.
4) 陰之陵泉(음지릉천) : 무릎 아래에서 안쪽으로 보골(輔骨) 아래쪽의 함몰된 곳에 있으며 다리를 펴서 혈을 취한다.

5. 족소음경(足少陰經)의 경로

신(腎)의 기는 용천혈(涌泉穴)에서 나옵니다. 용천혈은 발바닥 중심에 있는데 정혈이 되고 목(木)이 됩니다. 연곡혈(然谷穴)로 흐르는데 연곡혈은 연골(然骨)의 아래이며 이 곳이 영혈입니다. 태계혈(太溪穴)로 흐르는데 태계혈은 발의 안쪽 복사뼈 뒤쪽으로 근골(跟骨)의 위에 함몰된 곳 중앙이며 이 곳이 수혈입니다.
다시 복류혈(復溜穴)로 행하는데 복류혈은 발의 안쪽 복사뼈에서 위로 2치 되는 곳에 있고 계속 움직여 쉬지 않는 곳이며 이 곳이 경혈입니다. 다시 음곡혈(陰谷穴)로 들어가는데 음곡혈은 보골(輔骨)의 뒤로 큰 힘줄의 아래와 작은 힘줄의 위에 있으며 이 곳을 누르면 손가락에 응해 오며 무릎을 구부려서 혈을 취하는데 이 곳이 합혈(合穴)입니다. 이를 족소음경(足少陰經)이라고 합니다.

(신은 용천에서 출하는데 용천자는 족심이니 위정목이며 연곡으로 유하니 연곡은 연골의 하자니 위영이며 태계로 주하니 태계는 내과의 후며 근골의 상의 함중자로 위수며 복류로 행하니 복류는 상내과 이촌인데 동하여 불휴니 위경이며 음곡에 입하니 음곡은 보골의 후에 대근의 하며 소근의 상인데 안하면 응수하고 굴슬하여 득하니 위합이라. 족소음경이라.)

腎出於涌泉[1] 涌泉者 足心也 爲井木 溜於然谷[2] 然谷 然骨[3]之下者也 爲滎 注於太溪 太溪 內踝之後 跟骨之上[4] 陷中者也 爲腧 行於復溜 復溜 上內踝二寸 動而不休 爲經 入於陰谷 陰谷 輔骨之後 大筋之下 小筋之上也 按之應手[5] 屈膝而得之 爲合 足少陰經也

1) 涌泉(용천) : 발바닥 중앙의 오목한 곳에 있으며 다리를 굽혀 발가락을 오므렸을 때 구불구불한 곳에 있다. 소음의 맥기가 나오기 시작하는 곳이기도 하다.
2) 然谷(연곡) : 발의 안쪽 복사뼈 앞으로 대골(大骨) 아래 오목한 곳에 있음. 또는 안쪽 복사뼈 앞에서 아래로 한 치 되는 곳이라 했다.
3) 然骨(연골) : 대골(大骨)이다.
4) 跟骨之上(근골지상) : 근골 위의 동맥(動脈). 근골은 발 뒤꿈치에 위치한 소골(小骨)이다.
5) 按之應手(안지응수) : 누르면 동맥이 손에 응해 오다. 누르면 손에 이상한 느낌이 있다는 뜻.

6. 족태양경(足太陽經)의 경로

방광(膀胱)의 기는 지음혈(至陰穴)에서 나옵니다. 지음혈은 새끼발가락 끝에 있는데 이 곳이 정혈이 되고 금(金)이 됩니다.

통곡혈(通谷穴)로 흐르는데 통곡혈은 새끼발가락 본마디의 앞 바깥쪽에 있는데 이 곳이 영혈입니다. 이 곳에서 속골혈(束骨穴)로 흐르는데 속골혈은 새끼발가락 본마디의 뒤 함몰된 곳의 중앙이며 이 곳이 수혈입니다.

경골혈(京骨穴)을 통과하는데 경골혈은 발의 바깥쪽 큰 뼈가 있는 아래에 있으며 이를 원혈(原穴)이라 합니다. 곤륜혈(崑崙穴)로 행하는데 곤륜혈은 발의 바깥 복사뼈 뒤의 근골(跟骨) 위에 있으며 이 곳이 경혈이 됩니다. 위중혈(委中穴)로 들어가는데 위중혈은 오금의 중앙이며 이 곳을 합혈이라 하며 구부려서 혈(穴)을 취합니다. 이것을 족태양경(足太陽經)이라고 합니다.

(방광은 지음에서 출하는데 지음자는 족의 소지의 단이니 위정금이며 통곡으로 유하는데 통곡은 본절의 전외측이니 위영이며 속골로 주하는데 속골은 본절의 후함자의 중이니 위수며 경골로 과하는데 경골은 족의 외측대골의 하니 위원이며 곤륜으로 행하니 곤륜은 외과의 후와 근골의 상에 재하니 위경이며 위중으로 입하는데 위중은 곡의 중앙이니 위합이며 위하여 취하니 족태양경이라.)

膀胱出於至陰[1] 至陰者 足小指之端也 爲井金[2] 溜於通谷[3] 通谷 本節之前外側也 爲滎 注於束骨[4] 束骨 本節之後陷者中也 爲腧 過於京骨[5] 京骨 足外側大骨之下 爲原[6] 行於崑崙[7] 崑崙 在外踝之後 跟骨之上 爲經 入於委中[8] 委中 膕中央 爲合 委而取之[9] 足太陽經也

1) 至陰(지음) : 새끼발가락 바깥쪽으로 있는데 발톱에서 부추잎 너비 만큼 떨어져 있다.
2) 井金(정금) : 양경(陽經)의 다섯 수혈(腧穴)은 금(金)에서 시작하여 토(土)에서 모이는데 그 순서는 금(金)·수(水)·목(木)·화(火)·토(土)이다.
3) 通谷(통곡) : 새끼발가락 본마디의 앞에 바깥쪽으로 오목한 곳에 있다.
4) 束骨(속골) : 새끼발가락 본마디의 뒤에 바깥쪽으로 함몰된 곳에 있다. 일설에는 새끼발가락 바깥쪽 본마디 뒤에 적육(赤肉)과 백육(白肉)이 서로 만나는 지점의 함몰된 곳에 있다고 했다.
5) 京骨(경골) : 새끼발가락 바깥쪽으로 큰 뼈 아래에 적육과 백육이 서로 만나

는 지점의 오목한 곳에 있다.
6) 原(원) : 12경(十二經)의 근본으로 곧 십이경의 원혈(原穴)을 말한다. 원(原)은 태소(太素)의 주에서 '배꼽 아래 신(腎)에서의 동기(動氣)는 사람의 생명과 12경맥의 근본이므로 원(原)이라 이름한다. 삼초(三焦)는 원기(原氣)의 특사 역할을 하며 원기의 운행을 주관하여 오장육부를 경영하므로 원(原)은 삼초의 존칭이다. 이런 이유로 오장육부에 모두 원(原)이 있다. 오장은, 폐의 원(原)은 대연(大淵)에서 나오고 심(心)의 원은 대릉(大陵)에서 나오고 간의 원은 태충에서 나오고 비의 원은 태백(太白)에서 나오고 신의 원은 태계에서 나오고 수소음경의 원은 신문(神門)혈인 손바닥 뒤의 예골(銳骨)의 끝에서 나온다. 이는 모두 수혈(腧穴)을 원(原)으로 삼는데 수는 삼초의 행하는 기가 머무는 곳이다. 육부는, 담(膽)의 원은 구허(丘墟)에서 나오고 위의 원은 충양에서 나오고 대장의 원은 합골에서 나오고 소장의 원은 완골(完骨)에서 나오고 방광의 원은 경골에서 나오고 삼초의 원은 양지에서 나온다. 육부는 양(陽)이다. 삼초는 모든 양을 행하므로 별도로 하나의 수혈을 두고 원이라고 이름하였으므로 오시(五時)에 응하지 않는다. 이에 육부에 육수(六腧)가 있게 되었고 삼초와 하나의 기를 함께 한다.'라고 했다.
7) 崑崙(곤륜) : 바깥 복사뼈의 뒤 근골(跟骨) 위에 함몰된 곳.
8) 委中(위중) : 오금의 중앙에서 가로 줄에 동맥이 있다.
9) 委而取之(위이취지) : 구부려서 혈을 취하다. 위는 구부리다의 뜻이 있다.

7. 족소양경(足少陽經)의 경로

 담(膽)의 기는 규음혈(竅陰穴)에서 나옵니다. 규음혈은 발의 소지차지(小指次指 : 넷째발가락) 끝에 있는데 이 곳을 정혈이라 하고 금(金)이 되는 곳입니다. 협계혈(俠谿穴)로 흐르는데 협계혈은 새끼발가락과 넷째발가락 사이에 있는데 이 곳이 영혈입니다. 임읍혈(臨泣穴)로 흐르는데 임읍혈은 협계혈에서 위로 1치 반을 행하여 함몰된 곳의 중앙에 있으며 이 곳이 수혈입니다. 구허혈(丘墟穴)을 지나는데 구허혈은 바깥 복사뼈의 앞 아래에 함몰된 곳의 중앙이며 이 곳이 원혈(原穴)입니다.

양보혈(陽輔穴)로 행하는데 양보혈은 바깥 복사뼈 위 보골(輔骨)의 앞쪽과 장딴지뼈 끝에 있으며 이 곳이 경혈입니다. 양릉천혈(陽陵泉穴)로 들어가는데 양릉천혈은 무릎 바깥쪽의 함몰된 곳 중앙에 있습니다. 이 곳은 합혈인데 다리를 펴서 혈을 취합니다. 이를 족소양경(足少陽經)이라고 합니다.

(담은 규음에서 출하니 규음자는 족소지차지의 단이니 위정금이며 협계로 유하는데 협계는 족소지차지의 간이니 위영이며 임읍에 주하는데 임읍은 상행 일촌반하여 함자의 중이니 위수며 구허로 과하는데 구허는 외과의 전하의 함자의 중이니 위원이며 양보에 행하는데 양보는 외과의 상과 보골의 전과 절골이 급한 단이니 위경이며 양릉천으로 입하는데 양릉천은 슬의 외함자의 중에 재하니 위합이며 신하여 득하니 족소양경이라.)

膽出於竅陰[1] 竅陰者 足小指次指之端也 爲井金 溜於俠谿[2] 俠谿 足小指次指之間也 爲滎 注於臨泣[3] 臨泣 上行一寸半陷者中也 爲腧 過於丘墟[4] 丘墟 外踝之前下 陷者中也 爲原 行於陽輔[5] 陽輔 外踝之上 輔骨[6]之前 及絶骨之端[7]也 爲經 入於陽之陵泉[8] 陽之陵泉 在膝外陷者中也 爲合 伸而得之 足少陽經也

1) 竅陰(규음): 넷째발가락 끝에 있다. 발톱에서 부추잎 너비 만큼 떨어져 있다.
2) 俠谿(협계): 새끼발가락과 넷째발가락 사이에서 본마디 앞의 함몰된 곳.
3) 臨泣(임읍): 새끼발가락과 넷째발가락 사이에서 본마디 뒤의 함몰된 곳이며 협계혈에서 1치 5푼 떨어져 있다.
4) 丘墟(구허): 복사뼈 앞의 아래에서 함몰된 곳 중앙이며 임읍혈과 1치 떨어져 있다.
5) 陽輔(양보): 외측 복사뼈에서 4치 올라가서 보골(輔骨)의 앞과 절골(絶骨)의 끝에 있어 구허혈과 76치 떨어졌다.
6) 輔骨(보골): 무릎을 끼고 있는 뼈.
7) 絶骨之端(절골지단): 비골(腓骨: 장딴지뼈)의 아래 끝 부분.
8) 陽之陵泉(양지릉천): 무릎에서 1치 내려가 정강이뼈 바깥 모서리의 함몰된 곳 중앙.

8. 족양명경(足陽明經)의 경로

위(胃)의 기(氣)는 여태혈(厲兌穴)에서 나옵니다. 여태혈은 엄지발가락 안쪽으로 둘째발가락 끝에 있는데 이 곳을 정혈(井穴)이라 하고 금(金)에 속합니다. 내정혈(內庭穴)로 흐르는데 내정혈은 둘째발가락 바깥쪽 사이에 있는데 이 곳이 영혈입니다. 함곡혈(陷谷穴)로 흐르는데 함곡혈은 가운데발가락 안쪽으로 내정혈에서 위로 2치 올라가 함몰된 중앙인데 이 곳이 수혈입니다.

충양혈(衝陽穴)을 지나치는데 충양혈은 발등에서 위로 5치를 올라가 함몰된 중앙이며 이 곳이 원혈입니다. 발목을 움직여서 혈(穴)을 취하며 해계혈(解谿穴)로 행하는데 해계혈은 충양혈에서 위로 1치 반을 올라가 함몰된 중앙이며 이 곳이 경혈입니다.

하릉혈(下陵穴)로 들어가는데 하릉혈은 무릎에서 3치를 내려가 정강이뼈 외측으로 있는 삼리혈(三里穴)로 이 곳이 합혈입니다. 다시 삼리혈에서 3치를 내려가면 거허상렴(巨虛上廉)이고 다시 상렴(上廉)에서 3치를 내려가면 거허하렴(巨虛下廉)입니다.

대장(大腸)은 상렴(上廉)에 속하고 소장(小腸)은 하렴(下廉)에 속하며 이것이 족양명위경맥(足陽明胃經脈)입니다. 대장과 소장은 다 위(胃)에 소속되는데 이것을 족양명경(足陽明經)이라고 합니다.

(위는 여태에서 출하니 여태자는 족대지의 내로 차지의 단이니 위정금이며 내정으로 유하는데 내정은 차지외간이니 위영이며 함곡으로 주하는데 함곡자는 상으로 중지내간하여 상행이촌하여 함자중이니 위수며 충양으로 과하는데 충양은 족부의 상오촌하여 함자중이니 위원이며 요족하여 득이며 해계로 행하는데 해계는 충양의 일촌반을 상하여 함자의 중이니 위경이며 하릉으로 입하는데 하릉은 슬하로 삼촌하고 행골외의 삼리니 위합이며 부하로 삼리삼촌하면 거허상렴이 되고 부하로 상렴삼촌하면 거허하렴이 됨이라. 대장은 속상하고 소장은 속하하니 족양명위맥이니 대장과 소장이 위에 개속하니 시를 족양명경이라.)

胃出於厲兌[1] 厲兌者 足大指內次指之端也 爲井金 溜於內庭 內庭 次指外間也 爲滎 注於陷谷[2] 陷谷者 上中指內間 上行二寸陷者中也 爲腧 過於衝陽[3] 衝陽 足跗上五寸陷者中也 爲原 搖足而得之 行於解谿 解谿 上衝陽一寸半陷者中也 爲經 入於下陵 下陵 膝下三寸 胻骨外三里也 爲合 復下三里三寸 爲巨虛上廉[4] 復下上廉三寸 爲巨虛下廉[5]也 大腸屬上 小腸屬下 足陽明胃脈也 大腸小腸皆屬於胃[6] 是足陽明經也

1) 厲兌(여태) : 둘째발가락 끝에 있으며 발톱에서 부추잎 너비 만큼 떨어져 있다.
2) 陷谷(함곡) : 엄지발가락과 둘째(검지)발가락 사이의 본마디 뒤에 함몰된 곳에 있으며 내정(內庭)과 2치 떨어져 있다.
3) 衝陽(충양) : 발등에서 위로 5치 올라가면 뼈 사이의 동맥 위에 있는데 함곡혈과 3치 떨어져 있다.
4) 上廉(상렴) : 삼리혈(三里穴) 아래로 3치 떨어진 곳.
5) 下廉(하렴) : 상렴에서 아래로 3치 떨어진 곳.
6) 皆屬於胃(개속어위) : 대장은 상렴에 속하고 소장은 하렴에 속한다. 위(胃)는 육부에서 으뜸이고 대장과 소장은 모두 위와 연결되어 있으며 위의 아래에 위치하는데 기는 본래 일관되므로 모두 위에 속하는 것이다.

9. 수소양경(手少陽經)의 경로

삼초(三焦)는 위로 수소양경(手少陽經)에 합하고 그 맥기(脈氣)는 관충혈(關衝穴)에서 출발합니다. 관충혈은 손의 소지차지(小指次指 : 넷째손가락) 끝에 있으며 이 곳이 정혈(井穴)이며 금(金)이 됩니다. 액문혈(液門穴)로 흐르는데 액문혈은 새끼손가락과 넷째손가락 사이에 있으며 이 곳이 영혈입니다. 중저혈(中渚穴)로 흐르는데 중저혈은 새끼손가락과 넷째손가락 본마디의 뒤쪽 함몰된 곳 중앙에 있으며 이 곳이 수혈입니다. 양지혈(陽池穴)을 지나는데 양지혈은 팔목 위 함몰된 곳의 중앙에 있으며 이 곳이 원혈(原穴)입니다. 지구혈(支溝穴)로 행하는데 지구혈은 팔목 위에서 위로 3치 올라가 두 뼈 사이의 함몰된 곳 중앙에 위치하며 이 곳이 경혈입니다. 천정혈(天井穴)로 들어가는데 천정혈은 팔꿈치 바깥쪽 큰 뼈 위로 함몰된 곳의 중앙에 있으며 이 곳이 합혈입니다. 팔꿈치를 굽혀서 혈(穴)을 얻습니다.

삼초(三焦)의 아래 수혈은 족태양(足太陽 : 足大指)의 앞과 족소양경(足少陽經)의 뒤에 있어 오금 가운데 외렴(外廉)에서 나오는데 이름하여 위양(委陽)이라고 합니다. 이것을 족태양경(足太陽經)에서 별행하는 낙맥(絡脈)이며 수소양경(手少陽經)이라고 합니다.

삼초(三焦)는 족소양과 족태음에서 장차 행하고 족태양에서 분리되어 나와 별도로 행하며 복사뼈 위로 5치를 올라가 별도로 장딴지살을 뚫고 들어가 위양혈(委陽穴)로 나오며 족태양방광경(足太陽膀胱經)의 정경(正經)과 함께 하여 방광으로 연결되어 들어가고 하초(下焦)와 묶입니다. 삼초(三焦)가 실하게 되면 소변이 잘 통하지 않는 폐륭증(閉癃症)이 되고 삼초가 허하게 되면 소변을 실금(失禁)하는 유뇨증(遺溺證)이 있습니다. 유뇨증이 있으면 보(補)해 주고 폐륭증이 있으면 사(瀉)해 주는 것입니다.

(삼초자는 상으로 수소양과 합하여 관충에서 출하는데 관충자는 수소지차지의 단이니 위정금이며 액문으로 유하는데 액문은 소지차지의 간이니 위영이며 중저로 주하는데 중저는 본절의 후함자의 중이니 위수며 양지로 과하는데 양지는 완상의 함자 중에 재하니 위원이며 지구로 행하는데 지구는 상완의 삼촌이며 양골의 간에 함자중이니 위경이며 천정으로 입하는데 천정은 주외의 대골의 상과 함자중에 재하니 위합이며 굴주하여 내득이라. 삼초의 하수는 족대지의 전과 소양의 후에 재하여 괵중의 외렴에서 출이니 명왈 위양이니 시는 태양락이며 수소양경이라. 삼초자는 족소양태음의 소장이며 태양의 별이니 상과로 오촌하여 별입하여 관천장하여 위양으로 출하여 태양의 정을 병하여 방광으로 입락하여 하초를 약하니 실즉 폐륭하고 허즉 유뇨니 유뇨즉 보하고 폐륭즉 사니라.)

三焦者 上合手少陽[1] 出於關衝[2] 關衝者 手小指次指之端也 爲井金 溜於液門 液門 小指次指之間也 爲滎 注於中渚[3] 中渚 本節之後

陷者中也 爲腧 過於陽池 陽池 在腕上陷者之中也 爲原 行於支溝 支溝 上腕三寸 兩骨之間陷者中也 爲經 入於天井 天井 在肘外大骨之上 陷者中也 爲合 屈肘乃得之 三焦下腧[4] 在於足大指[5] 之前 少陽之後 出於膕中外廉 名曰委陽 是太陽絡也 手少陽經也 三焦者 足少陽太陰之所將[6] 太陽之別也 上踝五寸[7] 別入貫腨腸[8] 出於委陽 竝太陽之正 入絡膀胱 約下焦 實則閉癃 虛則遺溺 遺溺則補之 閉癃則寫之

1) 上合手少陽(상합수소양) : 위로 수소양경과 합하다. 삼초의 기는 신(腎)에서 나와 상초 중초 하초의 삼부(三部)로 흘러 행하는데 그 맥기가 위로 수소양과 합한다.
2) 關衝(관충) : 넷째손가락 끝에 있는데 손톱에서 부추잎 너비 만큼 떨어져 있다.
3) 中渚(중저) : 새끼손가락과 넷째손가락 사이에서 본마디 뒤의 함몰된 곳 중앙에 있다.
4) 三焦下腧(삼초하수) : 삼초의 맥기가 아래로 행하여 그 기가 모이는 곳. 삼초에서 상초는 안개와 같고 중초는 거품과 같고 하초는 도랑과 같다. 이 삼초의 기는 위와 아래로 모두 통한다. 상수(上腧)는 등의 열 세번째 척추 아래 양옆으로 각각 1치 반 되는 곳에 있다. 하수(下腧)는 태음(太陰)의 사이에 있는데 오금의 바깥 기슭의 족태양락에서 나와 삼초가 아래로 행하여 기가 모이는 곳이다.
5) 大指(대지) : 태양(太陽)으로 고쳐야 한다고 했다.
6) 所將(소장) : 나아가다의 뜻.
7) 上踝五寸(상과오촌) : 바깥 복사뼈에서 위로 5치 되는 곳이 광명혈(光明穴)인데 이 곳은 족소양경의 낙혈(絡穴)이 별도로 행해지는 곳이며 삼초는 그 경(經)과 함께 장딴지를 뚫고 들어간다.
8) 腨腸(천장) : 장딴지살을 가리킨다.

10. 수태양경(手太陽經)의 경로

소장(小腸)은 위로 수태양경(手太陽經)과 합하며 그 맥기(脈氣)는 소택혈(少澤穴)에서 나오는데 소택혈은 새끼손가락 끝에 있으며 이 곳이 정혈(井穴)이고 금(金)이 됩니다. 전곡혈(前谷穴)로 흐르는데 전곡혈은 손의 바깥쪽 본마디 앞 함몰된 중앙에 있으며 이 곳이 영혈입니다. 여기서 후계혈(後谿穴)로 흐르는데 후계혈은 손의 바깥쪽 새끼손가락 본마디 뒤에 있으며 이 곳이 수혈입니다. 완골혈(腕骨穴)을 지나 가는데 완골혈은 손의 바깥쪽 완골(腕骨) 앞에 있으며 이 곳이 원혈입니다.

양곡혈(陽谷穴)로 행하는데 양곡혈은 예골(銳骨 : 尺骨莖狀突起處) 아래의 함몰된 중앙에 있으며 이 곳이 경혈입니다. 소해혈(小海穴)로 들어가는데 소해혈은 팔꿈치의 안쪽 큰 뼈의 바깥쪽 끝에서 반치 떨어진 함몰된 곳의 중앙에 있고 팔을 펴서 혈을 취하며 이 곳이 합혈입니다. 이를 수태양경(手太陽經)이라 합니다.

(소장자는 상으로 태양이 합하여 소택에서 출하는데 소택은 소지의 단이니 위정금이며 전곡으로 유하는데 전곡은 수외렴의 본절전의 함자중에 재하니 위영이며 후계로 주하는데 후계자는 수외측의 본절의 후에 재하니 위수며 완골로 과하는데 완골은 수외측의 완골의 전에 재하니 위원이며 양곡으로 행하는데 양곡은 예골의 하의 함자중에 재하니 위경이며 소해에 입하는데 소해는 주내의 대골의 외의 거단에서 반촌의 함자중에 재하며 신비하여 득하니 위합이며 수태양경이라.)

小腸者 上合於太陽 出於少澤[1] 少澤 小指之端也 爲井金 溜於前谷[2] 前谷 在手外廉本節前陷者中也 爲榮 注於後谿[3] 後谿者 在手外側本節之後也 爲腧 過於腕骨[4] 腕骨 在手外側腕骨之前 爲原 行於陽谷[5] 陽谷 在銳骨[6]之下陷者中也 爲經 入於小海 小海 在肘內大骨之外 去端半寸陷者中也 伸臂[7]而得之 爲合 手太陽經也

1) 少澤(소택) : 새끼손가락 끝에 있으며 손톱에서 1푼 떨어져 있는 함몰된 곳에 있다.
2) 前谷(전곡) : 새끼손가락 바깥쪽으로 본마디 앞의 함몰된 곳에 있다.
3) 後谿(후계) : 새끼손가락 바깥쪽으로 본마디 뒤의 함몰된 곳에 있다.
4) 腕骨(완골) : 손목 바깥쪽 앞에 돌기한 뼈 아래쪽의 함몰된 곳에 있다.

5) 陽谷(양곡) : 손목 바깥쪽 중앙에서 예골(銳骨) 아래의 함몰된 곳에 있다.
6) 銳骨(예골) : 손목 등에서 새끼손가락 쪽으로 뼈가 솟아오른 곳을 가리킨다.
7) 伸臂(신비) : 팔을 펴다.

11. 수양명경(手陽明經)의 경로

대장(大腸)은 위로 수양명경(手陽明經)과 합하고 그 맥기(脈氣)는 상양혈(商陽穴)에서 나옵니다. 상양혈은 대지차지(大指次指 : 둘째손가락) 끝에 있는데 이것을 정혈(井穴)이라 하고 금(金)이 됩니다. 둘째손가락 본마디 앞 이간혈(二間穴)로 흐르는데 이것이 영혈입니다. 둘째손가락 본마디 뒤의 삼간혈(三間穴)로 흐르는데 이것이 수혈입니다. 합곡혈(合谷穴)을 지나는데 합곡혈은 엄지손가락과 둘째손가락이 갈라지는 기골(岐骨) 사이에 있는데 이 곳이 원혈입니다. 양계혈(陽谿穴)로 행하는데 양계혈은 팔목 위 두 근육 사이의 함몰된 중앙에 있으며 이 곳이 경혈입니다. 곡지혈(曲池穴)로 들어가는데 곡지혈은 팔꿈치 바깥쪽 보골(輔骨)의 함몰된 중앙에 위치하며 팔을 구부려서 혈을 취하며 이 곳이 합혈입니다. 이를 수양명경(手陽明經)이라 합니다.

이상은 오장(五臟)과 육부(六腑)의 수혈(腧穴)을 말한 것으로 오장은 각각 다섯 혈로 5×5는 25개 수혈이고 육부는 각각 여섯 혈로 6×6은 36개의 수혈입니다.

육부는 모두 족삼양경(足三陽經)에서 나오고 위로는 수경(手經)과 합해지는 것입니다.

(대장은 상으로 수양명과 합하고 상양에서 출하는데 상양은 대지차지의 단이니 위정금이며 본절의 전 이간으로 유하니 위영이며 본절의 뒤 삼간으로 주하니 위수며 합곡으로 과하는데 합곡은 대지와 기골의 간에 재하니 위원이며 양계로 행하는데 양계는 양근간의 함자의 중에 재하니 위경이며 곡지로 입하는데 주외의 보골의 함자중에 재하니 굴비하여 득하니 위합이며 수양명이라. 시위를 오장육부의 수니 오오는 이십오수며 육육은 삼십육수니 육부는 다 족의

삼양에서 출하여 상으로 수에 합하니라.)

　大腸上合手陽明 出於商陽[1] 商陽 大指次指之端也 爲井金 溜於本節之前二間[2] 爲滎 注於本節之後三間[3] 爲兪 過於合谷[4] 合谷在大指岐骨之間 爲原 行於陽谿[5] 陽谿 在兩筋間陷者中也 爲經 入於曲池[6] 在肘外輔骨[7]陷者中 屈臂而得之 爲合 手陽明也 是謂五藏六府之兪[8] 五五二十五兪 六六三十六兪[9]也 六府皆出足之三陽 上合於手者也[10]

1) 商陽(상양) : 둘째손가락 끝에서 안쪽으로 있는데 손톱에서 부추잎 너비 만큼 떨어져 있다.
2) 二間(이간) : 둘째손가락 본마디 앞 안쪽의 함몰된 곳에 있다.
3) 三間(삼간) : 둘째손가락 본마디 뒤 안쪽의 함몰된 곳에 있다.
4) 合谷(합곡) : 엄지손가락과 둘째손가락 사이에 있음.
5) 陽谿(양계) : 손목 중앙에서 위쪽으로 양쪽 사이의 함몰된 곳에 있다.
6) 曲池(곡지) : 팔꿈치 바깥쪽에서 보골(輔骨)과 주골(肘骨)의 사이에 있다.
7) 肘外輔骨(주외보골) : 팔꿈치에서 큰 뼈의 양쪽에 융기한 것을 뜻한다.
8) 兪(수) : 오장(五臟)의 수혈(兪穴)이다.
9) 三十六兪(삼십육수) : 육부(肉部)를 따르는 혈(穴)의 총칭이다. 곧 오장(五臟)은 각각 정(井)·영(滎)·수(兪)·경(經)·합(合)의 다섯 혈이 있어 합하면 25개의 수혈이다. 육부(六腑)에는 원혈(原穴)이 하나 더 있으므로 도합 36개 수혈이다.
10) 六府皆出足之三陽 上合於手者也(육부개출족지삼양 상합어수자야) : 육부는 모두 족삼양경으로부터 나오며 위로는 수경(手經)과 합한다. 태소(太素)에서는 '육부에서 족양명맥은 위로 수양명맥과 합하고 족태양맥은 위로 수태양맥과 합하고 족소양맥은 위로 수소양맥과 합한다.'라고 했다.

12. 수태음경(手太陰經)의 경로

　양쪽 결분혈(缺盆穴)의 중앙은 임맥(任脈)인데 이름하여 '천돌(天突)'이라고 합니다. 임맥(任脈) 곁의 첫째 동맥은 족양명경(足陽明經)인데 '인영(人迎)'이라 하고 둘째 동맥은 수양명경이며 '부돌(扶突)'이라 하고 셋째 동맥은 수태양인데 '천창(天窓)'이라 하고 넷째 동맥은 족소양경인데 '천용(天容)'이라 하고 다섯째 동맥은 수소양경인데 '천유(天牖)'라 이르고 여섯째 동맥은 족태양경인데 '천주(天柱)'라 하고 일곱째 동맥은 목 중앙의 맥으로 독맥(督脈)인데 '풍부(風府)'라고 합니다.

또 겨드랑이 속의 동맥은 수태음경인데 '천부(天府)'라 하고 겨드랑이 아래로 3치 되는 곳은 수궐음심포경(手厥陰心包經)인데 '천지(天池)'라고 합니다.

상관혈(上關穴 : 귀 앞에 있음)에 침을 놓을 때는 입을 벌리게 해야 하고 닫혀 있게 해서는 안 되며, 하관혈(下關穴 : 상관혈 아래)에 침을 놓을 때는 입을 다물게 해야 하고 벌리게 하면 안 됩니다.

독비혈(犢鼻穴)에 침을 놓을 때는 발을 구부리게 해야 하고 펴게 해서는 안 되며, 내관혈(內關穴)과 외관혈(外關穴)에 침을 놓을 때는 팔을 펴게 해야 하고 구부리게 해서는 안 됩니다.

(결분의 중은 임맥이니 명왈 천돌이요 일차의 임맥측의 동맥이 족양명이니 명왈 인영이요 이차맥이 수양명이니 명왈 부돌이요 삼차맥이 수태양이니 명왈 천창이요 사차맥이 족소양이니 명왈 천용이요 오차맥이 수소양이니 명왈 천유요 육차맥이 족태양이니 명왈 천주요 칠차맥이 경중앙의 맥이며 독맥이니 명왈 풍부니라. 액내의 동맥은 수태음이니 명왈 천부요 액하의 삼촌이 수심주니 명왈 천지니라. 상관을 자하는 자는 거하고 불능흠하며 하관을 자하는 자는 흠하고 불능거하며 독비를 자하는 자는 굴하고 불능신이요 양관을 자하는 자는 신하고 불능굴이니라.)

缺盆之中 任脈也 名曰天突[1] 一次任脈側之動脈[2] 足陽明也 名曰人迎[3] 二次脈手陽明也 名曰扶突[4] 三次脈手太陽也 名曰天窓[5] 四次脈足少陽也 名曰天容[6] 五次脈手少陽也 名曰天牖[7] 六次脈足太陽也 名曰天柱[8] 七次脈頸中央之脈 督脈也 名曰風府[9] 腋內動脈 手太陰也 名曰天府 腋下三寸 手心主也 名曰天池[10] 刺上關者 呿不能

欠[11] 刺下關者 欠不能呿 刺犢鼻[12]者 屈不能伸 刺兩關[13]者 伸不能屈

1) 缺盆之中任脈也名曰天突(결분지중임맥야명왈천돌) : 결분혈의 중앙이 임맥이며 이름하여 천돌이라고 한다. 이는 경(經)의 혈(穴)을 열거한 것이다. 임맥은 복부(腹部) 중앙에서 운행된다. 천돌혈은 목의 앞쪽 결후(結喉)에서 아래로 4치 내려가 함몰된 곳에 있다. 이것이 복부 중앙에서 첫 줄의 맥이다.
2) 一次任脈側之動脈(일차임맥측지동맥) : 임맥의 첫 번째 동맥이다. 곧 일차는 임맥에서 바로 다음을 뜻하며 족양명경이다.
3) 人迎(인영) : 결후(結喉)를 끼고 양 옆으로 1치 반 되는 곳에 있다.
4) 扶突(부돌) : 목에 있고 곡협혈(曲頰穴)에서 아래로 1치 되는 곳이며 인영혈(人迎穴)에서 뒤로 1치 반 되는 곳에 있다.
5) 天窓(천창) : 목 부분의 큰 힘줄 앞, 곡협혈의 아래 부돌의 뒤에 있다.
6) 天容(천용) : 천충혈(天衝穴)이 아닌가 한다. 귀에서 위로 3푼 되는 곳에 있다.
7) 天牖(천유) : 목 부분 큰 힘줄의 바깥쪽으로 천용(天容)의 뒤이고 천주(天柱)의 앞이며 완골(完骨)의 뒤로 발제(髮際)의 위에 있다.
8) 天柱(천주) : 목덜미 뒤로 큰 힘줄의 바깥 모서리를 끼고 발제(髮際)의 함몰된 곳에 있다.
9) 風府(풍부) : 목덜미 뒤로 발제에서 1치 들어간 곳에 있다.
10) 腋內動脈～名曰天池(액내동맥～명왈천지) : 천부(天府)와 천지(天池)의 두 혈을 말했다. 수태음의 혈은 천부(天府)이고 수궐음의 혈은 천지(天池)이다. 두 혈이 모두 겨드랑이에서 3치 되는 곳에 있으며 천부는 팔뚝 안쪽 모서리에 있고 천지는 늑간(肋間)에서 젖꼭지 있는 데로 1치 되는 곳에 있다.
11) 呿不能欠(거불능흠) : 입을 크게 벌리게 하고 다물게 해서는 안 된다. 입을 벌려야 상관혈을 취할 수 있다. 흠은 입을 다물고 기를 내보내는 뜻이 있다고 했다. 곧 합(欱)의 뜻이 있다.
12) 犢鼻(독비) : 슬개골 아래 정강이뼈 위의 큰 힘줄을 끼고 있는 오목한 곳에 있으며 모양이 소의 코와 같기 때문에 이름지어진 것이다.
13) 兩關(양관) : 내관혈과 외관혈이다. 내관혈은 수궐음심포락경에 속하며 손목에서 손바닥 쪽으로 위로 2치 올라간 두 근육 사이에 있으며 외관혈과 상대하고 있다. 외관혈은 수소음삼초경에 속하며 손목에서 손등 쪽으로 2치 올라간 두 근육 사이로 양지혈(陽池穴)에서 위로 2치 되는 곳에 있다.

13. 침을 금해야 하는 곳

족양명경맥(足陽明經脈)은 결후(結喉)를 끼고 양쪽으로 있는 동맥이며 인영(人迎)혈인데 그 수혈(腧穴)은 가슴 속에 있습니다.

수양명경맥의 부돌혈(扶突穴)은 그 다음에 있는데 수혈이며 인영혈의 바깥쪽으로 있으며 곡협혈(曲頰穴)에서 1치가 채 안되는 곳에 있습니다.

수태양경맥의 천창혈(天窓穴)은 곡협혈에 해당하는 부위에 있습니다. 족소양경맥의 천용혈(天容穴 : 天衝穴)은 귀밑의 곡협혈 뒤에 있습니다.

수소양경맥의 천유혈(天牖穴)은 귀 뒤에서 나와 위로 완골(完骨)의 위까지 갑니다. 족태양경맥의 천주혈(天柱穴)은 목을 끼고 양 옆으로 있는 큰 힘줄의 중앙의 발제(髮際)에 있습니다.

수태음경맥의 척택혈(尺澤穴)의 동맥에 오리혈(五里穴)이 있는데 이는 오수(五腧)이므로 침놓는 일을 금해야 합니다.

(족양명은 후를 협한 동맥이니 기수가 재응중이며 수양명은 차로 그 수외에 재하여 곡협일촌에 부지하고 수태양은 당곡협하고 족소양은 이하의 곡협의 후에 재하고 수소양은 이후에서 출하고 상으로 완골의 상에 가하며 족태양은 협항하여 대근의 중에 발제하고 음의 척의 동맥에 오리가 재하니 오수의 금이라.)

足陽明 挾喉之動脈[1]也 其腧在膺[2] 手陽明 次在其腧外[3] 不至曲頰一寸[4] 手太陽當曲頰 足少陽在耳下曲頰之後[5] 手少陽出耳後上加完骨之上[6] 足太陽挾項大筋之中髮際[7] 陰尺動脈 在五里[8] 五腧之禁也[9]

1) 挾喉之動脈(협후지동맥) : 인영(人迎)혈을 가리킨다. 인영은 후(喉)의 양 옆을 끼고 있는 동맥이다. 이것이 족양명의 인영혈이다.
2) 其腧在膺中(기수재응중) : 응은 앞가슴이 양쪽으로 볼록 솟아오른 부분이다. 이 곳에 족양명위경의 고방(庫房)과 옥예(屋翳) 등의 수혈이 분포되어 있다.

3) 次在其腧外(차재기수외) : 다음으로 수양명경맥의 부돌혈(扶突穴)이 족양명이 동하는 수혈인 인영혈의 바깥쪽에 있는 것을 뜻한다.
4) 不至曲頰一寸(부지곡협일촌) : 곡협혈에서 1치에 이르지 않다. 곧 1치가 못 되는 곳이란 뜻. 곡협혈은 하함각(下頷角 : 下顎角)의 부위이다. 곧 아래턱 각진 부분이며 이의 틀〔牙車〕에 가까운 곳.
5) 足少陽在耳下曲頰之後(족소양재이하곡협지후) : 족소양의 지맥(支脈)은 귀 뒤에서 나와 귀 앞을 행하며 목예제(目銳眥) 뒤에 이르므로 귀 아래 곡협혈 뒤에 있는 것이 옳다고 했다.
6) 上加完骨之上(상가완골지상) : 위로 완골의 위에 더하다. 천유혈(天牖穴) 부위이다.
7) 足太陽挾項大筋之中髮際(족태양협항대근지중발제) : 천주혈(天柱穴) 부위이다.
8) 陰尺動脈在五里(음척동맥재오리) : 수태음경맥의 척택혈 위로 3치 되는 곳에 동맥이 흐르는 곳에는 오리혈이 있다. 이 곳은 수양명의 맥기가 발하는 곳이다.
9) 五腧之禁也(오수지금야) : 오리혈(五里穴)을 가리키며 이 곳에 침을 놓아서는 안 된다.

14. 오장(五臟)과 육부(六腑)의 배합

폐(肺)는 대장(大腸)과 합하는데 대장은 찌꺼기를 전도(傳道)하는 역할을 하는 부(腑)입니다. 심(心)은 소장(小腸)과 합하는데 소장은 위에서 소화시킨 수곡(水穀)을 받아 담는 역할을 하는 부(腑)입니다. 간(肝)은 담(膽)과 합하는데 담은 속에서 정즙(精汁)을 저장하는 역할을 담당하는 부(腑)입니다. 비(脾)는 위(胃)와 합하는데 위는 오곡(五穀)으로 된 음식물을 받아들이는 역할을 하는 부(腑)입니다. 신(腎)은 방광(膀胱)과 합하는데 방광은 진액(津液)을 저장하는 역할을 하는 부입니다.

소음(少陰)의 맥은 신(腎)에 소속되고 신은 위로 격막을 뚫고 폐와 연결되기 때문에 두 장(臟)의 경(經)으로 나아갑니다.

삼초(三焦)는 중앙의 물길과 같은 부이며 수도(水道)가 나가고 방광에 소속되는데 이것을 외로운 부(腑)라고 합니다.
 이것이 육부(六腑)가 오장(五臟)과 함께 합해지는 것입니다.

 (폐는 대장과 합하니 대장자는 전도의 부요 심은 소장과 합하니 소장자는 수성의 부요 간은 합담하니 담자는 중정의 부요 비는 합위하니 위자는 오곡의 부요 신은 합방광하니 방광자는 진액의 부요 소음은 속신하니 신은 상으로 연폐고로 양장으로 장이요 삼초는 중독의 부며 수도가 출이니 속방광이니 시는 고의 부니라. 시는 육부의 여합한 바라.)

 肺合大腸 大腸者 傳道之府[1] 心合小腸 小腸者 受盛之府 肝合膽 膽者 中精之府[2] 脾合胃 胃者 五穀之府 腎合膀胱 膀胱者 津液之府也 少陽屬腎[3] 腎上連肺 故將兩藏[4] 三焦者 中瀆之府也 水道出焉 屬膀胱[5] 是孤之府也[6] 是六府之所與合者

1) 傳道之府(전도지부) : 전하여 인도하는 부(府)이다. 대장은 찌꺼기를 밖으로 내보낸다는 뜻.
2) 中精之府(중정지부) : 담은 정즙(精汁)을 저장하는 장기이며 다른 부가 탁한 것을 저장하는 것과는 다르다. 곧 청정(淸淨)의 부이다.
3) 少陽屬腎(소양속신) : 소양의 맥은 신에 속한다. 소양은 소음(少陰)이 마땅하다고 했다.
4) 將兩藏(장양장) : 장은 나아가다. 또는 거느리다의 뜻. 두 장을 거느리다.
5) 屬膀胱(속방광) : 삼초가 수도(水道)를 소통시키려면 반드시 방광을 통해야 한다는 것.
6) 孤之府也(고지부야) : 외로운 부(府)이다. 삼초는 합하는 것이 없으므로 외로운 장기라고 했다.

15. 계절마다 다른 침자리
 봄에는 낙맥(絡脈)과 여러 영혈(榮穴)과 대경(大經)과 분육(分肉) 사이를 취하여 얕게 침을 놓아야 하는데 병이 심하면 깊게 찌르고 경미하면 얕게 찌릅니다.

　여름에는 양기가 밖에서 성하므로 여러 경(經)의 수혈(腧穴)과 손락(孫絡)과 기육(肌肉)과 피부의 위에 침을 놓습니다.

　가을에는 여러 합혈(合穴)에서 취하여 침을 놓고 다른 것은 봄에 침을 놓는 것과 같이 합니다.

　겨울에는 여러 정혈(井穴)과 장부의 여러 배수혈(背腧穴)의 분(分)에 침을 놓는데 깊이 찌르고 머물러 있게 해야 합니다.

　이상은 네 계절의 순서와 기가 있는 곳과 병이 머무는 부위와 침놓는 마땅한 부위입니다.

　근육이 뒤틀리는 자는 세워 놓고 혈(穴)을 취해야 낫게 할 수 있고, 위궐(痿厥)한 자는 사지에 힘이 없으니 사지를 벌린 상태에서 침을 놓아야 곧바로 쾌유하게 할 수 있는 것입니다.

　(춘에는 낙맥과 제영과 대경과 분육의 간에서 취하되 심자는 심취하고 간자는 천취하며 하에는 제수와 손락과 기육과 피부의 상에서 취하고 추에는 제합에서 취하되 여는 춘법과 여하고 동에는 제정과 제수의 분에서 취하되 욕심하여 유하니 차는 사시의 서와 기의 소처와 병의 소사와 장의 소의니라. 전근자는 입하여 취하면 가령에 수이하고 위궐자는 장하여 자하니 가령에 입쾌니라.)

　春取絡脈諸榮大經分肉之間[1] 甚者深取之 間者淺取之[2] 夏取諸腧孫絡肌肉皮膚之上[3] 秋取諸合[4] 餘如春法 冬取諸井諸腧之分[5] 欲深而留之 此四時之序 氣之所處[6] 病之所舍 藏之所宜 轉筋者[7] 立而取之 可令遂已 痿厥者[8] 張而刺之 可令立快也

1) 春取絡脈諸榮大經分肉之間(춘취락맥제영대경분육지간): 봄에는 낙맥과 여러 영혈과 대경과 분육의 사이에서 취하여 침을 놓는다. 낙맥은 15낙혈(十五絡穴)을 뜻한다. 곧 열결(列缺) 지정(支正) 등이다. 제영은 각 경의 영혈이며 어제(魚際)·노궁(勞宮) 등이다. 대경분육은 큰 힘줄과 분육의 사이를 뜻한다.
2) 間者淺取之(간자천취지): 경미하면 얕게 침을 놓다. 간은 병이 뜸하다. 곧 경미한 것을 뜻한다.

3) 夏取諸腧孫絡肌肉皮膚之上(하취제수손락기육피부지상) : 여름에는 모든 수혈과 손락과 기육과 피부의 위에서 취하여 침을 놓는다. 제수는 각 경의 수혈이다. 손락은 각 경을 연계하는 세소한 지락이며 낙맥의 분지(分支)이다.
4) 秋取諸合(추취제합) : 가을에는 각 경의 합혈(合穴)에서 취하여 침을 놓는다.
5) 取諸井諸腧之分(취제정제수지분) : 모든 정혈(井穴)과 모든 수혈에서 취하여 침을 놓는다.
6) 氣之所處(기지소처) : 기가 있는 곳이다.
7) 轉筋者(전근자) : 근육이 뒤틀린 자.
8) 痿厥者(위궐자) : 바람을 맞아 중풍이 된 자.

제3편 소침해(小鍼解篇第三)

　소침(小鍼)이란 작은 침을 뜻한다. 소침해(小鍼解)란 작은 침에 대한 해설이다. 이는 제1편 구침십이원(九鍼十二原)에 거론한 소침(小鍼)의 적용 방법에 대한 해석이다. 곧 수신(守神)하고 수기(守機)하고 보사(補瀉)하는 수법과 진맥과 침의 피해에 대한 내용들인데 실상은 '구침십이원'의 주요 내용을 주해(注解)하고 보충한 것이다. 또 '구침십이원편'에 소침지요(小鍼之要)라는 내용이 있으므로 이 편을 '소침해(小鍼解)'라고 한 것 같다.

1. 침술(鍼術)의 용어 해설, 그 하나

　이른바 '이진(易陳)'이란 말로 하기는 쉽다는 것입니다.

　'난입(難入)'이란 침술(鍼術)을 사람에게 적용하기가 어렵다는 것입니다.

　'추수형(麤守形)'이란 서투른 의사는 침놓는 형식만 고수한다는 것입니다.

　'상수신(上守神)'이란 뛰어난 의사는 환자의 혈기(血氣)가 유여(有餘)하고 부족한 상태를 살펴 그에 따라서 보(補)하고 사(瀉)하는 법을 사용한다는 것입니다.

　'신객(神客)'이란 정기(正氣)와 사기(邪氣)가 혈맥 속에 함께 모이는 것입니다. 신(神)은 정기(正氣)이고 객(客)은 사기(邪氣)입니다.

　'재문(在門)'이란 사기(邪氣)가 정기(正氣)의 출입하는 곳으로 따라 들어온다는 것입니다.
 '미도기질(未覩其疾)'이란 먼저 사기가 정기와 다투는 것이 어느 경(經)에 있는지 알아야 한다는 것입니다.
 '오지기원(惡知其原)'이란 먼저 어떤 경맥(經脈)이 병들었는지와 어느 곳에서 취해야 하는지를 알아야 한다는 것입니다.
 '침놓는 미묘함은 빠르게 하고 더디게 하는 데에 있다.'라는 말은 침을 놓을 때 서서히 하고 신속하게 놓는 이치를 안다는 것입니다.
 '서투른 의사가 사지관절(四肢關節)의 혈만 살핀다.'라는 말은 사지의 관절에 있는 혈만 살피고 혈기의 성쇠나 정기(正氣)와 사기(邪氣)의 가고 오는 이치를 알지 못한다는 것입니다.
 '최고의 의사는 기미(機微)를 살핀다.'라는 말은 인체의 기를 살필 줄 안다는 것입니다.
 '기기(氣機)의 동하는 것이 침혈(鍼穴)을 떠나지 않는다.'라는 말은 기(氣)의 허하고 실한 변화를 알아서 침을 놓는데 있어서, 서서히 하고 신속하게 하는 보(補)하고 사(瀉)하는 법을 안다는 것입니다.
 '공혈(空穴) 속에서 기기(氣機)의 변화는 청정(淸靜)하면서도 미묘하다.'라는 말은 침을 놓아서 기가 이르는 것을 체득하여 조심스럽게 기를 지켜서 잃지 않아야 한다는 것입니다.
 '그 오는 것에 맞닥뜨려서는 안 된다.'라는 말은 사기(邪氣)가 왕성할 때에는 정기가 크게 허해지게 되므로 보법(補法)을 사용해서는 안 된다는 것입니다.
 '그 떠나갈 때는 따르면 안 된다.'라는 말은 정기(正氣)가 허할 때이니 사법(瀉法)을 사용해서는 안 된다는 것입니다.
 '한 올의 머리털을 걸어 놓을 만큼의 오차가 있어서도 안 된다.'라는 말은 사기(邪氣)가 이르는 시기를 알 수 없어 신중을 기해야 하므로 조금만 실수를 하여도 정기(正氣)가 쉽게 상실된다는 것을 말한 것입니다.
 '당겼다 놓아도 발사되지 않는다.'라는 말은 침을 놓는데 기미(機微))을 알지 못하면 보(補)해 주고 사(瀉)해 주는 의미를 알지 못하여 혈기(血氣)가 이미 쇠진하였는데도 사기(邪氣)가 내리지 않는 것을 뜻하는 것입니다.

'가고 오는 시기를 알아야 한다.' 라는 말은 기의 역(逆)하고 순(順)하는 것과 허(虛)하고 실(實)한 상태를 알아야 한다는 것입니다.

'침을 놓는 시기를 파악해야 한다.' 라는 말은 사기(邪氣)를 취하여 없애 주는 시기를 알아야 한다는 것입니다.

'서투른 의사의 어두움' 이란 어둡고 분명하지 못하여 기기(氣機)의 미묘한 도리를 알지 못하는 것입니다.

'미묘하도다! 훌륭한 의사만 홀로 지녔다.' 라는 말은 훌륭한 의사만 침의 이치를 다 안다는 것입니다.

'기가 떠나는 것이 역(逆)이 된다.' 라는 말은 정기(正氣)가 떠나가서 허해져 작은 것이니 작아진 것이 역(逆)이 된다는 것을 말한 것입니다.

'기가 돌아오는 것이 순(順)이 된다.' 라는 말은 기가 회복되어 형기(形氣)의 음과 양이 화평한 것을 말한 것으로 화평한 것이란 순(順)하다는 뜻입니다.

'역하고 순하는 것을 밝게 알면 바르게 행동하여 물을 필요가 없다.' 라는 말은 정기(正氣)의 왕래와 성쇠에 따른 기의 역하고 순하는 것을 알아서 혈위(穴位)를 취할 곳을 정확하게 안다는 것을 말한 것입니다.

'기를 맞이하여 빼앗아 주다.' 라는 말은 사법(瀉法)을 뜻한 것입니다.

'기를 따라서 구제한다.' 라는 말은 보법(補法)을 말한 것입니다.

(소위 이진자는 이언이며 난입자는 인에 저함이 난이며 추수형자는 자법을 수이며 상수신자는 인의 혈기의 유여와 부족을 수하여 가히 보사이며 신객자는 정사가 공회이며 신자논 정기이며 객자는 사기이며 재문자는 사가 정기의 출입하는 곳을 순함이며 미도기질자는 먼저 사정이 하경의 질임을 지함이며 오지기원자는 먼저 하경의 병과 소취의 처를 지함이라. 자지미재수지자는 서질의 의

를 지함이며 추수관자는 사지를 수하여 혈기의 정사의 왕래를 부지이며 상수기
자는 수기를 지함이며 기지동불리기공중자는 기의 허실을 지하여 용침을 서질
함이며 공중지기청정이미자는 침으로써 득기하여 밀의하여 수기하고 물실함이
며 기래불가봉자는 기성하여 불가보이며 기왕불가추자는 기허하여 불가사이며
불가괘이발자는 기의 이실을 언함이며 구지불발자는 보사의 의를 부지하여 혈
기가 이진하여 기가 불하함을 언함이며 지기왕래자는 기의 역순과 성허를 지함
이며 요여지기자는 기의 가취의 시를 지함이니라. 추지암자는 명명하여 기의 미
밀을 부지함이며 묘재 공독유지자는 침의를 진지함이며 왕자위역자는 기의 허
하여 소함을 언함이니 소자는 역함이며 내자위순자는 형기의 평을 언함이니 평
자는 순함이라. 역순을 명지하면 정행을 무문자는 소취의 처를 지함을 언함이
며 영이탈지자는 사이며 추이제지자는 보니라.)

所謂易陳者 易言也 難入者 難著於人也[1] 麤守形者 守刺法也 上
守神者 守人之血氣有餘不足 可補寫也 神客者 正邪共會[2]也 神者
正氣也 客者邪氣也 在門者 邪循正氣之所出入也 未睹其疾者 先知
邪正何經之疾也 惡知其原者 先知何經之病 所取之處也 刺之微在
數遲者 徐疾之意也 麤守關者 守四肢而不知血氣正邪之往來也[3] 上
守機者 知守氣[4]也 機之動不離其空中者 知氣之虛實用鍼之徐疾也
空中之機清靜以微者 鍼以得氣 密意[5]守氣勿失也 其來不可逢者 氣
盛不可補也 其往不可追者 氣虛不可寫也 不可掛以發者 言氣易失
也 扣之不發者 言不知補寫之意也 血氣已盡而氣不下也[6] 知其往來
者 知氣之逆順盛虛也 要與之期[7]者 知氣之可取之時也 麤之闇者 冥
冥[8]不知氣之微密也 妙哉 工獨有之者 盡知鍼意也 往者爲逆者 言
氣之虛而小 小者逆也[9] 來者爲順者 言形氣之平 平者順也[10] 明知逆
順正行無問者 言知所取之處也 迎而奪之者 寫也 追而濟之者 補也

1) 難著於人也(난저어인야) : 사람에게 시술하여 나타내 밝히기는 어렵다.
2) 正邪共會(정사공회) : 사기와 정기가 함께 혈맥 속에서 모여 있는 것이며 사
   기와 정기가 싸우는 것을 뜻한다.
3) 守四肢而不知血氣正邪之往來也(수사지이부지혈기정사지왕래야) : 사지
   (四肢)만 지키고 혈기의 정기와 사기가 왕래하는 것을 알지 못하다. 곧 오장

육부의 기는 사지(四肢)에서 나오므로 서투른 의사는 사지(四肢)에 나타나는 장부의 수혈에만 얽매이고 영위(營衛)의 정기가 사기와 함께 왕래하는 허실을 알지 못한다는 뜻.
4) 守氣(수기) : 기의 기미(機微)를 지키다. 기가 왕래하는 역순(逆順)과 이르고 이르지 않는 것은 다 기기(氣機)이다.
5) 密意(밀의) : 조심하다. 비밀스럽다는 뜻.
6) 血氣已盡而氣不下也(혈기이진이기불하야) : 혈기가 이미 다하여 기가 내리지 않다. 기가 제거되지 않았다는 뜻.
7) 要與之期(요여지기) : 적절한 시기를 기다려야 한다는 뜻.
8) 冥冥(명명) : 그윽하고 어두워서 분명하지 않다는 뜻.
9) 小者逆也(소자역야) : 기가 이미 떠나갔으므로 맥이 허하고 작다는 뜻.
10) 平者順也(평자순야) : 기가 이르렀으므로 맥이 평온하고 조화롭다는 뜻.

2. 허(虛)하면 실(實)하게 해야 한다

'허하면 실하게 한다.' 라는 말은 기구맥(氣口脈)이 허하면 응당 보(補)해 주어 정기를 실하게 해 주어야 한다는 것입니다.

'가득하면 쏟아 주어야 한다.' 라는 말은 기구맥(氣口脈)이 성(盛)하면 마땅히 사(瀉)해 주어야 한다는 것입니다.

'불룩하게 맺혀 있으면 제거해 주어야 한다.' 라는 말은 경맥에 혈이 적체되어 있으면 혈맥(血脈)에서 제거시켜야 한다는 것입니다.

'사기가 성하면 허하게 한다.' 라는 말은 모든 경맥에서 사기가 성한 것이 있으면 모두 그 사기를 쏟게 해야 한다는 것입니다.

'서서히 침을 놓고 재빨리 뽑으면 실해진다.' 라는 말은 침을 천천히 놓고 급히 뽑는 보법(補法)을 말한 것입니다.

'침을 빨리 놓고 서서히 뽑으면 허해진다.' 라는 말은 침을 놓을 때는 급히 찌르고 뽑을 때는 서서히 뽑는 사법(瀉法)을 말한 것입니다.

'실하고 허한 것은 있는 듯도 하고 없는 듯도 한 것을 말한다.'

라는 말은 보법(補法)을 사용하여 실(實)하게 하면 정기(正氣)가 있게 되고 사법(瀉法)을 사용하여 허(虛)하게 하면 사기(邪氣)가 없어진다는 것을 말한 것입니다.

'질병의 완급에 따라 선후를 살펴 침을 머물러 있게 할 것인가, 머물러 있지 않게 할 것인가를 판단한다.' 라는 말은 기의 허와 실을 살펴서 침을 머물게 할 것인가 뽑을 것인가와, 보(補)하고 사(瀉)하는 선후를 결정하여 그 기가 이미 물러갔는가 그냥 있는가를 살피는 것을 말한 것입니다.

'허하게 하거나 실하게 하여 무엇인가 얻은 듯이 하고 무엇인가 잃은 듯이 한다.' 라는 말은 보법을 쓸 때에는 만족스럽게 하여 얻은 것이 있는 듯이 느끼게 하고 사법(瀉法)을 쓸 때에는 무엇인가 홀연히 잃어버린 것이 있는 듯이 느끼게 하는 것을 말한 것입니다.

(소위 허즉실지자는 기구가 허하여 당히 보함이며 만즉설지자는 기구가 성하여 당히 사함이며 완진즉제지자는 혈맥을 거함이며 사승즉허지자는 제경에 유성자하여 다 그 사를 사함을 언함이며 서이질즉실자는 서내하고 질출을 언함이며 질이 서즉허자는 질내하고 서출을 언함이며 언실여허약유약무자는 실자에 유기하고 허자에 무기함을 언함이며 찰후여선에 약망약존자는 기의 허실과 보사의 선후와 그 기의 이하와 상존을 찰함을 언함이며 위허여실에 약득약실자는 보자는 필연하여 약유득하고 사즉 황연하여 약유실함을 언함이라.)

所謂虛則實之者 氣口虛而當補之也[1] 滿則泄之者 氣口盛而當寫之也 宛陳則除之者 去血脈也 邪勝則虛之者 言諸經有盛者 皆寫其邪也 徐而疾則實者 言徐內而疾出也 疾而徐則虛者 言疾內而徐出也 言實與虛若有若無者 言實者有氣 虛者無氣也 察後與先若亡若存者 言氣之虛實 補寫之先後也 察其氣之已下[2] 與常存也 爲虛與實若得若失者 言補者佖然[3] 若有得也 寫則悗然[4] 若有失也

1) 氣口虛而當補之也(기구허이당보지야) : 기구혈이 허하면 당연히 보(補)해 주어야 한다는 뜻. 기구는 촌구(寸口)의 부위이며 맥구(脈口)라고도 한다.
2) 下(하) : 제거되다, 또는 내리다의 뜻.

3) 佖然(필연) : 만족스럽다. 또는 뿌듯한 모양. 필은 가득하다의 뜻이 있다.
4) 怳然(황연) : 황홀한 듯하다. 황은 황(恍)과 같다.

3. 침술(鍼術)의 용어 해설, 그 둘

 '대저 기는 맥에 있는데 사기(邪氣)가 위에 있다.' 라는 말은 풍(風)과 열(熱)의 사기(邪氣)가 사람의 경맥(經脈)에 침입할 때 높은 곳을 적중하기 때문에 사기(邪氣)가 상부(上部)에 있음을 말한 것입니다.
 '탁기가 가운데에 있다.' 라는 말은 수곡(水穀)이 모두 위(胃)로 들어가서 그 수곡(水穀)의 정미한 기는 위로 폐(肺)에 주입되고 탁한 기는 장위(腸胃)로 흘러드는데 이 때 춥고 따뜻한 기온이 적당하지 않고 음식물이 절도가 없게 들어오면 장과 위에 질병이 발생함을 말한 것이며 이름하여 '탁기(濁氣)가 재중(在中)' 이라고 한 것입니다.
 '청기(淸氣 : 寒冷氣)가 아래에 있다.' 라는 말은 차고 습한 땅의 기운이 인체에 적중할 때는 반드시 발을 따라서 시작하므로 이르기를 '청기가 아래에 있다.' 라고 한 것입니다.
 '함몰된 곳에 있는 맥에 침을 놓으면 사기(邪氣)가 나가게 된다.' 라는 말은 위(상부의 근골이 오목한 부위의 수혈 또는 머리 부분의 오목한 부위)에서 혈을 취한다는 것입니다.
 '중맥에 침을 놓으면 탁기가 나가게 된다.' 라는 말은 족양명경(足陽明經)의 합혈(合穴)인 족삼리혈(足三里穴)에서 취한다는 것입니다.
 '침을 너무 깊게 찌르면 사기가 도리어 안으로 스며든다.' 라는 말은 얕게 부상(浮上)해 있는 병에는 깊게 침을 놓으면 안 된다는 것입니다. 이 때 침을 깊게 찌르게 되면 사기(邪氣)가 침을 따라서 깊이 들어가므로 이르기를 '도리어 스며들다〔反沈〕' 라고 한 것입니다.
 '피(皮)와 육(肉)과 근(筋)과 맥(脈)에는 각각 해당하는 곳이 있다.'라는 말은 피(皮)와 육(肉)과 근(筋)과 맥(脈)의 부위에 각각 주관하는 경락(經絡)이 있음을 말한 것입니다.

'오장(五臟)의 수혈(腧穴)에서 취하게 되면 죽게 된다.'라는 말은 질병이 속에 있어서 기가 부족한데 다만 침을 놓아서 그 여러 음경맥(陰經脈 : 오장의 수혈)을 대사(大瀉)시키는 것을 말한 것입니다.

'삼양맥(三陽脈)의 수혈(腧穴)에서 취하게 되면 쇠약해진다.'라는 말은 수족삼양경(手足三陽經)의 기를 다 사(瀉)시켜서 환자를 쇠약해지게 하여 다시 회복되지 않게 되는 것을 말한 것입니다.

'음을 빼앗긴 자는 죽게 된다.'라는 말은 장음(臟陰)의 기가 나오는 척부(尺部)의 오리혈(五里穴)을 취하여 다섯 번 침을 놓아 다섯 번 장음의 기를 사(瀉)시켜서 죽음에 이르도록 한다는 것을 말한 것입니다.

'양을 빼앗긴 자는 미치게 된다.'라는 말은 삼양경(三陽經)의 정기를 모두 사(瀉)시켜서 미치게 만든다는 것을 말한 것입니다.

'그 환자의 얼굴색을 보고 그 환자의 눈을 살펴보아 그 환자의 기가 흩어지고 회복되는가를 알고, 환자의 형체가 완벽한가와 그 환자의 기거동정(起居動靜)을 들어야 한다.'라는 말은 뛰어난 의사는 눈 부위에서 다섯 색깔의 현상을 살펴서 알고 척촌(尺寸) 혈의 부위에 나타나는 맥상(脈象)의 크고 작고 완만하고 급박하고 매끄럽고 껄끄러운 상황을 조절할 줄 알아서 질병이 있는 곳을 말로써 설명할 수 있는 것을 말한 것입니다.

'그 환자의 사기와 정기를 안다.'라는 말은 환자가 감촉된 기가 허사(虛邪 : 風邪)인지 정사(正邪 : 八正風)의 풍(風)으로 인해서 발생한 것인지를 논할 줄 안다는 것을 말한 것입니다.

(부기지재맥야 사기재상자는 사기의 중인이 고한 고로 사기가 재상함은 언함이며 탁기재중자는 수곡이 다 위에 입하여 그 정기가 상으로 폐에 주하고 탁이 장위에 유함을 언하여 한온이 부적하고 음식이 부절하여 병이 장위에 생함

을 언한 고로 명왈 탁기재중이라 함이며 청기재하자는 청습의 지기가 중인하여 필히 종족으로 시함을 언한 고로 왈 청기재하라 함이며 침함맥즉사기출자는 상에서 취함이며 침중맥즉 탁기출자는 양명합에서 취함이며 침태심즉사기반침자는 천부의 병이 심자를 불욕하여 심즉 사기가 종하여 입함을 언한고로 왈 반침이며 피육근맥각유소처자는 경락이 각유소주를 언함이라. 취오맥자사는 병이 재중하여 기부족한데 다만 용침하여 그 제음의 맥을 다 대사함을 언함이며 취삼맥자광은 삼양의 기를 진사하여 영병인으로 광연하여 불복을 언함이며 탈음자사는 척의 오리에서 취하여 오왕함을 언함이며 탈양자광은 정언이며 도기색찰기목지기산복일기형청기동정자는 상공이 오색을 목에서 상하여 지하고 척촌의 대소와 완급과 활색의 조를 지함이 있어 소병을 언하여 언함이며 지기사정자는 허사와 정사의 풍을 논지함이니라.)

夫氣之在脈也 邪氣在上者 言邪氣之中人也高[1] 故邪氣在上也 濁氣在中者 言水穀皆入於胃 其精氣[2] 上注於肺 濁溜於腸胃 言寒溫不適 飮食不節 而病生於腸胃 故命曰濁氣[3] 在中也 淸氣在下者 言淸濕地氣之中人也 必從足始 故曰淸氣在下也 鍼陷脈 則邪氣出者 取之上[4] 鍼中脈則濁氣出者 取之陽明合也[5] 鍼太深則邪氣反沈者 言淺浮之病 不欲深刺也 深則邪氣從之入 故曰反沈也 皮肉筋脈各有所處者 言經絡各有所主也 取五脈者死 言病在中 氣不足 但用鍼盡大寫其諸陰之脈也 取三脈者恇 言盡寫三陽之氣 令病人恇然不復也 奪陰者死 言取尺之五里五往者也[6] 奪陽者狂 正言也[7] 睹其色 察其目 知其散復 一其形 聽其動靜者 言上工知相[8] 五色於目 有知調尺寸 大小緩急滑濇[9] 以言所病也 知其邪正者 知論虛邪與正邪[10] 之風也

1) 邪氣之中人也高(사기지중인야고) : 풍(風)에 적중할 때는 먼저 높은 곳에서부터 시작되므로 그 기가 높은 곳에 있다는 뜻.
2) 精氣(정기) : 수곡(水穀)에서 만들어진 정미(精微)한 기(氣).
3) 濁氣(탁기) : 장(腸)과 위(胃)에 들어간 음식물이 소화된 농탁(濃濁)한 것에서, 청(淸)한 것은 기(氣)로 화(化)하고 탁한 것은 대변을 통하여 밖으로 나간다.

4) 取之上(취지상) : 상은 위에 있는 맥이다. 곧 머리 부위에 있는 맥에서 취한 다는 뜻.
5) 取之陽明合也(취지양명합야) : 양명경(陽明經)의 합혈이라는 뜻으로 족삼리혈(足三里穴)이다.
6) 取尺之五里五往者也(취척지오리오왕자야) : 척택(尺澤) 뒤의 오리혈에서 취하여 다섯 번 사(瀉)하다. 오왕은 다섯 번 사(瀉)시키다의 뜻.
7) 正言也(정언야) : 위에서와 같이 삼양(三陽)에서 취한다는 뜻이다.
8) 相(상) : 관찰하다. 살피다.
9) 大小緩急滑濇(대소완급활색) : 맥의 크고 작고 완만하고 급박하고 매끄럽고 껄끄러운 상태를 뜻한다. 촌구(寸口)의 맥과 척부(尺部)의 피부를 겸하여 말했다고 했다.
10) 虛邪與正邪(허사여정사) : 허사는 팔정풍(八正風)의 허한 사기. 정사는 사람이 굶주려 기가 허한 상태에서 힘을 과하게 사용하고 땀을 흘려 주리(腠理)가 개방되었을 때 바람에 적중되면 팔정풍(八正風)의 사기가 들어오는 것이라 했다.

4. 침술(鍼術)의 용어 해설, 그 셋

'오른손으로 주관하여 침을 밀어 넣고 왼손으로 유지시켜서 제어한다.' 라는 말은 침을 잡고 찔렀다가 뽑는 것을 말한 것입니다.
'기가 이르면 침을 뽑는다.' 라는 말은 보법(補法)과 사법(瀉法)을 써서 기를 조화시킨 다음 침을 뽑는 것을 말한 것입니다.
'기(氣)를 조절하는 일은 끝과 시작을 한결같이 하는 데에 있다.' 라는 말은 한결같은 마음을 갖고 집중해야 한다는 것입니다.
'절(節 : 관절과 기육)이 서로 사귀어 365개의 마디가 서로 만나는 곳이 있다.' 라는 말은 낙맥(絡脈) 속의 기혈이 모든 365의 공혈(孔穴)에 스며든다는 것을 뜻하는 것입니다.
'이른바 오장의 기가 이미 속에서 끊어진 자' 라는 것은 맥구(脈口)의 기가 안으로 이미 끊어져서 이르지 않는 것을 말하는데, 오히려 밖의 병이 있는 곳과 양경(陽經)의 합혈(合穴)에서 취하여 침을 놓아 머물러 있게 하여 양기가 이르게 되면 양기는 더욱 성해지고 내부의 음기는 더욱 고갈되어 '중갈(重竭)'이 됩니다. 중갈(重竭)이 되면 죽게 되는데 그가 죽을 때에는 움직이는 기가 없게 되므로 조용히 죽는 것입니다.

'이른바 오장의 기가 이미 밖에서 끊어진 자'라는 것은 맥구(脈口)의 기가 밖에서 끊어져 이르지 않는 것으로 곧 오장의 양기가 쇠하여 다한 것인데, 반대로 사지(四肢) 말단의 수혈(腧穴)을 취하여 침을 놓아서 머물러 있게 하면 음기가 이르게 됩니다. 그 음기가 이르면 음기는 더욱 왕성해지고 양기는 더욱 쇠약해져서 안으로 들어가게 되는데 안으로 들어가면 역(逆)하게 되고 역(逆)하게 되면 죽게 됩니다. 그 환자가 죽을 때에는 음기가 유여(有餘)하므로 조급하게 됩니다.

눈을 살피는 까닭은 오장(五臟)의 정기가 오색(五色)으로 변화되어 쫓아 밝게 나타나는데 쫓아 밝게 나타나면 목소리가 뚜렷해집니다. 목소리가 뚜렷하다는 것은 소리가 평상시와 다르다는 것을 말한 것입니다.

(우주추지 좌지이어지자는 지침하여 출입을 언함이며 기지이거지자는 보사하여 기조하여 거함을 언함이며 조기재어종시일자는 지심이며 절지교삼백육십오회자는 낙맥의 제절에 침관함이니라. 소위 오장지기이절어내자는 맥구의 기가 내절하여 부지하고 반으로 그 외의 병처와 양경의 합에서 취하여 유침하여 양기를 이치하고 양기가 지즉 내로 중갈이니 중갈즉 사니라. 그 사엔 기의 동이 무한 고로 정이니라. 소위 오장지기이절어외자는 맥구기가 외절하여 부지하고 반으로 그 사말의 수에서 취하여 유침하여 음기를 이치니 음기지즉 양기가 반입하고 입즉 궐하며 궐즉 사니라. 그 사에 음기가 유여고로 조니라. 소이찰기목자는 오장이 오색으로 순명하고 순명즉 성장하고 성장자는 곧 성과 평생이 이함을 언함이니라.)

右主推之 左持而御之者 言持鍼而出入也 氣至而去之者 言補寫氣調而去之也 調氣在於終始一者[1] 持心也[2] 節之交三百六十五會

者 絡脈之滲灌³⁾諸節者也 所謂五藏之氣已絶於內者 脈口氣內絶不至 反取其外之病處與陽經之合 有⁴⁾留鍼以致陽氣 陽氣至則內重竭 重竭則死矣 其死也 無氣以動 故靜 所謂五藏之氣已絶於外者 脈口氣外絶不至 反取其四末之腧 有留鍼以致其陰氣 陰氣至則陽氣反入 入則逆 逆則死矣 其死也 陰氣有餘 故躁 所以察其目者 五藏使五色循明⁵⁾ 循明則聲章⁶⁾ 聲章者 則言聲與平生⁷⁾異也

1) 調氣在於終始一者(조기재어종시일자) : 기를 조절하는 일은 끝에서 시작까지 한결같아야 한다. 이 문장은 '구침십이원편(九鍼十二原篇)'의 내용에는 없다. 일자는 지심(持心)이다.

2) 持心也(지심야) : 마음을 한결같이 하다. 곧 모든 것은 마음에서 조절해야 한다는 뜻. 정신을 집중한다는 뜻.

3) 滲灌(삼관) : 침투하여 스며들다.

4) 有(유) : 또 우(又)와 같다.

5) 循明(순명) : 돌아다니며 밝게 하다. 쫓아서 밝게 하다.

6) 章(장) : 뚜렷하다.

7) 平生(평생) : 평시(平時)라고 했다.

제4편 사기장부병형(邪氣藏府病形篇第四)

사기(邪氣)는 객기(客氣)이며, 인체에 침입하여 각종 질병의 원인이 되는 기이다.
장부(藏府)는 오장(五臟)과 육부(六腑)를 가리킨다.
병형(病形)은 질병의 형태이다.
사기(邪氣)가 인체에 침입할 때의 각각 다른 원인과 부위, 그로 인해 나타나는 증상을 논했다.
또 진찰할 때 색(色)을 살피고 진맥〔切脈〕하는 행동이 중요하다는 것을 서술하였다. 또한 오장에서 일어나는 병변(病變)이 맥상(脈象)으로 이어지는 변화와, 오장 맥의 대소(大小)와 완급(緩急)과 활색(滑濇)과, 육부(六腑)의 병의 형태와 그에 따른 취혈(取穴)과 침놓는 방법 등을 나열하였다.

1. 사기(邪氣)가 인체에 적중하면
황제가 기백에게 물었다.
"사기(邪氣)가 사람에게 적중되면 어떻게 됩니까?"
기백이 대답했다.
"사기가 사람에게 적중될 때는 높은 곳에서부터 합니다."
"높은 곳이나 낮은 곳에 적중될 때 일정한 법도가 있습니까?"
"신체에서 절반의 위는 풍우(風雨)와 한서(寒暑)의 사기(邪氣)에 적중되고 신체에서 절반의 아래는 수토(水土)의 기(氣)인 습사(濕邪)에 손상되는 것입니다. 그러므로 이르기를 '사기(邪氣)

가 사람에게 적중될 때는 일정하게 정해진 위치가 없다. 음경(陰經)에 적중되면 육부(六腑)로 흘러 들어가게 되고 양경(陽經)에 적중되면 본경(本經)으로 흘러 들어가게 된다.'라고 한 것입니다."

"음경(陰經)은 양경(陽經)과 함께 하는 것으로 이름은 다르지만 같은 부류로서, 위와 아래에서 서로 모이고 경락(經絡)이 서로 관통하여 둥근 고리와 같아서 순환하는 것이 끝이 없습니다. 사기(邪氣)가 인체에 적중하면 혹은 음경(陰經)에 적중하거나 혹은 양경(陽經)에 적중하여 위나 아래나 왼쪽이나 오른쪽으로 나타나, 항상 일정한 곳이 없는 이유는 무엇입니까?"

"모든 양경(陽經)이 모이는 곳은 모두 얼굴에 있습니다. 사기(邪氣)가 인체에 적중할 때에는 바야흐로 기가 허한 때를 틈타서 하는데 새로 힘쓰는 일을 하였거나 음식을 먹고 땀을 흘려서 주리(腠理)가 열리면 사기(邪氣)에 적중되게 됩니다.

얼굴에 맞으면 양명(陽明)으로 내려가고 목덜미에 맞으면 태양(太陽)으로 내려가고 아래쪽 뺨에 맞으면 소양(少陽)으로 내려가며 그 사기를 가슴이나 등이나 양쪽 옆구리 갈비 쪽에 맞게 되면 또한 그의 경(經)인 양명이나 태양이나 소양경에 적중하게 되는 것입니다."

(황제가 기백에게 문왈 사기의 중인은 내하오? 기백답왈 사기의 중인은 고이니라. 황제왈 고하가 유도니이까? 기백왈 신반이상자는 사중이요 신반이하자는 습중이니라. 고로 왈 사의 중인에 무유상이니 음에 중즉 부에 유하고 양에 중즉 경에 유하니라. 황제왈 음은 여양이니 이명이요 동류로 상하가 상회하고 경락의 상관이 여환하여 무단이니 사의 중인에 혹은 음에 중하고 혹은 양에 중하여 상하와 좌우가 항상이 무유함은 그 하고오? 기백왈 제양의 회는 다 면에 재하니 중인에는 바야흐로 허시를 승하여 신용력에 급하거나 음식에 한출하여 주리가 개함에 사에 중하니 면에 중즉 양명으로 하하고 항에 중즉 태양으로 하하고 하협에 중즉 소양으로 하하니 그 응과 배와 양협에 중하면 또한 그 경에 중함이니라.)

黃帝問於岐伯曰 邪氣[1]之中人也奈何 岐伯答曰 邪氣之中人高[2]

也 黃帝曰 高下有度乎 岐伯曰 身半以上者 邪中之也 身半已下者
濕中之也 故曰 邪之中人也 無有常 中於陰則溜於府[3] 中於陽則溜
於經[4] 黃帝曰 陰之與陽也 異名同類[5] 上下相會[6] 經絡之相貫[7] 如
環無端 邪之中人 或中於陰 或中於陽 上下左右[8] 無有恒常 其何故
也 岐伯曰 諸陽之會[9] 皆在於面 中人也方乘虛時 及新用力 若飮食
汗出腠理開 而中於邪 中於面 則下陽明[10] 中於項則下太陽 中下頰
則下少陽 其中於膺背兩脇[11] 亦中其經

1) 邪氣(사기) : 질병을 일으키는 인자(因子)이며 풍(風)·우(雨)·한(寒)·서
 (暑) 등의 기(氣). 일종의 객기(客氣)이기도 하다.
2) 高(고) : 상(上)의 뜻이 있다.
3) 中於陰則溜於府(중어음즉류어부) : 태소(太素)에 '사기가 음경(陰經)에
 적중하면 음경을 상하게 하여 장으로 흘러드는데 장은 실(實)하여 사기의 침
 입을 받지 않으므로 육부(六腑)로 옮겨 가게 된다.' 라고 했다. 유는 흐르다
 와 같다.
4) 中於陽則溜於經(중어양즉류어경) : 태소(太素)에 '머리 부분의 양경(陽
 經)에 침입하면 삼양경(三陽經)을 따라 아래로 양경(陽經)으로 흘러든다.'
 라고 했다.
5) 異名同類(이명동류) : 흐르는 경맥(經脈)은 서로 관통하여 하나로 합해지는
 것이므로 본래 같은 종류이다. 하지만 상과 하와 좌와 우의 부위에 각각의 소
 속된 것이 있어서 음과 양으로 이름만 달리한 것이다.
6) 上下相會(상하상회) : 태소(太素)에는 '상하를 표리(表裏)로 해석하고 그
 주(注)에서는 삼양경(三陽經)은 표(表)가 되고 상(上)에 머무르며 삼음경
 (三陰經)은 이(裏)가 되어 하(下)에 머물러 표리의 기가 통하므로 상회(相
 會)라고 했다.' 라고 했다.
7) 經絡之相貫(경락지상관) : 태소에서는 '삼음경에서 경맥(經脈)이 별도로
 흘러서 삼양경으로 주입되고 삼양경에서 낙맥(絡脈)이 별도로 흘러서 삼음
 경으로 주입되니, 음과 양의 기가 선회하여 일주한 다음 다시 시작되는 것으
 로 끝없이 순환한다.' 라고 했다.
8) 上下左右(상하좌우) : 머리와 얼굴과 손과 발을 뜻한다.
9) 諸陽之會(제양지회) : 제양은 수삼양경(手三陽經)과 족삼양경(足三陽經)

을 뜻하고 회는 모이다, 합하다의 뜻.
10) 下陽明(하양명) : 양명으로 내려가다. 곧 가다의 뜻.
11) 其中於膺背兩胁(기중어응배양협) : 그 사기를 가슴이나 등이나 양쪽 옆구리의 갈비에 맞다. 가슴은 양명경이고 등은 태양경이고 양쪽 옆구리의 갈비는 소양경에 소속된다.

2. 사기(邪氣)가 음경(陰經)에 적중하면

황제가 말했다.
"사기(邪氣)가 음경(陰經)에 적중하면 어떻게 됩니까?"
기백이 대답했다.
"음경(陰經)에 적중한 자는 항상 팔뚝과 정강이를 따라서 시작됩니다. 팔뚝과 정강이의 안쪽은 피부가 얇고 살이 부드러우면서 습기가 있어 윤택하므로 함께 풍사(風邪)를 받더라도 그 안쪽만 홀로 손상을 입게 됩니다."
"이러한 까닭으로 장기를 손상시키는 것입니까?"
"몸에 풍사(風邪)가 적중되더라도 반드시 장기(臟器)를 동(動)하게 하는 것은 아닙니다. 사기가 음경(陰經)에 들어가게 되면 그 장(臟)의 기(氣)가 실(實)해지는데 장의 기가 실해지면 사기(邪氣)가 들어와도 능히 손님 노릇을 하지 못하게 되므로 육부(六腑)로 돌아가게 됩니다.
그러므로 양경(陽經)에 맞으면 경(經)으로 흘러 들어가고 음경(陰經)에 맞으면 육부(六腑)로 흘러 들어가는 것입니다."
"사기(邪氣)가 인체의 오장(五臟)을 뚫게 되는 이유는 무엇입니까?"
"근심하거나 두려워하면 심(心)을 손상시키게 되고 신체가 차가운데 찬 음식을 먹으면 폐(肺)를 상하게 됩니다. 몸이 차고 찬 음식을 먹어 두 가지 한기(寒氣)에 서로 감촉되면 속과 겉이 다 손상되므로 기가 역(逆)하여 위로 행하게 되는 것입니다.
높은 곳에서 떨어진 일이 있어서 나쁜 피가 안에 고여 있거나 대단히 화가 나서 기(氣)가 올랐는데 내려오지 않았을 때, 그 기와 나쁜 피가 옆구리 아래로 쌓이게 되면 간(肝)을 상하게 됩니다.
부딪쳐 넘어진 일이 있거나 혹은 취하여 방사(房事 : 성교)에 들어가 땀을 흘리고 풍(風)을 맞게 되면 비(脾)를 상하게 됩니다.
힘쓰는 일이 있을 때 지나치게 무거운 것을 든 일이 있거나 혹은 방사(房事)를 지나치게 행하여 땀을 흘리고 목욕하게 되면 신(腎)을 상하게 됩니다."
"오장(五臟)이 풍(風)에 맞는 이유는 무엇입니까?"
"음(陰 : 五臟)과 양(陽 : 六腑)이 함께 감촉되면 풍사(風邪)가 속으로 침입하기 때문입니다."
"훌륭한 말씀입니다."

(황제왈 그 음에 중함을 내하오? 기백답왈 음에 중한 자는 상히 비행을 종하여 시함이라. 대저 비와 행은 그 음에 피박하고 그 육이 요택한 고로 풍을 구수하면 홀로 그 음을 상함이라. 황제왈 차고로 그 장을 상함인가? 기백답왈 신이 풍에 중에 필히 장을 동하지 않는 것으로 사가 음경에 입즉 그 장기가 실하니 사기가 입이라도 불능객고로 부에 환함이라. 고로 중양즉 경에 유하고 중음즉 부에 유함이니라. 황제왈 사가 인장에 중함은 내하오? 기백왈 수우하고 공구즉 상심하고 형한에 한음즉 상폐하여 그 양한에 감하여 중외가 개상이라. 고로 기역하여 상행이니라. 타추한 바 있어 악혈이 유내하고 또 대로한 바 있어 기상하여 불하하면 협하에 적즉 상간이며 격부한 바 있고 또 취하여 입방하여 한출하여 당풍즉 상비니라. 용력하여 거중한 바 있고 또 입방하여 과도하여 한출에 욕수즉 상신이니라. 황제왈 오장의 중풍은 내하오? 기백왈 음양이 구감이면 사가 이에 득왕이니라. 황제왈 선하다.)

黃帝曰 其中於陰奈何 岐伯答曰 中於陰者 常從臂胻始 夫臂與胻 其陰皮薄[1] 其肉淖澤[2] 故俱受於風 獨傷其陰 黃帝曰 此故傷其藏乎 岐伯答曰 身之中於風也 不必動藏 故邪入於陰經 則其藏氣實 邪氣入而不能客 故還之於府 故中陽則溜於經 中陰則溜於府 黃帝曰 邪之中人藏[3]奈何 岐伯曰 愁憂恐懼則傷心 形寒寒飮則傷肺 以其兩寒

相感 中外皆傷⁴⁾ 故氣逆而上行 有所墮墜 惡血留內 若有所大怒 氣
上而不下 積於脇下 則傷肝 有所擊仆 若醉入房 汗出當風 則傷脾
有所用力擧重 若入房過度 汗出浴水 則傷腎 黃帝曰 五藏之中風奈
何 岐伯曰 陰陽俱感⁵⁾ 邪乃得往 黃帝曰 善哉

1) 其陰皮薄(기음피박) : 기음은 그늘진 곳이며 안쪽을 뜻한다. 인체에서 안쪽
   은 피부가 부드럽고 얇다는 뜻.
2) 其肉淖澤(기육뇨택) : 그 살은 젖어 있으면서 윤택하다.
3) 邪之中人藏(사지중인장) : 사기(邪氣)가 안에서 일어나 오장(五臟)에 적중
   하는 것을 뜻한다.
4) 中外皆傷(중외개상) : 중은 폐를 뜻하고 외는 피모형체(皮毛形體)를 뜻함.
5) 陰陽俱感(음양구감) : 음은 오장(五臟)을 뜻하고 양은 육부(六腑)를 뜻함.

3. 얼굴이 추위를 덜 타는 이유

황제가 기백에게 물었다.

"사람의 머리와 얼굴은 신체의 형체와, 뼈로 이어지고 힘줄로 연결되었으며 피를 함께 하고 기를 합하고 있습니다. 날씨가 추워지면 땅이 갈라지고 얼음이 굳게 얼고, 날씨가 갑자기 추워지면 손과 발은 마비되어 게을러집니다. 그런데 얼굴은 옷으로 가리지 않아도 되는 이유는 무엇입니까?"

기백이 대답했다.

"12경맥(十二經脈)과 365락(三百六十五絡)으로 흐르는 혈기(血氣)는 다 얼굴로 올라가서 공규(空竅)로 달려갑니다. 그 정(精)한 양(陽)의 기는 위로 눈으로 달려가서 눈을 밝혀 주고 그 별도의 기는 귀로 달려가서 소리를 듣게 해 주고 그 종기(宗氣 : 大氣)는 위로 올라 코로 나가서 냄새를 맡을 수 있게 하고 그 탁기(濁氣 : 穀氣)는 위(胃)로 나가서 입술과 혀로 달려가 맛을 알도록 해 주고 그 기(氣)의 진액(津液)은 다 위로 올라 얼굴을 따뜻하게 훈증해 주고 피부를 또 두껍게 하며 그 살을 단단하게 합니다. 그러므로 날씨가 매우 추워도 능히 견딜 수 있는 것입니다."

"사기(邪氣)가 사람에게 적중하면 그 병(病)의 형태는 어떠합니까?"

"허사(虛邪 : 네 계절의 비정상적인 풍사)가 신체에 적중하면 온몸이 으슬으슬하여 떨게 되고, 정사(正邪 : 네 계절의 정상적인 풍기(風氣))가 신체에 적중하면 그 상태가 미약하여 먼저 얼굴에 나타나지만 몸에서는 느낌을 알지 못하여 있는 듯한데 없는 듯하고 없는 듯한데 있는 것 같고 형태가 있기도 하고 없기도 하여 그 정황을 알지 못하는 것입니다."

"훌륭한 말씀입니다."

(황제가 기백에 문왈 수면과 신형은 속골하고 연근하며 동혈하고 기에 합이라. 천한즉 열지하고 능빙하며 그 졸한에 혹 수족이 해타한데 연이나 그 면에 불의는 하오? 기백답왈 십이경맥과 삼백육십오락은 그 혈기가 다 면에 상하여 공규로 주함이니 그 정의 양기는 상하여 목으로 주하여 위정하고 그 별기는 이로 주하여 위청하고 그 종기는 상하여 비로 출하여 위취하고 그 탁기는 위로 출하여 순설로 주하여 위미하고 그 기의 진액은 다 상하여 면을 훈하고 피를 우후하고 그 육은 견하니 고로 천기가 심한에 불능승함이니라. 황제왈 사의 중인에 그 병형은 하여오? 기백왈 허사의 중신에 쇄석하여 동형하고 정사의 중인에는 미하여 먼저 색에 현하고 신에서 부지하여 약유하되 약무하고 약망하되 약존하고 유형하되 무형하여 그 정을 막지니라. 황제왈 선하다.)

黃帝問於岐伯曰 首面與身形也 屬骨連筋 同血合於氣耳[1] 天寒則裂地凌冰[2] 其卒寒 或手足懈惰 然而其面不衣 何也 岐伯答曰 十二經脈 三百六十五絡 其血氣皆上於面而走空竅 其精陽氣上走於目而爲睛[3] 其別氣[4]走於耳而爲聽 其宗氣[5]上出於鼻而爲臭[6] 其濁氣[7]出於胃 走脣舌而爲味 其氣之津液 皆上燻於面 而皮又厚 其肉堅 故天氣甚寒[8]不能勝之也 黃帝曰 邪之中人 其病形何如 岐伯曰 虛邪[9]之中身也 灑淅[10]動形 正邪[11]之中人也微 先見於色 不知於身 若有若無 若亡若存 有形無形 莫知其情 黃帝曰 善哉

1) 同血合於氣耳(동혈합어기이) : 혈(血)을 함께 하고 기가 합해지다. 곧 신체

의 각 부위는 모두 피를 함께 하고 기를 함께 한다는 뜻.
2) 凌冰(능빙) : 두꺼운 얼음. 곧 얼음이 겹겹이 얼다의 뜻.
3) 睛(정) : 눈알. 정(精)의 오자라고 했다.
4) 別氣(별기) : 곁으로 흐르는 기를 뜻한다. 기가 양쪽 측면으로 흘러서 귀로 상행(上行)하는데, 기가 귀에 이르면 귀의 구멍이 열려 소리를 들을 수 있다.
5) 宗氣(종기) : 대기(大氣)이다. 종기는 가슴 속에 쌓이고 위로 코와 통하여 호흡을 행하게 한다. 이에 냄새를 맡을 수가 있다.
6) 臭(취) : 嗅(후)와 같다. 嗅(후)는 후(嗅)와 동자.
7) 濁氣(탁기) : 곡기(穀氣)이다. 곡물이 위(胃)에 들어가서 소화된 기가 입술과 혀로 이르므로 맛을 알게 한다.
8) 天氣甚寒(천기심한) : 어떤 본에는 '대열심한(大熱甚寒)'으로 되어 있다.
9) 虛邪(허사) : 네 계절의 비정상적인 적풍(賊風)을 말하며 사풍(邪風)이다.
10) 灑淅(쇄석) : 으슬으슬 떠는 것. 곧 추위에 떠는 것.
11) 正邪(정사) : 네 계절의 정상적인 풍사(風邪)이다. 인체의 기가 허한 틈을 타서 땀구멍을 통하여 침입한다.

4. 모든 질병을 파악할 수 있는 방법은…

황제가 기백에게 물었다.

"나는 들으니 '얼굴색을 보고 그 질병을 아는 것을 명(明 : 밝다)이라 하고 환자의 맥을 짚어 보고 그 질병을 아는 것을 신(神 : 신통)이라 하고 환자의 질병 정황을 듣고 그 병이 있는 곳을 아는 것을 공(工 : 훌륭한 의사)이라 한다.' 라고 합니다. 나는 원컨대, 얼굴을 보고 병을 알며 맥을 짚어 보고 병을 파악하며 환자에게 물어보고 다 알려면 어떻게 해야 하는지 듣고자 합니다."

기백이 대답했다.

"사람의 안색과 맥상(脈象)이 척부(尺膚)와 더불어 서로 응하는 것은, 북채와 북이 함께 하고 그림자와 메아리가 서로 응하여 서로 실수가 없는 것과 같습니다. 이는 또한 근본과 말단, 뿌리와 잎이 징조를 드러내는 것이므로 뿌리가 죽으면 잎은 마르게 됩니다.

안색과 맥상과 척부(尺膚)의 형육(形肉)이 서로 실수하지 않아야 합니다. 그러므로 병세를 묻는 하나를 알게 되면 뛰어난 의사가 되고 병세를 묻고 맥을 짚어 보는 둘을 알게 되면 신(神)통한 의사가 되고 병세를 묻고 맥을 짚어 보고 얼굴색을 살피는 세 가지를 알게 되면 신통하면서 또 신령스러운 의사가 되는 것입니다."

"원컨대 모두를 듣고자 합니다."

"얼굴색이 푸른 자는 그 맥이 현(弦)하고 적색(赤色)인 자는 그 맥이 구(鉤)하고 황색(黃色)인 자는 그 맥이 대(代)하고 백색(白色)인 자는 그 맥이 모(毛)하고 흑색(黑色)인 자는 그 맥이 석(石)합니다.

그 얼굴색은 나타났으나 그에 맞는 맥을 얻지 못하고 도리어 그 상승(相勝 : 相克)의 맥을 얻게 되면 죽는 것이요 그 상생(相生)의 맥을 얻게 되면 병이 낫게 되는 것입니다."

황제가 기백에게 물었다.

"오장(五臟)에 발생한 질병과 그 질병이 변화하는 형태는 어떠합니까?"

기백이 대답했다.

"먼저 그 다섯 가지 색과 다섯 맥이 어떻게 응하는지 정해져야 그 질병을 분별할 수 있습니다."

"얼굴색과 맥상(脈象)이 이미 정해졌으면 어떻게 구별합니까?"

"그 맥상(脈象)의 느슨하고 급박하고 작고 크고 매끄럽고 껄끄러운 상태를 진찰할 줄 알면 질병의 변화를 정할 수 있는 것입니다."

(황제가 기백에게 문왈 여는 문하니 그 색을 견하고 그 병을 지함을 명왈 명이요 그 맥을 안하고 그 병을 지함은 명왈 신이요 그 병을 문하고 그 처를 지함은 명왈 공이라. 여는 원문컨대 견하여 지하고 안하여 득하고 문하여 극함을 위함을 내하오? 기백답왈 대저 색맥과 척의 상응함이 부고와 영향이 상응하여 상실을 부득함과 여라. 차는 또한 본말과 근엽의 출후함이니 고로 근사즉 엽고함이니라. 색맥과 형육이 상실을 부득함이니 고로 지일즉 위공이요 지이즉 위신이요 지삼즉 신차명이니라. 황제왈 원컨대 졸문하노라. 기백답왈 색청자는 기

맥이 현하고 적자는 기맥이 구하고 황자는 기맥이 대하고 백자는 기맥이 모하고 흑자는 기맥이 석이니라. 기색을 견하고 기맥을 부득하고 반대로 그 상승의 맥을 득즉 사며 그 상생의 맥을 득즉 병이니라. 황제가 기백에게 문왈 오장의 소생과 변화의 병형은 하여오? 기백답왈 먼저 그 오색과 오맥의 응함을 정하고 그 병을 이에 가히 별함이라. 황제왈 색맥이 이정이면 별함을 내하오? 기백왈 그 맥의 완급과 소대와 활색을 조하면 병변이 정이니라.)

黃帝問於岐伯曰 余聞之 見其色 知其病 命曰明[1] 按其脈 知其病 命曰神[2] 問其病 知其處[3] 命曰工 余願聞 見而知之 按而得之 問而極[4]之 爲之奈何 岐伯答曰 夫色脈與尺[5]之相應也 如桴鼓影響[6]之相應也 不得相失也 此亦本末根葉之出候也 故根死則葉枯矣 色脈形肉[7] 不得相失也 故知一[8]則爲工 知二[9]則爲神 知三[10]則神且明矣 黃帝曰 願卒聞之 岐伯答曰 色青者 其脈弦[11]也 赤者 其脈鉤[12]也 黃者 其脈代[13]也 白者 其脈毛[14] 黑者 其脈石[15] 見其色而不得其脈[16] 反得其相勝之脈[17] 則死矣 得其相生之脈[18] 則病已矣 黃帝問於岐伯曰 五藏之所生 變化之病形何如 岐伯答曰 先定其五色五脈之應 其病乃可別也 黃帝曰 色脈已定 別之奈何 岐伯曰 調其脈之緩急小大滑濇[19] 而病變定矣

1) 明(명) : 신령스럽다.
2) 神(신) : 신비하다.
3) 處(처) : 있는 곳. 질병의 소재.
4) 極(극) : 자세히 알아내다. 극진한 곳까지 알다.
5) 色脈與尺(색맥여척) : 안색과 맥상과 척중(尺中)을 뜻한다. 곧 색(色)은 안색이고 맥은 촌구(寸口)이고 척은 척중(尺中)이다.
6) 桴鼓影響(부고영향) : 북채와 북, 그림자와 메아리. 북채와 북이 서로 응하고 물체와 그림자가 서로 응하고 소리와 메아리가 서로 응하는 것과 같다는 뜻.
7) 形肉(형육) : 척부(尺部)의 피부를 가리킨 것이다.
8) 知一(지일) : 질병의 상태를 묻는 것.
9) 知二(지이) : 질병의 상태를 묻고 맥을 짚어서 아는 것.
10) 知三(지삼) : 질병의 상태를 묻고 맥을 짚고 안색까지 살펴서 아는 것.

11) 弦(현) : 현맥(弦脈)이며 맥의 형상이 단직(端直 : 곧음)하면서 깊이 활시위를 당기는 것과 같다. 현맥은 간맥(肝脈)이기도 하다.
12) 鉤(구) : 구맥(鉤脈)이며 맥이 이를 때는 성하나 갈 때는 쇠하여 갈고리와 같은 것. 처음에는 왕성하게 오던 것이 끝에 가서는 힘없이 구부러져 약해지는 것이며 심맥(心脈)이기도 하다.
13) 代(대) : 대맥(代脈)이며 대신하다, 또는 교대하다의 뜻. 비(脾)의 평맥(平脈)이며 번갈아 바뀌며 교대하다의 뜻이다. 곧 맥이 자주 이르기도 하고 성기게 이르기도 하는데 기가 순조롭지 않아서 이와 같이 교대한다.
14) 毛(모) : 모맥(毛脈)이며 폐맥(肺脈)이다. 모는 가볍고 허하며 부(浮)한 맥이다. 모맥은 중(重)하게 누르면 없고 가볍게 취하면 얻을 수 있다.
15) 石(석) : 석맥(石脈)이며 신맥(腎脈)이다. 침유(沈濡)하면서 활(滑)한 것이다. '동맥(冬脈)은 신(腎)이라고 했다. 동맥(冬脈)이 석(石)한 것은 북방의 수(水)이며 만물이 저장되는 곳으로 엄동에는 물이 응고하여 석(石 : 돌)과 같기 때문에 그 맥이 올 때에는 침유(沈濡)하면서 활(滑)하다.' 라고 했다.
16) 不得其脈(부득기맥) : 그와 합치되는 바른 맥을 얻지 못하다의 뜻.
17) 相勝之脈(상승지맥) : 상극(相克)의 맥이다. 예를 들어 간병(肝病)에 폐의 모맥(毛脈)이 나타나면 금극목(金克木)으로 상승(相勝)의 맥이 된다.
18) 相生之脈(상생지맥) : 오행의 상생의 맥이다. 예를 들어 간병(肝病)에 신(腎)의 석맥(石脈)이 나타나면 수생목(水生木)으로 상생(相生)의 맥이 되는 것을 뜻한다.
19) 調其脈之緩急小大滑濇(조기맥지완급소대활색) : 그 맥의 완만하고 급박하고 작고 크고 매끄럽고 껄끄러운 상태를 진찰하다. 조는 진찰(診察)하다의 뜻.

5. 맥상(脈象)과 척부(尺膚)의 진찰

황제가 말했다.

"진찰〔脈象과 尺膚〕할 때에는 어떻게 해야 합니까?"

기백이 대답했다.

"맥이 급하면 척부(尺部)의 피부 또한 팽팽하고 맥이 느슨하면 척부의 피부 또한 느슨하며 맥이 작으면 척부의 피부 또한 줄어들어 적어지고 맥이 대(大)하면 척부의 피부 또한 커져서 부풀어 오르고 맥이 활(滑)하면 척부의 피부 또한 매끄러우며 맥이 삽(澁)하면 척부의 피부 또한 껄끄러운 것입니다.

이러한 변화에는 미미한 변화와 심한 변화가 있습니다. 그러므로 척부(尺膚)의 진찰을 잘하는 자는 촌구(寸口)의 맥상을 기다리지 않고 맥을 잘 진찰하는 자는 얼굴색을 기다리지 않는 것입니다.

얼굴색과 맥상과 척부의 세 가지를 종합적으로 참작하여 치료하는 자는 상공(上工 : 뛰어난 의사)이라 할 수 있고 상공(上工)은 열에서 아홉을 낫게 합니다. 두 가지 만으로 치료하는 자는 중공(中工 : 중간 정도의 의사)이 되고 중공은 열에서 일곱을 낫게 합니다. 한 가지 만으로 행하는 자는 하공(下工 : 하등의 의사)이 되고 하공은 열에서 여섯을 낫게 합니다."

(황제왈 조함을 내하오? 기백답왈 맥급자는 척의 피부가 또한 급하고 맥완자는 척의 피부가 또한 완하며 맥소자는 척의 피부가 또한 감하며 소기하고 맥대자는 척의 피부가 또한 분하고 기하며 맥활자는 척의 피부가 또한 활하고 맥삽자는 척의 피부가 또한 삽함이라. 무릇 차의 변자는 유미하고 유심이니라. 고로 척을 선조자는 촌에 부대하고 맥을 선조자는 색에 부대니라. 능히 참합하여 행하는 자는 가히 써 상공이 되고 상공은 십에 전구하고 행이자는 위중공하고 중공은 십에 전칠하고 행일자는 위하공하고 하공은 십에 전육이니라.)

黃帝曰 調之奈何 岐伯答曰 脈急者[1] 尺之皮膚亦急[2] 脈緩者 尺之皮膚亦緩 脈小者 尺之皮膚亦減而少氣[3] 脈大者 尺之皮膚亦賁而起[4] 脈滑者 尺之皮膚亦滑 脈澁者 尺之皮膚亦澁 凡此變者 有微有甚 故善調尺者 不待於寸 善調脈者 不待於色 能參合[5]而行之者 可以爲上工 上工十全九 行二者 爲中工 中工十全七 行一者 爲下工 下工十全六

1) 脈急者(맥급자) : 촌구맥이 급한 것을 뜻한다.
2) 尺之皮膚亦急(척지피부역급) : 척부(尺部)의 피부도 또한 팽팽하다. 급은 팽팽하다의 뜻. 태소(太素)에 '척부(尺部)의 피부는 척택(尺澤)에서부터

관(關)에 이르기까지이다. 척부 피부의 아래로 수태음의 맥기가 장(臟)에서 나와 손가락 끝에 이르고 손가락 끝에서 또 다시 장으로 들어가는데 척부 피부는 척촌맥(尺寸脈)과 더불어 여섯 가지 변화를 하는 것이다.' 라고 했다.
3) 減而少氣(감이소기) : 쭈그러들고 작아지다. 여위고 기가 감소하다. 기(氣)는 일설에 연문(衍文)이라 했다.
4) 賁而起(분이기) : 커져서 부풀어 오르다.
5) 參合(참합) : 섞어 합하다. 종합하다. 곧 얼굴색을 살피고 맥을 짚어 보고 척부(尺膚)를 관찰하는 일을 종합적으로 하다.

6. 심맥(心脈)의 박동으로 알 수 있는 질병

황제가 말했다.
"청하여 묻겠습니다. 맥이 느슨하고 급하고 소(小)하고 대(大)하고 활(滑)하고 삽(澁)할 때 질병의 형태는 어떠합니까?"
기백이 말했다.
"신(臣)이 질문하신 오장(五臟)의 병변(病變)에 대해 말씀드리겠습니다.
심맥(心脈)의 급함이 심한 자는 한사(寒邪)가 혈맥을 상하게 한 것으로 계종(瘈瘲)이 되고, 미미하게 급하면 심통(心痛)하고 등이 당기며 음식이 내려가지 않게 됩니다.
심맥이 느슨함이 심하면 심(心)에 열이 많아 신(神)이 흩어져 불안하므로 미쳐서 웃게 되고, 미미하게 느슨하면 심(心) 아래에 열이 모여 있게 되는데 이것이 오래 쌓이면 복량(伏梁)병이 되며 심(心) 아래에 있으면서 오르락내리락하여 때때로 타혈(唾血 : 피를 뱉다)하게 됩니다.
심맥이 대(大)함이 심하면 심화(心火)가 차서 위로 넘치게 되므로 목 안에 무엇인가 걸려 막힌 듯한 느낌을 갖게 되고, 미미하게 대(大)하면 풍(風)과 습(濕)의 기가 심을 치받아 혈맥이 불통하여 심비(心痺)가 되어 등이 당기며 수소음심경맥이 목구멍을 끼고 올라가 목계(目系)로 이어지기 때문에 눈물이 잘 나오게 됩니다.
 심맥이 소(小)함이 심하면 심(心)의 양(陽)이 허해져 딸꾹질을 잘하게 되고, 미미하게 소(小)하면 소단(消癉)하게 됩니다.
 심맥이 활(滑)함이 심하면 안에 열이 있는 것으로 자주 갈증을 느끼게 되고, 미미하게 활하면 심산(心疝)이 되어서 배꼽이 당기며 아랫배에서 소리가 나게 됩니다.
 심맥이 삽(澁)함이 심하면 혈(血)이 많고 기가 적어져 왕성한 심맥(心脈)의 혈이 혀를 치받아 목이 잠겨서 벙어리가 되고, 미미하게 삽하면 혈일(血溢)하고 유궐(維厥)하고 이명(耳鳴 : 귀가 울다)하며 전질(顚疾)이 됩니다."

 (황제왈 청문컨대 맥의 완과 급과 소와 대와 활과 삽의 병형은 하여오? 기백왈 신이 청에 오장의 병변을 언이라. 심맥이 급심자는 위계종하고 미급하면 위심통하여 인배하고 식불하하며 완심하면 위광소하고 미완이면 위복량하여 재심하여 상하로 행하여 시에 타혈하며 대심하면 위후개하고 미대하면 위심비하여 인배하고 선루출하고 소심하면 위선얼하고 미소하면 위소단하고 활심하면 위선갈하고 미활하면 위심산하여 인제하여 소복이 명하고 삽심하면 위음하고 미삽하면 위혈일하고 유궐하고 이명하고 전질이니라.)

 黃帝曰 請問脈之緩 急小大滑 澁之病形何如 岐伯曰 臣請言五藏之病變也 心脈急[1] 甚者爲瘛瘲[2] 微急爲心痛引背 食不下 緩甚爲狂笑[3] 微緩爲伏梁 在心下 上下行 時唾血[4] 大甚爲喉吤[5] 微大爲心痺引背 善淚出[6] 小甚爲善噦[7] 微小爲消癉[8] 滑甚爲善渴[9] 微滑爲心疝[10] 引臍 小腹鳴 澁甚爲瘖[11] 微澁爲血溢維厥[12]耳鳴 顚疾[13]

1) 心脈急(심맥급) : 얼굴색이 붉고 맥상이 구맥(鉤脈)이며 급한 것이라고 했다. 급은 현맥(弦脈)이다.
2) 瘛瘲(계종) : 경련을 일으키면서 당기는 것을 계(瘛)라 하고 늘어지면서 거두어 들이지 못하는 것을 종(瘲)이라 한다. 일설에는 종은 늘어지는 것이고 계는 오그라들어 당김이라 했다.
3) 緩甚爲狂笑(완심위광소) : 완맥은 양맥(陽脈)이다. 완맥이 심하면 열이 심

한 것이다. 심(心)에 열이 심하면 발광하고 자주 웃게 된다. 심기가 열이 나면 맥이 축 늘어져서 신(神)이 흩어지게 되고 이에 광소하게 된다.
4) 微緩爲伏梁~時唾血(미완위복량~시타혈) : 미미하게 완하면 복량병이 되어서 심의 아래에 있게 되어 오르락내리락하면서 때때로 침에 피가 섞여 나오게 된다. 복량은 적체된 심기(心氣)가 심의 아래에 있게 된 것이다. 태소(太素)에는 '심맥이 미미하게 완하면 심의 아래에 열이 모여 있게 된다. 이를 복량병이라고 하는데 그 크기는 사람의 팔뚝과 같고 배꼽 위에서 심(心)까지 이른다. 심하(心下)에 엎드려 숨어 있어 배꼽까지 이르게 되는 것이 마치 강을 건널 수 있는 다리와 같아서 복량이라 이름지어졌다.' 라고 했다.
5) 喉吤(후개) : 목구멍에 마치 무엇이 걸려 막힌 듯한 느낌을 주는 것을 뜻함.
6) 善淚出(선루출) : 눈물을 잘 흘리다.
7) 小甚爲善噦(소심위선얼) : 소함이 심하면 딸꾹질을 잘한다. 소는 심양(心陽)이 허하여 위(胃)의 한(寒)이 위로 역한 것이다. 양이 팽창되어 허하고 위토(胃土)가 한(寒)하여 딸꾹질을 한다고 했다.
8) 消癉(소단) : 삼소(三消)의 증(證)이다. 금방 먹고 금방 배고파하는 병이라고 했다. 일설에는 소는 수척해진 것이요 단은 안의 열을 가리킨다고 했다. 곧 혈액이 말라서 소단병이 된다고 했다.
9) 滑甚爲善渴(활심위선갈) : 활은 양맥(陽脈)이다. 양기가 안에서 왕성하게 되면 안에 열이 있어서 갈증이 자주 나게 된다는 뜻.
10) 微滑爲心疝(미활위심산) : 산은 아프다는 뜻. 미미하게 활하면 미미한 열이 있어서 심음(心陰)을 치받아 심산(心疝)이 발한다.
11) 澁甚爲瘖(삽심위음) : 음은 목구멍에서 소리가 나오지 않는 것. 삽맥은 혈(血)이 많고 기가 적은 것이다. 심(心)은 혀를 주관하는데 심맥의 혈이 성하여 위로 혀를 치받아서 목소리가 나오지 않는다.
12) 微澁爲血溢維厥(미삽위혈일유궐) : 미미하게 삽하면 혈일이 되고 유궐한다. 혈일은 피를 토하고 코피를 흘린다의 뜻이고, 유궐은 수족(手足)이 궐역한다는 뜻. 유는 사유(四維)이며 수족(手足)을 가리킨다.
13) 耳鳴顚疾(이명전질) : 전질은 두정부(頭頂部)의 질환을 총칭한 것. 전은 전(癲)과 같다. 일설에는 '남방의 적색의 기가 심(心)으로 들어가 통하면 귀를 개규(開竅)하는데 이때 심기(心氣)가 허하면 귀에서 소리가 나고 전질을 앓

는다.'라고 했고, 태소(太素)에서는 '양유맥(陽維脈)이 위로 치솟으면 위가 실(實)해지고 아래가 허해지므로 이명(耳鳴)하고 전질이 생긴다.'라고 했다.

7. 폐맥(肺脈)의 박동으로 알 수 있는 질병

　폐맥(肺脈)이 급함이 심하면 양(陽)이 왕성해져 위에서 열이 발생하여 위는 실해지고 아래는 허해지므로 전질(癲疾)이 되고, 미미하게 급하면 폐한열(肺寒熱)이 되어서 나태해지고 기침하며 타혈(唾血)하고 허리와 등과 가슴 쪽이 당기고 콧속에 식육(息肉 : 鼻痔)이 있어서 호흡이 원활하지 못하게 됩니다.
　폐맥이 느슨함이 심하면 폐가 열기를 받아서 밖으로 주리(腠理)가 열려 땀을 많이 흘리게 되고, 미미하게 느슨하면 위루(痿瘻)증과 편풍(偏風 : 반신불수)이 되며 머리 아랫부분에 땀이 나서 흘러내리는데 그치지 않게 됩니다.
　폐맥이 대(大)함이 심하면 정강이가 붓게 되고, 미미하게 대하면 폐비(肺痺)가 되어 번만하고 천식하고 구토하는 증상이 있어 가슴과 등이 당기고 잠자리에서 일어날 때에는 햇빛을 싫어하게 됩니다.
　폐맥이 소(小)함이 심하면 양기(陽氣)가 허하므로 설사를 하게 되고, 미미하게 소하면 소단(消癉)이 됩니다.
　폐맥이 활(滑)함이 심하면 폐기(肺氣)가 오래 적체된 것으로 식분(息賁 : 호흡이 분출하다)이 되어 기가 위로 역(逆)하고, 미미하게 활하면 위아래로 출혈(出血)하게 됩니다.
　폐맥이 삽(澁)함이 심하면 피를 토하게 되고, 미미하게 삽하면 서루(鼠瘻)가 목과 겨드랑이 사이에 있게 되고 하체가 연약하게 되어 상체를 이기지 못하므로 그것에 응하면 아래 다리의 무릎 관절이나 발목 등이 자주 시큰거리게 됩니다.

　(폐맥이 급심하면 위전질하고 미급하면 위폐한열하여 태타하고 해타혈하고 요배흉을 인하고 비에 식육하여 불통하며 완심하면 위다한하며 미완이면 위위

루하고 편풍하고 두의 이하로 한출하여 불가지하며 대심하면 위경종하며 미대하면 위폐비하여 흉배를 인하고 기에 일광을 오하며 소심하면 위설하고 미소하면 위소단하며 활심하면 위식분하여 상기하고 미활하면 상하의 출혈이 되며 삽심하면 위구혈하고 미삽하면 위서루하여 경과 지액의 간에 재하여 하가 그 위를 불승하여 그 응함에 선산함이니라.)

 肺脈急甚爲癲疾[1] 微急爲肺寒熱[2] 怠惰 咳唾血 引腰背胸 若鼻息肉[3]不通 緩甚爲多汗[4] 微緩爲痿瘻[5] 偏風[6] 頭以下汗出不可止 大甚爲脛腫 微大爲肺痺[7]引胸背 起惡日光[8] 小甚爲泄[9] 微小爲消癉 滑甚爲息賁上氣[10] 微滑爲上下出血[11] 澁甚爲嘔血 微澁爲鼠瘻 在頸支腋之間 下不勝其上 其應善痠矣

1) 肺脈急甚爲癲疾(폐맥급심위전질) : 폐맥이 급함이 심한 것은, 얼굴색이 희고 맥상이 모맥(毛脈)이며 급한 것이라 했다. 전질에 대해 태소(太素)에서는 '폐맥은 모맥(毛脈)이다. 폐맥이 현급(弦急)하면 냉기(冷氣)가 위로 치솟아 양(陽)이 성하여 위에서 열이 발생해 위가 실하고 아래가 허하므로 전질이 발생한다.' 라고 했다.
2) 微急爲肺寒熱(미급위폐한열) : 태소(太素)에 '미미하게 급하면 폐가 오한하고, 폐맥이 현급한 것은 곧 한사(寒邪)가 폐에 침입하여 폐양(肺陽)과 한사가 서로 싸우기 때문이다. 이 둘이 다 병을 일으키므로 폐한열(肺寒熱)이라 한다.' 라고 했다.
3) 鼻息肉(비식육) : 코 안에 군더더기살이 종양처럼 생기는 것이며 이를 비치(鼻痔 : 瘜肉)라고 한다.
4) 緩甚爲多汗(완심위다한) : 완함이 심하게 되면 땀을 많이 흘린다. 완맥(緩脈)은 양맥(陽脈)이다. 폐가 열기를 받아서 밖으로 주리가 열리게 되므로 땀이 많이 흐른다고 태소에서 말했다.
5) 痿瘻(위루) : 위(痿)는 폐위(肺痿)와 위벽(痿躄) 등을 말하고, 누(瘻)는 서루(鼠瘻)증 종류의 질병을 뜻한다.
6) 偏風(편풍) : 편고(偏枯). 반신불수(半身不遂)를 말한다.
7) 肺痺(폐비) : 오장(五臟)의 비증(痺證)의 하나. 증상은 번만(煩滿)하고 천식(喘息)하고 구토(嘔吐)한다.

8) 起惡日光(기오일광) : 잠에서 일어날 때 햇빛을 싫어하다. 기분(氣分)에 화(火)가 왕성하고 음정(陰精)이 쇠하기 때문에 일어나는 현상이다.
9) 小甚爲泄(소심위설) : 맥이 소(火)함이 심하면 설사가 된다. 척부(尺部)가 한(寒)하고 그 맥박이 소(小)하게 되면 설사하고 소기(小氣)한다고 했다.
10) 滑甚爲息賁上氣(활심위식분상기) : 폐맥이 활함이 심하면 폐기가 쌓여서 식분(息賁)이 되고 상기하여 역(逆)한다. 식분은 오적(五積)의 하나이며 폐적(肺積)이다. 오른쪽 옆구리 아래에 싸고 있는 덩어리가 있고 천식(喘息)으로 숨이 찬 증상이 있다.
11) 微滑爲上下出血(미활위상하출혈) : 미미하게 활하면 위와 아래로 피를 흘린다. 이는 약간 성한 양열(陽熱)이 안으로 낙맥(絡脈)을 상하게 한 것인데 양락(陽絡)이 손상되면 위로 출혈하고 음락이 손상되면 아래로 출혈하게 된다.

8. 간맥(肝脈)의 박동으로 알 수 있는 질병

간맥(肝脈)이 급(急)함이 심하면 간기(肝氣)가 강해져서 사나운 말을 하게 되고, 미미하게 급하면 간기가 갈비 아래에 오랫동안 적(積)하여 발생하는 비기(肥氣 : 병 이름)가 되어 갈비 아래에 있게 되는데 잔을 엎어 놓은 것과 같은 모양입니다.

간맥이 완(緩)함이 심하면 열이 많아서 간기가 자주 역하여 구토를 잘하게 되고, 미미하게 완하면 수기(水氣)가 가슴과 갈비의 아래에 맺혀 모양을 이루어 막아서 소변이 불통하는 수하비(水瘕痺)가 됩니다.

간맥이 대(大)함이 심하면 간기가 성하여 열이 나고 이로 인하여 기가 울결되어 내옹(內癰)이 되며 잘 토하고 코피를 잘 흘리게 되고, 미미하게 대(大)하면 간기가 울결된 것으로 간비(肝痺)가 되어서 잠잘 때 잘 놀라고 많이 마시고 소변이 자주 나오고 배가 창만하며 음기(陰器)가 쭈그러들고 기침으로 아랫배가 당기게 됩니다.

간맥이 소(小)함이 심하면 혈(血)이 부족한 것으로 물을 많이 마시게 되고, 미미하게 소(小)하면 소단(消癉)이 됩니다.

간맥이 활(滑)함이 심하면 열이 나 경(經)을 막아서 음낭이 크게 부어 퇴산(㿉疝)이 되고, 미미하게 활하면 양기가 조금 성하고 음이 허해져서 억제되지 않아 오줌을 싸게 됩니다.

간맥이 삽(澁)함이 심하면 경맥(經脈)이 막혀 수음(水飮)이 사지(四肢)로 넘치는 일음(溢飮)이 되고, 미미하게 삽하면 혈(血)이 부족하여 근육을 길러 줄 수가 없어서 계련(瘈瘲)하고 근비(筋痺)가 됩니다.

(간맥이 급심자는 악언을 하고 미급하면 위비기하여 협하에 재하여 복배와 같고 완심하면 위선구하고 미완하면 위수하비하고 대심하면 위내옹하여 선구 뉵하고 미대하면 위간비하여 음축하여 해에 소복이 인하고 소심하면 위다음하고 미소하면 위소단하고 활심하면 위퇴산하고 미활하면 위유뇨하며 삽심하면 위일음하고 미삽하면 계련하고 근비가 됨이니라.)

肝脈急甚者爲惡言[1] 微急爲肥氣[2] 在脇下 若覆杯 緩甚爲善嘔[3] 微緩爲水瘕痺[4]也 大甚爲內癰[5] 善嘔衄 微大爲肝痺[6] 陰縮 咳引小腹 小甚爲多飮 微小爲消癉 滑甚爲㿉疝 微滑爲遺溺[7] 澁甚爲溢飮[8] 微澁爲瘈瘲筋痺[9]

1) 急甚者爲惡言(급심자위악언) : 간맥이 급함이 심하면 간기가 강한 것이다. 간기가 강하게 되면 화를 잘 내고 기쁜 것이 적어서 사나운 말을 많이 한다. 간은 어(語)를 주관하고 지(志)에서는 화내는 것이 된다.
2) 肥氣(비기) : 간기가 쌓여서 된 병의 명칭이다. 협하(脇下)에 컵을 거꾸로 엎어 놓은 것같이 돌출한 것이 살과 같아서 비기(肥氣)라고 했다. 이것이 오래 되면 해수하고 천역(喘逆)한다고 한다.
3) 緩甚爲善嘔(완심위선구) : 간맥이 완함이 심하면 구역질이 난다. 구역질이 나는 것은 간에 열이 있어서 그렇다.
4) 水瘕痺(수하비) : 하는 하취(瘕聚)의 한 종류에 속하는 질병이다. 형체가 없는 것이 모였다 흩어졌다 하며 일정하지 않으므로 하(瘕)라고 이름했다. 수하는 적수(積水)로 인하여 거짓으로 모여진 것이 형을 이룬다는 뜻이고 비는 막혔다는 뜻이 있다. 곧 수사(水邪)가 비조(痺阻)하면 소변이 통하지 않

는다. 수하비는 물이 맺혀 가슴과 갈비 아래에 있으면서 결취(結聚)되어 형체를 이루어 소변이 통하지 않는 병을 말한다.
5) 內癰(내옹) : 간의 기가 성하여 발생한 열이 울결되어 옹이 된다.
6) 肝痺(간비) : 간의 기가 답답하게 막혀서 밤에 잘 때 잘 놀라고 많이 마시며 소변을 자주 보고 배가 창만한 질병을 말한다. '소문(素問)'의 비론(痺論)에 자세하게 나와 있다.
7) 遺溺(유뇨) : 태소(太素)에 '양기가 약간 성하고 음이 허하여 억제되지 않아서 오줌을 지리게 된다.'라고 했다.
8) 溢飮(일음) : 마신 것이 사지(四肢)로 넘쳐흘러 경맥(經脈)이 막히게 되면 맥이 삽해진다고 했다.
9) 瘈瘲筋痺(계련근비) : 혈이 부족하여 근육을 길러 줄 수가 없어서 일어나는 병이다.

9. 비맥(脾脈)의 박동으로 알 수 있는 질병

비맥(脾脈)이 급(急)함이 심하면 한사(寒邪)가 있어서 손발을 당겼다 놓았다 하므로 계종(瘛瘲)이 되고, 미미하게 급하면 비기(脾氣)가 약간 차가워져서 비위(脾胃) 속이 냉하여 격중(膈中 : 흉격의 식도가 막히다)이 되어 음식물이 들어가면 되돌아 나오며 거품똥을 누게 됩니다.

비맥이 완(緩)함이 심하면 비장 속에 허열이 있어서 운반하는 화(化)를 주관하지 못해 사지를 운영하지 못하므로 위궐(痿厥)하게 되고, 미미하게 완하면 비장의 토(土) 기운이 약해져 풍(風)이 발생하므로 풍위(風痿)가 되어 팔다리를 사용하지 못하는데 마음은 멀쩡하여 마치 병이 없는 듯합니다.

비맥이 대(大)함이 심하면 갑자기 정신을 잃어 넘어지는 격부(擊仆)가 되고, 미미하게 대하면 비기가 적체되어 위완(胃脘) 속에 산기(疝氣)가 발생하여 커다란 피고름덩어리가 있는데 장위(腸胃)의 밖에 있습니다.

비맥이 소(小)함이 심하면 한열(寒熱)이 되고, 미미하게 소

(小)하면 소단(消癉)이 됩니다.

　비맥이 활(滑)함이 심하면 음낭이 크게 부어 소변이 통하지 않는 퇴륭(㿉癃)이 되고, 미미하게 활하면 회충 같은 기생충이 생겨 그 독 때문에 뱃속에서 열이 나게 됩니다.

　비맥이 삽함이 심하면 장퇴(腸㿉)가 되고, 미미하게 삽하면 장(腸)의 안이 헐어서 피고름똥을 많이 싸게 됩니다.

　(비맥이 급심하면 위계종하고 미급하면 위격중하여 음식이 입에 환출하고 후에 옥말하고 완심하면 위위궐하고 미완하면 위풍위하여 사지를 불용하되 심이 혜연하여 무병과 같고 대심하면 위격부하고 미대하면 위산기하여 복에 과대농혈하여 장위의 외에 재하며 소심하면 위한열하고 미소하면 위소단하고 활심하면 위퇴륭하고 미활하면 충독회갈하여 복열하며 삽심하면 위장퇴하고 미삽하면 위내궤하여 농혈을 하함이 다니라.)

　脾脈急甚爲瘈瘲[1] 微急爲膈中[2] 食飮入而還出 後沃沫[3] 緩甚爲痿厥[4] 微緩爲風痿 四肢不用 心慧然若無病 大甚爲擊仆[5] 微大爲疝氣[6] 腹裏大膿血[7]在腸胃之外 小甚爲寒熱[8] 微小爲消癉[9] 滑甚爲㿉癃[10] 微滑爲蟲毒蛕蝎[11]腹熱 澀甚爲腸㿉[12] 微澀爲內潰 多下膿血

1) 瘈瘲(계종) : 태소(太素)에 '비(脾)의 대맥(代脈)이 급함이 심한 것은 한사(寒邪)가 많아서 질병이 된 것으로 손과 발을 당겼다 놓았다 하므로 계종이라고 한다.' 라고 말했다.
2) 膈中(격중) : 음식물이 위로 들어가면 토해 내는 병을 격중(膈中)이라 한다. 태소에 '비기가 약간 차지면 비위(脾胃) 속이 냉해져서 음식물이 들어오면 다시 토해 내고 차가운 거품똥을 쏟아낸다. 격중(膈中)은 마땅히 냉하여 목이 메어서 음식을 받아들이지 않게 되는 것이다.' 라고 했다.
3) 後沃沫(후옥말) : 대변은 차가운 거품똥이란 뜻.
4) 痿厥(위궐) : 위는 팔과 다리가 유약해져 힘이 없는 것이고 궐은 궐랭(厥冷)한 것을 뜻한다.
5) 擊仆(격부) : 갑작스레 풍(風)을 맞아 정신을 잃고 쓰러지는 졸중병(卒中病)이다.

6) 疝氣(산기) : 비기(痞氣)라고 했다. 비장이 적(積)한 것을 비기(痞氣)라고 한다. 위완(胃脘)에 있으며 엎어 놓은 쟁반 모양과 같다. 오랫동안 낫지 않으면 손발을 추스르지 못하고 황달이 생기며 음식을 먹어도 기부(肌膚)에 영향을 공급하지 못한다.' 라고 했다.
7) 腹裏大膿血(복과대농혈) : 뱃속에 커다란 피고름덩어리가 있는 것. 이것도 비기(脾氣)가 막혀 쌓여서 발생하는 것이다.
8) 寒熱(한열) : 중초(中焦)의 양기가 부족한 데서 온다고 했다. 혈기가 허하여 생긴다.
9) 消癉(소단) : 비(脾)가 허하면 위(胃)를 대신해서 그 진액을 운행할 수 없게 되므로 소단이 된다.
10) 㿉癃(퇴륭) : 퇴산병(癩疝病)이다. 퇴는 음낭이 부어 크게 부푼 것을 뜻하고 융은 소변이 잘 소통되지 않는 것을 뜻한다.
11) 蟲毒蚘蝎(충독회갈) : 회(蚘)는 회(蛔)와 같으며 회충이다. 갈은 나무 속의 좀벌레이다. 곧 장(腸) 속의 기생충을 일컬은 것이다.
12) 腸㿉(장퇴) : 태소에 '냉기가 아래를 쳐서 결장과 직장이 탈출하는 것을 뜻한다. 여자에게는 일종의 대하증(帶下症)이다.' 라고 했다.

10. 신맥(腎脈)의 박동으로 알 수 있는 질병

신맥(腎脈)이 급(急)함이 심하면 풍한(風寒)이 신(腎)에 있어서 골전질(骨癲疾)이 되고, 미미하게 급하면 아래 다리가 무겁고 궐랭(厥冷)하며 신(腎)에 쌓인 한기(寒氣)가 역(逆)하여 분돈(奔豚)이 되는데 이것이 신경(腎經)으로 들어가면 발을 가누지 못하게 되고 음부(陰部)에 침입하면 대변과 소변을 보지 못하게 됩니다.

신맥이 완(緩)함이 심하면 음기(陰氣)가 허약하여 신(腎)이 한기(寒氣)를 받아서 척추가 꺾이는 것처럼 아프게 되고 미미하게 완하면 통설(洞泄)하게 되는데 통설이란 먹은 것이 소화되지 않고 목구멍으로 음식이 내려가면 곧바로 쏟아지는 것입니다.

신맥이 대(大)함이 심하면 수(水)가 무너지고 화(火)가 성한 것이 되어 음위(陰痿)가 되고, 미미하게 대하면 신(腎)의 음(陰)이 허하여 화(化)하지 못해 기(氣)가 머무르고 수(水)가 쌓여 돌같이 단단한 석수(石水)가 되어 배꼽에서 아래로 아랫배에 이르기까지 무거워져서 처지는데 위로 위완(胃脘)에 이르게 되면 죽게 되고 치료할 수가 없는 것입니다.

신맥이 소(小)함이 심하면 신이 허해져서 통설(洞泄)이 되고 미미하게 소하면 정혈(精血)이 부족하여 소단(消癉)이 됩니다.

신맥이 활(滑)함이 심하면 열이 있어서 소변이 원활하지 못하여 융퇴(癃㿗)가 되고 미미하게 활하면 신이 허하여 골수(骨髓)를 생성하고 길러 주지 못해 골위(骨痿)가 되어 앉았다가 바로 일어나지 못하고 일어나게 되면 눈앞이 캄캄하여 보이는 것이 없게 됩니다.

신맥이 삽함이 심하면 기혈이 막혀 대옹(大癰)이 되고, 미미하게 삽하면 월사(月事 : 월경)가 제때에 행해지지 않고 내치(內痔 : 久痔)가 됩니다.

(신맥이 급심하면 위골전질하고 미급하면 위침궐하여 분돈하여 족을 불수하고 전후를 부득하며 완심하면 절척하고 미완하면 위통하고 통자는 식이 불화하여 하익하여 환출이며 대심하면 위음위하고 미대하면 위석수하고 기제에서 이하로 소복에 지하여 수수연하여 상으로 위완에 지하면 사하고 불치하며 소심하면 위통설하고 미소하면 위소단하며 활심하면 위륭퇴하고 미활하면 위골위하여 좌에 불능기하고 기즉 목이 무소견하며 삽심하면 위대옹하고 미삽하면 위불월하고 침치가 됨이니라.)

腎脈急甚爲骨癲疾[1] 微急爲沈厥奔豚[2] 足不收不得前後[3] 緩甚爲折脊[4] 微緩爲洞[5] 洞者 食不化 下嗌還出 大甚爲陰痿 微大爲石水[6] 起臍以下至小腹腄腄然[7] 上至胃脘 死不治 小甚爲洞泄[8] 微小爲消癉 滑甚爲癃㿗[9] 微滑爲骨痿 坐不能起 起則目無所見[10] 澁甚爲大癰[11] 微澁爲不月沈痔[12]

1) 骨癲疾(골전질) : 병이 골(骨)까지 침투한. 전질의 위태한 상황이다. 이는 비

(脾)와 신(腎)이 다 망가진 것을 뜻한다.
2) 沈厥奔豚(침궐분돈) : 하지(下肢)가 무겁고 궐랭(厥冷)한 것을 침궐이라 하고, 신장에 쌓여서 아랫배에서부터 발생하여 위로 가슴과 목구멍까지 이르는데 돼지가 놀라 도망치는 듯한 것을 분돈(奔豚)이라고 한다. 분돈은 한사(寒邪)가 장(臟)에 있는 것이다.
3) 足不收不得前後(족불수부득전후) : 발을 거두어들이지 못하고 대변과 소변을 보지 못한다. 발을 거두지 못하는 것은 한사(寒邪)가 경(經)에 있는 것이다. 전후는 소변과 대변을 뜻한다.
4) 緩甚爲折脊(완심위절척) : 신맥이 느슨함이 심하면 척추가 끊어질 듯이 아프다. 이는 태소(太素)에 '양기가 성하여 열나고 음기는 허약해져서 신장이 한기(寒氣)를 받게 되면 허리와 척추가 끊어질 듯 아프다.'라고 했다.
5) 微緩爲洞(미완위통) : 약간 느슨하면 통설(洞泄)이 된다. 통은 병의 이름이다. 증상은 음식물을 먹으면 소화되지 않고 곧바로 배설되는 것인데 그 병의 원인은 명문(命門)의 기가 쇠하여 하초에서 화(化)작용을 하지 않기 때문이다.
6) 石水(석수) : 수종병(水腫病)의 일종이다. 배에 물이 차서 복부가 창만해지는 것이 주요 증상이다. 석수(石水)는 맥이 스스로 침(沈)하며 겉으로 나타나는 증상은 배가 창만하고 천식하지는 않는다.
7) 腄腄然(수수연) : 수수연(垂垂然)과 같고, 축 늘어진 모양을 뜻한다.
8) 洞泄(통설) : 음식을 먹으면 곧바로 설사하는 것. 신기(腎氣)가 매우 쇠약하여 하초를 주관할 수가 없어서 통설이 된다고 했다.
9) 癃㿉(융퇴) : 신(腎)에 열이 있게 되면 소변이 막혀 융폐(癃閉)하게 되고 고환이 붓고 늘어지게 되는 증상을 뜻한다.
10) 骨痿坐不能起 起則目無所見(골위좌불능기 기즉목무소견) : 골위가 되어서 앉으면 능히 일어나지 못하고 일어나면 눈앞이 캄캄하여 보이는 것이 없게 된다. 골위는 신(腎)이 허하여 안으로 열이 있어서 골수를 생성하고 길러주지 못해 생기는 병이다. 앉으면 일어나지 못하는 것은 열이 신기를 상하게 했기 때문이고 눈앞이 캄캄해서 보이지 않는 것은 열이 골정(骨精)을 상하게 했기 때문이라고 했다.
11) 大癰(대옹) : 혈(血)과 기(氣)는 모두 신장에서 시작하므로 신맥이 삽하게 되면 혈과 기가 막혀서 옹이 이루어진다.

12) 沈痔(침치) : 내치(內痔)이다. 태소(太素)에 '침(沈)은 내(內)이다.'라고 했다. 오래도록 낫지 않는 치질이라는 뜻.

11. 여섯 가지 맥상(脈象)의 변화에 대처하는 법
황제가 말했다.
"질병에서 여섯 가지 맥상(脈象)의 변화가 있을 때 어떻게 침을 놓아야 합니까?"
기백이 대답했다.
"모든 맥이, 급(急)한 것은 한(寒)이 많으며 완(緩)한 것은 열(熱)이 많으며 대(大)한 것은 기(氣)가 많고 혈(血)이 적으며 소(小)한 것은 혈(血)과 기(氣)가 모두 적으며 활(滑)한 것은 양기(陽氣)가 왕성하고 미미하게 열(熱)이 있으며 삽(澀)한 것은 혈(血)이 많고 기(氣)가 적고 미미하게 한(寒)이 있는 것입니다.
그러므로 급맥(急脈)에 침을 놓는 자는 안으로 깊이 찔러서 오래도록 침을 머무르게 합니다.
완맥(緩脈)에 침을 놓는 자는 얕게 침을 놓고 신속하게 침을 뽑아서 그 열을 제거시킵니다.
대맥(大脈)에 침을 놓는 자는 그 기를 약간 사(瀉)하되 피가 나오게 해서는 안 됩니다.
활맥(滑脈)에 침을 놓는 자는 신속하게 침을 뽑고 얕게 찔러서 그 양기(陽氣)를 사(瀉)하여 열을 제거합니다.
삽맥(澀脈)에 침을 놓는 자는 반드시 그 경맥(經脈)을 적중시켜서 그 역순(逆順)에 따라 오래도록 유침(留鍼)하는데, 반드시 먼저 눌러서 문질러 주고 이미 침을 뽑은 뒤에는 신속하게 침구멍을 눌러서 침구멍에서 피가 나오지 않도록 하여 그 경맥을 화하게 해야 합니다.
모든 소(小)한 맥은 음과 양의 형기(形氣)가 모두 부족한 것이므로 침을 놓아서는 안 되며 감약(甘藥)으로 조화시켜야 하는 것입니다.

(황제왈 병의 육변자를 자함에 내하오? 기백답왈 제급자는 다한이요 완자는 다열이요 대자는 다기하고 소혈하며 소자는 혈기가 개소하고 활자는 양기가 성하고 조금 유열하며 삽자는 다혈하고 소기하며 조금 유한이니라. 시고로 자급자는 심납하여 구류하고 자완자는 천납하여 질히 발침하여 그 열을 거하고 자대자는 그 기를 미사하여 그 혈이 무출케 하고 자활자는 질히 발침하여 천납하여 그 양기를 사하여 그 열을 거하고 자삽자는 필히 그 맥을 중하여 그 역순을 수하여 구류케 하여 필히 먼저 안하여 순케 하고 이미 발침에 질히 그 유를 안하여 그 혈이 출함을 무케 하여 그 맥을 화케 하며 제소자는 음양의 형기가 함께 부족함이니 이침으로 물취하고 감약으로써 조함이니라.)

黃帝曰 病之六變者 刺之奈何 岐伯答曰 諸急者多寒[1] 緩者多熱[2] 大者多氣少血[3] 小者血氣皆少[4] 滑者陽氣盛[5] 微有熱 澁者多血少氣[6] 微有寒 是故刺急者 深內而久留之[7] 刺緩者 淺內而疾發鍼[8] 以去其熱 刺大者 微寫其氣 無出其血 刺滑者 疾發鍼而淺內之 以寫其陽氣而去其熱 刺澁者 必中其脈 隨其逆順而久留之 必先按而循之[9] 已發鍼 疾按其痏[10] 無令其血出 以和其脈 諸小者 陰陽形氣俱不足 勿取以鍼 而調以甘藥也[11]

1) 諸急者多寒(제급자다한) : 모든 급한 맥은 한(寒)이 많다. 제는 모두의 뜻. 급은 긴맥(緊脈)이고 한은 긴(緊)의 뜻이 있으며 긴은 또 한(寒)한 것이라고 했다. 일설에 긴(緊)은 음기가 성해서 된 것이라 했다.
2) 緩者多熱(완자다열) : 완한 맥은 열(熱)이 많다. 완은 느린 것이 아니요 약(弱)한 것이라 했다. 또 완은 늘어지는 것이며 더딘 것은 아니다. 맥이 완하면 양기가 장(長)하다고 했다.
3) 大者多氣少血(대자다기소혈) : 맥이 대(大)한 것은 기가 많고 혈이 적다. 맥이 대한 것은 양(陽)이 유여(有餘)한 것이다. 양이 성하면 음이 쇠하므로 기가 많고 혈(血)이 적다고 한 것이다.
4) 小者血氣皆少(소자혈기개소) : 맥이 소(小)한 것은 혈과 기가 다 적다. '소한 맥은 미세한 것에 가까운 것이며 양(陽)에서는 양이 허하고 음에서는 음이 약한 것이다. 맥의 체(體)는 음에 속하고 기화(氣化)는 신(腎)에서 나오는 것이다.' 라고 했다.

5) 滑者陽氣盛(활자양기성) : 맥이 활한 것은 양기가 왕성하다. 활맥은 양맥(陽脈)이며 기혈이 실하게 되므로 양기가 성하고 약간의 열이 있게 된다고 했다. 또 활한 맥은 위기(胃氣)가 실한 것이라고도 했다.
6) 澀者多血少氣(삽자다혈소기) : 삽한 맥은 혈이 많고 기가 적다. '삽은 기가 막히고 혈이 적은 것이다. 기혈이 모두 허하면 양기가 부족하게 되므로 미미하게 한(寒)이 있게 된다. 일설에는 삽한 맥은 영기(榮氣)가 부족해서 온다고 했는데 이것도 혈이 적은 것을 뜻한다. 여기서 다혈이라고 한 것은 잘못된 것 같다.' 라고 했다.
7) 深內而久留之(심납이구류지) : 침을 깊이 찔러서 오래도록 머물러 있게 하다. 납(內)은 납(納).
8) 淺內而疾發鍼(천납이질발침) : 침을 얕게 찌르고 신속하게 침을 뽑다.
9) 循之(순지) : 안마하다. 문지르다의 뜻.
10) 痏(유) : 침을 놓은 자국. 침을 빼고 난 상처의 흔적. 일종의 침공(鍼孔).
11) 調以甘藥也(조이감약야) : 감약은 달고 따뜻한 약제이다. 영양분이 있는 달고 따뜻한 약제로서 조절시킨다는 뜻.

12. 영혈과 수혈과 합혈의 명분(名分)

황제가 말했다.

"나는 오장(五臟)과 육부(六腑)의 기(氣)가 영혈(榮穴)과 수혈(腧穴)을 지나서 들어가는 곳이 합혈(合穴)이 된다고 들었습니다. 어떤 길을 쫓아서 들어가고 들어가게 되면 어떤 곳과 연결되어 지나가게 되는지, 원컨대 그렇게 되는 까닭을 듣고자 합니다."

기백이 대답했다.

"이는 양맥(陽脈)의 별락(別絡)이 속으로 들어가 부(腑)에 소속되게 된 것들입니다."

"영혈(榮穴)과 수혈(腧穴)과 합혈(合穴)은 각각 정해진 명분(名分)이 있습니까?"

"영혈과 수혈은 밖의 경(經)을 다스리고 합혈은 안의 부(腑)를 다스리는 것입니다."

"안의 부(腑)를 다스릴 때에는 어떻게 해야 합니까?"
"합혈에서 취하는 것입니다."
"합혈에도 각각의 명분(名分)이 있습니까?"
"위경(胃經)은 족삼리(足三里)에서 합하고 대장경(大腸經)의 기는 족양명(足陽明)의 거허상렴혈(巨虛上廉穴)에서 합하여 들어가고 소장경(小腸經)의 기는 거허하렴혈(巨虛下廉穴)에서 합하여 들어가고 삼초경(三焦經)의 기는 위양혈(委陽穴)에서 합하여 들어가고 방광경(膀胱經)의 기는 위중혈(委中穴)에서 합하여 들어가고 담경(膽經)의 기는 양릉천혈(陽陵泉穴)에서 합하여 들어갑니다."
"그 혈은 어떻게 취하는 것입니까?"
"족삼리혈(足三里穴)을 취하는 자는 발등을 낮게 하여 취하고, 거허혈(巨虛血)을 취하는 자는 발을 들어서 취하며, 위양혈(委陽穴)을 취하는 자는 다리를 굽혔다 폈다 하게 해서 혈을 찾아 취합니다. 위중혈(委中穴)은 굽혀서 취하고, 양릉천혈(陽陵泉穴)은 무릎을 바르게 세워서 양쪽 무릎을 가지런히 하고 아래로 위양혈의 바깥쪽에 이르러 취합니다. 모든 외경(外經)에서 혈을 취하는 자는 당기거나 펴서 기혈이 잘 흐르게 한 다음 혈을 취하는 것입니다."

(황제왈 여문하니 오장과 육부의 기는 영수의 소입으로 위합이라 한데 하여금 하도로 종입하며 입하면 안히 연과한지 그 고를 원문하노라. 기백답왈 차는 양맥의 별이 내에 입하여 부에 속한 자니라. 황제왈 영수와 합이 각각 유명이니까? 기백답왈 영수는 외경을 치하고 합은 내부를 치하니라. 황제왈 내부를 치함이 내하오? 기백왈 합에서 취하니라. 황제왈 합에 각각 유명이니까? 기백답왈 위는 삼리에서 합하고 대장은 거허상렴으로 합입하고 소장은 거허하렴으로 합입하고 삼초는 위양으로 합입하고 방광은 위중으로 합입하고 담은 양릉천으로 합입이니라. 황제왈 취함을 내하오? 기백답왈 삼리에서 취하는 자는 저부하고 거허에서 취하는 자는 거족하고 위양에서 취하는 자는 굴신하여 색하고 위중에서는 굴하여 취하고 양릉천에서는 슬을 정수하여 제를 여하여 하로 위양의

양에 지하여 취하고 제외경에서 취하는 자는 유신하여 종함이니라.)

  黃帝曰 余聞五藏六府之氣 榮腧所入爲合 令何道從入 入安連過[1] 願聞其故 岐伯答曰 此陽脈之別[2] 入於內 屬於府[3]者也 黃帝曰 榮腧與合 各有名乎[4] 岐伯答曰 榮腧治外經 合治內府 黃帝曰 治內府奈何 岐伯曰 取之於合 黃帝曰 合各有名乎 岐伯答曰 胃合於三里[5] 大腸合入於巨虛上廉[6] 小腸合入於巨虛下廉[7] 三焦合入於委陽[8] 膀胱合入於委中央 膽合入於陽陵泉[9] 黃帝曰 取之奈何 岐伯答曰 取之三里者 低跗[10] 取之巨虛者 擧足 取之委陽者 屈伸而索之[11] 委中者 屈而取之 陽陵泉者 正竪膝予之齊[12] 下至委陽之陽[13] 取之 取諸外經者 揄申而從之[14]

1) 入安連過(입안연과) : 들어가는데 어느 곳에 연결되어서 지나가는가? 안(安)은 어느 곳의 뜻. 이는 수족삼양맥의 맥기(脈氣)가 합혈(合穴)에 들어간 뒤 어느 장부경맥과 서로 이어지고 소속되는 가를 물은 것이다.
2) 別(별) : 별락(別絡)을 가리킨다.
3) 屬於府(속어부) : 육부(六腑)에 소속되다의 뜻.
4) 有名乎(유명호) : 각각의 치료에 알맞은 정해진 명분(名分)이 있는가를 물었다.
5) 胃合於三里(위합어삼리) : 위경의 기는 족삼리혈에 합해지다. 곧 위의 기는 족양명맥(足陽明脈)을 순행하여 족삼리혈에서 합해진다는 것이다. 합은 줄기의 물이 바다로 흘러 들어가 합해지듯이 경기의 흐름이 가장 성대해져서 안으로 본장(本臟)에 합쳐져서 들어가는 것을 뜻한다. 태소(太素)에서는 '물이 정(井 : 우물)에서 나와 바다에 이르러 합해지는 것처럼 맥이 나오는 것을 정이라고 하며 이에 흘러 흘러서 본장(本臟)의 기와 합해지므로 합(合)이라고 이름했다.' 라고 했다.
6) 大腸合入於巨虛上廉(대장합입어거허상렴) : 대장경(大腸經)의 기가 거허상렴에서 합하여 들어가다. 수양명대장(手陽明大腸)의 기가 족양명위맥(足陽明胃脈)을 순행하다가 거허상렴에서 합해져 들어간다. 어떤 이는 이 곳은 본래 족양명경의 혈인데 그 실상은 대장의 합혈(合穴)이라 했다.
7) 小腸合入於巨虛下廉(소장합입어거허하렴) : 소장경의 기는 거허하렴의 혈

에서 합하여 들어가다. 수태양소장(手太陽小腸)의 기가 족양명맥을 순행하다가 거허하렴(巨虛下廉)에서 합하여 들어간다는 것이다. 일설에 '소장은 수태양경이며 본 경의 합혈은 소해(少海)에 있는데 그 하수(下腧)는 곧 족양명의 거허하렴과 합한다.' 라고 했다.

8) 三焦合入於委陽(삼초합입어위양) : 삼초경(三焦經)의 기는 위양혈과 합하여 들어가다. 수소양삼초경의 기는 족태양맥을 순행하다가 위양혈에서 합하여 들어간다는 것이다. 어떤 이는 '삼초(三焦)는 수소양경(手少陽經)이며 이 본 경(經)의 합혈은 천정혈(天井穴)에 있다. 그 하수(下腧)는 족태양의 위양혈과 합한다.' 라고 했다.

9) 膽合入於陽陵泉(담합입어양릉천) : 담경은 양릉천혈로 합한다. 곧 족소양담경(足少陽膽經)의 기가 족소양맥을 순행하여 양릉천혈에서 안의 장기와 합하여 들어간다는 뜻. 일설에 '대장의 기는 곡지(曲池)혈에서 합하고 소장의 기는 소해(小海)혈에서 합하며 삼초(三焦)의 기는 천정(天井)혈에서 합하는데, 지금과 서로 같지 않은 이유는 옛날에 방법이 달랐기 때문이다.' 라고 했다.

10) 低跗(저부) : 발등을 아래로 낮게 하여 취하다.
11) 屈伸而索之(굴신이색지) : 위양혈을 취할 때, 몸을 구부려 승부혈(承扶穴)의 오목한 음문(陰紋)을 찾고 다시 몸을 펴서 위양혈의 분촌(分寸)을 찾아서 취한다.
12) 正竪膝予之齊(정수슬여지제) : 무릎을 함께 가지런히 하여 바르게 세우다. 수(竪)는 세우다. 여는 함께 하다. 제는 가지런히 하다.
13) 陽(양) : 밖을 뜻한다. 곧 신체의 바깥쪽. 외측.
14) 揄申而從之(유신이종지) : 끌어당기고 펴게 해서 따르다. 종은 취(取)의 뜻.

13. 육부(六腑)에 발생하는 질병

황제가 말했다.
"원컨대 육부(六腑)의 질병에 관하여 듣고자 합니다."
기백이 대답했다.
"얼굴에 열이 나는 자는 양명맥(陽明脈)이 얼굴에서 일어나기 때문에 족양명경(足陽明經)에 병이 발생한 것이며, 수어제(手魚際) 부위의 낙(絡)에 어혈이 있는 자는 수양명(手陽明)에 병이 발생한 것이며, 양쪽 발등 위의 맥이 솟아 올랐거나 함몰되었으면 족양명(足陽明)에 병이 발생한 것인데 이 곳들은 위(胃)의 경맥(經脈)이 지나는 곳입니다.

대장(大腸)에 질병이 발생한 자는 장(腸) 속이 끊어지는 것처럼 아프고, 장 속의 기가 순탄하게 흐르지 않아서 쪼르륵쪼르륵 하는 장명(腸鳴)이 있게 되고, 겨울날 한사(寒邪)에 거듭 감촉되면 즉시 설사하게 되고 대장(大腸)이나 회장(回腸)이 지나는 배꼽 부위가 아프고 오래 서 있을 수 없습니다. 위병(胃病)과 증상이 같으므로 거허상렴혈(巨虛上廉穴：上巨虛)을 취하여 다스리는 것입니다.

위(胃)에 질병이 발생하여 배가 부풀어 올라서 위완(胃脘)에서 심(心)에 해당하는 부위가 아프고 위로 양쪽 갈비뼈의 옆구리가 무엇이 걸려 있는 듯하고 격막(膈膜)과 인후가 통하지 않아 음식물이 내려가지 않을 때에는 족삼리혈(足三里穴)에서 취하는 것입니다.

소장(小腸)에 질병이 발생한 자는 아랫배가 아프고 허리와 척추가 고환을 당겨서 통증이 오고 때때로 고통스러운 뒤에는 곧바로 귀 앞부분에서 열이 나거나 또는 한(寒)이 심하거나 또는 유독 어깨 위에만 열이 심하게 나거나 또는 새끼손가락과 넷째손가락 사이에서 열이 나거나 또는 맥이 함몰되는데 이러한 것들이 그 증상입니다. 이는 수태양경(手太陽經)의 질병이며 거허하렴혈(巨虛下廉穴)에서 취하여 다스리는 것입니다.

삼초(三焦)에 질병이 발생한 자는 배가 창만(脹滿)해지고 기(氣)가 가득하며 아랫배가 더욱 견실(堅實)하여 소변을 보지 못하고 고통스럽고 급하며, 소변이 배출되지 못하고 안으로 넘쳐나게 되면 수종(水腫)이 되고 복부에 머무르게 되면 수창(水脹)이 되는 것입니다. 증후는 족태양(足太陽)의 밖인 대락(大絡)에 있게 되는데 대락은 태양경(太陽經)과 소양경(小陽經)의 사이에 있으며, 또한 맥에 나타나면 위양혈(委陽穴)에서 취하여 다스리는 것입니다.

　방광(膀胱)에 질병이 발생한 자는 아랫배만 치우치게 부으면서 통증이 있고 손으로 그 곳을 누르면 곧바로 소변을 보고자 하는데 볼 수가 없으며, 어깨 위에 열이 나거나 또는 맥이 함몰되거나 또는 새끼발가락의 바깥쪽과 정강이와 복사뼈 뒤에 이르러 모두가 열이 나는데 맥이 함몰되면 이 때는 위중혈(委中穴)에서 취하여 다스리는 것입니다.

　담(膽)에 질병이 발생한 자는 한숨을 잘 쉬고 입이 쓰며 묵은 즙(汁: 신물)을 토하고 가슴 아래가 두근거려 사람이 장차 자신을 잡으러 오는 것처럼 두려워하고 목구멍 안에 무엇이 걸린 것처럼 막힌 듯하여 자주 침을 뱉습니다. 족소양경(足少陽經)의 시작과 끝에서 맥의 함몰된 곳이 있으면 뜸을 뜨고 한열(寒熱)이 있는 자는 양릉천(陽陵泉)혈에서 취하여 다스리는 것입니다."

　(황제왈 육부의 병을 원문하노라. 기백답왈 면열자는 족양명이 병하고 어락이 혈자는 수양명이 병하고 양부의 상의 맥이 수하고 함한 자는 족양명이 병이니 차는 위맥이니라. 대장이 병든 자는 장중이 절통하고 탁탁히 명하고 동일에 한에 중감하면 즉설하고 당제하여 통하여 구립이 불능하고 여위로 동후하니 거허상렴에서 취함이니라. 위가 병든 자는 복이 진창하고 위완에서 당심하여 통하며 상으로 양협을 지하며 격인이 불통하고 음식이 불하하니 삼리에서 취함이니라. 소장이 병든 자는 소복이 통하고 요척이 고를 공하여 통하고 시군의 후에 이전에 당하여 열하거나 약히 한심하거나 약히 홀로 견상에 열심하고 수소지와 차지의 간이 열에 급하거나 약히 맥함자는 차는 그 후이니 수태양의 병이니 거허하렴에서 취함이니라. 삼초가 병든 자는 복창하고 기만하며 소복이 우견하여 소변을 부득하고 군급하여 일즉 위수하고 유하면 곧 위창이니 후는 족태양의 외인 대락에 재하니 대락은 태양과 소양의 간에 재하니 적이 맥에 현하면 위양에서 취함이니라. 방광이 병든 자는 소복이 편종하여 통하고 이수로 안하면 곧 소변코자하나 부득하고 견상이 열하여 약히 맥함하며 족소지의 외렴과 경과후에 급하여 개열이니 약히 맥함이면 위중에서 취함이니라. 담이 병든 자는 태식

을 선하며 구고하고 숙즙을 구하며 심하가 담담하여 인이 장차 포할까 공하고 익중이 개개연하여 삭타하니 족소양의 본말에 재하여 또한 그 맥의 함하자를 시하여 구하고 그 한열자는 양릉천에서 취함이니라.)

黃帝曰 願聞六府之病 岐伯答曰 面熱者 足陽明病[1] 魚絡血者[2] 手陽明病 兩跗之上脈竪陷者[3] 足陽明病 此胃脈也 大腸病者 腸中切痛而鳴濯濯[4] 冬日重感於寒卽泄 當臍而痛[5] 不能久立 與胃同候[6] 取巨虛上廉 胃病者 腹䐜脹[7] 胃脘當心而痛 上支兩脇[8] 膈咽不通 飮食不下 取之三里也 小腸病者 小腹痛 腰脊控睾[9]而痛 時窘之後[10] 當耳前熱[11] 若寒甚 若獨肩上熱甚 及手小指次指之間熱 若脈陷者 此其候也 手太陽病也 取之巨虛下廉 三焦病者 腹脹氣滿 小腹尤堅 不得小便 窘急 溢則爲水 留卽爲脹 候在足太陽之外大絡 大絡在太陽少陽之間 赤[12]見於脈 取委陽 膀胱病者 小腹偏腫[13]而痛 以手按之 卽欲小便而不得 肩上熱 若脈陷[14] 及足小指外廉及脛踝後皆熱 若脈陷 取委中 膽病者 善太息 口苦 嘔宿汁 心下澹澹[15] 恐人將捕之 嗌中吤吤然[16] 數唾 在足少陽之本末[17] 亦視其脈之陷下者 灸之[18] 其寒熱者 取陽陵泉

1) 面熱者足陽明病(면열자족양명병) : 얼굴에 열이 나는 자는 족양명경에 병이 발생한 것이다. 곧 양명경(陽明經)은 얼굴을 순행하므로 얼굴에 열이 나는 것은 양명경이 병든 것이라는 뜻.
2) 魚絡血者(어락혈자) : 어제혈(魚際穴) 부위의 혈맥이 담담하게 막혀 어혈 반점이 생긴 것. 수양명경이 병난 것이다. 수양명경은 수어제(手魚際)의 표(表)를 행한다고 했다.
3) 竪陷者(수함자) : 수는 솟아오른 것이고 함은 함몰된 것이다. 솟아오른 것은 견고하면서 실(實)하고 함몰된 것은 약하면서 허하다.
4) 切痛而鳴濯濯(절통이명탁탁) : 매우 아프면서 쪼르륵쪼르륵하는 소리가 나다. 곧 배가 아프고 장이 울다의 뜻.
5) 當臍而痛(당제이통) : 배꼽 부위에 해당하는 부위가 아프다. 대장(大腸)이 배꼽 부위에 위치하고 있으므로 배꼽 부위가 아픈 것이다.
6) 與胃同候(여위동후) : 위와 함께 증후를 함께 한다. 곧 대장(大腸)과 위(胃)

가 밀접한 관계가 있다는 뜻이다. 대장의 기와 위기(胃氣)는 상거허혈(上巨虛穴)과 모두 합하므로 대장의 병은 위경인 상거허혈을 취하여 다스린다.

7) 腹䐜脹(복진창) : 배가 부어 오르다. 진은 기(起)의 뜻이다. 곧 배가 창만하여 팽창하다의 뜻.

8) 胃脘當心而痛上支兩脇(위완당심이통상지양협) : 위완이 심에 해당하는 부위가 아프고 위로 양쪽 옆구리 갈비 부위에 무엇이 버티고 있는 것 같다. 일설에는 위완에서 심(心)에 이르기까지라고도 했다. 지(支)는 버티다.

9) 控睾(공고) : 고환을 당기다.

10) 時窘之後(시군지후) : 때때로 고통스럽고 뒤에의 뜻. 일설에는 때때로 군색하고 급하여 대변을 보려고 한다로도 보고 있다.

11) 當耳前熱(당이전열) : 당은 연문(衍文)이라 했다. 귀 앞이 열이 나다. 곧 수태양소장경은 눈 밑으로 올라가 목예제(目銳眥)에 이르렀다가 되돌아와 귀 안으로 들어가므로, 장(腸)에 병이 있으면 귀 앞에 열이 나는 증상이 있다고 했다.

12) 赤(적) : 역(亦)자의 오자이다.

13) 小腹偏腫(소복편종) : 아랫배가 편중되게 부어 있다. 곧 대복(大腹 : 윗배)은 붓지 않았다는 뜻.

14) 若脈陷(약맥함) : 연문(衍文)이라 했다.

15) 澹澹(담담) : 물이 출렁거리는 모양. 곧 물이 출렁거리듯이 마음이 뛰는 것.

16) 嗌中吤吤然(익중개개연) : 목구멍 속에 무엇이 막은 듯하여 토하여도 편안하지 않다는 뜻이다.

17) 足少陽之本末(족소양지본말) : 족소양경의 맥이 시작되고 그치는 곳까지를 뜻한다. 태소(太素)에는 '족소양의 근본은 규음(竅陰)의 사이에 있고 표(標 : 末)는 창롱(窓籠)에 있으니 이것이 곧 본말이다.'라고 했다.

18) 陷下者灸之(함하자구지) : 함몰되어 내려앉은 곳에 뜸을 뜨다. 함하란 양기가 아래로 음혈(陰血) 속으로 함몰되어 들어간 것이니 이는 음이 도리어 그 위에 있어서 그 양을 덮은 것이다. 맥과 증상이 모두 한(寒)이 밖에 있는 것으로 나타나게 되면 뜸을 뜬다고 했다.

14. 육부의 병에는 기혈에 침을 적중시켜야 한다

황제가 말했다.

"침을 놓는 데에 도(道)가 있습니까?"

기백이 대답했다.

"이러한 병에 침을 놓을 때에는 반드시 경맥의 기가 서로 통하여 흐르는 기혈(氣穴 : 腧穴)에 침을 적중시켜야 하고 육절(肉節)에는 적중시키지 않아야 합니다.

기혈에 침을 적중시키면 침이 공혈(孔穴 : 巷, 기혈이 흘러서 내왕하고 집합하는 곳)에서 헤엄쳐 노는 느낌을 받을 수 있고 육절(肉節)에 침을 적중시키면 곧바로 피부에 통증을 느끼게 됩니다.

보법(補法)과 사법(瀉法)을 반대로 쓰게 되면 병이 더욱 위중해지는 것입니다.

근육에 침을 적중시키게 되면 근육이 이완되고 사기(邪氣)는 나가지 않으며 그 사기가 진기(眞氣)와 서로 다투어 문란해져서 떠나가지 않고 도리어 돌아와서 안에 붙게 되는 것입니다.

침을 사용할 때 잘 살피지 않으면 순(順)하게 할 것을 역(逆)으로 여기게 되는 것입니다."

(황제왈 자에 유도호아? 기백답왈 차를 자함에 필히 기혈에 중하고 육절에 중함이 없어야 하나니 기혈에 중즉 침이 항에 유하고 육절에 중하면 곧 피부가 통하니 보사를 반즉 병이 익독하니라. 근에 중즉 근완하고 사기가 불출하여 그 진이 상박하여 난하고 불거며 반환하여 내착하나니 용침에 불심이면 이순으로 위역이니라.)

黃帝曰 刺之有道乎 岐伯答曰 刺此者 必中氣穴[1] 無中肉節[2] 中氣穴則鍼游於巷[3] 中肉節卽皮膚痛 補寫反則病益篤[4] 中筋則筋緩 邪氣不出 與其眞相搏 亂而不去 反還內著 用鍼不審 以順爲逆也

1) 氣穴(기혈) : 수혈(腧穴)이다. 수혈(腧穴)과 경기(經氣)가 서로 통하므로

기혈(氣穴)이라고 함. 기혈은 부(腑)의 기가 주입되는 경혈(經穴)이다.
2) 中肉節(중육절) : 육절에 침이 적중하다. 육(肉)에 마디의 경계가 있는 것을 뜻한다. 육(肉)은 분육(分肉)의 사이에 침을 놓아서는 안 되고 절(節)은 골혈(骨穴)의 안에 침을 놓아서는 안 된다고 했다.
3) 鍼游於巷(침유어항) : 침이 기혈이 흘러 왕래하고 모여드는 항(巷)에서 헤엄쳐 놀다의 뜻. 침을 기혈에 제대로 적중시키면 그 느낌이 경맥이 순행하는 경로의 선을 따라서 나타나는 것을 뜻한다. 항은 기혈이 흘러 왕래하고 모여드는 곳이다.
4) 篤(독) : 병이 더 위독함을 뜻한다.

제2권 황제내경영추
(黃帝內經靈樞卷二)

제5편 근결(根結篇第五) / 120
제6편 수요강유(壽夭剛柔篇第六) / 136
제7편 관침(官鍼篇第七) / 149
제8편 본신(本神篇第八) / 164
제9편 종시(終始篇第九) / 175

제5편 근결(根結篇第五)

근결(根結)이란 뿌리가 맺혀 있는 것을 뜻한다. 근은 근본이며 밑둥근으로 혈근(血根)을 뜻하고, 결은 매듭지어진 곳으로 혈(穴)을 말하며 말(末)의 뜻도 된다 하겠다.

이 편은 삼음삼양(三陰三陽)에 있는 각 경(經)의 근결(根結) 부위나 혈명(穴名)과 그에 따른 수족삼양경(手足三陽經)의 근(根)·유(流)·주(注)·입(入)하는 수혈(腧穴)에 대해 설명하고, 음경(陰經)과 양경(陽經)의 개(開) 합(闔) 추(樞)의 작용과 그에 따른 각각의 병증(病證)과 치료에 대해 설명했다. 또 맥박의 수와 멈추는 맥을 드러내는 수에서 장기의 성쇠와 죽는 시기를 예측하는 방법과, 사람의 생활환경에 따른 체질과, 형체에 따라 침을 놓을 때 반드시 삼가야 할 것들을 설명했다.

1. 음(陰)과 양(陽)의 이치를 알아야 한다

기백이 말했다.

"하늘과 땅의 기가 서로 감응하여 춥고 따뜻한 것이 서로 베풀어지는데 음(陰)과 양(陽)의 도(道)에서 어느 것이 적고 어느 것이 많다고 할 수 있겠습니까?

음(陰)의 도는 짝수〔偶數〕이고 양(陽)의 도는 홀수〔奇數〕입니다.

봄과 여름에 발하는 질병은 음기가 적고 양기가 많아서 음과 양이 조화되지 않았으니 어느 곳을 보(補)해 주고 어느 곳을 사(瀉)

해 주어야 하겠습니까?

가을과 겨울에 발하는 질병은 양기가 적고 음기가 많아서 음기는 성(盛)하고 양기는 쇠약해지므로, 풀이나 나무의 줄기나 잎새는 마르고 습기나 물은 아래 뿌리로 돌아가서 음과 양이 서로 분리되는데 이 때는 어느 곳을 사(瀉)해 주고 어느 곳을 보(補)해 주어야 하겠습니까?

기이한 사기(邪氣)가 다른 경(經)으로 옮겨지는 일은 가히 다 헤아리지 못하며 경맥(經脈)의 뿌리와 맺힌 곳을 알지 못하면 오장(五臟)과 육부(六腑)에서 관(關 : 빗장·열쇠)이 끊어지고 추(樞 : 문의 지도리)가 무너져 마음대로 열고 닫게 되어 정기가 빠져 나가니, 음과 양이 균형을 크게 잃게 되면 다시 취할 수가 없는 것입니다.

아홉 가지 침(鍼)의 현묘함은 중요한 것이 끝과 시작을 아는 데 있으므로 능히 끝과 시작을 안다면 한 마디로써 마칠 수 있지만 끝과 시작을 알지 못하면 침의 도(道)는 다 끊어지는 것입니다."

(기백왈 천지는 상감하고 한난이 상이하여 음양의 도는 숙소하고 숙다니이까? 음도는 우이고 양도는 기이니 춘하에 발하면 음기는 소하고 양기는 다하여 음양이 부조하니 하보하고 하사리오? 추동에 발하면 양기는 소하고 음기는 다하여 음기는 성하고 양기는 쇠하는 고로 경엽이 고고하고 습우가 하귀하여 음양이 상이하니 하사하고 하보리오? 기사가 이경함은 수를 승함이 불가하고 근결을 부지하면 오장과 육부가 절관하고 패추하여 개합하여 주하여 음양이 대실하면 부취가 불가니라. 구침의 현은 요가 종시에 재한 고로 종시를 능지하면 일언으로 필하고 종시를 부지하면 침도는 함절이니라.)

岐伯曰 天地相感[1] 寒暖相移 陰陽之道 孰少孰多 陰道偶而陽道奇[2] 發於春夏[3] 陰氣而氣多 陰陽不調 何補何寫 發於秋冬 陽氣而氣多 陰氣盛而陽氣衰 故莖葉枯槁 濕雨下歸[4] 陰陽相移 何寫何補 奇邪離經[5] 不可勝數 不知根結[6] 五藏六府 折關敗樞[7] 開闔而走 陰陽大失 不可復取 九鍼之玄 要在終始[8] 故能知終始 一言而畢[9] 不

知終始 鍼道咸絶
1) 相感(상감) : 서로 느껴서 통하다.
2) 陰道偶而陽道奇(음도우이양도기) : 음의 도는 우(짝수)이고 양의 도는 기(홀수)이다. 짝수는 2, 4, 6, 8, 10이고 홀수는 1, 3, 5, 7, 9이다.
3) 發於春夏(발어춘하) : 봄과 여름에 질병이 발생하다.
4) 濕雨下歸(습우하귀) : 습기와 물이 아래로 내려가다. 곧 뿌리로 모여 땅 속에서 자양(滋養)하는 것을 뜻한다.
5) 奇邪離經(기사이경) : 기사는 기이한 사기. 곧 부정한 사기(邪氣)이다. 이경은 경(經)을 떠나다. 곧 다른 곳으로 옮기다.
6) 根結(근결) : 뿌리와 맺힌 것. 곧 시작과 끝.
7) 折關敗樞(절관패추) : 열쇠의 빗장을 부수고 문의 지도리를 없애다. 곧 마음대로 드나들 수가 있다는 뜻.
8) 終始(종시) : 근결(根結)과 같은 뜻이다.
9) 一言而畢(일언이필) : 한 마디로 다할 수 있다.

2. 경맥(經脈)의 시작과 끝

족태양경(足太陽經)은 지음혈(至陰穴)에 뿌리하여 명문(命門)에서 맺혔는데 명문이란 눈(目)입니다.

족양명경(足陽明經)은 여태혈(厲兌穴)에 뿌리하여 상대(顙大)에서 맺혔는데 상대란 겸이(鉗耳)입니다.

족소양경(足少陽經)은 규음혈(竅陰穴)에 뿌리하여 창롱(窓籠)에서 맺혔는데 창롱이란 이중(耳中)입니다.

태양경(太陽經)은 열어 주는 일을 하고 양명경은 닫아 주는 일을 하고 소양경은 문의 지도리 역할을 합니다.

열어 주는 기능이 손상되면 육절(肉節 : 살과 살이 접속되는 마디)이 지켜지지 않아 갑작스런 질병이 발생합니다. 갑작스런 질병은 족태양방광경의 혈에서 취하여 치료하는데 경의 유여(有餘)하고 부족한 기를 살펴서 행해야 합니다.

독(瀆)이란 피육(皮肉 : 피부와 살)이 줄어들고 살이 빠져서 약해진 것입니다.
　닫아 주는 기능이 손상되면 정기가 그쳐 휴식할 곳이 없게 되어서 위질(痿疾)이 발생합니다. 위질은 족양명위경의 혈을 취하여 치료하는데 취할 때에는 기의 유여(有餘)와 부족을 관찰하여 행해야 합니다. '그쳐 휴식할 곳이 없다.'라고 한 것은 진기(眞氣 : 正氣)가 이르러 머물러서 사기(邪氣)가 거처한다는 것입니다.
　지도리〔樞〕의 기능이 손상되면 곧바로 골요(骨繇 : 뼈가 흔들리다)가 발생하여 땅에서 걷는 행동이 불안하게 됩니다. 골요가 발생했을 때는 족소양경의 혈에서 취하여 치료하는데 이 때 기의 유여와 부족을 살펴서 행해야 합니다.
　골요(骨繇)란 마디가 늘어져 거두어들이지 못하는 것입니다. 이른바 '골요'라는 것은 뼈가 흔들거리는 모습에서 연유한 것입니다. 마땅히 그 근본을 다하여 치료해야 하는 것입니다.
　족태음경은 은백혈(隱白穴)에 뿌리하여 태창(太倉)에서 맺혔습니다.
　족소음경(足少陰經)은 용천혈(涌泉穴)에 뿌리하여 염천(廉泉)에서 맺혔습니다.
　족궐음경은 대돈혈(大敦穴)에 뿌리하여 옥영(玉英)에서 맺히고 전중혈(膻中穴)로 이어졌습니다.
　태음경은 열어 주는 일을 하고 궐음경은 닫아 주는 일을 하고 소음경은 문의 지도리 역할을 하는 것입니다.
　열어 주는 기능이 손상되면 창고에서 보내는 일이 없게 되어 막혀서 통설(洞泄)하게 됩니다. 막혀서 통설이 되면 족태음경의 혈을 취하여 치료하는데 족태음경의 기가 유여한가 부족한가를 살펴야 합니다. 열어 주는 기능이 손상된 자는 기가 부족해서 병이 발생한 것입니다.
　닫아 주는 기능이 손상되면 늘어져서 잘 슬퍼합니다. 잘 슬퍼하면 족궐음경에서 혈을 취하여 치료하는데 기가 유여한가 부족한가를 살펴서 행해야 합니다.
　지도리의 기능이 손상되면 맥이 맺히는 것이 있어 불통하게 됩니다. 맥이 통하지 않는 자는 족소음경에서 혈을 취하여 치료하는데 기가 유여한가 부족한가를 살펴서 행해야 합니다.

맺혀 있는 것이 있는 곳은 모두 취하여 치료해야 하는 것입니다.

(태양은 지음에 근하여 명문에 결한데 명문자는 목이며 양명은 여태에 근하여 상대에 결한데 상대자는 겸이이며 소양은 규음에 근하여 창롱에 결한데 창롱자는 이중이니 태양은 위개하고 양명은 위합하고 소양은 위추니 고로 개절즉 육절이 독하여 폭병이 기하니 고로 폭병자는 태양에서 취하되 유여와 부족을 시하고 독자는 피육이 완초하여 약이며 합절즉 기가 지식할 바가 없어 위질이 기하니 고로 위질자는 양명에서 취하되 유여와 부족을 시하고 무소지식자는 진기가 계류하여 사기가 거함이며 추절하면 곧 골요하여 지에 불안이니 고로 골요자는 소양에서 취하되 유여와 부족을 시하며 골요자는 절완하여 불수니 소위 골요자는 요고니 당히 그 본을 궁함이니라. 태음은 은백에 근하여 태창에 결하고 소음은 용천에 근하여 염천에 결하고 궐음은 대돈에 근하여 옥영에 결하여 전중에 낙함이니 태음은 위개요 궐음은 위합이요 소음은 위추니 고로 개절즉 창름이 무소수하여 격통이니 격통자는 태음에서 취하되 유여와 부족을 시하니 고로 개절자는 기부족하여 생병이니라. 합절하면 곧 기이하여 희비하니 비자는 궐음에서 취하되 유여와 부족을 시하고 추절즉 맥이 유소결하여 불통이니 불통자는 소음에서 취하되 유여와 부족을 시하여 유결자는 다 취함이니라.)

太陽根於至陰 結於命門[1] 命門者 目也 陽明根於厲兌 結於顙大 顙大者 鉗耳也[2] 少陽根於竅陰 結於窓籠[3] 窓籠者 耳中也 太陽爲開 陽明爲闔 少陽爲樞 故開折則肉節瀆而暴病起矣[4] 故暴病者 取之太陽 視有餘不足 瀆者 皮肉宛膲[5]而弱也 闔折則氣無所止息而痿疾起矣 故痿疾者 取之陽明 視有餘不足 無所止息者 眞氣稽留[6] 邪氣居之也 樞折卽骨繇[7]而不安於地 故骨繇者 取之少陽 視有餘不足 骨繇者 節緩而不收也 所謂骨繇者 搖故也 當窮[8]其本也 太陰根於隱白 結於太倉[9] 少陰根於湧泉 結於廉泉[10] 厥陰根於大敦 結於玉英[11] 絡於膻中 太陰爲開 厥陰爲闔 少陰爲樞 故開折則倉廩無所輸膈洞[12] 膈洞者 取之太陰 視有餘不足 故開折者 氣不足而生病也

闔折卽氣弛而喜悲 悲者 取之厥陰 視有餘不足 樞折則脈有所結[13]
而不通 不通者 取之少陰 視有餘不足 有結者 皆取之
1) 命門(명문) : 정명혈(睛明穴)을 가리키며 사람의 눈[目]이라 했다.
2) 頷大者鉗耳也(상대자겸이야) : 상대는 두유혈(頭維穴)이다. 겸이는 '귀에 칼을 씌우다.'의 뜻으로, 곧 상대가 귀를 묶은 것과 같아서 겸이라고 했다.
3) 窓籠(창롱) : 청궁혈(聽宮穴)이다. 태소에는 '사람의 귀 앞을 창사(窓舍)로 여겨서 창롱이라고 했다.'라고 했다. 일명 창롱(窗籠)이라고도 한다.
4) 肉節瀆而暴病起矣(육절독이폭병기의) : 육절이 독(瀆)하여 갑작스럽게 질병이 발생한다. 육절은 기육조직의 간극에 해당한다. 독은 어지럽혀지다. 또는 안에서 섞이다의 뜻.
5) 宛膲(완초) : 피부나 기육의 살이 빠지고 여위어 연약해지다의 뜻.
6) 稽留(계류) : 이르러 머물다.
7) 骨繇(골요) : 뼈의 힘줄이 느슨해져서 당겨지지 않아 뼈가 흔들리는 것.
8) 窮(궁) : 핵(覈)의 오자라고 했다. 궁구하다의 뜻이 있다.
9) 太倉(태창) : 중완혈(中脘穴)이다.
10) 廉泉(염천) : 임맥(任脈)의 경혈이라고 했는데 잘못이라고 했다. 일설에는 설본(舌本)의 좌우혈이라고도 했다.
11) 玉英(옥영) : 옥당혈(玉堂穴)이다.
12) 倉廩無所輸膈洞(창름무소수격통) : 창고에서 보내 주는 것이 없게 되어 막혀서 통설한다. 이는 태소에 '태음은 수곡을 주관하여 몸의 기육을 기르는데 태음맥기의 관문을 여는 기능이 손상되면 수곡(水穀)을 보내 줄 수 없기 때문에 창고에서 보낼 수가 없다. 수곡이 전수되지 못하면 격기(膈氣)가 허약해지고 통설이 멈추지 않는다.'라고 했다. 격은 막히다. 통은 음식이 소화되지 않고 먹는 즉시 쏟는 것.
13) 結(결) : 소음락(小陰絡)에서 맺혀 있는 맥을 말한다.

3. 삼양경(三陽經)의 맥기의 흐름

족태양경의 맥기(脈氣)는 지음혈(至陰穴)에 뿌리하여 경골혈(京骨穴)로 흘러서 곤륜혈(崑崙穴)로 주입되어 천주혈(天柱

穴)과 비양혈(飛揚穴)로 들어갑니다.

　족소양경의 맥기는 규음혈(竅陰穴)에 뿌리하여 구허혈(丘墟穴)로 흘러서 양보혈(陽輔穴)로 주입되어 천용혈(天容穴)과 광명혈(光明穴)로 들어갑니다.

　족양명경의 맥기는 여태혈(厲兌穴)에 뿌리하여 충양혈(衝陽穴)로 흘러서 하릉혈(下陵穴)로 주입되어 인영혈(人迎穴)과 풍륭혈(豊隆穴)로 들어갑니다.

　수태양경의 맥기는 소택혈(少澤穴)에 뿌리하여 양곡혈(陽谷穴)로 흘러서 소해혈(小海穴)로 주입되어 천창혈(天窓穴)과 지정혈(支正穴)로 들어갑니다.

　수소양경의 맥기는 관충혈(關衝穴)에 뿌리하여 양지혈(陽池穴)로 흘러서 지구혈(支溝穴)로 주입되어 천유혈(天牖穴)과 외관혈(外關穴)로 들어갑니다.

　수양명경의 맥기는 상양혈(商陽穴)에 뿌리하여 합곡혈(合谷穴)로 흘러서 양계혈(陽谿穴)로 주입되어 부돌혈(扶突穴)과 편력혈(偏歷穴)로 들어갑니다.

　이상의 이른바 12경(十二經)에서 낙맥(絡脈)이 성(盛)하면 마땅히 다 취해야 하는 것입니다.

　맥기는 하루 동안에 50회를 돌아서 오장(五臟)의 정기(精氣)를 운영하는데 이 숫자에 응하지 않는 것을 이름하여 '광생(狂生)'이라고 합니다.

　이른바 '50회를 돈다'는 것은 오장이 모두 정기를 받는다는 뜻이며 그 맥구(脈口)를 짚어 보면 맥이 이르는 수를 셀 수 있는 것입니다.

　맥이 50회 뛰는 동안 한 번도 쉬지 않는 자는 오장이 모두 기(氣)를 받는 것이고, 40회 뛰는 동안 한 번 쉬는 자는 한 개의 장(臟)이 기를 받지 못하는 것이고, 30회 뛰는 동안 한 번 쉬는 자는 두 개의 장이 기를 받지 못하는 것이고, 20회 뛰는 동안 한 번 쉬는 자는 세 개의 장이 기를 받지 못하는 것이고, 10회 뛰는 동안 한 번 쉬는 자는 네 개의 장이 기를 받지 못하는 것이고, 10회 미만에 한 번 쉬는 자는 다섯 개의 장이 기를 받지 못하는 것입니다.
 이러한 것으로 단기(短期 : 죽는 시기)를 예측할 수 있는데 중요한 것은 경맥의 끝과 시작을 파악하는 데 있습니다.
 이른바 '50회 뛰는 동안 한 번도 쉬지 않는 자'란 정상적인 것으로, 이로써 오장의 기가 부족한가 아닌가를 알 수 있는 것입니다.
 '죽는 시기를 예측할 수 있다.' 라고 한 것은 잠깐은 자주하다가 잠깐은 성긴 상태를 말하는 것입니다.

 (족태양은 지음에 근하여 경골에 유하여 곤륜에 주하여 천주와 비양으로 입하며 족소양은 규음에 근하여 구허에 유하여 양보에 주하여 천용과 광명으로 입하며 족양명은 여태에 근하여 충양에 유하여 하릉에 주하여 인영과 풍륭으로 입하며 수태양은 소택에 근하여 양곡에 유하여 소해에 주하여 천창과 지정으로 입하며 수소양은 관충에 근하여 양지에 유하여 지구에 주하여 천유와 외관으로 입하며 수양명은 상양에 근하여 합곡에 유하여 양계에 주하여 부돌과 편력으로 입하니 차의 소위 십이경자니 성락을 다 당히 취함이니라. 일일 일야에 오십영하여 써 오장의 정을 영하니 수에 불응자는 명왈 광생이니라. 소위 오십영자는 오장이 다 수기니 그 맥구를 지하여 그 지함을 수함이니라. 오십동하되 불일대자는 오장이 다 수기하고 사십동하되 일대자는 일장이 무기며 삼십동하되 일대자는 이장이 무기하고 이십동하되 일대자는 삼장이 무기며 십동하되 일대자는 사장이 무기하고 십동이 불만하되 일대자는 오장이 무기니라. 단기를 여함에 요가 종시에 재함이니 소위 오십동하되 불일대자는 상으로 삼아 오장의 기를 지하고 단기를 여할 자는 사삭하고 사소하니라.)

 足太陽根於至陰 溜於京骨 注於崑崙 入於天柱 飛揚也[1] 足少陽根於竅陰 溜於丘墟 注於陽輔 入於天容 光明也 足陽明根於厲兌 溜於衝陽 注於下陵[2] 入於人迎 豊隆也 手太陽根於少澤 溜於陽谷 注於小海 入於天窓 支正也 手少陽根於關衝 溜於陽池 注於支溝 入於天牖 外關也 手陽明根於商陽 溜於合谷 注於陽谿 入於扶突 偏歷也 此所謂十二經者[3] 盛絡皆當取之 一日一夜五十營 以營五藏之精 不應數者 名曰狂生[4] 所謂五十營者 五藏皆受氣 持其脈口 數其

至也$^{5)}$ 五十動而不一代者$^{6)}$ 五藏皆受氣 四十動一代者 一藏無氣$^{7)}$ 三十動一代者 二藏無氣 二十動一代者 三藏無氣 十動一代者 四藏無氣 不滿十動一代者 五藏無氣 予之短期$^{8)}$ 要在終始$^{9)}$ 所謂五十動而不一代者 以爲常也 以知五藏之期 予之短期者 乍數乍疏$^{10)}$也

1) 足太陽根於至陰~飛揚也(족태양근어지음~비양야) : 족태양의 지음(至陰)은 정혈(井穴)이고 경골(京骨)은 원혈(原穴)이며 곤륜은 경혈(經穴)이고 천주(天柱)는 머리에 있고 비양은 발에 있으며 본경(本經)에서 응당히 취해야 할 것들이다. 이하 경도 같다. 태소(太素)에 '수혈(腧穴) 중에서 육양(六陽)의 맥을 말하면 정영수원경합(井滎輸原經合)혈로 흘러가며 오행(五行)의 순서에 따라 신(身)에 이르는 것을 그 흐름의 극(極)으로 삼았다. 이 수족육양맥(手足六陽脈)은 근(根)에서부터 입(入)에 이르기까지 유주(流注)하여 상행(上行)하는데 본수(本輸)와 명당(明堂)의 유주(流注)와는 상이(相異)점이 있다. 이 곳의 근(根)은 모두 본수와 명당의 출(出)에 해당하고 이 곳의 유(流)는 모두 본수와 명당의 과(過)에 해당한다. 오직 수태양(手太陽)의 유(流)만 완골(完骨)이 지나는 곳에 있지 않은데 본수와 명당의 경에서 양곡(陽谷)의 행(行)으로 옮겨야 하며 이 경만 다를 뿐이다. 또 이 곳의 주(注)는 본수와 명당의 행(行)에 해당하는데 오직 족양명경만은 해계(解谿)의 행에 해당하지 않아 본수와 명당의 합혈인 하릉혈(下陵穴)로 옮겨야 하는데 이 경만 다를 뿐이라고 했다. 또 이 곳의 입(入)은 본수와 명당에서 말하는 것과 다른데 육양맥(六陽脈)은 수족(手足)의 손가락 끝을 근(根)으로 삼아 위로 이어져 그 분지(分支)까지 행하여 대락(大絡)을 주행하는 것을 입(入)이라 한다. 입(入)에는 두 곳이 있다. 하나는 대락에 들어가는 것이고 또 하나는 통로에서 위로 행하여 머리에 이르러 여러 천주(天柱)에 들어가는 것인데 오직 수족(手足)의 양명(陽明)은 목에서 인영(人迎)과 부돌(扶突) 앞에 이른다. 유주(流注)에서는 맥기가 나오는 것을 정(井)이라 하는데 이 곳에서 근(根)이라 한 것은 정혈(井穴)로 물이 나오는 곳이기 때문에 근(根)이 곧 정혈(井穴)이다. 천주(天柱)는 목덜미에서 대근(大筋) 바깥쪽의 오목한 곳에 있는데 이 곳이 족태양(足太陽)의 정경(正經)이다. 비양(飛揚)은 바깥 복사뼈에서 위로 일곱 치 되는 곳에 있고 족태양의 대락(大絡)이다.' 라고 했다.

2) 下陵(하릉) : 삼리혈(三里穴)을 뜻한다고 했으며 곧 족삼리(足三里)라고 했다. 일설에는 해계(解谿)혈로 보기도 한다.
3) 十二經者(십이경자) : 수삼양경(手三陽經)의 좌우(左右)와 족삼양경(足三陽經)의 좌우를 합하여 말한 것이다. 아래 수족육양경(手足六陽經)의 근(根)·유(溜)·주(注)·입(入)의 수혈표 참조.

經脈 명칭	根	溜	注	入
足太陽經	至陰(井穴)	京骨(原穴)	崑崙(經穴)	天柱 飛揚(絡穴)
足少陽經	竅陰(井穴)	丘墟(原穴)	陽輔(經穴)	天容 光明(絡穴)
足陽明經	厲兌(井穴)	衝陽(原穴)	三里(合穴)	人迎 豊隆(絡穴)
手太陽經	少澤(井穴)	陽谷(原穴)	小海(合穴)	天窓 支正(絡穴)
手少陽經	關衝(井穴)	陽池(原穴)	支溝(經穴)	天牖 外關(絡穴)
手陽明經	商陽(井穴)	合谷(原穴)	陽谿(經穴)	扶突 偏歷(絡穴)

4) 一日一夜五十營~名曰狂生(일일일야오십영~명왈광생) : 하루 낮과 하루 밤에 한 바퀴를 도는 것이 50회이며 이로써 오장의 정기를 다스리는데 이 횟수에 응하지 않는 사람을 이름하여 광생(狂生)이라고 한다. 영(營)은 신체의 혈액이 한 번 주행(周行)하는 것을 뜻한다. 불응수(不應數)는 수에 응하지 않는다. 곧 인체의 경맥이 온몸을 운행하는데 하루 동안 50회를 돌아서 오장의 정기를 영양한다. 인체의 전신에는 상하와 좌우와 전후에 모두 28맥이 있는데 총 길이가 16장(丈) 2척(二尺)이다. 사람의 종기(宗氣)는 가슴 속에 쌓여 있으면서 호흡을 주관하고 경수(經隧)를 운행하는데 한 번 숨을 내쉴 때 맥기는 3치를 운행하고 한 번 숨을 들이마실 때 맥기는 3치를 운행하니 호흡이 고르면 맥기가 6치를 운행한다. 한 번 호흡하는데 6치를 운행하는 것으로 미루어 보면 하루 낮과 하루 밤에 무릇 13,500번을 호흡하고 전체의 몸을 50회 회전하는 맥기는 810장(丈)을 운행한다. 그 가운데 태과와 불급이 있어서 이 숫자와 상응하지 않는 것을 '광생(狂生)'이라 한다. 광은 망령되다와 같다. 이러한 현상이 발생하더라도 그 증상이 곧바로 나타나는 것을 뜻하는 것은 아니다. 회전이 50회가 되지 않으면 질병이 발생할 소지가 있으므로 광생(狂生)이라 했다.

5) 數其至也(수기지야) : 그 맥박이 이르는 것을 세다. 곧 촌구(寸口)의 맥을 짚어서 맥박 수를 세는 것.
6) 五十動而不一代者(오십동이불일대자) : 50회를 뛰고 한 번도 쉬지 않다. 대는 바뀌거나 끊어졌다가 다시 이어지는 것을 뜻한다. 50회에서, 신장이 첫 번째이고 간장이 두 번째이고 비장이 세 번째이고 심장이 네 번째이고 폐장이 마지막 다섯 번째로 오장이 각각 열 번씩 박동하여 각각의 열 번째이 끝나 50회를 뛰고 나면 다시 첫 번째인 신장으로 돌아간다. 이렇게 되면 오장이 각각의 기를 받은 것이다.
7) 一藏無氣(일장무기) : 신장(腎臟)에 기가 없는 것을 뜻한다. '사람이 숨을 들이마시면 음(陰)을 따라서 들어오고 숨을 내쉬면 양(陽)을 따라서 나가는데 숨을 들이마셔서 신(腎)에 이르지 못하고 간(肝)에 이르러 되돌아가는 것이다. 일장(一臟)에 기가 없다는 것은 신기가 먼저 소진된 것을 알 수 있다. …이 곳에 일장무기라는 것은 신(腎)에서 시작되는 것을 상고해 본다. 이른바 이장(二臟), 삼장, 사장, 오장이란… 바로 신(腎)에서 간(肝)으로 간에서 비(脾)로 비에서 심(心)으로 심에서 폐(肺)로 파급되는 것이다. 그러므로 무릇 병이 위중할 때에는 필히 숨이 차서 천식할 때와 같으며 단지 가슴 속 몇 치에서 호흡한다. 이는 대개 그 진음(眞陰)이 아래에서 끊어지고 고양(孤陽)이 위로 떠오른 것인데 기절(氣絶)이 극에 이른 것이다.'라고 했다.
8) 予之短期(여지단기) : 단기는 사기(死氣)이다. 여는 여(與)와 같다. 곧 사망할 시기를 예측할 수 있다는 말.
9) 終始(종시) : 경맥(經脈)을 가리키다. 경맥의 시작과 끝.
10) 乍數乍疏(사삭사소) : 잠깐은 자주하고(빨라지고), 잠깐은 성기다(느리다)의 뜻.

4. 침을 놓을 때 신분의 차이는 없습니까?

황제가 말했다.

"오체(五體)의 역순(逆順)이란, 사람의 골절의 크고 작음과 기육(肌肉)의 단단하고 무른 정도와 피부의 두껍고 얇은 것과 피의 맑고 탁한 것과 기의 매끄럽고 껄끄러운 것과 맥상(脈象)의 길고 짧은 것과 혈(血)의 많고 적은 것과 경락(經絡)의 수에 대해 말한 것임을 나는 이미 알고 있는데 이는 일반적인 평민들의 경우에 대해 말한 것입니다.

지도자(指導者 : 군주)와 고관대작들로서 고량진미를 먹는 지도층들은 신체가 부드럽고 무르며 기육(肌肉)이 연약한데 혈기는 날래고 사나우며 매끄럽습니다. 그들에게 침을 놓을 때 서서히 하고 신속하게 하고 얕게 놓고 깊게 놓고 많이 놓고 조금 놓는 방법과 횟수를 일반 평민들과 똑같이 해도 되겠습니까?"

기백이 대답했다.

"고량진미와 콩이나 콩잎의 맛이 어떻게 같을 수 있겠습니까? 기가 매끄러우면 신속하게 침을 뽑고 기가 껄끄러우면 서서히 뽑으며 기가 매우 날래면 작은 침으로 얕게 찌르고 기가 껄끄러우면 큰 침으로 깊게 찌르는데, 깊게 찌르면 침을 머물러 있게 하고 얕게 찌르면 침을 신속하게 뽑아야 하는 것입니다.

이러한 것으로 관찰해 보면 일반인에게 침을 놓는 자는 깊이 찔러서 침을 머물러 있게 하고, 대인(大人 : 貴人)들에게 침을 놓는 자는 얕게 찌르되 서서히 뽑는데 이는 모두 날래고 사나우며 매끄럽고 예리하기 때문입니다."

(황제왈 오체에 역순이란 인의 골절의 대소와 육의 견취와 피의 후박과 혈의 청탁과 기의 활색과 맥의 장단과 혈의 다소와 경락의 수를 언함이니 여는 이지이니 차는 다 포의와 필부의 사이니 대저 왕공과 대인과 혈식의 군은 신체가 유취하고 기육이 연약하며 혈기는 표한하고 활리하여 그 자의 서질과 심천과 다소를 가히 득동이니까? 기백답왈 고량과 숙곽의 미를 어찌 가히 동이니까? 기활즉 출질하고 기색즉 출지하며 기한즉 침소로 입천하고 기색즉 침대로 입심인데 심즉 욕류하고 천즉 욕질이니 이차로 관이면 포의에 자하는 자는 심하여 유케 하고 대인에 자하는 자는 미하여 써 서함이니 차는 다 기의 표한과 활리에 인함이니라.)

黃帝曰 逆順五體[1]者 言人骨節之大小 肉之堅脆 皮之厚薄 血之

清濁 氣之滑濇 脈之長短 血之多少 經絡之數 余已知之矣 此皆布衣匹夫²⁾之士也 夫王公大人³⁾ 血食之君 身體柔脆 肌肉軟弱 血氣慓悍⁴⁾滑利 其刺之徐疾淺深多少 可得同之乎 岐伯答曰 膏梁菽藿⁵⁾之味 何可同也 氣滑卽出疾 氣濇則出遲 氣悍則鍼小而入淺 氣濇則鍼大而入深 深則欲留 淺則欲疾 以此觀之 刺布衣者 深以留之 刺大人者 微以徐之⁶⁾ 此皆因氣慓悍滑利也

1) 逆順五體(역순오체) : 역은 거역하는 것이요 순은 정상적인 것이다. 오체에 거역하고 정상적인 것이 있다는 뜻. 오체는 다섯 가지 유형의 사람이다. 곧 다섯 가지 유형의 사람의 정상적인 것과 이상적인 것(거역)을 가리킨 것이다.
2) 布衣匹夫(포의필부) : 일반 평민의 한 지아비. 일반 백성을 뜻한다.
3) 王公大人(왕공대인) : 왕(王)이나 공(公)이나 경대부(卿大夫)들. 편안하게 지내며 고량진미를 먹는 사람들. 지도층 사람들.
4) 慓悍(표한) : 날래고 사납다. 표한(漂凈)으로 된 본(本)도 있다고 했다.
5) 菽藿(숙곽) : 콩이나 콩잎. 곧 못사는 사람들의 먹을거리.
6) 微以徐之(미이서지) : 서는 질(疾)의 오자라고 했다. 곧 침을 얕게 찌르고 신속하게 뽑다.

5. 형체와 신기(神氣)의 역순(逆順)

황제가 말했다.

"사람의 형기(形氣)가 역(逆)하고 순(順)하면 어떻게 해야 합니까?"

기백이 말했다.

"형기(形氣)가 부족하고 병기(病氣)가 유여(有餘)한 것은 사기(邪氣)가 승(勝)한 것이니 급히 사(瀉)해 주어야 합니다.

형기가 유여하고 병기가 부족하면 급히 보(補)해 주어야 합니다. 형기가 부족하고 병기가 부족한 것은 음과 양의 기가 모두 부족한 것이므로 침을 놓으면 안 되는데 침을 놓게 되면 거듭 부족하게 됩니다. 거듭 부족하게 되면 음과 양이 모두 고갈되고 혈기가 모두 소진되고 오장(五臟)이 공허해지고 근(筋)과 골수(骨

髓)가 마르게 되어, 늙은이는 절명하게 되고 젊은이는 회복할 수 없게 됩니다.

형기가 유여하고 병기가 유여하면 이는 음과 양이 모두 유여함을 이르는 것이니 급히 그 사기를 사(瀉)하여 그 허실을 조절해야 합니다.

그러므로 '유여한 자는 사(瀉)해 주고 부족한 자는 보(補)해 주어야 한다.'라고 한 것은 이를 이른 것입니다.

그러므로 이르기를 '침을 놓는데 역순(逆順)을 알지 못하면 진기(眞氣)와 사기(邪氣)가 서로 침로한다.'라고 한 것입니다.

가득한데 보(補)해 주면 음과 양이 모두 넘치게 되고 장과 위가 가득 차고 간과 폐가 안으로 진창(䐜脹)하고 음과 양이 서로 어그러지게 됩니다.

허(虛)한데 사(瀉)해 주면 경맥(經脈)이 공허해지고 혈기가 고갈되며 장과 위가 두려워하고 치우쳐서 피부가 얇고 달라붙어 모발과 주리가 꺼칠하고 타 들어가 죽는 시기를 예측할 수 있는 것입니다.

그러므로 '침을 사용하는 요체는 음과 양을 조절할 줄 아는 데 있으며 음과 양을 조절하게 되면 정기가 이에 충만하고 형(形)과 기가 합치되어 신기(神氣)가 속에 감추어진다.'라고 했습니다.

그러므로 이르기를 '뛰어난 의사는 기를 평화롭게 하고 중간의 의사는 경맥을 다스리고 서투른 의사는 기를 끊어서 생명을 위태롭게 한다.'라고 했습니다.

그러므로 '서투른 의사는 신중하지 않으면 안 된다.'라고 한 것입니다.

반드시 그 오장이 변화되어서 발병한 것과 오맥(五脈)이 응하는 것과 경락(經絡)의 허와 실과 피부의 부드럽고 거친 것 등을 잘 살핀 후에 혈(穴)을 취해야 하는 것입니다."

(황제왈 형기의 역순을 내하오? 기백왈 형기는 부족하고 병기는 유여함은 시는 사승이니 급사하며 형기는 유여하고 병기는 부족하면 급히 보함이니라. 형

기가 부족하고 병기도 부족하면 차는 음양의 기가 함께 부족함이니 자함이 불가하고 자하면 곧 부족을 중케 하고 부족을 중케 하면 음양이 구갈하고 혈기가 개진하여 오장이 공허하고 근과 골수가 고하여 노자는 절멸하고 장자는 불복이니라. 형기가 유여하고 병기도 유여하면 차는 음양이 함께 유여함을 위함이니 그 사를 급사하여 그 허실을 조함이니 고로 왈 유여자는 사하고 부족자는 보하니 차를 위함이니라. 고로 왈 자함에 역순을 부지면 진사가 상박이라 하니 만한데 보하면 음양이 사일하고 장위가 충곽하며 간폐가 내진하고 음양이 상착이라. 허한데 사하면 경맥이 공허하고 혈기가 갈고하며 장위가 섭벽하며 피부가 박착하며 모주가 요초하여 사기를 여함이니라. 고로 왈 용침의 요는 지조에 재한데 음과 양을 조하면 정기가 내광하여 형과 기가 합하여 사신으로 내장이니라. 고로 왈 상공은 평기하고 중공은 난경하고 하공은 절기하여 위생이라 하니 고로 왈 하공은 불가불신이니라. 필히 그 오장의 변화의 병과 오맥의 응과 경락의 실허와 피부의 유추를 심한 후에 취함이니라.)

黃帝曰 形氣¹⁾之逆順奈何 岐伯曰 形氣不足 病氣有餘²⁾ 是邪勝也 急寫之 形氣有餘 病氣不足³⁾ 急補之 形氣不足 病氣不足 此陰陽氣俱不足也 不可刺之 刺之則重⁴⁾不足 重不足則陰陽俱竭 血氣皆盡 五藏空虛 筋骨髓枯 老者絶滅 壯者不復矣 形氣有餘 病氣有餘 此謂陰陽俱有餘也 急寫其邪 調其虛實 故曰 有餘者寫之 不足者補之 此之謂也 故曰 刺不知逆順⁵⁾ 眞邪相搏 滿而補之 則陰陽四溢⁶⁾ 腸胃充郭⁷⁾ 肝肺內膹 陰陽相錯 虛而寫之 則經脈空虛 血氣竭枯 腸胃僻辟⁸⁾ 皮膚薄著⁹⁾ 毛腠夭膲¹⁰⁾ 予之死期 故曰用鍼之要 在於知調 調陰與陽 精氣乃光 合形與氣 使神內藏 故曰上工平氣 中工亂經¹¹⁾ 下工¹²⁾絶氣危生 故曰下工不可不愼也 必審其五藏變化之病 五脈¹³⁾之應 經絡之實虛 皮膚之柔麤¹⁴⁾ 而後取之也

1) 形氣(형기) : 형은 피부와 근골과 혈맥을 뜻한다. 곧 형기는 신체 활동의 기를 뜻한다.
2) 病氣有餘(병기유여) : 인체에 질병이 들어 조수(潮水)처럼 발작할 때 병기(病氣)와 정신이 모두 늘어나는 것을 뜻한다. 병기는 음양과 혈기에 병이 생긴 것이다.

3) 形氣有餘病氣不足(형기유여병기부족) : 형태가 비록 웅장하더라도 병기(病氣)와 신기(神氣)가 부족한 것이다. 이는 밖으로 실한 듯하나 안으로는 허하여 정기가 쇠한 것이므로 급히 보해야 한다.
4) 重(중) : 거듭되다. 중복되다.
5) 逆順(역순) : 보해야 할 곳에 도리어 사하고 사해야 할 곳에 도리어 보하는 것.
6) 四溢(사일) : 사는 개(皆)의 오자이다. 모두가 넘치다의 뜻.
7) 充郭(충곽) : 가득 채우다. 곧 창만(脹滿)하다.
8) 儜辟(섭벽) : 섭은 두려워하고 겁내다. 벽은 사기(邪氣)가 치우쳐 부정(不正)하다. 또는 주름이 잡히다.
9) 薄著(박착) : 바싹 달라붙다.
10) 夭膲(요초) : 요는 짧아지다. 초는 타다의 뜻.
11) 中工亂經(중공난경) : 중간쯤 되는 의사는 경을 다스리다. 난은 다스리다의 뜻.
12) 下工(하공) : 서투른 의사.
13) 五脈(오맥) : 오장의 맥이다.
14) 皮膚之柔麤(피부지유추) : 태소(太素)에 '유추는 척부(尺部)의 피부가 유연한가 거친가를 살피는 것이다.' 라고 했다.

제6편 수요강유(壽夭剛柔篇第六)

수요(壽夭)는 장수(長壽)와 단명(短命)을 뜻한다.
강유(剛柔)는 굳센 것과 부드러운 것이며 또한 양(陽)과 음(陰)이기도 하다.
인간 수명의 장수와 단명을 음양의 강유로 분석한 것이다.
이 편에서는 사람 형체(形體)의 완급(緩急)과 원기(元氣)의 성쇠와 골격의 대소와 기육의 단단하고 무른 상태와 피부의 두껍고 얇음과 맥박 등의 차이에 따라 음양강유(陰陽剛柔)의 체질 유형을 분석하고 이에 따른 장수와 단명의 관계를 논했다.
또 질병이 있는 위치에 따른 병의 원인과 성질 등을 근거로 하여 그에 알맞게 침을 놓아 치료하는 법도 설명하고 있다.

1. 오장(五臟)은 음이 되고 육부(六腑)는 양이 된다
황제가 소사(少師)에게 물었다.
"나는 듣기를 사람이 태어나면 성정(性情)이 강한 것이 있고 부드러운 것이 있으며 연약한 것이 있고 굳센 것이 있으며 단순한 것이 있고 장구한 것이 있으며 음(陰)이 있고 양(陽)이 있다고 합니다. 원컨대 그 방도(方道)를 듣고자 합니다."
소사(少師)가 대답했다.
"음(陰) 속에도 음이 있고 양(陽) 속에도 양(陽)이 있으므로, 음과 양을 알아서 잘 분별해야 침을 놓는 방법이 나오게 되는 것입니다.

질병이 시작된 곳을 얻으면 침을 놓는 이치가 있게 되고 삼가 병이 발단한 곳을 헤아려서 네 계절에 서로 응하게 하여, 안으로는 오장(五臟)과 육부(六腑)에 합하게 하고 밖으로는 근골(筋骨)과 피부(皮膚)에 합하게 하는 것입니다.

이러한 이유 때문에 안에도 음과 양이 있고 밖에도 또한 음과 양이 있다고 한 것입니다.

안에 있는 것에서 오장(五臟)은 음(陰)이 되고 육부(六腑)는 양이 되며, 밖에 있는 것에서 근골(筋骨)은 음(陰)이 되고 피부는 양(陽)이 됩니다.

그러므로 이르기를 '질병이 음(陰) 속의 음에 있는 자는 음경(陰經)의 영혈(榮穴)과 수혈(腧穴)에 침을 놓고, 질병이 양 속의 양에 있는 자는 양경(陽經)의 합혈(合穴)에 침을 놓고, 질병이 양 속의 음에 있는 자는 음경(陰經)의 경혈(經穴)에 침을 놓고, 질병이 음 속의 양에 있는 자는 낙맥(絡脈)에 침을 놓는다.' 라고 한 것입니다.

그러므로 이르기를 '질병이 양경(陽經)에 있는 것을 풍(風)이라고 명명하고 질병이 음경에 있는 것을 비(痺)라고 명명하고 음양(陰陽)에 모두 질병이 있는 것을 풍비(風痺)라고 명명한다.' 라고 한 것입니다.

질병이 형체는 있으나 아프지 않은 것은 양(陽)의 종류이고, 형체는 없으나 통증이 있는 것은 음(陰)의 종류입니다.

형체가 없으나 아픈 것은 양(陽)은 온전하지만 음(陰)이 손상된 것이니 급히 그 음을 치료하고 그 양(陽)은 다스리지 않아야 합니다. 형체가 있으되 아프지 않은 것은 음은 온전하지만 양이 손상된 것이니 급히 그 양을 다스리고 그 음은 다스리지 않아야 합니다.

음과 양이 함께 동하고 잠깐은 형체가 있고 잠깐은 형체가 없으며 신열이 나고 가슴이 답답한 증상이 더해지는 것을 '음이 그 양을 승했다.' 라고 명명하며 이러한 것을 일러 '표증(表證)도 아니고 이증(裏證)도 아니다.' 라고 하는데, 그 환자의 형체는 오래

가지 못하게 되는 것입니다."

(황제가 소사에게 문왈 여문하니 인의 생함에 유강하고 유유하며 유약하고 유강하며 유단하고 유장하며 유음하고 유양이라 하니 그 방을 원문하노라. 소사답왈 음중에 유음하고 양중에 유양하니 음양을 심지하여 자함에 유방이니라. 병의 소시를 득하여 자함에 이가 있고 병단을 근탁하여 여시로 상응하여 내로 오장과 육부에 합하고 외로 근골과 피부에 합하니 시고로 내에 유음양하고 외로 또한 유음양하니 재내자는 오장이 위음하고 육부가 위양하며 재외자는 근골이 위음하고 피부가 위양이니라. 고로 왈 병이 음의 음에 재한 자는 음의 영수를 자하고 병이 양의 양에 재한자는 양의 합을 자하고 병이 양의 음에 재한 자는 음의 경을 자하고 병이 음의 양에 재한 자는 낙맥을 자함이니 고로 왈 병이 재양자는 명왈 풍이요 병이 재음자는 명왈 비요 음양이 구병은 명왈 풍비라 하니라. 병이 유형하되 불통자는 양의 유요 무형하되 통자는 음의 유니라. 무형하되 통자는 그 양완하고 음상이니 그 음을 급치하여 그 양을 무공하고 유형하되 불통자는 그 음완하고 양상이니 그 양을 급치하고 그 음을 무공이니라. 음양이 구동하여 잠깐 유형하고 잠깐 무형한데 번심으로 가함을 명왈 음이 그 양을 승함이니 차를 불표하고 불리라고 위하니 그 형이 불구니라.)

黃帝問於少師曰 余聞人之生也 有剛有柔 有弱有强 有短有長 有陰有陽 願聞其方 少師答曰 陰中有陰 陽中有陽 審知陰陽 刺之有方[1] 得病所始 刺之有理[2] 謹度病端與時相應[3] 內合於五藏六府 外合於筋骨皮膚 是故內有陰陽 外亦有陰陽 在內者 五藏爲陰 六府爲陽 在外者 筋骨爲陰 皮膚爲陽 故曰 病在陰之陰者[4] 刺陰之滎兪 病在陽之陽者[5] 刺陽之合 病在陰之陰者[6] 刺陰之經 病在陰之陽者[7] 刺絡脈 故曰病在陽者命曰風 病在陰者命曰痺 陰陽俱病命曰風痺 病有形而不痛者 陽之類也 無形而痛者 陰之類也 無形而痛者 其陽完而陰傷之也 急治其陰 無攻其陽 有形而不痛者 其陰完而陽傷之也 急治其陽 無攻其陰 陰陽俱動 乍有形 乍無形 加以煩心 命曰陰勝其陽 此謂不表不裏 其形不久[8]

1) 刺之有方(자지유방) : 方은 도(道)이다. 침을 놓는 데 방법이 있다는 뜻.

2) 刺之有理(자지유리) : 이(理)는 법도 또는 이치이다. 침을 놓을 때 법도가 있다는 뜻.
3) 病端與時相應(병단여시상응) : 병단은 병의 원인. 곧 삼가 질병의 원인을 헤아려서 네 계절의 변화와 서로 응하는 관계를 파악해야 한다는 뜻.
4) 病在陰之陰者(병재음지음자) : 병변(病變)의 부위가 오장(五臟)에 있는 것을 뜻한다. 곧 안이 음이고 오장은 또한 음에 속하므로 음 속의 음이다.
5) 病在陽之陽者(병재양지양자) : 병변의 부위가 피부에 있는 것을 뜻한다. 곧 밖이 양이고 피부는 밖에 있으므로 양 속의 양이다.
6) 病在陽之陰者(병재양지음자) : 병변의 부위가 근골에 있는 것을 뜻한다. 곧 밖은 양이고 근골은 밖에서 음이 되므로 양 속의 음이라고 한 것이다.
7) 病在陰之陽者(병재음지양자) : 병변의 부위가 육부(六腑)에 있는 것을 뜻한다. 속이 음이고 육부는 속에서 양이 되므로 음 속의 양이라고 한 것이다.
8) 其形不久(기형불구) : 그 환자의 형체가 오래 하지 못하다. 곧 죽게 된다는 뜻이다.

2. 형기(形氣)와 내외(內外)의 상응(相應)

황제가 백고(伯高)에게 물었다.

"나는 형기(形氣)로 인한 질병의 선후(先後)가 밖과 안으로 어떻게 응하는지 듣고자 합니다."

백고가 대답했다.

"풍한(風寒)은 형체를 손상시키고 근심과 두려움과 분함과 성내는 것들은 기를 손상시키게 됩니다. 기(氣)가 오장(五臟)을 손상시키면 이에 오장이 병들고 한사(寒邪)가 형체를 손상시키면 이에 형체가 병들고 풍사(風邪)가 근맥(筋脈)을 손상시키면 근맥이 이에 따라 병들게 되는데, 이러한 것은 형기(形氣)가 밖과 안으로 서로 응하는 것들입니다."

"침을 놓을 때는 어떻게 해야 합니까?"

"9일 동안 앓은 자는 세 번 침을 놓으면 낫게 되고, 한 달을 앓은 환자는 10번 침을 놓으면 낫게 됩니다. 침을 놓는 많고 적은 횟수와 멀고 가까운 간격은 이와 같이 차등이 있어야 하는 것입니다. 오래된 비증(痺證)이 몸에 붙어서 떠나가지 않는 자는 그 혈락(血絡)을 관찰하고 그 혈(血 : 어혈)을 모두 뽑아내야 합니다."
"외부와 내부의 질병을 다스릴 때 다스리기 어려운 것과 쉬운 것은 어떻게 치료합니까?"
"형체가 먼저 병들었는데 장(臟)까지 침입하지 않은 자는 침놓는 횟수를 기준 치료 일수의 반으로 줄여서 행하고, 장(臟)이 먼저 병들어 형체가 이에 응하는 자는 침놓는 횟수를 그 기준 치료일의 갑절로 늘려서 행하는 것입니다.
이러한 것이 외부와 내부의 질병을 다스릴 때 어려운 것과 쉬운 것에 응하는 것입니다."

(황제가 백고에게 문왈 여는 형기병의 선후에 외내의 응이 내하하는지 문하노라. 백고답왈 풍한은 상형하고 우공분노는 상기하니 기가 상장하면 이에 장이 병하고 한이 상형이면 이에 형에 응하고 풍이 상근맥이면 근맥이 내응하니 차는 형기외내의 상응이니라. 황제왈 자함을 내하오? 백고답왈 구일을 병자는 삼자하면 이하고 일월을 병자는 십자하면 이이니 다소원근을 이로써 쇠하니라. 구비가 신에 불거자는 그 혈락을 시하여 그 혈을 진출이니라. 황제왈 외내의 병에 난이의 치는 내하오? 백고답왈 형이 선병하고 장에 미입자는 자함을 그 일에 반하고 장이 선병하고 형이 내응자는 자함에 그 일에 배함이니 차는 외내 난이의 응이라.)

黃帝問於伯高曰 余聞形氣病之先後[1] 外內之應[2]奈何 伯高答曰 風寒傷形 憂恐忿怒傷氣 氣傷藏 乃病藏 寒傷形 乃應形 風傷筋脈 筋脈乃應 此形氣外內之相應也 黃帝曰 刺之奈何 伯高答曰 病九日者 三刺而已 病一月者 十刺而已 多少遠近 以此衰[3]之 久痺[4]不去身者 視其血絡 盡出其血 黃帝曰 外內之病 難易之治奈何 伯高答曰 形先病而未入藏者 刺之半其日[5] 藏先病而形乃應者 刺之倍其日[6] 此外內難易之應也

1) 形氣病之先後(형기병지선후) : 형기병은 형병(形病)과 기병(氣病)을 뜻한

다. 형병은 피부와 근골의 병변(病變)을 뜻하고 기병은 오장과 육부의 정기(精氣)의 병변을 뜻한다.
2) 外內之應(외내지응): 형체는 외부에 나타나고 기는 내부에서 운행된다. 사람이 질병으로 형기가 손상되면 혹은 먼저 나타나고 혹은 뒤에 나타나는 것이 있는데 이는 반드시 각각 서로 응하는 것이 있다는 뜻.
3) 衰(쇠): 차등(差等)이 있다는 뜻. 쇠는 차(差)라고 했다.
4) 久痺(구비): 아주 오래된 비증(痺證).
5) 刺之半其日(자지반기일): 침을 놓는데 그 날짜의 절반으로 한다. 곧 병든 지 9일이면 두 차례 침을 놓고 병든 지 한 달이 되었으면 다섯 차례 침을 놓는 것을 뜻한다.
6) 刺之倍其日(자지배기일): 침을 놓는데 그 날짜의 배로 한다. 곧 병든 지 9일이면 세 차례 침을 놓고 병이 든 지 한 달이 되었으면 열 차례 침을 놓는 것을 뜻한다.

3. 장수(長壽)와 단명(短命)을 결정하는 것

황제가 백고에게 물었다.

"나는 듣기를, 형체에는 완만하고 급한 것이 있고 기에는 성하고 쇠약한 것이 있고 뼈에는 크고 작은 것이 있고 살에는 단단하고 무른 것이 있고 피부에는 두껍고 얇은 것이 있어서 그것들로 장수와 단명을 결정한다고 하는데 어떻게 하는 것입니까?"

백고가 대답했다.

"형체와 기(氣)가 서로 자신의 임무를 맡아 다하게 되면 장수(長壽)하게 되고, 서로 자신의 임무를 제대로 행하지 못하게 되면 단명(短命: 요절)하게 됩니다. 피부와 살이 서로 과일처럼 단단하게 싸고 있으면 장수하게 되고 서로 과일처럼 단단하게 감싸지 못하면 단명하게 됩니다. 혈기와 경락(經絡)이 형체를 이겨내면 장수하고 형체를 이겨내지 못하면 단명하게 되는 것입니다."

"무엇을 형체의 완만하고 급한 것이라고 합니까?"

"형체가 충실하고 피부가 완만한 사람은 장수하고 형체가 충실하고 피부가 급한(경직됨) 사람은 단명하며, 형체가 충실하고 맥이 견대(堅大)한 사람은 순(順)한 것이고 형체가 충실하고 맥이 소(小)하며 약한 사람은 기가 쇠한 것인데 기가 쇠하면 위태한 것입니다.

만약 형체가 충실하되 광대뼈가 튀어나오지 않은 자는 뼈가 작은 것이니 뼈가 작은 자는 요절하게 됩니다.

형체가 충실하고 대육(大肉 : 䐃肉)과 군육(䐃肉 : 사태살)이 견실하여 결이 뚜렷한 사람은 기육(肌肉)이 단단하며 기육이 단단한 사람은 장수하게 되고, 형체가 충실하고 대육(大肉)이 뚜렷한 결이 없고 단단하지 않은 자는 살이 무르며 살이 무른 자는 요절하게 되는 것입니다.

이러한 것은 하늘이 생명을 낳아서 형체를 확립하고 기를 정해 준 것입니다. 장수하고 단명하는 것을 관찰하는 사람은 반드시 이것에 밝아야 합니다. 형체를 확립하고 기를 정한 후에 환자를 대하면 죽고 사는 것을 결정할 수 있는 것입니다."

"나는 장수와 단명에 대해 들었으나 헤아려 볼 수는 없습니다."

"얼굴의 담으로 여기는 사방의 골격[墻基]이 낮아서 그 기육(肌肉)의 높이에 미치지 못하는 자는 30세가 못 되어서 사망하게 되고, 여기에 또 어떤 질병이 더해지게 된 자는 20세에도 이르지 못하고 죽게 되는 것입니다."

"형체와 기가 서로 승한 상태로써 장수와 단명을 확정하려면 어떻게 해야 합니까?"

"정상적인 사람이 기(氣)가 형체보다 왕성한 자는 장수하게 되고, 질병이 있으면서 형체와 기육이 빠져 나가 여윈 자는 기가 형체를 승하면 죽게 되고 형체가 기를 승하면 위태롭습니다."

(황제가 백고에게 문왈 여문하니 형에 유완급하고 기에 유성쇠하고 골에 유대소하고 육에 유견취하고 피에 유후박한데 그 수요를 입함은 내하오? 백고답왈 형과 기가 상임즉 수하고 불상임즉 요하고 피와 육이 상과즉 수하고 불상과즉 요하니 혈기와 경락이 승형즉 수하고 불승형즉 요하니라. 황제왈 하를 형의

완급이라 위하니이까? 백고답왈 형충하고 피부가 완자즉 수하고 형충하고 피부가 급자즉 요하고 형충하고 맥이 견대자는 순고 형충하고 맥이 소하여 이약자는 기쇠하니 쇠즉 위니라. 만약 형충하고 관이 불기자는 골소하고 골소즉 요이니라. 형충하고 대육과 군이 견하여 유분자는 육견하고 육견즉 수하며 형충하고 대육에 무분리하여 불견자는 육취하고 육취즉 요이니 차는 천의 생명에 입형하고 정기가 소이이니 수요를 시하는 자는 필히 차에 명이니 입형하고 정기하여 후에 병인에 이립하면 생사를 결이니라. 황제왈 여는 수요를 문하니 이탁으로 무함이니라. 백고답왈 장기가 비하고 고가 그 지에 불급한 자는 삼십에 불만하여 사하고 그 유인하여 가질자는 이십에 불급하여 사니라. 황제왈 형기의 상승에 수요를 입함은 내하오? 백고답왈 평인이 기가 승형자는 수하고 병에 형과 육이 탈하여 기가 승형자는 사하고 형이 승기자는 위함이니라.)

黃帝問於伯高曰 余聞形有緩急 氣有盛衰 骨有大小 肉有堅脆 皮有厚薄 其以立壽夭奈何 伯高答曰 形與氣相任[1]則壽 不相任則夭 皮與肉相果[2]則壽 不相果則夭 血氣經絡 勝形則壽 不勝形則夭 黃帝曰 何謂形之緩急 伯高答曰 形充而皮膚緩者[3]則壽 形充而皮膚急者則夭 形充而脈堅大者順也 形充而脈小以弱者氣衰 衰則危矣 若形充而顴不起者骨小[4] 骨小則夭矣 形充而大肉䐃堅而有分者肉堅[5] 肉堅則壽矣 形充而大肉無分理[6]不堅者肉脆 肉脆則夭矣 此天之生命 所以立形定氣[7]而視壽夭者 必明乎此 立形定氣 而後以臨病人決生死 黃帝曰 余聞壽夭 無以度[8]之 伯高答曰 牆基卑 高不及其地者[9] 不滿三十而死 其有因加疾者[10] 不及二十而死也 黃帝曰 形氣之相勝 以立壽夭奈何 伯高答曰 平人而氣勝形者壽 病而形肉脫[11] 氣勝形者死 形勝氣者危矣

1) 相任(상임) : 서로 담당한 것을 다하다의 뜻. 곧 자신의 임무를 다하다.
2) 相果(상과) : 서로 과일의 살과 껍질처럼 되다. 곧 피부와 살이 과일처럼 잘 싸져 있다는 뜻. 과는 과(裹)로 되어 있는 본이 있다고 했다.
3) 皮膚緩者(피부완자) : 피부가 유연하다. 완은 유(柔)의 뜻이다.
4) 顴不起者骨小(관불기자골소) : 얼굴의 광대뼈가 솟아 오르지 않은 자는 뼈가 작다. 광대뼈는 모든 뼈의 근본이다. 광대뼈가 크면 온몸의 골이 크다고 했다.

5) 大肉䐃堅而有分者肉堅(대육군견이유분자육견) : 대육은 궁둥이의 살〔臀肉〕. 군은 군육(䐃肉)이며 사태살이다. 궁둥이살과 사태살이 단단하고 결이 있는 자는 육이 단단하다.
6) 分理(분리) : 기육(肌肉)의 무늬결을 뜻한다.
7) 立形定氣(입형정기) : 형체를 확정하고 기를 정하다. 형체의 강유(剛柔)와 강약(强弱)을 확정하고 기의 음양의 속성을 결정하는 것.
8) 度(탁) : 헤아리다. 추측하다.
9) 墻基卑高不及其地者(장기비고불급기지자) : 장은 담이라는 뜻으로, 얼굴의 네 모퉁이 곁을 담이라고 한다. 얼굴 사면(四面)의 두께의 기본 터가 낮아서 명당(明堂)과 궐정(闕庭) 등 만큼 높지 못한 것이라 했다. 일설에는 '장기(墻基)란 얼굴 부위 사방에 있는 골격을 가리키고 지(地)는 얼굴 부위의 살을 가리킨다. 장기(墻基 : 담의 터)가 그 지각(地閣)에 미치지 못한다고 한 것은 골이 쇠하고 살이 성한 것으로 장수하지 못한다.' 라고 했다. 또 일설에는 '장기는 얼굴 부위의 사방이고 지(地)는 지각(地閣)이다. 장기가 낮아서 그 높이가 지각에도 이르지 못한 것은 사방이 평평하게 함몰된 것이다.' 라고 했다.
10) 其有因加疾者(기유인가질자) : 그 인(因)함이 있어서 질병이 더해진 자의 뜻. 인은 외감(外感)이나 내상(內傷)을 뜻한다.
11) 形肉脫(형육탈) : 형체와 기육(肌肉)이 빠져 나가다. 곧 야위다의 뜻.

4. 침놓을 때의 삼변(三變)

황제가 말했다.

"나는 침(鍼)을 놓는 데 세 가지 변화가 있다고 들었습니다. 무엇을 세 가지 변화라고 이르는 것입니까?"

백고가 대답했다.

"영(營)에 침을 놓는 경우가 있고 위(衛)에 침을 놓는 경우가 있고 한비(寒痺)에 침을 놓아 경맥(經脈)에 유침(留鍼)하는 경우가 있는 것을 뜻합니다."

"세 가지 변화로 침을 놓는 까닭은 무엇입니까?"

"영(營)에 침을 놓는 경우는 어혈(瘀血)을 빼내기 위한 것이고, 위(衛)에 침을 놓는 경우는 사기(邪氣)를 내보내기 위한 것이고, 한비(寒痺)에 침을 놓는 경우는 속으로 열나게 하기 위한 것입니다."

"영(營)과 위(衛)와 한비(寒痺)의 질병 형태는 어떠합니까?"

"영(營)에 질병이 발생하면 오한과 신열이 나고 기가 감소하며 피가 위아래로 왔다갔다합니다. 위(衛)에 질병이 발생하면 기통(氣痛)이 때때로 왔다갔다하며 기가 울결하여 복부가 창만하고 소리가 나며 풍한(風寒)의 사(邪)가 장위(腸胃)의 안에서 손님 노릇을 하게 됩니다. 한비(寒痺)에서 질병이 발생하면 사기(邪氣)가 머물러 떠나가지 않게 되고 때때로 통증이 있으며 피부가 마비됩니다."

(황제왈 여는 자에 유삼변이라 문하니 하위를 삼변고? 백고답왈 자영자가 유하고 자위자가 유하고 자한비의 유경자가 유하니라. 황제왈 삼변으로 자하는 자는 내하오? 백고답왈 자영자는 출혈하고 자위자는 출기하고 자한비자는 내열이니라. 황제왈 영과 위와 한비의 위병은 내하오? 백고답왈 영의 생병에는 한열하고 소기하며 혈이 상하로 행하고 위의 생병에는 기통하여 시래하고 시거하며 불기하고 분향하여 풍한이 장위의 중에 객하고 한비의 위병에는 유하여 불거하고 시통하여 피가 불인이니라.)

黃帝曰 余聞刺有三變[1] 何謂三變 伯高答曰 有刺營者 有刺衛者 有刺寒痺之留經者 黃帝曰 刺三變者奈何 伯高答曰 刺營者出血[2] 刺衛者出氣[3] 刺寒痺者內熱[4] 黃帝曰 營衛寒痺之爲病奈何 伯高答曰 營之生病也 寒熱少氣 血上下行[5] 衛之生病也 氣痛時來時去 怫愾賁響[6] 風寒客於腸胃之中 寒痺之爲病也 留而不去 時痛而皮不仁[7]

1) 三變(삼변) : 세 번의 변화하는 법이 있다. 곧 세 가지 침자법(鍼刺法)이 있다. 세 가지 침자법에서 영(營)에 침을 놓는 것은 그 음(陰)에 침을 놓는 것이요, 위(衛)에 침을 놓는 것은 그 양(陽)에 침을 놓는 것이요, 한비(寒痺)에 침을 놓는 것은 그 경(經)을 따뜻하게 하는 것이다. 이 침놓는 세 가지 법

이 같지 않기 때문에 '삼변(三變)'이라 했다.
2) 出血(출혈) : 피를 나오게 하다. 곧 어혈을 뽑아서 사기를 내쫓다의 뜻.
3) 出氣(출기) : 사기(邪氣)를 배출하는 것이다.
4) 內熱(내열) : 속에서 열나게 하다. 한습(寒濕)의 기가 경락에 머물러 있을 경우 침을 오랫동안 유침시켜 안에서 열나게 해서 증상을 없애는 것이다.
5) 血上下行(혈상하행) : 사기가 혈에 있으므로 위아래로 망령되이 행하다.
6) 怫愾賁響(불기분향) : 불기는 기가 울결하여 그득하고 답답하여 창만한 것이다. 분향은 격분한 소리. 곧 장명(腸鳴) 같은 것이 아닌가 한다. 분향은 일설에는 '배가 창만한 모양이다.' 라고 했다.
7) 不仁(불인) : 마비되다. 무감각하다.

5. 약(藥)으로 위(熨)하는 것

황제가 말했다.

"한비(寒痺)에 침을 놓아서 속으로 열나게 하려면 어떻게 해야 합니까?"

백고가 대답했다.

"일반인에게 침을 놓을 때는 화침(火鍼)으로써 하고, 대인(大人 : 貴人)에게 침을 놓을 때는 약위(藥熨 : 고약)로써 하는 것입니다."

"약위(藥熨)는 어떻게 하는 것입니까?"

"순주(淳酒) 20되와 촉초(蜀椒) 1되와 건강(乾薑 : 마른 생강) 1근와 계심(桂心) 1근을 사용하는데, 이 네 가지를 모두 잘게 부수어 술에 담그고 솜 1근과 고운 흰 베〔白布〕 40자〔尺〕를 함께 술에 넣습니다.

술을 말똥 위에 올려놓고 불을 지피는데 뚜껑을 진흙으로 봉하여 술이 새어나가지 못하게 하고 5일 동안 밤낮으로 둔 다음 베와 솜을 꺼내어 햇빛을 쬐어 말립니다. 마르면 다시 술에 적셔서 말리는데 그 즙이 다 없어지도록 적셔서 말립니다.

매번 적실 때는 하루 동안 적셨다가 꺼내어 말리는 것입니다.

완전하게 건조되면 찌꺼기와 솜을 함께 섞어서, 천을 두 겹으로 겹쳐서 만든 수건에 넣습니다. 수건의 길이는 6자~7자의 길이로 6~7개의 수건을 만듭니다. 6~7개의 수건을 만들면 생뽕나무를 태워 만든 숯을 사용하여 겹수건을 쬐어, 한비(寒痺)를 다스리기 위해 침을 놓은 자리에 올려놓아 위(熨 : 뜨겁게 하다)하여 뜨거운 기운이 병이 있는 곳으로 이르러 들어가도록 합니다.

식으면 다시 겹수건을 뜨겁게 쬐어서 다시 위(熨)하는데 30회를 반복하고 난 다음에 중지합니다.

땀이 나오면 수건으로 몸을 닦는데 또한 30번 행하고 중지합니다. 일어나거든 방안에서만 걸어다니고 바람을 쐬면 안 됩니다.

매번 침을 놓을 때마다 반드시 위(熨 : 찜질)를 해야 하며 이와 같이 하면 병이 낫게 되는 것입니다. 이러한 것을 이른바 '속에 열이 나게 하여 따뜻하게 한다.'라고 하는 것입니다."

(황제왈 한비에 자하여 내열함은 내하오? 백고답왈 포의를 자하는 자는 화쉬로써 하고 대인을 자하는 자는 약위로써 함이니라. 황제왈 약위는 내하오? 백고답왈 순주 이십승과 촉초 일승과 건강 일근과 계심 일근을 용하여 무릇 사종을 다 부저하여 주중에 지하고 면서 일근과 세백포 사장을 용하여 아울러 주중에 납하여 주를 마시의 온중에 치하되 개를 봉도하여 물사설케 하고 오일 오야를 하여 포와 면서를 출하여 폭건하고 건에 부지하여 그 즙을 진하되 매번 지할 때 필히 그 일을 수하여야 이에 출건이니 건이거든 재와 면서를 병용하여 포를 복하여 복건을 만들되 장이 육칠척으로 육칠건을 만들어 곧 생상탄을 용하여 자건하여 한비의 소자의 처를 위하여 영열로 병소에 입지케 함이니 한에 다시 자건하여 위지하여 삼십편하여 지하니 한이 출이면 이건으로 식신하되 또한 삼십편하여 지함이니 기에 내중을 보케 하고 무견풍이니라. 매양 자에 필위하니 여차하면 병이니라. 차를 소위 내열이라 함이니라.)

黃帝曰 刺寒痺內熱奈何 伯高答曰 刺布衣者 以火焠之[1] 刺大人者 以藥熨之[2] 黃帝曰 藥熨奈何 伯高答曰 用淳酒二十升 蜀椒一升 乾薑一斤 桂心一斤[3] 凡四種 皆㕮咀[4] 漬酒中 用綿絮一斤 細白布

四丈 幷內酒中 置酒馬矢熅中[5] 蓋封塗[6] 勿使泄 五日五夜 出布綿
絮 曝乾之 乾復漬 以盡其汁 每漬必晬[7]其日 乃出乾 乾 幷用滓與綿
絮 復布爲復巾[8] 長六七尺 爲六七巾 則用之生桑炭炙巾[9] 以熨寒痺
所刺之處 令熱入至於病所 寒復炙巾以熨之 三十遍而止 汗出 以巾
拭身[10] 亦三十遍而止 起步內中 無見風[11] 每刺必熨 如此病已矣 此
所謂內熱也

1) 以火焠之(이화쉬지) : 불로써 담금질하다. 곧 화침(火鍼)을 놓다.
2) 以藥熨之(이약위지) : 독병(毒病)이 있는 곳에 약을 따뜻하게 하여 붙이는
   것이다.
3) 淳酒二十升~桂心一斤(순주이십승~계심일근) : 순주 20되, 촉초 한 되, 마
   른 생강 한 근, 계심 한 근이다. 순주는 맑은 곡주(穀酒)로 곧 청주(淸酒)이
   다. 촉초는 산초이고 건강은 마른 생강이고 계심은 계피의 속껍질이다. 이상
   의 네 가지는 다 성질이 열을 나게 하며 사기(邪氣)를 몰아내기 때문에 약위
   (藥熨)에 사용한다.
4) 㕮咀(부저) : 입으로 씹어서 잘게 부수다. 곧 입으로 씹어서 콩알 크기 만큼
   만들다의 뜻이다.
5) 置酒馬矢熅中(치주마시온중) : 술항아리를 말똥 위에 놓고 불을 붙여서 뜨
   겁게 하다. 마시는 말똥이다. 마른 말똥에 불을 붙이면 그 열기가 대단하다.
   이 방법은 서북(西北)에서 쓰는 방법이다.
6) 蓋封塗(개봉도) : 덮개를 진흙으로 바르다. 곧 새어나가지 않도록 하는 것이다.
7) 晬(수) : 일주(一周)이다. 하루의 밤과 낮 동안을 뜻한다.
8) 復布爲復巾(복포위복건) : 베를 겹으로 하여 겹수건을 만들다. 지금의 협대
   (夾袋)와 같은 것이라고 했다.
9) 生桑炭炙巾(생상탄자건) : 생뽕나무를 태워서 만든 숯이 생상탄이다. 이 뽕
   나무 숯불에 수건을 쬐어 뜨겁게 만들다.
10) 以巾拭身(이건식신) : 수건으로 몸을 닦아내다.
11) 起步內中無見風(기보내중무견풍) : 일어나거든 방안에서 거닐게 하고 바
    람을 쐬게 하면 안 된다는 뜻.

제7편 관침(官鍼篇第七)

 관침(官鍼)은 공인된 침(鍼)의 기능(技能)을 뜻한다. 관이란 기능의 뜻이 있다. 또 법으로 규격화되어 공인된 침이기도 하다.
 본 편의 내용은 아홉 종류의 침(鍼)을 적용했을 때 각각의 성능에 대해 설명하고, 또 병의 증상과 각종 변화에 따라서 알맞게 사용하는 침자법(鍼刺法)에 대해 언급했다.

1. 침(鍼)의 사용과 그 기능

 대저 침을 놓는 요체는 기능과 사용법이 공인된 침을 따르는 것이 가장 신묘한 것입니다. 아홉 가지의 침은 마땅히 사용할 곳이 있어서 각각의 적당한 곳에 사용하는 알맞은 바가 있고 침의 길고 짧고 크고 작은 모양은 각각의 상황에 따라 사용되는 바가 있어서, 그 사용법을 터득하지 못하면 질병을 능히 치료할 수 없게 되는 것입니다.
 질병은 얕은 곳에 있는데 침을 깊이 찌르면 안에 있는 정상적인 살을 손상시켜서 피부에 종기가 발생하게 되고, 질병은 깊은 곳에 있는데 침을 얕게 놓으면 병기(病氣)를 쏟아 주지 못하고 반대로 크게 농(膿)이 발생하게 됩니다. 병은 약소한데 큰 침을 사용하면 기(氣)를 너무 심하게 배출시켜서 질병이 반드시 해로움을 더하게 되고, 병은 엄중한데 작은 침을 사용하면 사기(邪氣)가 배출되지 않아서 또한 다시 더 가중되는 것입니다.
 침(鍼)의 마땅함을 잃으면 큰 침(大鍼)을 사용하는 자는 크게 사(瀉)하게 되고 작은 침을 사용하는 자는 병기(病氣)를 이동시킬 수 없게 되는 것입니다.
 이미 침으로 치료할 때의 과실을 말씀드렸으니 청컨대 침의 시술 방법을 말씀드려 보겠습니다.

 (범자의 요는 관침이 최묘니 구침의 의는 각각 유소위하고 장단대소는 각각 유소시니 그 용을 부득이면 병이 불능이이니라. 질천에 침심을 내로 양육을 상하여 피부가 위옹하고 병심에 침천은 병기가 불사하여 반으로 위대농이며 병소에 침대는 기사가 태심하여 질이 필히 위해며 병대하고 침소는 기가 불설사하여 또한 다시 위패니라. 침의 의를 실하면 대자는 태사하고 소자는 불이니라. 이미 그 과를 언함이니 청컨대 그 소시를 언하리라.)

 凡刺之要 官鍼¹⁾最妙 九鍼之宜 各有所爲 長短大小 各有所施²⁾ 不得其用 病弗能移³⁾ 疾淺鍼深 內傷良肉⁴⁾ 皮膚爲癰 病深鍼淺 病氣不寫 反爲大膿 病小鍼大 氣寫太甚 疾必爲害⁵⁾ 病大鍼小 氣不泄寫 亦復爲敗⁶⁾ 失鍼之宜 大者太寫 小者不移⁷⁾ 已言其過 請言其所施

1) 官鍼(관침): 공인된 침구이며 그 침구의 기능과 사용법을 뜻한다. 관은 법(法)과 같고 공공적이다. '침을 만드는데 일정한 법칙이 있고 또 그것을 사람들에게 공개하므로 관침(官鍼)이라 한다.'라고 했다.
2) 施(시): 시행하다. 적용시키다.
3) 弗能移(불능이): 능히 떠나가지 못하게 하다. 곧 병을 치료할 수 없다는 뜻.
4) 良肉(양육): 정상적인 살.
5) 氣寫太甚疾必爲害(기사태심질필위해): 기를 쏟아냄이 너무 심하면 질병에 반드시 해가 된다. 곧 기를 너무 배출시켜서 질병을 더욱 악화시킨다는 뜻.
6) 氣不泄寫亦復爲敗(기불설사역부위패): 사기(邪氣)를 배설시키지 못하여 또한 다시 낭패가 되다. 곧 더 위중하게 만들다의 뜻.
7) 大者太寫小者不移(대자태사소자불이): 큰 침을 사용하여 크게 사(瀉)시키고 작은 침으로 병을 나가게 하지 못한다. 곧 작은 침을 써야 하는데 대침을 사용하여 정기를 쏟아 주어 몸을 상하게 하고, 또 마땅히 큰 침을 사용해야 할 곳에 작은 침을 사용하여 병기(病氣)를 내보낼 수 없는 것으로 모두 침의

사용법을 잃은 것이다.

2. 공인된 구침(九鍼)의 활용법

질병이 피부에 있는데 고정된 부위가 없는 자는 참침(鑱鍼)으로써 병이 있는 곳의 혈을 취하되 피부가 희면 침을 놓지 않아야 합니다.

질병이 분육(分肉) 사이에 있는 자는 원침(員鍼)으로써 질병이 있는 곳에 침을 놓습니다.

질병이 경락(經絡)에 있어서 고질적으로 마비가 오는 자는 봉침(鋒鍼)으로써 침을 놓습니다.

병이 맥(脈)에 있고 기가 부족하여 마땅히 보(補)해 주어야 할 자는 제침(鍉鍼)으로써 정혈(井穴)과 영혈(滎穴)과 분수(分輸 : 各經)에서 취하여 침을 놓습니다.

병이 대농(大膿 : 고름)이 된 자는 피침(鈹鍼)으로써 치료합니다.

병이 비기(痺氣)가 갑자기 발동한 자는 원리침(員利鍼)으로 취하며 질병이 비기(痺氣)가 되어 아프고 떠나가지 않는 자는 호침(毫鍼)으로써 취합니다.

병이 속에 있는 자는 장침(長鍼)으로써 취하고, 병이 수종(水腫)이 되어 관절의 활동이 원활하지 않은 자는 대침(大鍼)으로써 취합니다.

병이 오장(五臟)에 있어서 오랫동안 고정되어 있는 자는 봉침(鋒鍼)으로써 취하고 정혈(井穴)과 영혈(滎穴)과 각각의 경을 사(瀉)해 주며 네 계절에 근거하여 혈을 취해야 하는 것입니다.

(병이 피부에 재하여 상처가 없는 자는 참침으로 병소를 취하되 부백하면 물 취하고 병이 분육간에 재하면 원침으로 병소를 취하고 병이 경락에 재하여 고비자는 봉침으로써 취하고 병이 재맥하여 기소하여 당보자는 제침으로 정영과 분수를 취하고 병이 위대농자는 피침으로써 취하고 병이 비기가 폭발자는 원리침으로써 취하고 병이 비기로 통하고 불거자는 호침으로써 취하고 병이 재중자

는 장침으로써 취하고 병이 수종으로 관절을 불능통자는 대침으로써 취하고 병이 오장에 재하여 고거자는 봉침으로써 취하여 정영과 분수를 사하되 사시로써 취함이니라.)

病在皮膚無常處者[1] 取以鑱鍼[2]於病所 膚白勿取[3] 病在分肉間 取以員鍼[4]於病所 病在經絡痼痺者 取以鋒鍼 病在脈 氣少當補之者 取以鍉鍼於井滎分輸[5] 病爲大膿者 取以鈹鍼[6] 病痺氣暴發[7]者 取以員利鍼 病痺氣痛而不去者 取以毫鍼 病在中者 取以長鍼 病水腫不能通關節者 取以大鍼 病在五藏固居[8]者 取以鋒鍼 寫於井滎分輸 取以四時[9]

1) 病在皮膚無常處者(병재피부무상처자) : 태소(太素)에 '피부에 통증이 있는데 그 통증 부위가 일정하지 않은 것은 양기(陽氣)가 성하기 때문이다.' 라고 했다. 또 일설에는 '피부에 병이 있으면서 고정된 부위가 없는 것은 화(火)가 돌아다니기 때문이다.' 라고 했다.
2) 取以鑱鍼(취이참침) : 참침으로써 취하다. 참침을 사용하는 것은 양기(陽氣)를 사(瀉)하는 것이라 했다.
3) 膚白勿取(부백물취) : 혈을 취하는데 색이 희면 취하지 않는다. 태소에 '통증이 있는 부위의 피부는 당연히 적색이어야 하는데 백색을 띤 곳은 통증이 이미 이동했기 때문이니 침을 놓아서는 안 된다.' 라고 했다.
4) 員鍼(원침) : 침끝이 달걀처럼 둥근 것이다. 이 침을 사용하여 기육(肌肉)이나 혹은 힘줄 사이를 안마하여 기혈을 유통시키고 기육이 손상되지 않도록 하는 것이다.
5) 鍉鍼於井滎分輸(제침어정영분수) : 제침으로써 정혈과 영혈과 각각의 경혈에 침을 놓다. 제침은 끝이 기장이나 좁쌀의 까끄라기 끝과 같이 예리한 침인데 이 침으로 혈을 눌러준다. 정영분수는 정혈과 영혈과 각각의 경(經)을 뜻한다.
6) 鈹鍼(피침) : 농(膿)을 제거하는 침이다.
7) 痺氣暴發(비기폭발) : 비기가 갑자기 발작하다. 허사(虛邪)가 경락(經絡)에 침입하게 되면 갑자기 비증(痺證)이 된다.
8) 固居(고거) : 고정되어 살다. 곧 오랫동안 머물러 있어 제거되지 않는 것을

뜻한다.
9) 寫於井滎分輸取以四時(사어정영분수취이사시) : 이 10자는 삭제해야 한다고 했다.

3. 침자법(鍼刺法)에는 구변(九變)이 있다

대개 침을 놓는 방법에는 아홉 종류가 있는데 아홉 가지 변화에 응하는 것입니다.

첫째는 수자(輸刺)라고 하는데 수자라는 것은 모든 경맥(經脈)의 영혈(滎穴)과 수혈(輸穴)과 오장(五臟)의 수혈(腧穴)에 침을 놓는 것입니다.

둘째는 원도자(遠道刺)라고 하는데 원도자라는 것은 질병이 위에 있을 때는 아래에서 혈(穴)을 취하여 육부(六腑)의 수혈(腧穴 : 足太陽膀胱經과 足陽明胃經과 足少陽膽經의 三經)에 침을 놓는 것입니다.

셋째는 경자(經刺)라고 하는데 경자라는 것은 대경(大經)의 결락(結絡)의 경분(經分)에 침을 놓는 것입니다.

넷째는 낙자(絡刺)라고 하는데 낙자라는 것은 소락(小絡)의 혈맥에 침을 놓는 것입니다.

다섯째는 분자(分刺)라고 하는데 분자라는 것은 분육(分肉)의 사이에 침을 놓는 것입니다.

여섯째는 대사자(大寫刺)라고 하는데 대사자라는 것은 커다랗게 농(膿)이 든 곳에 피침(鈹鍼)을 놓는 것입니다.

일곱째는 모자(毛刺)라고 하는데 모자라는 것은 피부에 떠 있는 비증(痺證)에 침을 놓는 것입니다.

여덟째는 거자(巨刺)라고 하는데 거자라는 것은 왼쪽에 병이 있으면 오른쪽에 침을 놓고 오른쪽에 병이 있으면 왼쪽에 침을 놓는 것입니다.

아홉째는 쉬자(焠刺)라고 하는데 쉬자라는 것은 번침(燔鍼 : 불에 달군 침)으로 비(痺)를 치료하는 것입니다.

(무릇 자에 유구하여 써 구변에 응하니 일왈 수자니 수자자는 제경의 영수와 장수에 자함이요 이왈 원도자니 원도자자는 병이 재상이면 하에 취하여 부수를 자함이요 삼왈 경자니 경자자는 대경의 결락경분을 자함이요 사왈 낙자니 낙자자는 소락의 혈맥을 자함이요 오왈 분자니 분자자는 분육의 간을 자함이요 육왈 대사자니 대사자자는 대농을 이피침으로 자함이요 칠왈 모자니 모자자는 부비의 피부를 자함이요 팔왈 거자니 거자자는 좌는 취우하고 우는 취좌함이요 구왈 쉬자니 쉬자자는 번침으로 곧 취비하여 자함이니라.)

凡刺有九 以應九變 一曰輸刺 輸刺者 刺諸經滎輸藏腧也[1] 二曰 遠道刺 遠道刺者 病在上 取之下 刺府腧也[2] 三曰經刺 經刺者 刺大 經之結絡經分也[3] 四曰絡刺 絡刺者 刺小絡[4]之血脈也 五曰分刺[5] 分刺者 刺分肉之間也 六日大寫刺[6] 大寫刺者 刺大膿以鈹鍼也 七 曰毛刺[7] 毛刺者 刺浮痺皮膚也 八曰巨刺[8] 巨刺者 左取右 右取左 九曰焠刺[9] 焠刺者 刺燔鍼[10]則取痺也

1) 刺諸經滎輸藏腧也(자제경영수장수야) : 모든 경(經)과 영혈과 수혈과, 등 부분에 있는 장부(臟腑)의 수혈(腧穴)이라고 했다.
2) 府腧也(부수야) : 족태양방광경과 족양명위경과 족소양담경을 뜻한다.
3) 大經之結絡經分也(대경지결락경분야) : 대경은 오장육부의 대락(大絡)이 다. 사기가 피모(皮毛)에 침입하면 손락(孫絡)에 머물러 제거되지 않는데 기혈이 막히고 엉기어 통하지 않게 되면 대경(大經)의 부위로 넘쳐서 기병(奇病)이 발생하므로 대경의 울결된 낙맥(絡脈)에 침을 놓아서 이를 통하게 해야 한다고 했다.
4) 小絡(소락) : 얕은 부위의 작은 정맥(靜脈). 곧 팔꿈치의 곡택(曲澤)혈과 오금의 위중(委中)혈과 귀 뒤의 계맥(瘈脈)과 손바닥의 어제(魚際)와 발바닥의 연곡(然谷) 등이다.
5) 分刺(분자) : 분육(分肉) 사이에 계곡(谿谷)이 회합하는 곳에 365개의 혈이 있는데 사기가 이 기육에 모일 때 침을 놓는 것이다.
6) 大寫刺(대사자) : 농(膿)이 많은 곳에 침을 놓아서 고름을 빼내고 어혈(瘀血)을 사(瀉)하는 것을 뜻한다.
7) 毛刺(모자) : 피모(皮毛) 사이를 사기(邪氣)가 막으면 부천(浮淺)한 곳에

침을 놓는 것이다. 곧 호모(豪毛)를 찌르는데 피부를 상하지 않게 하고 피부를 찌르는데도 기육을 상하지 않게 하는 것이다.
8) 巨刺(거자) : 구자(矩刺)이다. 거(巨)와 구(矩)는 통용된다고 했는데 현재 사전에는 그런 뜻이 없다. 거자는 왼쪽에 병이 있으면 오른쪽에 침을 놓고 오른쪽에 병이 있으면 왼쪽에 침을 놓는 것이며 구자(矩刺)라고 하고 또는 무자(繆刺)라고도 한다고 했다.
9) 焠刺(쉬자) : 화침(火鍼)으로 침을 놓는 것이다.
10) 燔鍼(번침) : 침을 놓은 뒤에 침을 불로 달구는 것이라고 했다. 현재의 온침(溫鍼)과 비슷하다고 했다.

4. 침을 놓는 데는 12절(十二節)이 있다

대저 침을 놓는 법에는 12절(十二節)이 있어서 12경맥(十二經脈)과 서로 응하는 것입니다.

첫째는 우자(偶刺)라고 하는데 우자라는 것은 가슴과 등의 통증이 있는 부분에 침을 놓는데 한 번은 앞인 가슴 부위에 놓고 한 번은 뒤인 등 부위에 놓아 심비(心痺)를 치료하는 것입니다. 이 곳에 침을 놓을 때는 침을 비스듬히 기울여 놓습니다.

둘째는 보자(報刺)라고 하는데 보자라는 것은 아픈 곳이 일정하지 않을 때 침을 놓는 것입니다. 아픈 곳이 오르락내리락하는 자는 수직으로 침을 놓고 침을 바로 뽑지 않으며 왼손으로 아픈 곳을 누르고 이에 침을 뽑았다가 다시 침을 놓습니다.

셋째는 회자(恢刺)라고 하는데 회자라는 것은 병이 있는 곳 옆에 침을 놓고 환부의 앞뒤로 침을 놓아 근육의 구련을 회복시키고 근육의 마비를 치료하는 것입니다.

넷째는 제자(齊刺)라고 하는데 제자라는 것은 중앙에 하나의 침을 놓고 양쪽 옆에 한 번씩 침을 놓아 한기(寒氣)가 조금 깊이 들어간 자를 치료하는 것입니다. 어떤 이는 삼자(三刺)라고도 하는데 삼자라는 것은 비기(痺氣)가 조금 깊게 들어간 것을 치료하는 것이라고 합니다.

다섯째는 양자(揚刺)라고 하는데 양자라는 것은 중심에 침을 하나 놓고 그 곁의 사방에 한 번씩 얕게 놓아 한기(寒氣)가 광범하게 퍼진 자를 치료하는 것입니다.

여섯째는 직침자(直鍼刺)라고 하는데 직침자라는 것은 피부를 손으로 잡아당겨서 이에 침을 놓는데 한기(寒氣)가 얕게 침입한 부위를 치료하는 것입니다.

일곱째는 수자(輸刺)라고 하는데 수자라는 것은 곧바로 놓고 곧바로 뽑으며 가끔씩 침을 놓는데 깊이 놓아서 사기(邪氣)가 왕성하고 열이 나는 자를 다스리는 것입니다.

여덟째는 단자(短刺)라고 하는데 단자라는 것은 골비(骨痺)에 침을 놓는 것이며 조금씩 침을 흔들어서 깊이 찔러 침이 뼈까지 닿게 하여 위아래로 뼈를 안마해 주는 것입니다.

아홉째는 부자(浮刺)라고 하는데 부자라는 것은 침을 옆으로 비스듬히 찔러 약간 띄워서 기육(肌肉)이 급련(急攣)하여 한(寒)한 것을 치료하는 것입니다.

열째는 음자(陰刺)라고 하는데 음자라는 것은 왼쪽과 오른쪽을 동시에 침을 놓아 한궐(寒厥)을 치료하는 것입니다. 한궐에 적중시킬 때는 발의 복사뼈 뒤쪽 족소음신경(足少陰腎經)에 침을 놓아야 합니다.

열한째는 방침자(傍鍼刺)라고 하는데 방침자라는 것은 환부에 각각 하나씩 똑바로 찌르고 곁에도 침을 놓아서 오랫동안 머물러 있고 낫지 않는 비증(痺證)을 다스리는 것입니다.

열두째는 찬자(贊刺)라고 하는데 찬자라는 것은 곧바로 침을 놓고 곧바로 뽑되 자주 침을 놓아 얕게 찔러서 출혈시키는 것이니 이를 일러 '옹종(癰腫)을 치료하는 것' 이라고 합니다.

(범자에 유십이절하여 십이경과 이응하니 일왈 우자니 우자자는 수로써 심과 배를 직하고 곧 통소에 일자는 전하고 일자는 후하여 심비를 이치니 자차자는 방침이며 이왈 보자니 보자자는 통에 무상처를 자함이니 상하로 행하는 자는 직납하여 무발침하고 좌수로써 수병소하여 안하여 이에 출침하고 부자함이며 삼왈

회자니 회자자는 직자를 방에 하고 거하여 전후하여 근급을 회하여 근비를 치함 이며 사왈 제자니 제자자는 직입이 일하고 방입은 이하여 한기의 소심자를 치함 이며 혹왈 삼자라 하니 삼자자는 비기가 소심한 자를 치함이며 오왈 양자니 양 자자는 정납일하고 방납을 사하여 부하여 한기의 박대한 자를 치함이며 육왈 직 침자니 직침자자는 인피하여 이에 자하여 한기의 천자를 치함이며 칠왈 수자니 수자자는 직입하고 직출하여 드물게 발침함에 심하여 기성하고 열한 자를 치함 이며 팔왈 단자니 단자자는 골비를 자하여 초요하여 심케 하여 침이 골소에 치 하여 상하로써 마골함이며 구왈 부자니 부자자는 방입하여 부케 하여 기급하고 한한 자를 치함이며 십왈 음자니 음자자는 좌우를 졸자하여 한궐을 치함인데 한 궐에 중함은 족과후의 소음이며 십일왈 방침자니 방침자자는 직자와 방자를 각 일하여 유비의 구거를 치함이며 십이왈 찬자니 찬자자는 직입하고 직출하여 자 주 발침하여 천히하여 출혈이니 시위를 옹종을 치함이라 하나라.)

凡刺有十二節 以應十二經 一曰偶刺[1] 偶刺者 以手直心若背 直痛所[2] 一刺前 一刺後 以治心痺[3] 刺此者 傍鍼[4]之也 二曰報刺[5] 報刺者 刺痛無常處也 上下行者[6] 直內[7]無拔鍼 以左手隨病所按之 乃出鍼復刺之也 三曰恢刺 恢刺者 直刺傍之 擧之前後 恢筋急[8] 以治筋痺[9]也 四曰齊刺[10] 齊刺者 直入一 傍入二 以治寒氣小深者 或曰三刺 三刺者 治痺氣小深者也 五曰揚刺[11] 揚刺者 正內一 傍內四 而浮之[12] 以治寒氣之搏大者也 六曰直鍼刺[13] 直鍼刺者 引皮乃刺之 以治寒氣之淺者也 七曰輸刺[14] 輸刺者 直入直出 稀發鍼而深之 以治氣盛而熱者也 八曰短刺[15] 短刺者 刺骨痺[16] 稍搖而深之 致鍼骨所 以上下摩骨也 九曰浮刺[17] 浮刺者 傍入而浮之 以治肌急而寒者也 十曰陰刺[18] 陰刺者 左右卒刺之 以治寒厥 中寒厥 足踝後少陰也 十一曰傍鍼刺[19] 傍鍼刺者 直刺傍刺各一 以治留痺久居者也 十二曰贊刺[20] 贊刺者 直入直出 數發鍼而淺之出血 是謂治癰腫也

1) 偶刺(우자) : 앞과 뒤에 각각 한번씩 침을 놓아 음과 양을 배합한다는 뜻이 있다.
2) 直心若背直痛所(직심약배직통소) : 앞의 직은 당(當)의 뜻이고 뒤의 직(直)은 곧바로의 뜻이다. 약은 및(及)이라는 뜻. 심(心)과 등에 해당하는데 곧바

로 아픈 곳을 뜻한다.
3) 心痺(심비) : 맥이 통하지 않고 번열하면서 심하(心下)가 북을 치듯 두근거려 불안하고 갑자기 상기(上氣)하여 숨이 차고 목구멍이 건조하며 자주 트림을 하고 궐기(厥氣)가 상역(上逆)하면 두려워하는 것이다. 일설에는 '심경(心經)의 주된 병이며 신병(腎病)을 겸한 것이며 심영(心營)이 부족하므로 맥이 통하지 않게 된다. 심기가 펴져 창달하지 못하므로 심하(心下)가 북을 치듯 불안하다. 트림하는 기가 상역(上逆)하여 숨이 차고 목구멍이 건조하고 자주 트림을 하는 것은 지맥과 주맥이 모두 병든 것이다. 궐기(厥氣)는 신(腎)의 사기이고 수(水)가 화(火)를 억제하여 신(神)이 쇠하고 두려워하는데 이 두려움은 신(腎)에 속하고 신은 심(心)에 응하는 것으로 겸병(廉病)이 된다.' 라고 했다.
4) 傍鍼(방침) : 비스듬하게 침놓는 것. 내장 부위에서 직자(直刺 : 똑바로 찌르다)하면 내장을 상할 수 있으므로 이를 방지하기 위하여 비스듬히 놓는다.
5) 報刺(보자) : 보는 중복하다. 곧 반복하여 침을 놓는 것을 뜻한다.
6) 上下行者(상하행자) : 통증이 위에 있다 아래에 있다 하는 것. 곧 오르락내리락하다.
7) 內(납) : 납(納)과 같다.
8) 恢刺者~恢筋急(회자자~회근급) : 회자라는 것은 경직된 근육의 바로 옆에 침을 놓고 다시 침을 들어서 그 앞뒤의 근육에 침을 놓아 구련된 근육을 회복시키는 것이다. 회는 활(闊)의 뜻이다.
9) 筋痺(근비) : 병이 근(筋)에 있어 근에 경련이 일어나고 돌아다니지 못하는 것을 근비라고 한다.
10) 齊刺(제자) : 세 가지 침을 함께 쓰는 것이다. 그러므로 일설에 삼자(三刺)라고도 했다.
11) 揚刺(양자) : 중앙에서 사방으로 들추어 발산시키는 것이다. 양은 흩트리다. 양자는 중앙과 옆으로 모두 다섯 번 침을 놓는데 얕은 부위에 광범위하게 쓰이므로 널리 퍼진 한기를 제거하는 데 쓰인다.
12) 浮之(부지) : 얕게 찌르다.
13) 直鍼刺(직침자) : 곧바로 똑바로 찔러서 피하는 것이 없다의 뜻.
14) 輸刺(수자) : 수는 위수(委輸)이다. 사기를 수사(輸瀉)하는 것이다. 영수

(榮輸)의 뜻은 아니다.

15) 短刺(단자) : 침을 천천히 놓는다. 일설에는 '짧은 침을 깊게 들이밀어 뼈에 이르게 한다.'라고 했다.
16) 骨痺(골비) : 뼈가 무거워 들지 못하고 골수가 시큰시큰 아프며 한기(寒氣)가 이르는 병의 이름이다.
17) 浮刺(부자) : 비스듬히 옆으로 뉘여서 침을 놓는 것이다. 위기(衛氣)가 밖에 있어 얕게 침을 놓으려 하므로 옆으로 뉘여서 침을 놓으면 침 끝이 옆으로 얕게 이르고 영기에 이르지 못한다고 했다.
18) 陰刺(음자) : 졸자(卒刺)이다. 음경(陰經)에 침을 놓는 것이다. 일설에는 소음(少陰)의 한궐(寒厥)에 침을 놓는 것이라고 했다.
19) 傍鍼刺(방침자) : 방은 방(旁)과 같다. 환부에 수직으로 침을 깊이 찌르고 그 옆으로 다시 침 한 대를 놓는 방법이다.
20) 贊刺(찬자) : 찬은 돕다. 자주 침을 놓아 얕게 놓음으로써 뒤의 것이 앞의 것을 도와 주어 출혈(出血)하게 하여 옹종을 치료한다. 일설에는 '수직으로 찌르고 수직으로 뽑아서 마치 물건을 뚫는 듯하므로 찬자(鑽刺)라고 한다.'라고 했다.

5. 의사(醫師)가 알아야 할 것들

맥이 있는 곳이 깊어서 나타나지 않는 자는 침을 놓을 때 약간 깊게 찔러 오래도록 머물러 있게 해서 그 구멍의 맥기(脈氣)가 이르게 해야 합니다.

맥이 얕은 곳에 있는 자는 바로 침을 놓지 않고 그 맥을 눌러서 끊은 뒤에 침을 놓는데 정기는 밖으로 빠져 나가지 못하게 하고 유독 사기(邪氣)만 빠져 나가게 하는 것입니다.

이른바 '삼자(三刺)하면 곡기(穀氣)가 이른다.'라고 한 것은 먼저 얕게 침을 놓아서 피부를 뚫어 양사(陽邪)를 나가게 하는 것입니다. 두 번째로 침을 놓으면 음사(陰邪)가 나간다는 것은 조금 더 깊이 침을 놓아서 피부를 뚫고 기육(肌肉)에 이르도록 하되 분육(分肉) 사이로 들어가지는 않게 하는 것입니다. 이미 분육 사이로 들어가게 되면 곡기(穀氣)가 나가는 것입니다.

그러므로 '자법(刺法)'에 이르기를 '처음 침을 놓을 때는 얕게 침을 놓아서 사기(邪氣)를 축출하고 혈기가 오도록 하며, 뒤에 침을 깊게 놓아서 음분(陰分)의 사기(邪氣)를 제거하고, 최후에 침을 놓아서는 지극히 깊게 찔러서 곡기(穀氣)를 내리도록 한다.'라고 했는데 이러한 것을 뜻한 것입니다.

그러므로 침을 사용하는 자는 그 해에 일어나는 객기(客氣)의 가림(加臨)과 기의 성하고 쇠함과 허하고 실한 것이 일어나는 바를 알지 못하면 가히 의사(醫師)가 되지 못하는 것입니다.

(맥의 소거가 심하여 불현자는 자함에 미미하게 납침하여 구류하여 그 공의 맥기를 치함이니 맥이 천자는 물자니 그 맥을 안절하여 이에 자하여 영정으로 출함이 무케 하고 독히 그 사기를 출케 함이니 소위 삼자즉 곡기출자는 먼저 천자하고 절피하여 양사를 이출하고 재자즉 음사출자는 소익심하여 절피하고 치기육하여 분육간에 미입하고 이미 분육의 간에 입한즉 곡기출이니라. 고로 자법에 왈 시자에 천하고 사기를 이축하여 혈기를 내하고 후자에 심하여 음기의 사를 치하며 최후로 자하여 극심하여 곡기를 이하라 하니 차를 위함이니라. 고로 용침자는 연의 소가와 기의 성쇠와 허실의 소기를 부지하면 가히 써 공이 되지 못함이니라.)

脈之所居深不見者 刺之微內鍼而久留之 以致其空脈氣[1]也 脈淺者勿刺 按絶其脈乃刺之 無令精出 獨出其邪氣耳 所謂三刺則穀氣出者[2] 先淺刺絶皮[3] 以出陽邪 再刺則陰邪出者 少益深 絶皮致肌肉未入分肉間[4]也 已入分肉之間 則穀氣出 故刺法曰 始刺淺之 以逐邪氣 而來血氣 後刺深之 以致陰氣之邪[5] 最後刺極深之 以下穀氣[6] 此之謂也 故用鍼者 不知年之所加[7] 氣之盛衰 虛實之所起 不可以爲工也

1) 空脈氣(공맥기) : 공중(空中)의 맥기가 위로 행하게 하다. 곧 오장(五臟)의 신기(神機)가 이르는 것이요 영위(營衛)와 혈기(血氣)가 이르는 것이 아니므로 공맥기(空脈氣)라고 했다.

2) 穀氣出者(곡기출자) : 곡기(穀氣)는 정기(正氣)이며 신기(神氣)라고도 한다. 출은 다다르는 것이다.
3) 先淺刺絶皮(선천자절피) : 먼저 얕게 침을 놓아서 피부를 끊다. 곧 피부를 통과하게 하다의 뜻.
4) 分肉間(분육간) : 기육과 분육을 구별한다면 기육(肌肉)은 피부의 안쪽이며 분육(分肉)의 위쪽에 있는데 분육은 뼈에 가까운 것이다. 분육에도 두 가지가 있는데 각각의 부위에 있는 육(肉)을 분육(分肉)이라 하고 안에 있으면서 뼈에 가까운 살을 뼈에 뿌리하여 갈라지는 것으로 이것도 분육(分肉)이라 한다. 일설에는 '대육(大肉)에 따른 깊은 곳에 각각의 분리(分理)가 있는 것을 분육간(分肉間)이라 한다.'고 했다.
5) 以致陰氣之邪(이치음기지사) : 치는 운전하여 흩어지게 하다. 곧 음분(陰分)의 사기(邪氣)를 널리 흩어지게 하다의 뜻.
6) 以下穀氣(이하곡기) : 곡기를 내려가게 하다.
7) 年之所加(연지소가) : 객기(客氣)의 가림(加臨)을 뜻한다. 오운육기(五運六氣)의 학설에서 매년의 풍한서습조화(風寒暑濕燥火)의 육기(六氣)가 가림(加臨)하는 시기를 뜻한다.

6. 다섯 가지 침자법(鍼刺法)

대저 침을 놓는 데에 다섯 가지가 있는데 이것은 오장(五臟)과 응하는 것입니다.

첫째는 반자(半刺)라고 하는데 반자라는 것은 얕게 침을 놓았다가 재빨리 침을 뽑아서 침에 의해 기육(肌肉)이 손상되지 않게 하고 마치 털을 뽑듯이 피부의 사기(邪氣)를 없애는 것이며, 이는 폐(肺)가 응하게 하는 것입니다.

둘째는 표문자(豹文刺)라고 하는데 표문자라는 것은 좌우와 전후에 침을 놓는데 경맥(經脈)에 적중시키는 것을 표준으로 삼아서 경락(經絡)의 어혈(瘀血)을 취하는 것이며, 이는 심(心)이 응하게 하는 것입니다.

셋째는 관자(關刺)라고 하는데 관자라는 것은 좌우 사지(四

肢)의 관절에 곧바로 침을 놓아 근비증(筋痺證)을 다스리되 조심하여 피가 나지 않도록 하는 것이며, 이는 간(肝)이 응하게 하는 것입니다. 혹은 이를 연자(淵刺)라고도 하고 일설에는 개자(豈刺)라고도 합니다.

넷째는 합곡자(合谷刺)라고 하는데 합곡자라는 것은 좌우를 닭의 발자국 같은 모양으로 분육(分肉) 사이에 침을 놓아서 기비증(肌痺證)을 다스리는 것이며, 이는 비(脾)가 응하게 하는 것입니다.

다섯째는 수자(輸刺)라고 하는데 수자라는 것은 수직으로 침을 놓고 수직으로 침을 뽑는데 깊이 침을 찔러서 뼈에 이르도록 하여 골비증(骨痺證)을 치료하는 것이며, 이는 신(腎)이 응하게 하는 것입니다.

(범자에 유오하여 오장으로 이응이니 일왈 반자니 반자자는 천납하여 질히 발침하여 침이 상육을 무케 하되 발모상과 여히 하여 피기를 취함이며 차는 폐의 응이요 이왈 표문자니 표문자자는 좌우와 전후에 침하되 맥에 중함을 위고 하여 경락의 혈을 취함이니 차는 심의 응이요 삼왈 관자니 관자자는 좌우의 근이 진한 상에 직자하여 근비를 취하되 신하여 출혈이 무케 함이니 차는 간의 응이며 혹왈 연자라 하고 일왈 개자라 하며 사왈 합곡자니 합곡자자는 좌우를 계족처럼 분육의 간에 침하여 기비를 취함이니 차는 비의 응이요 오왈 수자니 수자자는 직입하고 직출하되 깊이 지골에 납하여 골비를 취함이니 차는 신의 응이니라.)

凡刺有五 以應五藏 一曰半刺[1] 半刺者 淺內而疾發鍼 無鍼傷肉 如拔毛狀 以取皮氣 此肺之應也 二曰豹文刺[2] 豹文刺者 左右前後 鍼之中脈爲故[3] 以取經絡之血者 此心之應也 三曰關刺[4] 關刺者 直刺左右盡筋上[5] 以取筋痺 愼無出血 此肝之應也 或曰淵刺 一曰豈刺 四曰合谷刺[6] 合谷刺者 左右雞足 鍼於分肉之間 以取肌痺[7] 此脾之應也 五曰輸刺[8] 輸刺者 直入直出 深內之至骨 以取骨痺 此腎之應也

1) 半刺(반자) : 반푼을 찌르다. 곧 앞의 모자(毛刺)와 같다고 했다. 얕게 침을 놓고 재빨리 뽑아 피부와 분육(分肉)에 침을 놓아서 폐가 응하게 한다.
2) 豹文刺(표문자) : 태소(太素)에 '좌우전후로 침구멍이 표범의 무늬와 같아서 이름하였다.' 라고 했다. 일설에는 '침구멍이 많은 것을 뜻하며 주로 혈맥에 침을 놓아서 심(心)이 응하게 한다.' 라고 했다.
3) 故(고) : 본디의 뜻. 기준.
4) 關刺(관자) : 팔과 다리의 관절 부위에 침을 놓는 것을 뜻한다. 관은 관절(關節)이다.
5) 直刺左右盡筋上(직자좌우진근상) : 직자는 곧바로 침을 놓다. 좌우는 사지(四肢)이다. 진근상은 관절 부위이다. 곧 사지(四肢)의 관절 부위에 곧바로 침을 놓다.
6) 合谷刺(합곡자) : 태소(太素)에 '신체에 침을 놓을 때 좌우분육(左右分肉) 사이의 침자국을 닭의 발자국과 같게 함으로써 분육 사이의 기와 일치하게 하는 것을 뜻한다.' 라고 했다. 곧 침을 서너번 놓아서 침놓은 곳이 마치 닭의 발가락처럼 형태가 된다는 것이다.
7) 肌痺(기비) : 한습의 기가 기육(肌肉) 속에 침입한 것을 뜻한다. 비(脾)는 기육을 주관하고 있으므로 기비는 비(脾)와 서로 응한다.
8) 輸刺(수자) : 앞 문장의 십이절(十二節)의 수자(輸刺)와 뜻이 같다. 단 여기서는 전적으로 골절(骨節) 사이의 병사(病邪)를 빠져 나가게 하는 것일 뿐이다.

제8편 본신(本神篇第八)

본신(本神)이란 인간의 근본적인 정기(精氣)를 뜻한다.
이 편에서는 인간의 정(精)과 신(神)과 혼(魂)과 백(魄)과 의(意)와 지(志)와 사(思)와 지(智)와 여(慮) 등의 모든 정신활동에 내포된 뜻과 양생의 방법 등에 대하여 거론하고, 또 이런 정신활동이 병을 발생시키는데 미치는 영향과 칠정(七情)의 변화가 오장(五臟)의 허실(虛實)에 파급되는 실례들을 설명했다.

1. 침자법(鍼刺法)은 신(神)에 근본해야 한다
황제가 기백에게 물었다.
"대저 침자법(鍼刺法)은 먼저 반드시 신(神 : 神氣)에 근본해야 합니다. 혈(血)과 맥(脈)과 영(營)과 기(氣)와 정(精)과 신(神) 등은 오장(五臟)에서 저장하고 있는 것들입니다.
음란하고 방탕하게 행동하여 이것들이 오장을 떠나는 데 이르게 되면 정(精)을 잃게 되고 혼백(魂魄)이 날아오르고 지의(志意)가 멍하고 어지러워지며 지려(智慮 : 지혜와 사고)가 몸을 떠나게 되는 이유는 무엇입니까? 하늘이 죄를 준 것입니까? 사람의 과실입니까? 무엇을 일러 덕(德)과 기(氣)와 생(生)과 정(精)과 신(神)과 혼(魂)과 백(魄)과 심(心)과 의(意)와 지(志)와 사(思)와 지(智)와 여(慮)라고 하는 것입니까? 청컨대 그 까닭을 묻습니다?"
기백이 대답했다.

"하늘의 도가 나에게 있는 것이 덕(德)이고 땅의 이치가 나에게 있는 것이 기(氣)인데 덕이 밑으로 흐르고 기가 모여서 생명이 태어나는 것입니다.

그러므로 생명이 오는 근원을 정(精)이라 이르고 양정(兩精 : 음양)이 서로 얽혀 교합(交合)한 것을 신(神)이라 이르고 신(神)을 따라서 왔다갔다하는 것을 혼(魂)이라 이르고 정(精)을 아울러서 나갔다 들어왔다 하는 것을 백(魄)이라 이르고 사물을 맡아 주재하는 것을 심(心)이라 이르고 심(心)에서 기억하여 두는 것을 의(意)라 이르고 의(意)에서 보존하는 것을 지(志)라 이르고 지(志)에 의지하여 보존된 것이 변화를 일으키는 것을 사(思)라고 하고 사(思)에 의지하여 멀리 그리워하는 것을 여(慮)라고 이르고 여(慮)에 연유하여 사물과 대처하는 것을 지(智)라고 이르는 것입니다.

그러므로 지혜로운 자는 생명을 기를 때 반드시 네 계절에 순응하여 춥고 더운 것에 적응하며, 기뻐하고 성내는 것을 조화시키고 거처하는 데 편안하게 하며, 음과 양을 조절하고 굳세고 부드러운 것을 조화시키는 것입니다. 이와 같이 하면 간사한 사기(邪氣 : 虛邪賊風)가 이르지 못하여 아주 오래도록 장수할 수 있는 것입니다.

이런 까닭에 두려워서 마음이 불편한 상태에서 사려(思慮)하게 되면 신(神)을 손상시키고, 신(神)이 손상되면 두려워하고 행동이 지나쳐서 정이 새어나가는 일이 그치지 않게 되는 것입니다.

슬픔과 애통함 때문에 속(中 : 內臟)을 요동시킨 자는 신기(神氣)가 고갈되어서 생명을 잃게 되는 것입니다.

너무 기뻐하고 즐거워하는 자는 신(神)이 매우 고달퍼져서 흩어져 저장되지 못하고, 너무 근심하고 걱정하는 자는 기(氣)가 닫히고 막혀서 운행되지 않게 되고, 지나치게 화내는 자는 미혹되어 다스려지지 않으며, 지나치게 두려워하고 무서워하는 자는 신(神)이 제멋대로 움직여 거두어들여지지 않게 되는 것입니다.

(황제가 기백에게 문왈 범자의 법은 먼저 반드시 신에 본하니 혈과 맥과 영과 기와 정과 신의 차는 오장의 소장이니라. 음일하여 이장함에 지한즉 정실하고 혼백이 비양하고 지의가 황란하며 지려가 거신자는 하인으로 연하며 천의 죄인가? 인의 과인가? 하위를 덕과 기와 생과 정과 신과 혼과 백과 심과 의와 지와 사와 지와 여인가? 청컨대 그 고를 문하노라. 기백답왈 천의 재아자는 덕이요 지의 재아자는 기이니 덕류하고 기박하여 생자니라. 고로 생의 내를 위정이요 양정이 상박을 위신이요 수신하여 왕래자를 위혼이요 병정하여 출입자는 위백이요 소이하여 임물자를 위심이요 심이 유소억을 위의요 의의 소존을 위지요 인지하여 존변을 위사요 인사하여 원모를 위려요 인려하여 처물을 위지니 고로 지자의 양생에는 필히 순사시하고 한서에 적하며 희로에 화하여 거처에 안하며 음양에 절하여 강유를 조하니 여시즉 벽사가 부지하여 장생구시하니라. 시고로 출척하고 사려하는 자는 상신하고 신상즉 공구하고 유음하여 부지하고 비애로 인하여 동중자는 갈절하여 실생하고 희락자는 신이 탄산하여 부장하고 수우자는 기가 폐색하여 불행하고 성로자는 미혹하여 불치하고 공구자는 신이 탕탄하여 불수니라.)

黃帝問於岐伯曰 凡刺之法 先必本於神 血脈營氣精神 此五藏之所藏也[1] 至其淫泆離藏則精失[2] 魂魄飛揚 志意恍亂[3] 智慮去身者 何因而然乎 天之罪與 人之過乎 何謂德氣生精神[4] 魂魄心[5] 意志思智慮[6] 請問其故 岐伯答曰 天之在我者德也 地之在我者氣也[7] 德流氣薄而生[8] 者也 故生之來謂之精[9] 兩精相搏謂之神[10] 隨神往來者謂之魂[11] 幷精而出入者謂之魄[12] 所以任物者謂之心[13] 心有所憶謂之意[14] 意之所存謂之志[15] 因志而存變謂之思[16] 因思而遠慕謂之慮[17] 因慮而處物謂之智[18] 故智者之養生也 必順四時而適寒暑[19] 和喜怒而安居處 節陰陽而調剛柔[20] 如是則僻邪不至 長生久視[21] 是故怵惕[22] 思慮者則傷神 神傷則恐懼流淫而不止[23] 因悲哀動中者 竭絶而失生[24] 喜樂者 神憚散而不藏[25] 愁憂者 氣閉塞而不行 盛怒者 迷惑而不治 恐懼者 神蕩憚而不收[26]

1) 血脈營氣精神 此五藏之所藏也(혈맥영기정신 차오장지소장야) : 혈과 맥과 영과 기와 정은 오장이 소장하는 것이라는 뜻이다. 간(肝)이 혈(血)을 심(心)

이 신(神)을 비(脾)가 영(營)을 폐가 기(氣)를 신(腎)이 정(精)을 저장하는 것이다. 일설에는 신(神)은 연문(衍文)이며 심(心)이 맥(脈)을 저장한다고도 했다.

2) 淫泆離藏則精失(음일이장즉정실) : 음일은 음란하고 방탕하여 정상적인 상태를 잃은 것. 이장은 저장하는 곳을 떠나다. 정실은 정기(精氣)를 잃다.

3) 恍亂(황란) : 멍하고 어지럽다. 황은 정신이 멍하다.

4) 德氣生精神(덕기생정신) : 덕과 기는 한 단어이다. 덕기는 어진 기색으로 인간을 구성하는 근본적인 우주의 원기(原氣)이고 언어로 표현할 수 없는 구성체이며 자연의 원기이다. 생은 생명으로 살아서 숨쉬는 것. 정신은 생명을 지탱해 주는 원동력.

5) 魂魄心(혼백심) : 혼은 영혼이 양(陽)에 속하는 것이고 백은 영혼이 음(陰)에 속하는 것이며, 심은 인체의 기관 중 가장 중심이 되는 기관이다.

6) 意志思智慮(의지사지려) : 의(意)는 마음의 발동(發動)이고, 지(志)는 의향(意向)이고, 사(思)는 사모하는 것이고, 지(智)는 슬기·지혜·꾀 등이고, 여(慮)는 계획을 세우는 것.

7) 天之在我者德也 地之在我者氣也(천지재아자덕야 지지재아자기야) : 하늘의 도(道)를 내가 가진 것이 덕이고 땅의 이치를 내가 가진 것이 기이다. 하늘은 만물을 덮어 주고 포용하여 그 무엇도 싫어함이 없는 것이 덕(德)이고 땅은 모든 사물을 실어 주고 자라게 하는 기(氣)를 주는 것이다.

8) 德流氣薄而生(덕류기박이생) : 덕이 흐르고 기가 모여서 생명이 태어나다. 곧 하늘의 덕이 흘러서 들어오고 땅의 기가 모여서 쌓여 생명이 탄생한다는 뜻. 박은 모이다의 뜻.

9) 故生之來謂之精(고생지래위지정) : 본디 생명에서부터 전달되어 오는 것을 정(精)이라 한다. 정은 생식(生殖)의 원기(元氣)이며 원질(元質)이다. 곧 천덕(天德)과 지기(地氣)를 머금은 것이다.

10) 兩精相搏謂之神(양정상박위지신) : 음과 양의 정(精)이 서로 얽혀 결합하는 것을 신이라고 이른다. 박은 얽혀 다투다의 뜻.

11) 隨神往來者謂之魂(수신왕래자위지혼) : 신(神)을 따라서 왔다갔다하는 것을 혼(魂)이라 이른다. 혼은 양(陽)에 속하므로 왔다갔다한다. 곧 혼은 신의 양에 속하는 것이다.

12) 幷精而出入者謂之魄(병정이출입자위지백) : 정(精)을 아울러서 함께 하여 나갔다가 들어왔다 하는 것을 백이라고 한다. 백은 음(陰)에 속하는 것이다.
13) 所以任物者謂之心(소이임물자위지심) : 까닭이 있는 것으로써 사물을 맡은 것을 심(心)이라고 이른다. 임은 맡다. 관장하다의 뜻. 물은 사물(事物)이다. 곧 마음은 사물을 관장하여 주재한다는 뜻이기도 하다.
14) 心有所憶謂之意(심유소억위지의) : 마음이 사물을 주재하여 기억하는 것을 의(意)라 한다. 의는 곧 마음의 발동(發動)이며 허령한 존재이다.
15) 意之所存謂之志(의지소존위지지) : 마음이 발동한 것이 보존되는 것을 지(志)라 한다. 지는 의향(意向)으로 계속 발동하여 움직이는 상태이다. 곧 의(意)가 발동하여 작용을 계속하는 것이다.
16) 因志而存變謂之思(인지이존변위지사) : 발동한 지(志)에 의지하여 변화가 있어 골똘하게 생각하는 것을 사(思)라고 이른다. 사는 사모하고 흠모하는 상태.
17) 因思而遠慕謂之慮(인사이원모위지려) : 사(思)에 의지하여 앞서 가는 계획을 세우는 것을 여(慮)라고 이른다. 곧 골똘하게 생각한 것을 앞으로 실천할 계획을 세우는 것을 뜻한다. 주도면밀한 계획이다.
18) 因慮而處物謂之智(인려이처물위지지) : 여(慮)에 의지하여 사물에 대처하는 슬기를 발휘하는 것을 지(智)라고 한다. 실천 계획에 대한 순간 순간의 대처능력을 뜻한다.
19) 順四時而適寒暑(순사시이적한서) : 봄·여름·가을·겨울의 네 계절에 순응하여 추위와 더위에 적당하게 대처하다의 뜻.
20) 節陰陽而調剛柔(절음양이조강유) : 음과 양을 조절하고 강과 유를 조화시킨다.
21) 僻邪不至長生久視(벽사부지장생구시) : 벽사는 병을 일으키는 사기(邪氣)이다. 곧 병을 일으키는 벽사가 이르지 않게 되어 오래도록 장수한다는 뜻. 장생구시(長生久視)는 오래 살고 오래도록 볼 수 있다의 뜻.
22) 怵惕(출척) : 두려워서 마음이 편안하지 못하다.
23) 流淫而不止(유음이부지) : 태소(太素)에는 유일이불고(流溢而不固)로 되어 있다. 곧 흘러 넘쳐서 견고하지 못하다의 뜻. 유음은 흘러서 새어나가다.
24) 竭絶而失生(갈절이실생) : 슬퍼하면 기가 손상되어 포락(胞絡)이 끊어져

서 생명을 상하게 된다.
25) 神憚散而不藏(신탄산이부장) : 신(神)이 고달퍼서 흩어져 저장되지 못하다. 사람이 지나치게 기뻐하여도 신(神)이 고달퍼지게 된다.
26) 神蕩憚而不收(신탕탄이불수) : 신(神)이 방탕하여 고달퍼져서 거두어들여지지 않게 된다. 너무 나태해서 무기력해져 수습되지 않는다는 뜻이다.

2. 오장(五臟)이 손상되면…

심(心)은 두려워하여 마음이 편안하지 못한 상태에서 지나치게 사려하면 신(神)을 상하게 합니다. 신(神)이 상하면 두렵고 무서워져서 얼이 빠지고 군육(䐃肉 : 사태살)이 파손되어 살이 빠지며 모발(毛髮)이 초췌해지고 얼굴색이 요상해져서 겨울철에 죽게 됩니다.

비(脾)는 우려하고 걱정하는 일이 오래도록 풀리지 않으면 의(意)를 상하게 합니다. 의(意)가 상하면 정신이 흐릿하고 어지러워져서 팔다리를 잘 움직일 수가 없고 모발에 윤기가 없고 안색이 요상해져서 봄이 오면 죽게 됩니다.

간(肝)은 슬프고 슬픈 것이 지나쳐 속이 동요되면 혼(魂)을 상하게 합니다. 혼(魂)이 상하면 미쳐서 도리에 어긋나고 부정(不精)해지며 부정해지면 사리에 합당하지 못하게 됩니다. 사람의 전음(前陰)이 위축되고 근육이 경련을 일으켜 양 옆구리의 늑골의 활동이 불가능하며 모발이 윤기가 없고 안색이 요상해져서 가을이 되면 죽게 됩니다.

폐(肺)는 즐거움이 지나쳐서 한도 끝도 없게 되면 백(魄)을 상하게 합니다. 백이 상하면 미치게 되고 미친 자는 사람이 있다는 것을 의식하지 않게 되며 피부가 초췌해지고 모발이 윤기가 없고 얼굴색이 요상해져서 여름이 되면 죽게 됩니다.

신(腎)은 화내는 일이 극에 이르러 중지되지 않으면 지(志)를 상하게 합니다. 지(志)를 상하면 그 앞전에 한 말들을 잘 잊게 되고 허리와 척추를 폈다 굽혔다 할 수 없게 되며 모발이 윤기가 없고 얼굴색이 요상해져서 계하(季夏 : 늦은 여름)에 죽게 됩니다.

　두려워하고 무서워하여 두려움이 해소되지 않으면 정(精)을 상하게 됩니다. 정(精)을 상하게 되면 뼈가 시리고 위궐(痿厥)이 발생하여 정액이 때때로 저절로 흐르게 됩니다.

　오장(五臟)은 정(精)을 저장하는 일을 관장하므로 상하게 해서는 안 됩니다. 오장을 상하게 되면 내부에서 지키는 것을 상실하여 음(陰)이 허해지고 음이 허해지면 기가 없어지고 기가 없어지면 죽음에 이르는 것입니다.

　이런 까닭으로 침을 사용하는 자는 환자의 형태를 관찰하여 정(精)과 신(神)과 혼(魂)과 백(魄)의 존속과 멸망과 얻음과 잃음의 의의를 알아야 합니다.

　오장(五臟)이 이미 상했다면 침(鍼)으로는 치료할 수가 없는 것입니다.

　(심은 출척하고 사려즉 상신하니 신상즉 공구하여 자실하고 파군하여 탈육하며 모췌하고 색요하여 동에 사하며 비는 수우하여 불해즉 상의하니 의상즉 문란하여 사지를 불거하며 모췌하고 색요하여 춘에 사하고 간은 비애하여 동중즉 상혼이니 혼상즉 광망하여 부정하고 부정즉 부정당하여 인음이 축하고 연근하며 양협골을 불거하며 모췌하고 색요하여 추에 사하고 폐는 희락이 무극즉 상백하고 백상즉 광하니 광자는 의가 부존인하며 피혁이 초하고 모췌하며 색요하여 하에 사하고 신은 성로하여 부지즉 상지하니 지상즉 그 전언을 희망하고 요척을 부앙과 굴신이 불가하고 모췌하고 색요하여 계하에 사하니라. 공구하여 불해즉 상정하고 정상즉 골산하고 위궐하여 정이 시에 자하니 시고로 오장은 정을 장함을 주하니 불가상이니 상즉 실수하고 음허하고 음허즉 무기하고 무기즉 사니라. 시고로 용침자는 병인의 태를 찰관하여 써 정과 신과 혼과 백의 존망과 득실의 의를 지함이니 오자가 써 상하면 침으로 치함이 불가함이니라.)

　　心怵惕思慮則傷神[1] 神傷則恐懼自失[2] 破䐃脫肉[3] 毛悴色夭 死於冬[4] 脾愁憂而不解則傷意 意傷則悗亂[5] 四肢不擧 毛悴色夭 死於春[6] 肝悲哀動中則傷魂 魂傷則狂忘不精 不精則不正當[7] 人陰縮而

攣筋⁸⁾ 兩脅骨不擧⁹⁾ 毛悴色夭 死於秋¹⁰⁾ 肺喜樂無極則傷魄 魄傷則狂 狂者意不存人¹¹⁾ 皮革焦¹²⁾ 毛悴色夭 死於夏¹³⁾ 腎盛怒而不止則傷志 志傷則喜忘其前言 腰脊不可以俯仰屈伸 毛悴色夭 死於季夏¹⁴⁾ 恐懼而不解則傷精 精傷則骨痠痿厥¹⁵⁾ 精時自下¹⁶⁾ 是故五藏主藏精者也 不可傷 傷則失守而陰虛 陰虛則無氣 無氣則死矣 是故用鍼者 察觀病人之態 以知精神魂魄之存亡得失之意 五者以傷 鍼不可以治之也

1) 心怵惕思慮則傷神(심출척사려즉상신) : 태소(太素)에는 '두려워하면 신사(腎邪)가 와서 심(心)에 침입하고 사려하면 비사(脾邪)가 와서 심(心)에 침입하는데 두 사기(邪氣)의 침입이 심하면 신(神)을 손상시킨다.'라고 했다.

2) 自失(자실) : 얼이 빠지다. 곧 멍한 상태가 된다.

3) 破䐃脫肉(파군탈육) : 사태살이 파손되어서 살이 빠져 나가게 된다.

4) 毛悴色夭死於冬(모췌색요사어동) : 모발이 윤기가 없어 초췌해지고 안색이 요상해져서 겨울에 죽게 된다. 요는 요상하다. 괴이쩍다의 뜻. 태소에는 '모발이 윤기가 없는 것은 폐가 상(傷)한 것이고 안색이 좋지 않은 것은 간이 상한 것이다. 신(神)이 상하면 오장이 모두 상하게 된다. 겨울은 화(火)가 죽는 계절이다.'라고 했다. 곧 수(水)가 화(火)를 억제하므로 심병(心病)은 겨울에 죽게 된다는 뜻이다. 모췌는 피모(皮毛)가 초췌한 것이다. 아래 문장도 이와 같다.

5) 意傷則悗亂(의상즉문란) : 의가 상하게 되면 멍해지고 어지러워진다. 근심은 본래 폐(肺)와 연결되지만 또한 비(脾)를 상하게 하는 이유는 어미와 아들의 기가 통하기 때문이다. 그러므로 근심하면 비기(脾氣)가 퍼지지 않고 비기가 퍼지지 않으면 운행할 수가 없으므로 답답하고 어수선해진다.

6) 死於春(사어춘) : 봄에 죽다. 태소에 '봄은 토(土)가 죽는 계절이다.'라고 했다. 비(脾)는 토(土)와 연결되는 장기이다. 봄에는 목(木)이 성한 계절이다. 토는 목을 두려워하므로 토가 쇠약하여 봄에 죽는 것이다. 다른 것도 이와 같은 논리이다.

7) 不精則不正當(부정즉부정당) : 신명이 밝지 못하고 지저분하면 정당하지 못하게 된다. 행동에서 법도가 없는 것을 말한다.

8) 陰縮而攣筋(음축이련근) : 음경(陰莖)이 쭈그러들고 근육이 구련하게 된다.

태소에 '족궐음간맥(足厥陰肝脈)은 음기(陰器)를 감싸고 도는 맥으로 혼(魂)과 간(肝)이 상하게 되면 종근(宗筋)이 위축되고 또 모든 근육이 경련을 일으킨다.' 라고 했다.

9) 兩脅骨不擧(양협골불거) : 양쪽 옆구리의 뼈를 움직이지 못하다. 불(不)자는 연문(衍文)이고 거(擧)는 아프다는 뜻이라고도 했다.

10) 死於秋(사어추) : 가을에 죽게 되다. '가을은 목(木)이 죽는 계절이기 때문이다. 금(金)이 목(木)을 억제하므로 간병(肝病)은 가을에 죽게 된다.' 라고 태소에서 말했다.

11) 意不存人(의부존인) : 의(意)에서 주위에 사람이 있다는 것을 의식하지 못하다.

12) 皮革焦(피혁초) : 피혁은 피부이며 피부가 불에 탄 것 같다는 뜻.

13) 死於夏(사어하) : 여름에 죽게 되다. 태소에 '여름은 금(金)이 죽는 계절이다.' 라고 했다. 곧 화(火)가 금(金)을 억제하므로 폐병은 여름에 죽게 된다는 뜻이다.

14) 死於季夏(사어계하) : 태소에 '계하(季夏)는 수(水)가 죽는 계절이다.' 라고 했다. 토(土)가 수(水)를 억제하므로 신병(腎病)은 계하(季夏)에 죽는다. 계하는 여름철의 마지막 단계인 음력 6월이며 이는 토(土)에 속한다.

15) 恐懼而不解則傷精 精傷則骨痠痿厥(공구이불해즉상정 정상즉골산위궐) : 공구함이 풀어지지 않게 되면 정을 상하게 되고 정을 상하면 뼈가 시리고 위궐이 된다. 앞에서는 신장(腎臟)의 지(志)를 상한 것을 논하였고 여기서는 신장의 정을 상한 것을 논했다. 대개 혼백지의(魂魄志意)는 심신(心腎)에 근원하고 정신에서 생겨나는 것이므로 앞에서 두려움과 사려함은 신(神)을 손상시킨다고 했고 여기서는 두려움이 해소되지 않으면 정을 손상시킨다고 했다. 이는 신(神)은 정(精)에서 생겨나고 정은 신(神)으로 귀속되기 때문이다. 또 정(精)은 능히 수(髓)를 생산하니 정이 상하면 골수가 충실하지 못하므로 뼈가 시큰거리고 위궐이 된다고 한 것이다.

16) 精時自下(정시자하) : 정액이 때때로 저절로 흘러내리다. 곧 명문(命門)이 지켜지지 못하게 되면 정액이 가끔 저절로 흘러내린다는 뜻이다.

3. 오장(五臟)의 허와 실에 따른 병형(病形)

간(肝)은 혈(血 : 피)을 저장하고 혈(血)은 혼(魂)이 머물러 있게 하는데 간기(肝氣)가 허해지면 잘 두려워하고 실(實)하면 화를 잘 내게 됩니다.

비(脾)는 영(營)을 저장하고 영은 의(意)를 머물러 있게 하는데 비기(脾氣)가 허해지면 사지(四肢)를 사용하지 못하고 오장(五臟)이 불안하게 되며 실(實)하면 배가 팽창되고 월경(月經)과 대소변이 이롭지 못하게 됩니다.

심(心)은 맥을 저장하고 맥은 신(神)을 머물러 있게 하는데 심기(心氣)가 허해지면 슬퍼하고 실하면 웃음이 그치지 않게 됩니다.

폐(肺)는 기(氣)를 저장하고 기는 백(魄)을 머물러 있게 하는데 폐기(肺氣)가 허해지면 코가 막혀서 이롭지 못하여 기가 약해져 약한 숨결이 잦게 되고 실하면 숨을 헐떡거리고 헉헉 소리를 내며 가슴이 가득하고 고개를 뒤로 젖혀서 숨을 쉬게 됩니다.

신(腎)은 정(精)을 저장하고 정은 지(志)를 머물러 있게 하는데 신기(腎氣)가 허해지면 궐(厥)하게 되고 실하면 창만(脹滿)하게 되어 오장(五臟)이 불안해집니다.

반드시 오장에 있는 병의 형태를 살펴서 그 기의 허함과 실함을 알아내 신중하게 조절하여야 하는 것입니다.

(간은 장혈하고 혈은 사혼하니 간기가 허즉 공하고 실즉 노니라. 비는 장영하고 영은 사의하니 비기가 허즉 사지를 불용하고 오장이 불안하며 실즉 복창하고 경수가 불리니라. 심은 장맥하고 맥은 사신하니 심기가 허즉 비하고 실즉 소하여 불휴니라. 폐는 장기하고 기는 사백하니 폐기가 허즉 비색하여 불리하며 소기하고 실즉 천갈하며 흉영하고 앙식이니라. 신은 장정하고 정은 사지하니 신기가 허즉 궐하고 실즉 창하고 오장이 불안이니라. 필히 오장의 병형을 심하여 그 기의 허실을 지하여 근하여 조니라.)

肝藏血 血舍魂 肝氣虛則恐 實則怒 脾藏營 營舍意 脾氣虛則四肢不用 五藏不安 實則腹脹 經溲不利[1] 心藏脈 脈舍神 心氣虛則悲 實則笑不休 肺藏氣 氣舍魄 肺氣虛則鼻塞不利少氣 實則喘喝[2]胸盈[3] 仰息 腎藏精 精舍志 腎氣虛則厥 實則脹 五藏不安 必審五藏之病形 以知其氣之虛實 謹而調之也

1) 經溲不利(경수불리) : 경은 경(涇)으로 된 본(本)도 있다. 경(經)은 월경(月經)을 뜻하고 수(溲)는 대소변을 뜻한다. 곧 월경과 대소변이 원활하지 않다는 뜻.
2) 喘喝(천갈) : 숨이 차고 소리가 거칠어 헐떡거리는 것.
3) 胸盈(흉영) : 가슴이 그득한 것.

제9편 종시(終始篇第九)

종시(終始)는 끝과 시작이다. 곧 시종(始終)의 뜻이며 종은 말(末)이고 시는 본(本)이기도 하다.
이 편은 침으로 치료할 때 먼저 장부(臟腑)의 음양과 경맥(經脈)의 기혈이 운행되는 종(終)과 시(始) 및 맥상(脈象)의 변화를 인식하여 보(補)하고 사(瀉)하는 법을 설명했다. 또 침의 효과는 득기(得氣)와 맥상의 조화를 표준으로 삼아야 하고 그것을 치료할 때에는 음양의 조화를 얻는 데 목적을 두어야 하며, 또 체질과 계절에 근거하여 알맞은 치료법을 선택해야 한다는 것과 열두 가지 금기와 각 경락에 나타나는 사증(死證)도 설명하였다.

1. 침(鍼)을 놓는 도(道)

대저 침놓는 방법은 '종시편(終始篇)'에 모두 갖추어져 있습니다. 이 '종시편(終始篇)'을 명확히 알면 오장(五臟)으로 기(紀)를 삼아서 음과 양을 정할 수 있는 것입니다.

음(陰)은 장(臟)을 주관하고 양(陽)은 부(腑)를 주관합니다.

양(陽)은 기(氣)를 사지(四肢 : 四末)에서 받고 음(陰)은 기를 오장(五臟)에서 받습니다.

그러므로 사(瀉)해 주는 것은 맞이하고 보(補)해 주는 것은 따르는 것이니 맞이할 줄 알고 따를 줄 알게 되면 기(氣)를 가히 조화시킬 수 있는 것입니다.

기를 조화시키는 방법은 반드시 음과 양을 통해야 하는데 오장

(五臟)은 음(陰)이 되고 육부(六腑)는 양(陽)이 됩니다.

이를 후세에 전달하려면 피를 마시고 맹세해야 하며, 이 때 공경을 다하는 자는 창성하게 되고 소홀히 하며 거만한 자는 망하게 되고 또 도(道)가 없이 사사롭게 행하는 자는 반드시 하늘의 재앙이 내릴 것입니다.

삼가 하늘의 도(道)를 받들어서 종시(終始)를 여쭙겠습니다.

종시(終始)라는 것은 경맥(經脈)이 기(紀 : 실마리)가 되는 것입니다.

그 맥구(脈口)와 인영(人迎)을 잡아서 음과 양의 유여(有餘)와 부족(不足)을 알고 평(平)과 불평(不平)을 알게 되면 하늘의 도를 다하게 되는 것입니다.

이른바 평인(平人)이란 병들지 않은 사람입니다. 병들지 않은 사람은 맥구와 인영이 네 계절과 응하고 위와 아래가 서로 응하며 모두가 함께 왕래하여 육경(六經)의 맥이 움직여서 맺히지 아니하고 근본과 끝의 차고 따뜻함이 서로 맡은 일을 지켜서 형(形)과 육(肉)과 혈(血)과 기(氣)가 반드시 서로 적합한 것이니, 이러한 것을 '평인(平人)'이라고 이르는 것입니다.

기(氣)가 적은 사람은 맥구와 인영이 함께 맥기(脈氣)가 적어서 척맥(尺脈)과 촌맥(寸脈)이 균형을 이루지 못합니다.

이와 같은 사람은 음과 양이 다 부족하여 양(陽)을 보(補)하면 음(陰)이 고갈되고 음을 사해 주면 양이 이탈되게 됩니다.

이런 사람은 감약(甘藥)으로써 돕는데 낫지 않으면 급제(急劑)를 마시게 합니다.

이와 같은 자는 뜸을 뜨지 않아야 하며 낫지 않는다고 이에 따라 사(瀉)해 주게 되면 오장(五臟)의 기가 무너지게 되는 것입니다.

(범자의 도는 종시에 필이니 종시를 명지하여 오장으로 위기면 음양이 정이니라. 음자는 주장하고 양자는 주부니 양이 사말에 수기하고 음이 오장에 수기니 고로 사자는 영하고 보자는 수니 지영하고 지수하면 기를 가히 영화니라. 화

기의 방은 필히 음양을 통이니 오장이 위음하고 육부가 위양이니 후세에 전에 이혈로 위맹이니 경자는 창하고 만자는 망이니 무도가 사행하면 필히 요앙을 득하리라. 천도를 근봉하여 종시를 청언하리라. 종시자는 경맥이 위기니 그 맥구와 인영을 지하여 음양이 유여와 부족과 평과 불평을 지하면 천도가 필이니 소위 평인자는 불병이니 불병자는 맥구와 인영이 사시에 응하고 상하가 상응하면 구왕래하여 육경의 맥이 불결동하고 본말의 한온이 상수사하여 형육과 혈기가 필히 상칭이니 시위를 평인이니라. 소기자는 맥구와 인영이 구소하여 척촌에 불칭이니 여시자는 곧 음양이 구부족하여 보양즉 음갈하고 사음즉 양탈이니 여시자는 가히 감약으로 장이니 불유면 가히 지제를 음이니 여차자는 불구며 불이하여 인하여 사즉 오장의 기가 괴하니라.)

凡刺之道 畢於終始[1] 明知終始 五藏爲紀 陰陽定矣 陰者主藏 陽者主府 陽受氣於四末[2] 陰受氣於五藏 故寫者迎之 補者隨之[3] 知迎知隨 氣可令和 和氣之方[4] 必通陰陽 五藏爲陰 六府爲陽 傳之後世 以血爲盟[5] 敬之者昌 慢之者亡 無道行私 必得夭殃 謹奉天道 請言終始 終始者 經脈爲紀 持其脈口人迎 以知陰陽有餘不足 平與不平 天道畢矣 所謂平人者不病 不病者 脈口人迎[6]應四時也 上下[7]相應 而俱往來[8]也 六經之脈不結動也[9] 本末之寒溫之相守司[10]也 形肉血氣必相稱也 是謂平人 少氣者 脈口人迎俱少 而不稱尺寸[11]也 如是者 則陰陽俱不足 補陽則陰竭 寫陰則陽脫 如是者 可將以甘藥[12] 不愈可飮以至劑[13] 如此者弗灸 不已[14]因而寫之 則五藏氣壞矣[15]

1) 畢於終始(필어종시) : 종시편에 다 갖추어져 있다. 곧 이 9편을 뜻한다. 태소(太素)에 '침을 놓는 이치의 요점은 모름지기 음기와 양기의 끝과 시작을 파악하는 것이다.' 라고 했다. 종시란 오장에서 시작하고 경맥에 위치하며 육기(六氣)에서 끝나는 것이다. 대개 오장은 안에서 육락(六絡)을 생성하고 육경(六經)은 밖에서 육기(六氣)와 배합한다. 오장은 또 육기에 근원하여 생(生)한 것이므로 '사람은 땅에서 태어나고 생명은 재천(在天)이라고 한다.' 라고 했다.

2) 四末(사말) : 양 팔과 양 다리이며 곧 사지(四肢)를 뜻한다.

3) 寫者迎之補者隨之(사자영지보자수지) : 사법(瀉法)을 쓰는 것은 맞아들이

는 것이요 보법(補法)을 쓰는 것은 따르는 것이다. 곧 사법(瀉法)은 경맥(經脈)이 운행하는 방향을 맞이하여 침을 돌리는 것이고 보법(補法)은 경맥이 운행하는 방향을 따라서 침을 돌리는 것이다. 일설에는 '양은 밖에 있고 사지(四肢)에서 기를 받으며 음(陰)은 안에 있고 오장에서 기를 받으므로 기가 오는 데에 맞받아 침을 놓는 것은 사법(瀉法)이고 기가 가는 방향을 따라 침을 놓는 것이 보법이며 맞이하고 따르는 것이 보사(補瀉)가 되는 것을 알게 되면 음과 양의 모든 경(經)의 기를 조화시킬 수 있다.' 라고 했다.

4) 方(방) : 도(道)이다.
5) 以血爲盟(이혈위맹) : 피로써 맹세하다. 옛날에 서로의 신의를 다질 때에는 희생의 피를 마시고 맹세했다.
6) 脈口人迎(맥구인영) : 맥구는 기구(氣口) 또는 촌구(寸口)라고 하는데 수태음경(手太陰經)에 속하고 인영은 경부(頸部)의 양측에 있는데 족양명경(足陽明經)에 속한다.
7) 上下(상하) : 상은 인영맥이고 하는 맥구(脈口)를 뜻한다.
8) 往來(왕래) : 왕은 양기가 나오는 것이고 내는 음기가 들어가는 것을 뜻하는데 모두 호흡에 의하여 왕래한다.
9) 不結動也(불결동야) : 움직여 맺히지 않는다. 곧 계속 박동한다는 뜻이다.
10) 相守司(상수사) : 서로 맡은 직분을 지키다. 곧 맡은 바의 임무를 충실히 수행하므로 상부상조를 가져온다는 뜻.
11) 尺寸(척촌) : 척맥(尺脈)과 촌맥(寸脈)을 가리킨다.
12) 將以甘藥(장이감약) : 장은 나아가다. 또는 돕다의 뜻이 있다. 감약은 완화시키는 약제이다. 감약에는 깊은 뜻이 있다고 했다. 이 상태에서는 감약(甘藥)만 쓸 수가 있다.
13) 至劑(지제) : 급제(急劑)를 가리킨다. 급제는 기미(氣味)가 후(厚)하다고 했고 일설에는 강하고 독한 약제라고 했다. 정기가 쇠한 경우에는 공법(攻法)을 쓸 수 없으므로 이를 쓰지 않는 것이 좋다고 했다.
14) 弗灸不已(불구불이) : 불구불이(不久不已)가 되어야 한다고 했다. 곧 오래 되면 치유되지 않는 것이 없다. 시간이 지나면 낫는다는 뜻으로 보기도 했다.
15) 因而寫之則五藏氣壞矣(인이사지즉오장기괴의) : 인하여 사법(瀉法)을 쓰게 되면 반드시 오장의 기가 무너진다는 뜻.

2. 인영맥과 촌구맥의 왕성함에 차이가 있으면

인영맥(人迎脈)의 크기가 촌구맥(寸口脈)보다 1배가 왕성하면 병이 족소양(足少陽)에 있고 1배가 왕성하면서 조급하면 병이 수소양(手少陽)에 있습니다.

인영맥의 크기가 촌구맥보다 2배가 왕성하면 병이 족태양(足太陽)에 있고 2배가 왕성하면서 조급하면 병이 수태양(手太陽)에 있습니다.

인영맥의 크기가 촌구맥보다 3배가 왕성하면 병이 족양명(足陽明)에 있고 3배가 왕성하면서 조급하면 병이 수양명(手陽明)에 있습니다.

인영맥의 크기가 촌구맥보다 4배가 왕성하면서 또 대(大)하고 삭(數: 자주)하면 이름하여 '일양(溢陽: 넘치는 양)'이라고 하는데 일양은 외격이 됩니다.

맥구맥(脈口脈: 寸口脈)이 인영맥보다 1배가 왕성하면 병이 족궐음(足厥陰)에 있고 1배가 왕성하면서 조급하면 병이 수심주(手·心主: 厥陰)에 있습니다.

맥구맥이 인영맥보다 2배가 왕성하면 병이 족소음(足少陰)에 있고 2배가 왕성하면서 조급하면 수소음(手少陰)에 있습니다.

맥구맥이 인영맥보다 3배가 왕성하면 병이 족태음(足太陰)에 있고 3배가 왕성하면서 조급하면 병이 수태음(手太陰)에 있습니다.

맥구맥이 인영맥보다 4배가 왕성하고 또 대(大)하고 삭(數)하면 이름하여 '일음(溢陰: 넘치는 음)'이라고 하는데 일음은 내관(內關)이 되며 내관이 되어서 통하지 않게 되면 죽게 되고 치료할 수가 없는 것입니다.

인영맥과 태음경(太陰經)의 맥구맥(脈口脈: 寸口脈)이 함께 4배 이상으로 왕성한 것을 명명하여 '관격(關格)'이라고 하는데 관격이란 죽을 시기가 짧아졌음을 이르는 것입니다.

인영맥이 1배가 왕성하면 족소양을 사(瀉)하고 족궐음을 보(補)해 주되 2번 사해 주고 1번을 보해 주며 하루에 한 번씩 침을 놓습니다. 반드시 인영과 촌구의 맥을 짚어 보고 그 병세를 점검하여 조급하면 상(上)의 수경맥(手經脈)에서 취하여 침을 놓는데 기가 조화되면 이에 중지합니다.

인영맥이 2배가 왕성하면 족태양을 사(瀉)하고 족소음을 보해 주되 2번 사해 주고 1번을 보해 주며 2일에 한 번씩 침을 놓습니다. 반드시 진맥하여 병세를 점검하여 맥이 조급하면 상(上)의 수경맥에서 혈을 취하여 침을 놓되 기가 조화되면 이에 중지합니다.

인영맥이 3배가 왕성하면 족양명을 사하고 족태음을 보해 주되 2번 사하고 1번을 보해 주며 하루에 두 번 침을 놓습니다. 반드시 진맥하여 병세를 점검하고 맥이 조급하면 상(上)의 수경맥에서 취하여 침을 놓되 기가 조화되면 이에 중지합니다.

맥구맥이 1배가 왕성하면 족궐음을 사하고 족소양을 보해 주되 2번을 보해 주고 1번을 사해 주며 하루에 한 번씩 침을 놓습니다. 반드시 맥을 진찰하고 병세를 점검하여 맥이 조급하면 위의 수경맥을 취하여 침을 놓는데 기가 조화되면 이에 중지합니다.

맥구맥이 2배가 왕성하면 족소음을 사하고 족태양을 보해 주되 2번은 보해 주고 1번은 사해 주며 2일에 한 번씩 침을 놓습니다. 반드시 맥을 진찰하고 병세를 점검하여 맥이 조급하면 상(上)의 수경맥에서 혈을 취해 침을 놓는데 기가 조화되면 이에 중지합니다.

맥구맥이 3배가 왕성하면 족태음을 사하고 족양명을 보해 주되 2번은 보해 주고 1번은 사해 주며 2일에 한 번씩 침을 놓습니다. 반드시 맥을 짚어 보고 병세를 점검하여 맥이 조급하면 상(上)의 수태음에서 혈을 취하여 침을 놓되 기가 조화되면 이에 중지합니다.

하루에 두 번씩 침을 놓는 까닭은 태음경(太陰經)은 위를 주관하며 곡기(穀氣)가 크게 풍부하기 때문에 하루에 두 번씩 침을 놓는 것입니다.

인영맥과 맥구맥이 함께 3배 이상 왕성한 것을 명명하여 '음과 양이 함께 넘치다.'라고 하는데 이와 같은 것을 열어 주지 않게 되면 혈맥이 폐색되고 기(氣)가 갈 곳이 없어서 속으로 흘러들어 오장(五臟)이 안에서 손상되는 것입니다. 이와 같은 상태에서 뜸을 뜨게 되면 변역(變易)되어서 다른 질병이 되는 것입니다.

(인영이 일성하면 병이 족소양에 재하고 일성하여 조하면 병이 수소양에 재하고 인영이 이성하면 병이 족태양에 재하고 이성하여 조하면 병이 수태양에 재하며 인영이 삼성하면 병이 족양명에 재하고 삼성하여 조하면 병이 수양명에 재하며 인영이 사성하고 차대하고 차삭하면 명왈 일양이니 일양은 위외격이니라. 맥구가 일성하면 병이 족궐음에 재하고 일성하여 조하면 수심주에 재하고 맥구가 이성하면 병이 족소음에 재하고 이성하여 조하면 수소음에 재하고 맥구가 삼성하면 병이 족태음에 재하고 삼성하여 조하면 수태음에 재하며 맥구가 사성하고 차대하며 차삭자는 명왈 일음이니 일음은 위내관하니 내관은 불통하면 사불치니라. 인영과 태음의 맥구가 사배이상을 구성하면 명왈 관격이니 관격자는 단기를 여함이니라. 인영이 일성하면 족소양을 사하고 족궐음을 보하되 이사하고 일보니 일에 일을 취함이니 필히 절하여 험하고 조하면 상에서 취하되 기화하면 내지하고 인영이 이성하면 족태양을 사하고 족소음을 보하되 이사에 일보하며 이일에 일취하되 필히 절하여 험하고 조하면 상에서 취하되 기화하면 내지하며 인영이 삼성하면 족양명을 사하고 족태음을 보하되 이사하고 일보하며 일에 이취하여 필히 절하여 험하고 조하면 상에서 취하되 기화하면 내지니라. 맥구가 일성하면 족궐음을 사하고 족소양을 보하되 이보하고 일사하여 일에 일취하여 필히 절하여 험하고 조하면 상에서 취하되 기화하면 내지하며 맥구가 이성하면 족소음을 사하고 족태양을 보하되 이보하고 일사하여 이일에 일취하여 필히 절하여 험하고 조하면 상에서 취하되 기화하면 내지하고 맥구가 삼성하면 족태음을 사하고 족양명을 보하되 이보하고 일사하며 일에 이취하여 필히 절하고 험하며 조하면 상에서 취하되 기화하면 내지하니라. 일에 이취라는 것은 태음이 주위하여 곡기가 대부고로 가히 일에 이취함이니라. 인영과 맥구가 삼배이상 구성을 명왈 음양구일이니 여시자는 불개면 혈맥이 폐색하고 기가 무소행하여 중에 유음하여 오장이 내상이니 여차자는 인하여 구하면 곧 변역하여 타병이 됨이라.)

人迎一盛[1] 病在足少陽 一盛而躁[2] 病在手少陽[3] 人迎二盛 病在足太陽 二盛而躁 病在手太陽 人迎三盛 病在足陽明 三盛而躁 病在手陽明 人迎四盛 且大且數[4] 名曰溢陽[5] 溢陽爲外格[6] 脈口一盛 病在足厥陰 一盛而躁 在手心主[7] 脈口二盛 病在足少陰 二盛而躁 在手少陰 脈口三盛 病在足太陰 三盛而躁 在手太陰 脈口四盛 且大且數者 名曰溢陰[8] 溢陰爲內關 內關不通[9]死不治 人迎與太陰脈口俱盛四倍以上 名曰關格 關格者與之短期[10] 人迎一盛 寫足少陽而補足厥陰[11] 二寫一補[12] 日一取之[13] 必切而驗之[14] 躁取之上[15] 氣和乃止[16] 人迎二盛 寫足太陽 而補足少陰 二寫一補 二日一取之 必切而驗之 躁取之上 氣和乃止 人迎三盛 寫足陽明而補足太陰 二寫一補 日二取之 必切而驗之 躁取之上 氣和乃止 脈口一盛 寫足厥陰而補足少陽 二補一寫 日一取之 必切而驗之 躁取之上 氣和乃止 脈口二盛 寫足少陰而補足太陽 二補一寫 二日一取之 必切而驗之 躁取之上 氣和乃止 脈口三盛 寫足太陰而補足陽明 二補一寫 日二取之 必切而驗之 躁而取之上 氣和乃止 所以日二取之者 太陰主胃[17] 大富於穀氣 故可日二取之也 人迎與脈口俱盛三倍以上[18] 命曰陰陽俱溢 如是者不開[19] 則血脈閉塞 氣無所行 流淫於中 五藏內傷 如此者 因而灸之 則變易而爲他病矣

1) 人迎一盛(인영일성) : 일성이란 인영맥(人迎脈)이 촌구맥(寸口脈)보다 한 배가 큰 것을 뜻한다.
2) 躁(조) : 조급하다. 곧 맥이 조급하게 뛰다. 어지럽다의 뜻도 있다.
3) 病在手少陽(병재수소양) : 질병이 수소양에 있다. 인영맥은 족양명맥이다. '양명은 표(表)를 주관하고 기(氣)가 삼양(三陽)으로 행하게 하는데 인영맥이 한 배 성하면 질병은 족경(足經)의 소양에 있다. 또 한 배 성한데다 조급하기까지 더하면 양(陽) 중의 양으로 위의 수경(手經)의 소양에 있게 된다. 무릇 2배 성하고 3배 성한 것은 병이 모두 족(足)에 있지만 조급하면 모두 수(手)에 있다. 아래의 문장도 이와 뜻을 같이 한다.' 라고 했다.
4) 且大且數(차대차삭) : 또 대(大)하고 또 삭하다. 삭은 자주하다이며 빠르다의 뜻이 있다. 차는 어조사(語助辭).
5) 溢陽(일양) : 일은 가득 차서 넘치다. 일양은 육양(六陽)이 지나치게 성해져

서 넘치는 것을 뜻한다.
6) 外格(외격) : 밖에서 가로막다. 외격은 육양(六陽)이 지나치게 성하여 음을 가로막는 것을 말하며, 곧 음양이 떨어지다의 뜻이 있다.
7) 在手心主(재수심주) : 수궐음심주(手厥陰心主)에 있다는 뜻.
8) 溢陰(일음) : 육음(六陰)이 지나치게 왕성하여 양기가 음기와 서로 교회(交會)하지 못하다의 뜻.
9) 內關不通(내관불통) : 안으로 자물쇠를 잠가서 통하지 않게 되다. 태소에 '음기가 양기보다 네 배나 성하고 맥구가 대(大)하면서 자주하여 음기가 내부로 넘쳐 닫히게 되어 양기가 들어오지 못하는 것을 내관(內關)이라고 한다.' 라고 했다. 내관은 죽음을 주관하므로 치료할 수가 없다고 했다.
10) 關格者與之短期(관격자여지단기) : 관격은 음과 양이 서로 사귀지 못하여 막혀 있는 상태이다. 여는 위(謂)의 뜻이 있는데 여지(與之)란 위지(謂之)라고 했다. 단기는 죽을 시기가 가까워 오다의 뜻. 곧 음과 양이 모두 성하고 서로 격절(隔絶)되어 통하지 않는 것이며 죽음을 기약한 날이 멀지 않은 것을 뜻함이다.
11) 人迎一盛 寫足少陽而補足厥陰(인영일성 사족소양이보족궐음) : 인영맥이 1배 성하면 족소양을 사하고 족궐음을 보해 준다. 태소에 '인영맥이 맥구(脈口)보다 1배 크면 이는 소양이 궐음보다 1배 크다는 것을 알 수 있으므로 족소양을 사해 주고 족궐음을 보해 주는데 나머지도 이와 같이 한다.' 라고 했다. 일설에는 '인영맥이 부(腑)를 주관하므로 1배 성하면 병이 담경(膽經)에 있다. 간과 담은 서로 표리가 되고 양은 실하고 음은 허하기 때문에 마땅히 족소양의 부(腑)를 사해 주고 족궐음의 장(臟)을 보해야 한다.' 라고 했다.
12) 二寫一補(이사일보) : 2번 쏟아 주고 1번은 보해 준다. 태소에는 '보사법(補瀉法)에서 양이 성하고 음이 허하면 양은 2번 사(瀉)해 주고 음은 1번 보해 주며 음이 성하고 양이 허하면 음을 1번 사하고 양은 2번 보하는 것이다. 그런데 양이 성하면 2번 사하고 양이 허하면 2번 보하며 음이 성하면 1번 사하고 음이 허하면 1번 보하여 양은 치료할 때가 많고 음은 치료할 때가 적게 되는 이유는 무엇인가? 음기는 지완(遲緩)하므로 점차 보사해야 하고 양기는 빠르고 급하므로 단번에 보사해야 하기 때문에 양을 다스릴 때에는 배로 한다. 여타도 이와 같다.' 라고 했다.

13) 日一取之(일일취지) : 하루에 한 번씩 보사법(補瀉法)으로 침을 놓는 것을 뜻한다.
14) 必切而驗之(필절이험지) : 반드시 맥을 짚어 보고 병세의 판단을 한다. 곧 효험이 있는지 없는지를 파악하다의 뜻.
15) 躁取之上(조취지상) : 조급하게 맥이 뛰면 상(上)의 수맥(手脈)에서 취하여 침을 놓는다는 뜻.
16) 氣和乃止(기화내지) : 기(氣)가 조화되면 이에 중지한다. 곧 인영과 맥구의 맥기가 조화된 뒤에는 침을 중지한다는 뜻이다.
17) 太陰主胃(태음주위) : 태음이 위(胃)를 주관한다. 곧 족태음비(足太陰脾)가 위(胃)를 주관한다는 뜻이다.
18) 三倍以上(삼배이상) : 네 배 정도가 된다는 것이다.
19) 不開(불개) : 외관(外關)이 되고 내격(內格)이 되는 것을 뜻한다.

3. 침을 놓는 도는 기의 조절이다

대저 침을 놓는 도(道)는 기(氣)가 조절되면 중지하는 것입니다. 음(陰)인 오장(五臟)의 쇠약한 정기(正氣)를 보(補)해 주고 양(陽)인 육음(六淫)의 사기(邪氣)를 사(瀉)해 주면 음성(音聲 : 音氣)이 더욱 뚜렷해지고 귀와 눈이 총명(聰明)해지는데 이와 반대로 하면 혈기(血氣)가 운행되지 않게 됩니다.

이른바 '기(氣)가 이르러야 효험이 있다.'라는 것은 사(瀉)해 주면 더욱 허해지는데 허해진 자는 맥상(脈象)의 크기는 예전과 같더라도 견실(堅實)하지 않은 것입니다. 견실함이 예전과 같은 자는 겨우 비록 상쾌하다고 말할지라도 병사(病邪)는 제거되지 않은 것입니다.

또 보(補)해 주면 더욱 실(實)하게 되는데 실해진 자는 맥상의 크기가 예전과 같으며 더욱 견실해졌다는 것입니다. 그 맥상이 예전과 같으나 견실하지 않은 자는 겨우 비록 상쾌해졌다고 말할지라도 병사는 아직 제거되지 않은 것입니다.

그러므로 보해 주면 실해지고 사해 주면 허해져서 아픈 통증이 비록 침을 놓았을 때 감소되지 않더라도 병은 반드시 쇠퇴하여 물러가는 것입니다.

반드시 먼저 십이경맥(十二經脈)에 발생한 질병에 대해 통달한 후에야 가히 종시편(終始篇)의 큰 뜻을 전할 수 있는 것입니다.

그러므로 음과 양이 서로 옮겨지지 않고 허와 실이 서로 기울어지지 않게 되어 그 경(經)에서 취하여 다스리는 것입니다.

무릇 침을 놓을 때 주의해야 할 것은 삼자법(三刺法 : 세 가지 침놓는 법)을 사용하여 곡기(穀氣)를 이르게 해야 하는 것입니다.

그 병의 증상에서, 사벽(邪僻 : 病邪의 부정한 기)한 기가 정기(正氣)와 망령되이 뒤섞이고 음과 양이 거처하는 위치를 바꾸며 역(逆)하고 순(順)하는 것이 서로 반대되고 맥의 침(沈)하고 부(浮)함이 다른 곳에 나타나고 네 계절의 맥이 서로 응하지 못하고 사기가 머물러 막혀서 음란하고 넘칠 때에는 침을 놓아서 이를 제거하는 것입니다.

한 번 침을 놓으면 양사(陽邪)가 나가고 두 번째 침을 놓으면 음사(陰邪)가 나가고 세 번째로 침을 놓으면 곡기(穀氣)가 이르는데 곡기가 이르게 되면 중지하는 것입니다.

이른바 '곡기가 이른다' 라는 것은 이미 보(補)해 주면 실해지고 이미 사(瀉)해 주면 허해지는데 이로써 곡기가 이른다는 것을 알 수 있는 것입니다.

사기(邪氣)가 홀로 떠나면 음(陰)과 양(陽)을 조절하지 않아도 병이 낫는 것을 알 수 있습니다. 그러므로 이르기를 '보(補)해 주면 실해지고 사(瀉)해 주면 허해져서 통증이 비록 침을 놓을 때 감소되지 않더라도 병은 반드시 쇠하여 떠나가는 것이다.' 라고 한 것입니다.

(범자의 도는 기조하면 지니 보음하고 사양이면 음기가 익창하고 이목이 총명하나 반차자는 혈기가 불행이니라. 소위 기지하여야 유효자는 사즉 익허한데 허자는 맥의 대함이 그 고와 여하나 불견하니 견함이 그 고와 여한 자는 겨우 비록 언쾌나 병이 미거니라. 보즉 익실한데 실자는 맥대함이 그 고와 여하여 익

견이니 대저 그 고와 여하여 불견자는 겨우 비록 언쾌나 병이 미거니라. 고로
보즉 실하고 사즉 허하여 통이 비록 수침하여 감치 않으나 병이 필히 쇠거니라.
필히 먼저 십이경맥의 병이 소생을 통하여야 후에 가히 종시를 득전이니라. 고
로 음양이 서로 이치 못하고 허실이 서로 경치 않아야 그 경에서 취함이니라. 범
자의 촉은 삼자하여 곡기를 지함이니 사벽이 망합함과 음양이 역거함과 역순이
상반함과 침부가 이처함과 사시가 부득함과 계류하여 음일함은 수침하여 거니
라. 고로 일자즉 양사가 출하고 재자즉 음사가 출하고 삼자즉 곡기가 지하니 곡
기가 지하여 지함이니라. 소위 곡기가 지자는 이보하여 실하고 이사하여 허함
이니 고로 곡기가 지함을 지함이니 사기가 독거자는 음과 양을 미능조라도 병
이 유함을 지함이니 고로 왈 보즉 실하고 사즉 허하여 통이 비록 수침을 감치
못하여도 병이 필히 쇠거니라.)

  凡刺之道 氣調而止 補陰寫陽[1] 音氣益彰 耳目聰明 反此者血氣不
行 所謂氣至而有效者 寫則益虛 虛者脈大如其故而不堅也 堅如其
故者 適[2]雖言快 病未去也 補則益實 實者脈大如其故而益堅也 夫
如其故而不堅者 適雖言快 病未去也 故補則實 寫則虛 痛雖不隨鍼
減[3] 病必衰去 必先通十二經脈之所生病 而後可得傳於終始矣 故陰
陽不相移 虛實不相傾[4] 取之其經 凡刺之屬[5] 三刺至穀氣[6] 邪僻妄
合[7] 陰陽易居[8] 逆順相反 沈浮異處[9] 四時不得[10] 稽留淫泆[11]須鍼而
去 故一刺則陽邪出 再刺則陰邪出 三刺則穀氣至 穀氣至而止 所謂
穀氣至者 已補而實 已寫而虛 故以知穀氣至也 邪氣獨去者 陰與陽
未能調 而病知愈也 故曰補則實 寫則虛 痛雖不隨鍼減 病必衰去矣

1) 補陰寫陽(보음사양) : 보음은 오장의 쇠약해진 음기를 보하는 것이고, 사양
   은 육기(六氣)를 밖으로 배출되도록 인도하는 것이다. 곧 오장의 정기(正氣)
   를 보해 주고 육음(六淫)의 사기를 사해 주는 것이다.
2) 適(적) : 겨우의 뜻.
3) 痛雖不隨鍼減(통수불수침감) : 통증이 침을 놓아도 따라서 감소되지 않는다
   의 뜻. 곧 침을 놓아도 아픈 통증이 사라지지 않는다는 뜻.
4) 相傾(상경) : 서로 기울다. 동등하지 않다. 일설에는 상반(相反)이라고도 했다.
5) 屬(촉) : 조심하다. 주의하다의 뜻.

6) 三刺至穀氣(삼자지곡기) : 삼자는 피부(皮膚)와 기육(肌肉)과 분육(分肉)에 침을 놓을 때 깊게 하고 얕게 하는 차이가 같지 않은 세 가지 침자법(鍼刺法)을 뜻하고, 곡기는 정기(正氣)이다.
7) 邪僻妄合(사벽망합) : 사벽은 병사(病邪)인 부정한 기이다. 곧 병사의 부정한 기가 기혈과 함부로 합해지는 것.
8) 陰陽易居(음양이거) : 안의 음기가 밖으로 떠오르고 밖의 양기가 안으로 들어가는 것.
9) 沈浮異處(침부이처) : 태소에 '봄에 맥이 침(沈)하거나 겨울에 맥이 혹 부(浮)하게 되는 것을 이처(異處)라고 한다.'라고 했다. 곧 음양의 기가 경맥과 서로 합치되지 않는 것을 뜻한다.
10) 四時不得(사시부득) : 맥의 기가 네 계절과 서로 응하지 않는 것을 뜻함. 곧 승강(升降)하고 부침(浮沈)하는 규율을 얻지 못한 것이라 했다.
11) 稽留淫泆(계류음일) : 혹은 혈기에 머물러 있고, 혹은 방종하여 흘러 넘치는 것이다.

4. 먼저 그 양(陽)을 보해야 한다

음경(陰經)이 성하고 양경(陽經)이 허할 때는 먼저 그 양경을 보해 주고 뒤에 그 음경을 사(瀉)해 주어 기를 조화시키는 것입니다. 음경이 허하고 양경이 성할 때에는 먼저 그 음경을 보해 주고 뒤에 그 양경을 사해 주어 기를 조화시키는 것입니다.

삼맥(三脈)인 족양명과 족궐음과 족소음은 발의 엄지발가락과 둘째발가락 사이에서 박동하므로 반드시 그 실하고 허한 상태를 살펴야 합니다.

허한 것을 사(瀉)해 주는 것을 일러 '거듭 허하게 하다'라고 하는데 거듭 허한 것은 병이 더욱 심해진 것입니다.

이런 증상에 침을 놓는 자는, 손가락으로 맥을 눌렀을 때 맥의 박동이 실하면서 또 빠른 자는 신속하게 사해 주고 허하면서 서서히 하는 자는 보(補)해 주는 것입니다.

이와 반대로 하면 병이 더욱 심해집니다.

그 맥이 박동하는 곳은 양명경(陽明經)이 위에 있고 궐음경이 중간에 있고 소음경이 아래에 있습니다.

응수혈(膺腧穴)은 가슴 속에 있고 배수혈(背腧穴)은 등 속에 있습니다.

견박(肩髆 : 견갑골)이 허(虛)한 자는 위의 수경(手經)의 혈을 취하는 것입니다.

중설(重舌)이면 설주(舌柱 : 舌下之筋)에 피침(鈹鍼)으로 침을 놓습니다.

손을 구부리기는 하고 펴지 못하는 자는 그 병이 근육에 있고 펴기는 하고 구부리지 못하는 자는 그 병이 뼈에 있는 것입니다. 병이 뼈에 있으면 뼈를 살펴보고 근육에 있으면 근육을 살펴보는 것입니다.

보(補)하고 사(瀉)해 주는데, 만일 한 곳만 실하면 침을 깊이 찌르고 침을 뽑은 다음 침놓은 자리를 천천히 눌러서 그 사기(邪氣)가 다 빠져 나가게 해야 합니다. 만일 맥이 한 곳만 허하면 침을 얕게 놓아 그 맥기(脈氣)를 기르고 침을 뽑은 뒤에 침놓은 자리를 신속하게 눌러서 사기(邪氣)가 들어갈 수 없게 해야 합니다.

사기(邪氣)가 오면 맥이 긴(緊)하면서 빠르고 곡기(穀氣)가 올 때에는 서서히 하면서 화(和)합니다.

맥이 실한 자는 깊게 침을 놓아서 그 사기가 빠져 나가게 하고, 맥이 허한 자는 얕게 침을 놓아서 정기(精氣)가 빠져 나가는 일이 없게 하여 그 맥기를 길러 주고 다만 사기만 빠져 나가게 하는 것입니다.

모든 통증(痛症)에 침을 놓는 것은 그 맥(脈)이 모두 실(實)하기 때문입니다.

(음성하고 양허하면 먼저 그 양을 보하고 후에 그 음을 사하여 화하고 음허하고 양성하면 먼저 그 음을 보하고 후에 그 양을 사하여 화함이니라. 삼맥이 족대지의 간에서 동하면 필히 그 실허를 심함이니 허한데 사함은 시위를 중허니 중허는 병이 익심이니라. 범자차자는 이지로 안하여 맥동하여 실하고 또 질

자는 질사해 주고 허하고 서한 자는 곧 보함이니 반차자는 병이 익심이니라. 그 동함은 양명이 재상하고 궐음이 재중하고 소음이 재하니. 응수는 중응하고 배수는 중배니라. 견박이 허자는 상에서 취함이니 중설은 설주를 피침으로써 자함이니 수굴하고 불신자는 그 병이 재근하고 신하고 불굴자는 그 병이 재골하며 재골에는 수골하고 재근에는 수근이니라. 보수에 일방이 실하면 심히 취하고 그 유를 회안하여 그 사기를 극출하고 일방이 허하면 천자하여 그 맥을 양하여 그 유를 질안하여 사기로 하여금 득입을 무케 함이니 사기가 내에는 긴하고 질하며 곡기가 내에는 서하고 화함이니 맥실자는 심자하고 그 기를 설하며 맥허자는 천자하여 정기로 하여금 득출함이 무하여 그 맥을 양하여 홀로 그 사기를 출케 함이니라. 제통을 자한 자는 그 맥이 개실이라.)

陰盛而陽虛 先補其陽 後寫其陰而和之 陰虛而陽盛 先補其陰 後寫其陽而和之[1] 三脈動於足大指之間[2] 必審其實虛 虛而寫之 是謂重虛 重虛病益甚[3] 凡刺此者 以指按之 脈動而實且疾者[4] 疾寫之 虛而徐者 則補之 反此者 病益甚 其動也 陽明在上 厥陰在中 少陰在下[5] 膺腧中膺[6] 背腧中背[7] 肩膊虛者 取之上[8] 重舌[9] 刺舌柱[10] 以鈹鍼[11]也 手屈而不伸[12]者 其病在筋 伸而不屈[13]者 其病在骨 在骨守[14]骨 在筋守筋 補須一方實[15] 深取之 稀按其痏[16] 以極出其邪氣 一方虛 淺刺之 以養其脈 疾按其痏 無使邪氣得入 邪氣來也緊而疾 穀氣來也徐而和 脈實者 深刺之 以泄其氣 脈虛者 淺刺之 使精氣無得出 以養其脈 獨出其邪氣 刺諸痛者 其脈皆實[17]

1) 陰盛而陽虛~後寫其陽而和之(음성이양허~후사기양이화지) : 음성이양허는 태소(太素)에는 '양성이음허(陽盛而陰虛)'로 되어 있다. 음이 성하고 양이 허하면 먼저 그 양경을 보해 준 뒤에 그 음경을 쏟아 주어서 화하게 한다. 이는 맥구(脈口)와 인영혈로 음양을 말한 것이라 했다. 맥구가 성한 자는 음경이 성하고 양경이 허함이니 당연히 먼저 그 양을 보하고 난 후에 그 음을 사하여 조화롭게 해야 하고 인영이 성한 자는 양경이 성하고 음경이 허한 것이니 당연히 먼저 그 음을 보하고 난 후 그 양을 사하여 조화롭게 해야 한다. 병을 치료할 때는 먼저 정기를 돌보고 뒤에 사기를 다스리는 것이 좋기 때문이다.
2) 三脈動於足大指之間(삼맥동어족대지지간) : 삼맥은 족양명과 족궐음과 족

소음의 세 갈래 경맥(經脈)이다. 곧 발의 세 경맥이 엄지발가락과 다음 발가락 사이에서 박동하다의 뜻. 족양명은 엄지발가락과 둘째발가락 사이에서 박동하는데 여태(厲兌)와 함곡(陷谷)과 충양(衝陽)과 해계(解谿)는 모두 발등 위에 있다. 족궐음은 엄지와 둘째발가락 사이에서 박동하며 대돈(大敦)과 행간(行間)과 태충(太衝)과 중봉(中封)은 발등의 안쪽에 있다. 족소음은 발바닥 가운데서 박동하는데 그 혈인 용천(涌天)은 발등 밑에 있다고 했다.

3) 重虛病益甚(중허병익심) : 거듭 허하게 되면 병이 더욱 심해진다. 허한데 다시 사법(瀉法)을 사용하는 것은 더욱 허하게 만드는 것으로 이것을 중허(重虛)라고 한다. 중허하면 병이 더욱 심해진다.
4) 疾者(질자) : 신속하다. 또는 급속하다의 뜻.
5) 陽明在上厥陰在中少陰在下(양명재상궐음재중소음재하) : 양명이 위에 있다는 것은 충양맥(衝陽脈)이고 궐음이 가운데 있다는 것은 태충맥(太衝脈)이고 소음(少陰)이 아래에 있다는 것은 태계맥(太谿脈)이다.
6) 膺腧中膺(응수중응) : 응수는 흉부(胸部) 양측에 있는 혈위(穴位)를 가리킨다. 곧 중부(中府)와 운문(雲門)과 천지(天池) 등의 혈이다. 응수에 침을 놓을 때는 흉부의 수혈(腧穴)에 반드시 적중해야 함을 뜻한다.
7) 背腧中背(배수중배) : 배수에 침을 놓을 때는 배수에 적중해야 한다. 배수는 등에 분포된 혈위이며 견료(肩髎)와 천종(天宗)과 곡원(曲垣) 등의 혈이다.
8) 取之上(취지상) : 상의 수경(手經)에서 취하다. 곧 질병이 수경(手經)에 있으므로 위에서 취한다. 상은 수(手)이다.
9) 重舌(중설) : 혀 밑에 종물(腫物)이 발생한 것인데 그 모양이 혀를 닮아 중설이라고 했다.
10) 舌柱(설주) : 혀 밑의 근(筋)이 기둥과 같은 것이다.
11) 鈹鍼(피침) : 나쁜 피를 나오게 하는 침.
12) 屈而不伸(굴이불신) : 굽히면 펴지 못하다. 곧 근육에 경련이 일어난 것을 가리킨다.
13) 伸而不屈(신이불굴) : 펴면 굽히지 못하다. 곧 뼈가 느슨해져 쓰지 못하는 것을 뜻한다.
14) 守(수) : 구하다, 탐색하다의 뜻.
15) 補須一方實(보수일방실) : 수는 사(瀉)의 오자이다. 보하고 사하는데 만일

한쪽만 실한 경우를 뜻한다. 일방은 한 곳이라는 뜻.
16) 稀按其痏(희안기유) : 유는 침공(鍼孔)이다. 희는 희(希)와 같다. 드물다. 또는 느리다. 곧 그 침구멍을 천천히 누르다의 뜻.
17) 刺諸痛者其脈皆實(자제통자기맥개실) : 모든 통증이 있는 자를 침을 놓을 때는 그 맥이 모두가 실(實)하기 때문이다. 곧 맥상이 실하면 반드시 통증이 발생한다고 했다. 맥이 실하면 침을 놓는데 반대로 맥이 허하면 침을 놓지 않아야 된다는 것도 알 수 있다.

5. 맥이 실(實)하면 통증이 있다

허리에서부터 그 이상은 수태음경과 수양명경이 모두 주관하고 허리에서부터 그 이하는 족태음경과 족양명경이 모두 주관합니다.

질병이 상부(上部)에 있는 자는 하부(下部)에서 혈(穴)을 취하고 질병이 하부에 있는 자는 상부에서 혈을 취하니 질병이 머리에 있는 자는 발에서 혈을 취하고 질병이 허리에 있는 자는 오금에 있는 혈을 취하는 것입니다.

질병이 머리에 발생한 자는 머리가 무겁고 손에 발생한 자는 팔이 무거우며 발에 발생한 자는 발이 무겁습니다.

질병을 치료하는 자는 먼저 그 질병이 발생한 곳을 따라서 침을 놓아야 합니다.

봄철에는 사기(邪氣)가 호모(毫毛 : 가는 털)에 있고 여름철에는 사기가 피부(皮膚)에 있고 가을철에는 사기가 분육(分肉)에 있고 겨울철에는 사기가 근골(筋骨)에 있는 것입니다.

이러한 질병에 침을 놓는 자는 각각 그 계절에 따라서 조제(調劑)해야 합니다. 그러므로 비대한 사람에게 침을 놓는 자는 가을이나 겨울철에 침놓는 법으로써 제(齊 : 기준)를 삼고 삐쩍 마른 사람에게 침을 놓는 자는 봄이나 여름철에 침놓는 법으로써 기준을 삼는 것입니다.

질병에서 통증은 음(陰)이고 아픈데 손으로 눌러서 아픈 곳을 찾지 못하는 것도 음(陰)이니 침을 놓을 때 깊게 놓아야 합니다.
가려운 것은 양(陽)이니 침을 얕게 놓습니다.
질병이 상부에 있는 자는 양(陽)에 속하고 질병이 하부에 있는 자는 음(陰)에 속하는 것입니다.
질병이 먼저 음경(陰經)에서 발생한 자는 먼저 그 음경을 치료하고 뒤에 양경(陽經)을 치료하며 질병이 먼저 양경에서 발생한 자는 먼저 그 양경을 치료하고 뒤에 그 음경을 치료하는 것입니다.
열궐(熱厥)에 침을 놓는 자는 유침(留鍼)하여 반대로 차갑게 해 주어야 하고 한궐(寒厥)에 침을 놓는 자는 유침하여 반대로 열나게 해야 합니다.
열궐(熱厥)에 침놓는 자는 음경(陰經)에 두 번 놓고 양경(陽經)에 한 번 놓으며 한궐(寒厥)에 침놓는 자는 양경에 두 번 놓고 음경에 한 번 놓는 것입니다.
이른바 이음(二陰)이란 음경에 두 번 침을 놓는 것이고 일양(一陽)이란 양경에 한 번 침을 놓는 것입니다.
오래 질병을 앓는 환자는 사기(邪氣)가 깊숙이 들어가 있는 것이니 이러한 환자에게 침놓는 자는 침을 깊게 찌르고 오랫동안 머물러 있게 하는데 하루 걸러 다시 침을 놓되 반드시 먼저 그 좌우의 경맥을 조절하여 혈맥 속의 사기(邪氣)를 제거해야 하는 것입니다. 이렇게 해야 침놓는 방법이 완비되는 것입니다.

(종요하여 이상자는 수태음과 양명이 개주하고 종요하여 이하자는 족태음과 양명이 개주니라. 병이 재상자는 하에서 취하고 병이 재하자는 고에서 취하고 병이 재두자는 족에서 취하고 병이 재요자는 괵에서 취하니라. 병이 두에 생한 자는 두중하고 수에 생한 자는 비중하고 족에 생한 자는 족중하니 치병자는 먼저 그 병의 소종생을 자함이니라. 춘의 기는 재호모하고 하의 기는 재피부하고 추의 기는 재분육하고 동의 기는 재근골하니 차병을 자한 자는 각각 그 시로써 위제하니 고로 비인을 자하는 자는 추동의 제로써 하고 수인을 자하는 자는 춘하의 제로써 하니 병통자는 음이요 통하고 수로써 안하여 부득자도 음이니 심자하고 양자는 양이니 천자하니 병이 재상자는 양이요 병이 재하자는 음이니

라. 병이 먼저 음에서 기한 자는 먼저 그 음을 치한 후에 그 양을 치하고 병이 먼저 양에서 기한 자는 먼저 그 양을 치한 후에 그 음을 치함이니 열궐자를 자함에는 유침하여 반대로 위한하고 한궐자를 자함에는 유침하여 반대로 위열함이니라. 열궐자를 자함에는 이음하고 일양하며 한궐자를 자함에는 이양하고 일음이니라. 소위 이음자는 이자음이요 일양자는 일자양이니 구병자는 사기가 입심이니 차병자를 자함에는 심납하고 구류하며 간일에 부자하되 필히 먼저 그 좌우를 조하여 그 혈맥을 거함이니 자도가 필이니라.)

從腰以上者 手太陰陽明皆主之[1] 從腰以下者 足太陰陽明皆主之[2] 病在上者 下取之 病在下者 高取之[3] 病在頭者 取之足 病在腰者 取之膕 病生於頭者 頭重 生於手者 臂重 生於足者 足重 治病者 先刺其病所從生者也 春氣在毫毛 夏氣在皮膚 秋氣在分肉 冬氣在筋骨 刺此病者 各以其時爲齊[4] 故刺肥人者 以秋冬之齊 刺瘦人者 以春夏之齊 病痛者 陰也 痛而以手按之不得者 陰也 深刺之 癢者[5] 陽也 淺刺之 病在上者 陽也 病在下者 陰也 病先起於陰者 先治其陰而後治其陽 病先起於陽者 先治其陽而後治其陰 刺熱厥[6]者 留鍼反爲寒 刺寒厥[7]者 留鍼反爲熱 刺熱厥者 二陰一陽 刺寒厥者 二陽一陰 所謂二陰者 二刺陰也 一陽者 一刺陽也 久病者 邪氣入深 刺此病者 深內而久留之 間日[8]而復刺之 必先調其左右 去其血脈 刺道畢矣

1) 從腰以上者 手太陰陽明皆主之(종요이상자 수태음양명개주지) : 허리 이상은 수태음과 수양명이 모두 주관한다. 가까운 곳에서 혈을 취하는 방법이라 했다. 허리 이상은 천기(天氣)이므로 당연히 폐와 대장(大腸)의 두 경에서 취한다는 것이며 폐경은 가슴에서 손으로 행하고 대장경은 손에서 머리로 행한다.
2) 從腰以下者 足太陰陽明皆主之(종요이하자 족태음양명개주지) : 허리 이하는 지기(地氣)이므로 당연히 비위(脾胃)의 두 경에서 취해야 한다. 비경(脾經)은 족부(足部)에서 상행(上行)하여 복부(腹部)로 들어가고 위경(胃經)은 머리에서 족부(足部)로 내려가기 때문이다.
3) 病在上者~高取之(병재상자~고취지) : 병이 상부에 있는 자는 하부에서 취하고 하부에 있는 자는 상부에서 취한다. 태소(太素)의 주석에 '수태음 아래

에 수양명이 이어지고 수양명 아래에 족양명이 이어지며 족양명 아래에 족태음이 이어지는데 그 위와 아래가 서로 이어져서 수태음과 수양명에 병이 있으면 족태음과 족양명을 치료하는 것이 좋기 때문에 아래에서 취한다고 했고 족태음과 족양명에 병이 있으면 수태음과 수양명을 치료하는 것이 좋기 때문에 상부에서 취한다.'라고 했다.
4) 齊(제) : 제(劑)와 같다. 약은 약제(藥劑)라 하고 침은 폄제(砭劑)라 한다.
5) 癢者(양자) : 소양증(搔癢症)이다. 가려움증이다.
6) 熱厥(열궐) : 음기(陰氣)가 아래에서 쇠한 것이다. 대부분 열사(熱邪)가 지나치게 성하여 진액이 손상받아 생기는데 그 증상은 가슴과 배에 불타는 듯한 느낌이 있고 갈증이 나면 번열하고 조급한 것들이다.
7) 寒厥(한궐) : 양기(陽氣)가 아래에서 쇠한 것이다. 대부분 내장이 허하고 한(寒)하거나 혹은 한사가 혈맥에 엉겨 발생하는 것이다.
8) 間日(간일) : 하루를 사이에 두다. 곧 격일(隔日)을 말한다.

6. 침놓을 때는 반드시 형기(形氣)를 살펴야 한다

대저 침을 놓는 방법은 반드시 그 형기(形氣)를 살펴야 하는 것입니다.

형체와 기육(肌肉)이 빠져 나가지는 않았으나 기(氣)가 적고 맥(脈)이 조급하게 뛰어 안절부절 못하여 궐역(厥逆)한 자는 반드시 무자법(繆刺法)으로 침을 놓아서 흩어진 기를 거두어들이고 모여 있는 사기(邪氣)를 흩어지게 해야 합니다.

침을 놓을 때 의사는 조용한 곳에 깊숙이 거처하여 신(神)의 왕래를 살피고, 방문을 닫고 창문을 닫아 혼(魂)과 백(魄)이 흩어지지 않도록 해야 합니다.

의(意)를 오로지 하고 신(神)을 하나로 집중시켜서 정기(精氣)가 나누어지지 않게 하고 사람의 소리가 들리지 않게 하여 그 정기(精氣)를 수렴하고 반드시 그 정신을 전일하게 하여 지(志)를 침에만 있게 해야 합니다.

침을 얕게 놓아서 유침(留鍼)시키거나 경미하게 침을 띄워서 환자의 신(神)을 옮기고 기가 이르면 이에 중지합니다.

 남자는 양기(陽氣)를 안으로 끌어들이고 여자는 음기(陰氣)를 외부로 나가게 하며 정기(正氣)가 빠져 나가지 못하도록 굳게 막고 조심스럽게 지켜서 사기(邪氣)가 들어오지 못하도록 하는데 이러한 것을 일러 '득기(得氣 : 기를 얻다)'라고 합니다.

 무릇 침놓을 때의 금기 사항이 있습니다.

 이미 성교(性交)한 사람에게는 침을 놓지 않고 이미 침을 맞았으면 성교해서는 안 됩니다.

 이미 술에 취했으면 침을 놓지 않아야 하고 이미 침을 맞았으면 술에 취해서는 안 됩니다.

 이미 화나 있는 상태에서는 침을 놓지 않아야 하며 이미 침을 맞았으면 화내지 않아야 합니다.

 이미 과로한 상태라면 침을 놓지 않아야 하며 이미 침을 맞았으면 과로해서는 안 됩니다.

 이미 포식하였으면 침을 놓지 않아야 하며 이미 침을 맞았으면 포식하지 않아야 합니다.

 이미 굶주린 사람에게는 침을 놓지 않아야 하며 이미 침을 맞았으면 굶주리지 않게 해야 합니다.

 이미 갈증이 있는 상태라면 침을 놓지 않아야 하며 이미 침을 맞았으면 갈증이 있게 해서는 안 됩니다.

 크게 놀라거나 크게 두려워하고 있으면 반드시 그 기를 안정시킨 후에 침을 놓아야 합니다.

 수레를 타고 온 환자는 뉘여서 휴식시키되 한식경쯤 쉬게 한 뒤에 침을 놓아야 합니다.

 걸어서 온 환자는 앉아서 휴식하게 하되 10리 길을 가는 시간만큼을 쉬게 한 다음 침을 놓아야 합니다.

 대저 이상의 12가지 금기에 해당하는 사항은 그 맥상이 문란하고 정기가 흩어져서 영기(營氣)와 위기(衛氣)가 위로 역하여 경기(經氣)가 순서대로 행해지지 못하는 상황입니다. 이 때에 인하여 침을 놓게 되면 양경(陽經)의 병이 음경(陰經)으로 들어가고

음경의 병이 양경으로 나오게 되어 사기(邪氣)가 다시 살아나게
됩니다. 서투른 의사는 이러한 것을 살피지 못하니, 이러한 것을
'벌신(伐身)'이라고 합니다.
  이에 형체가 시큰거리고 아프며 무력해져서 뇌수가 줄어들고
진액(津液)이 화(化)하지 못하고 그 오미(五味)의 정기(精氣)
가 빠져 나가게 되는데 이를 일러 '실기(失氣 : 기를 잃다)'라고
하는 것입니다.

  (범자의 법은 필히 그 형기를 찰함이니 형육이 미탈하고 소기하여 맥이 또 조
하여 조궐자는 필히 무자로 함이니 산기는 가수하고 취기는 가포니라. 정처에
심거하여 신의 왕래를 점하고 폐호하고 색유하여 혼백이 불산하고 전의하고 일
신하여 정기를 불분하고 인성을 무문하여 그 정을 수하여 필히 그 신을 일하여
영지로 재침하여 천히 유하여 미하게 부하여 그 신을 이하여 기지하면 내휴니
남내하고 여외하여 견거하고 물출케 하여 근수하여 물내니 시위를 득기라 하니
라. 범자의 금은 신내에 물자하고 신자에 물내하며 이취에 물자하고 이자에 물
취하며 신로에 물자하고 이자에 물로하며 신로에 물자하고 이자에 물로하며 이
포에 물자하고 이자에 물포하며 이기에 물자하고 이자에 물기하며 이갈에 물자
하고 이자에 물갈하며 대경하고 대공함에 필히 그 기를 정하여 내자하니라. 승
차하고 내자는 와하여 여식경을 휴케 하여 내자하고 출행하여 내자는 좌하여 여
행십리경을 휴케 하여 내자하니 범차의 십이금자는 그 맥란하고 기산하여 그 영
위를 역하여 경기가 불차한데 인하여 자한즉 양병이 음에 입하고 음병이 출하
여 위양한즉 사기가 부생하면 추공이 불찰하니 시위를 벌신이니 형체가 음일하
고 이에 뇌수가 소하며 진액이 불화하고 그 오미가 탈하니 시위를 실기니라.)

  凡刺之法 必察其形氣 形肉未脫 少氣而脈又躁 躁厥者 必爲繆
刺[1]之 散氣可收 聚氣可布[2] 深居靜處 占神往來 閉戶塞牖 魂魄不
散 專意一神 精氣不分 毋聞人聲 以收其精 必一其神 令志在鍼 淺
而留之 微而浮之 以移其神 氣至乃休 男內女外 堅拒勿出 謹守勿
內 是謂得氣[3] 凡刺之禁 新內勿刺 新刺勿內[4] 已醉勿刺 已刺勿醉
新怒勿刺 已刺勿怒 新勞勿刺 已刺勿勞 已飽勿刺 已刺勿飽 已饑

勿刺 已刺勿饑 已渴勿刺 已刺勿渴 大驚大恐 必定其氣 乃刺之 乘車來者 臥而休之 如食頃⁵⁾乃刺之 出行來者 坐而休之 如行十里頃 乃刺之 凡此十二禁者 其脈亂氣散 逆其營衛 經氣不次 因而刺之 則陽病入於陰 陰病出爲陽 則邪氣復生 麤工不察 是謂伐身⁶⁾ 形體淫泆⁷⁾ 乃消腦髓 津液不化 脫其五味 是謂失氣⁸⁾也

1) 繆刺(무자) : 무자법(繆刺法)으로 침을 놓는 것을 뜻한다. 무자법은 왼쪽에 병이 있으면 오른쪽에 침을 놓고 오른쪽에 병이 있으면 왼쪽에 침을 놓는 것.
2) 布(포) : 산(散)과 같다.
3) 得氣(득기) : 인체의 정기(正氣)를 튼튼하게 막아 나가지 못하게 하고 밖의 사기(邪氣)를 튼튼하게 막아 인체로 들어오지 못하게 하는 것을 '득기(得氣)'라고 한다.
4) 新內勿刺新刺勿內(신내물자신자물내) : 이미 성교를 가진 다음에는 침을 맞지 아니하고 침을 맞으면 성교를 하지 않는다는 뜻. 신(新)은 이(已)자의 오자(誤字)라고 했다.
5) 食頃(식경) : 한 끼의 밥 먹는 시간을 뜻한다.
6) 伐身(벌신) : 자신을 베다. 벌은 베다, 또는 치다이다. 일설에는 벌은 패(敗)의 뜻이라 했다.
7) 淫泆(음일) : 넘쳐서 흐르다. 일설에는 음락(淫濼)으로 보았다. 음락은 시큰거리고 아픈 듯하면서 무기력한 것을 뜻한다고 했다.
8) 失氣(실기) : 오미(五味)에서 화(化)한 신기(神氣)가 빠져 나가는 것이다.

7. 맥기(脈氣)가 끊어져 죽는 상태

태양경맥(太陽經脈)의 기(氣)가 끊어지게 되면 눈은 위로 치켜 뜨게 되고 몸이 뒤로 젖혀지며 계종(瘈瘲)이 생깁니다. 그 얼굴색은 하얗게 변하고 절피(絶皮)되며 절한(絶汗 : 땀이 비오듯 하다)이 되는데 절한이 나오면 죽게 됩니다.

소양경맥의 기가 끊어진 자는 귀가 먹어 들리지 않게 되고 온몸의 관절이 모두 이완(弛緩)되고 눈의 신경이 끊어지는데 눈의 신경이 끊어진 하루 반만에 죽게 됩니다. 그가 죽음에 이를 때에는 얼굴에 청백색(靑白色)을 띠어 곧바로 죽게 됩니다.
　양명경맥의 기가 끊어진 자는 입이나 눈이 함께 움직이며 잘 놀라고 망령된 말을 하게 됩니다. 얼굴빛이 누렇게 되고 그 위와 아래의 경맥(經脈)이 성(盛)하여 행해지지 않게 되면 죽게 됩니다.
　소음경맥의 기가 끊어진 자는 얼굴이 검어지고 치아가 길어져서 때가 끼고 배가 창만해지며 폐색되어 위와 아래가 통하지 않게 되면 죽게 됩니다.
　궐음경맥의 기가 끊어진 자는 속에서 열이 나고 목이 마르고 소변을 자주 보고 마음에 번열이 생깁니다. 번열이 심하면 혀가 말리고 음낭이 위로 달라붙어 죽음에 이르게 됩니다.
　태음경맥의 기가 끊어진 자는 배가 창만해지고 폐색되어 숨을 쉬지 못하게 되고 트림을 하며 구토를 잘하고 구토하게 되면 궐역하게 되고 궐역하게 되면 얼굴이 붉어지게 됩니다. 궐역하지 않으면 위와 아래가 통하지 않게 되고 위와 아래가 통하지 않으면 얼굴이 검어지고 피모(皮毛)가 검게 그을려 죽게 되는 것입니다.

　(태양의 맥은 그 종함에 대안하고 반절하고 계종하여 그 색이 백하며 절피하고 곧 절하는데 절한즉 종함이니라. 소양이 종한 자는 이롱하고 백절이 진종하며 목계가 절하고 목계가 절이 일일반즉 사하며 그 사함에는 색이 청백하여 이에 사하며 양명이 종한 자는 구목이 동작하고 희경하여 망언하고 색황하여 그 상하의 경이 성하여 불행즉 종하며 소음이 종한 자는 면흑하고 치장하여 구하고 복창하고 폐색하여 상하가 불통하면 종하며 궐음이 종한 자는 중열하고 익건하며 희뇨하고 심번하여 심즉 설권하고 난이 상축하여 종하며 태음이 종한자는 복이 창폐하고 식을 부득하며 기회하고 선구하여 구즉 역하고 역즉 면적하니 불역즉 상하가 불통하고 상하가 불통즉 면흑하고 피모가 초하여 종함이니라.)

　太陽之脈 其終也 戴眼 反折 瘈瘲[1] 其色白 絶皮乃絶汗[2] 絶汗則終矣 少陽終者 耳聾 百節盡縱[3] 目系絶[4] 目系絶一日半則死矣 其死也 色靑白乃死矣 陽明終者 口目動作[5] 喜驚 妄言 色黃 其上下[6]之經盛[7]而不行則終矣 少陰終者 面黑齒長而垢 腹脹閉塞 上下不通

而終矣 厥陰終者 中熱[8] 嗌乾 喜溺 心煩 甚則舌卷 卵上縮而終矣 太陰終者 腹脹閉 不得息 氣噫 善嘔 嘔則逆 逆則面赤 不逆則上下不通 上下不通則面黑 皮毛燋而終矣

1) 戴眼反折瘛瘲(대안반절계종) : 대안은 눈을 위로 치켜 뜨고 눈알을 굴리지 못하는 것. 반절은 몸이 뒤로 향해 있는 것. 곧 뒤로 젖혀져 있는 상태. 계종(瘛瘲)은 당기다의 뜻과 같으며 추풍(抽風)이라고도 한다. 손과 발이 오그라들고 때로는 늘어지며 경련이 멎지 않는 것이다.

2) 絶皮乃絶汗(절피내절한) : 절피는 다른 본(本)에는 없는 글자라 했다. 절피는 가죽이 갈라지다의 뜻. 절한은 땀이 비오듯 쏟아지는 상태. 절은 매우 심하다의 뜻.

3) 百節盡縱(백절진종) : 모든 관절이 다 늘어지다. 소양(少陽)이 골(骨)을 주관하므로 그 기가 끊어지면 모든 관절이 축 늘어진다는 뜻이다.

4) 目系絶(목계절) : 목자 밑에 탁(槖)자가 있어야 한다고 했다. 목탁계절은 곧 눈알이 툭 튀어나와 똑바로 바라보는 것이 마치 낙타 등에 살이 융기한 모양과 같은 것을 뜻한다고 했다.

5) 口目動作(구목동작) : 입과 눈이 함께 움직이다. 곧 입과 눈이 함께 부들거리다. 바르르 떠는 것.

6) 上下(상하) : 상은 수맥(手脈)이고 하는 족맥(足脈)이라고 했다.

7) 經盛(경성) : 얼굴, 눈, 목, 발등. 손목, 정강이 등의 맥이 모두 조급하게 성하고 동하는 것을 뜻한다고 했다.

8) 中熱(중열) : 가슴 속에서 열이 나는 것.

제3권 황제내경영추
(黃帝內經靈樞卷三)

제10편 경맥(經脈篇第十) / 202
제11편 경별(經別篇第十一) / 259
제12편 경수(經水篇第十二) / 268

제10편 경맥(經脈篇第十)

경맥(經脈)이란 인체에서 세로로 놓인 12경맥(十二經脈)을 뜻한다. 이 편에서는 12경맥과 15낙맥(十五絡脈)의 명칭과 그것들이 시작하는 기점과 끝나는 종점을 논하고, 또 순행의 경로와 발병의 증후(證候)나 그에 따르는 치료 원칙을 제시하고 동시에 오음(五陰)의 경기(經氣)가 단절되었을 때 나타나는 특징과 예후를 밝히고 있다.

아울러 경맥(經脈)으로 생과 사를 결정하고 모든 질병에 대처하여 허와 실을 조절하고 관련된 질병을 진단하고 치료할 수 있는 중요한 사항들을 설명하고 있다.

1. 인체가 이루어지는 과정이란

뇌공(雷公)이 황제(黃帝)에게 물었다.

"금복편(禁服篇)에 말하기를 '침을 놓는 도리는 경맥(經脈)에서 비롯되는데 그 행하는 바를 헤아리고 그 경맥의 길고 짧은 도량(度量)을 알고 안으로는 오장(五臟)의 차서를 정하고 밖으로는 육부(六腑)를 구별한다.'라고 했는데 원컨대 그의 도(道)를 모두 다 듣고자 합니다."

황제가 말했다.

"사람이 처음으로 태어나려면 제일 먼저 정(精)이 이루어지고 정이 이루어지면 다음으로 뇌수(腦髓)가 생성되어 뼈는 줄기가 되고 맥은 경영(經營 : 관개)하는 것이 되고 근육은 벼리〔綱〕가 되고 육(肉 : 살)은 담(墻 : 담장)이 되고 피부는 단단해지고 모발이 자라나며 수곡(水穀)이 위(胃)로 들어가면 경맥(經脈)이 통하게 되고 혈기(血氣)가 이에 행해지는 것이니라."

뇌공이 말했다.

"원컨대 경맥(經脈)이 처음 생성되는 과정을 모두 듣고자 합니다."

황제가 말했다.

"경맥(經脈)이란 능히 죽고 사는 것을 결정하고 모든 질병에 대처하며 허(虛)하고 실(實)한 것을 조절하는 것이다. 가히 통달하지 않으면 안 된다."

(뇌공이 황제에게 문왈 금복의 언에 범자의 이는 경맥으로 위시하니 그 소행을 영하고 그 도량을 지하여 내로 오장을 차하고 외로 육부를 별한다 하니 원컨대 그 도를 진문하나이다. 황제왈 인이 시생에 먼저 성정하고 정성에 뇌수가 생하며 골은 위간하고 맥은 위영하며 근은 위강하고 육은 위장하며 피부가 견하고 모발이 장하며 곡이 위에 입하고 맥도가 이통하여 혈기가 내행이니라. 뇌공왈 원컨대 경맥의 시생을 졸문하노라. 황제왈 경맥자는 써 능히 사생을 결하고 백병을 처하고 허실을 조하니 불가 불통이니라.)

雷公問於黃帝曰 禁服之言 凡刺之理 經脈爲始[1] 營其所行[2] 知其度量[3] 內次五藏 外別六府[4] 願盡聞其道 黃帝曰 人始生 先成精 精成而腦髓生[5] 骨爲幹 脈爲營[6] 筋爲剛 肉爲墻[7] 皮膚堅而毛髮長 穀入於胃 脈道以通 血氣乃行 雷公曰 願卒聞經脈之始生 黃帝曰 經脈者 所以能決死生 處百病 調虛實 不可不通也

1) 經脈爲始(경맥위시) : 경맥에서 비롯되다. 태소에 '인체의 12경맥과 기경팔맥(奇經八脈)과 15낙맥(十五絡脈)은 신체에 경락을 형성하고 있으며 영위(營衛)와 음양과 기의 경수(經隧)와 생명의 요절이나 장수는 모두 이에 의해서 결정되므로 이를 시작으로 여긴다.' 라고 했다.
2) 營其所行(영기소행) : 그 행하는 것을 다스리다. 경락의 운행을 헤아리다의 뜻이다.
3) 知其度量(지기도량) : 맥의 길고 짧은 도량을 알다.

4) 內次五藏外別六府(내차오장외별육부) : 안으로 오장을 차례하고 밖으로 육부를 분별하다. '오장은 이(裏)에 속하므로 내차(內次)라 하고 육부는 표(表)에 속하므로 외별(外別)이라 한다.' 라고 했다.
5) 先成精 精成而腦髓生(선성정 정성이뇌수생) : 먼저 정이 이루어지고 정이 이루어지면 뇌수가 생성된다. 정은 곧 인체의 수(水)이다. 만물이 생성되는 데 그 시작은 모두 수(水)이다. 본래 정(精)은 신(腎)에 저장되고 신은 뇌와 통한다. 뇌는 음(陰)이고 수(髓)는 골을 채우는 것이다. 모든 수는 다 뇌에 속하므로 정이 이루어진 뒤에 뇌수가 생긴다.
6) 骨爲幹脈爲營(골위간맥위영) : 골은 줄기가 되고 맥은 운영하는 것이 된다. 골은 신체의 지주(支柱)가 되고 맥은 혈기를 운행하고 저장하는 일을 하여 온몸의 관개 역할을 한다.
7) 筋爲剛肉爲墻(근위강육위장) : 근육은 벼리가 되고 살은 담장이 된다. 곧 근육은 기능이 힘차고 굳세어서 내부의 벼리가 되고 살은 집안 담장 역할을 하여 장부의 조직을 보호한다.

2. 수태음폐경맥(手太陰肺經脈)의 시작과 끝

폐(肺)의 수태음경맥(手太陰經脈)은 중초(中焦)에서 일어나 아래로 대장(大腸)으로 연락(聯絡)하였다가 돌아와 위구(胃口)를 따라서 격막(膈膜)으로 올라가서 폐에 소속되어, 폐계(肺系 : 폐신경)를 따라 옆으로 겨드랑이 밑으로 나와서 아래로 위팔의 안쪽을 따라서 수소음경(手少陰經)과 수심주궐음경(手心主厥陰經)의 앞으로 행하여, 팔꿈치의 가운데인 척택(尺澤)으로 내려와 팔 안쪽의 상골(上骨 : 橈骨)의 하렴(下廉 : 아래 모서리)을 따라 촌구(寸口)로 들어가고 어부(魚部 : 엄지손가락 본마디 뒤에 손바닥 쪽으로 기육이 물고기 배처럼 볼록 솟아오른 부위)로 올라서 어제(魚際)를 따라서 엄지손가락 끝으로 나오는 것이다.

그 지맥(支脈)은 팔목의 뒤를 따라서 곧바로 다음 손가락 안쪽의 모서리로 나와서 그 끝으로 나오는 것이다.

이것이 움직이면 본경(本經)의 경맥(經脈)이 외사(外邪)의 침입을 받아 질병이 발생한다. 이 시동병(是動病)은 곧 폐(肺)가 창만(脹滿)하고 팽팽(膨膨)하며 천식하고 해수하며 결분(缺盆)의 가운데가 아프고, 심하면 양손으로 가슴을 껴안게 되어 가슴이 답답하고 정신이 혼란하여 사물을 분명히 보지 못하게 된다. 이러한 것을 '비궐(臂厥 : 臂氣가 厥逆하는 병)' 이라 한다.

폐가 질병의 발생을 주관하는데 주로 폐기(肺氣)가 잘못되어 발생한 병이다. 본 장기에서 발생한 병이 본경(本經)에 영향을 미치는 소생병(所生病)의 증상은 기침이 나고 기(氣)가 역하여 숨소리가 거칠고 갈증이 나며 심에서 번열이 나고 가슴이 가득하고 팔꿈치와 팔의 안쪽 앞 모서리가 아프면서 궐(厥)하고 손바닥 안에서 열이 난다.

폐기(肺氣)가 성(盛)하여 유여(有餘)하면 어깨와 등에 통풍(痛風 : 寒)이 생기고 땀이 나고 소변이 자주 마렵고 하품을 하게 된다.

기(氣)가 허하면 어깨와 등이 아프고 차가워지며 기가 부족하고 숨쉬기가 어렵고 소변색이 변하게 된다.

이러한 여러 가지 병을 치료하기 위해서는 성하면 사(瀉)해 주고 허하면 이를 보(補)해 주고 열나면 신속하게 침을 놓고 한(寒)하면 유침(留鍼)하고 양기(陽氣)가 안으로 쇠하여 맥이 함몰되었으면 이에 뜸을 뜨고 성하지도 않고 허하지도 않으면 본경(本經)에서 취한다.

성한 것은 촌구맥(寸口脈)이 인영맥(人迎脈)보다 3배나 더 크고 허한 것은 촌구맥이 도리어 인영맥보다 작은 것이다.

(폐수태음의 맥은 중초에서 기하여 하로 대장에 낙하고 환하여 위구를 순하여 상격하여 속폐하고 종폐계하여 액하로 횡출하여 하로 순노내하여 소음심주의 전으로 행하여 주중으로 하하고 비내의 상골하렴을 순하여 촌구로 입하여 어로 상하여 어제를 순하여 대지의 단으로 출하니 그 지자는 완후로 종하여 차지내렴으로 직출하여 그 단으로 출이니라. 시동즉 병이 되어 폐가 창만하고 팽팽하여 천해하고 결분이 중통하고 심즉 양수를 교하여 무니 차를 위비궐이니

이는 폐의 소생병을 주하니 해하여 상기하고 천갈하며 번심하고 흉만하며 노비의 내전렴이 통궐하고 장중이 열이니 기성하여 유여즉 견배가 통풍하며 한출중풍하고 소변이 삭하며 흠하니 기허즉 견배가 통한하고 소기하여 식함이 부족하여 요색이 변이니라. 차의 제병을 위함에 성즉 사하고 허즉 보하고 열즉 질하고 한즉 유하고 함하즉 구하며 불성하고 불허하면 경으로써 취함이니 성자는 촌구가 인영에 삼배 대하고 허자즉 촌구가 반으로 인영보다 소하니라.)

　　肺手太陰之脈 起於中焦[1] 下絡大腸[2] 還循胃口[3] 上膈屬肺[4] 從肺系[5]橫出腋下 下循臑[6]內 行少陰心主之前[7] 下肘中 循臂內上骨下廉 入寸口[8] 上魚 循魚際 出大指之端[9] 其支者[10] 從腕後直出次指內廉 出其端[11] 是動則病[12]肺脹滿 膨膨[13]而喘欬 缺盆中痛[14] 甚則交兩手而瞀[15] 此爲臂厥[16] 是主肺所生病者[17] 欬 上氣喘渴 煩心胸滿 臑臂內前廉痛厥 掌中熱 氣盛有餘 則肩背痛風寒 汗出中風[18] 小便數而欠[19] 氣虛則肩背痛寒 少氣不足以息 溺色變 爲此諸病 盛則寫之 虛則補之 熱則疾之 寒則留之 陷下則灸之 不盛不虛 以經取之 盛者寸口大三倍於人迎 虛者 則寸口反小於人迎也

1) 起於中焦(기어중초) : 중초에서 시작되다. 곧 중초에서 일어나다. 기는 피어나다의 뜻도 있다. 중초는 중완(中脘)이며 배꼽에서 위로 4치 되는 곳에 있다.

2) 下絡大腸(하락대장) : 아래로 대장으로 연락(聯絡)하다. 낙은 연락(聯絡)하다. 곧 장부로 연락되다. 임맥(任脈)의 수분혈(水分穴)에 해당하는 부위에서 폐맥이 대장으로 연락되는데 폐와 대장(大腸)은 표리(表裏)이기 때문이다. 곧 그 경맥은 서로 통하고 각각의 표리가 있으며 무릇 본경(本經)에 있는 것은 모두 속(屬)이라 하고 본경(本經)에서 다른 곳으로 통하는 것을 모두 낙(絡)이라 한다. 또 수태음(手太陰)에서 '속폐락대장(屬肺絡大腸)'이라 하고 수양명에서는 '속대장락폐(屬大腸絡肺)'라고 했는데 여기에서 서로 사귐에는 모두 본경(本經)을 위주로 한 것이다. 아래의 12경맥의 문장에서도 모두 이와 같이 적용된다.

3) 還循胃口(환순위구) : 돌아와 위구를 따르다. 곧 환(還)은 경맥이 떠나간 후에 다시 가던 길을 돌아오는 것을 뜻하고 순(循)은 따라서 흐르다의 뜻. 위구는 위의 위(胃)와 아래의 구멍을 뜻한다.

4) 上膈屬肺(상격속폐) : 격막으로 올라가 폐에 귀속되다. 속은 회합하다. 격은 막히다의 뜻이다. 곧 인체의 심(心) 아래에 격막이 있어 척추와 옆구리의 둘레가 서로 닿으므로 탁기를 가리고 막아 주어서 심폐(心肺)를 훈증하지 못하게 한다.
5) 肺系(폐계) : 폐의 신경. 곧 폐와 연접(連接)하는 기관(氣管)과 후롱(喉嚨) 등 폐에 연계된 주변 조직을 가리킨다.
6) 臑(노) : 위팔. 곧 어깨에서 팔꿈치까지이다. 일설에는 '위팔의 안쪽에서 위로 겨드랑이까지로, 곧 위팔 겨드랑이 밑에서 안쪽으로 팔꿈치까지 이르는 연약하고 부드러운 흰살을 뜻하며 천부혈(天府穴)과 협백혈(俠白穴)이 있는 부위이다.'라고 했다.
7) 行少陰心主之前(행소음심주지전) : 행은 다른 경(經)을 지나가는 것을 뜻함. 소음심주는 수궐음심주경(手厥陰心主經)이다.
8) 下肘中循臂內上骨下廉入寸口(하주중순비내상골하렴입촌구) : 팔꿈치 속으로 내려가 팔뚝 곁 상골의 하렴을 따라서 촌구혈로 들어가다. 염은 모서리 부분 또는 가장자리 부분이다. 주중은 척택혈(尺澤穴)의 부위이고 상골은 팔뚝의 위쪽 골을 말하며 경거혈(經渠穴)이 촌구혈 속에 있다. 이 부분에는 여러 설들이 많다.
9) 上魚循魚際出大指之端(상어순어제출대지지단) : 어로 올라서 어제를 따라서 엄지손가락의 끝으로 나오다. 어(魚)는 엄지손가락 본마디 뒤에 손바닥 쪽으로 물고기 배처럼 기육(肌肉)이 솟아오른 곳이다. 어제는 어(魚)에서 적육(赤肉)과 백육(白肉)이 만나는 가선을 어제라고 하며 혈명(穴名)이기도 하다. 단은 손가락 끝이다.
10) 其支者(기지자) : 그 곳에서 갈라져 나간 것. 지(支)는 나무의 가지와 같은 것이며 정경(正經) 외에 옆으로 통하는 낙맥(絡脈)이기도 하다.
11) 從腕後直出次指內廉出其端(종완후직출차지내렴출기단) : 팔목의 뒤를 따라 다음 손가락의 안쪽 모서리로 곧바로 나와서 그 끝으로 나가다. 곧 본경(本經)은 나중에 엄지손가락의 끝으로 나오는데 여기서는 손목 뒤쪽의 열결혈(列缺穴)에서 둘째손가락 안쪽에 이르러 그 끝으로 나와 수양명경과 만난다는 것이다. 완은 팔뚝과 손바닥이 사귀는 곳이다.
12) 是動則病(시동즉병) : 이것이 동하면 병이 된다. 곧 이것의 원인으로 인하

여 밖에서부터 발생하는 질병이라는 뜻. 곧 경맥(經脈)이 외사(外邪)의 침입을 받아서 발생하는 병증(病證). 이 밖에 여러 설이 있다.

13) 膨膨(팽팽) : 기가 잘 통하지 않다의 뜻.

14) 缺盆中痛(결분중통) : 결분의 가운데가 아프다. 결분은 가슴 상단의 좌우에 하나씩 있는 혈 이름.

15) 瞀(무) : 사물이 어렴풋하게 보이고 또렷하지 않으며 정신이 혼란스러운 것. 곧 눈이 밝지 못한 것이다.

16) 臂厥(비궐) : 질병 이름이다. 팔뚝의 기가 궐역하여 두 손이 흉부에서 교차하며 사물을 바라보면 흐릿하게 보이는 질병이다. 비는 팔꿈치의 앞이고 궐은 기역(氣逆)한 것이다.

17) 所生病者(소생병자) : 본장(本臟)에 질병이 발생하여 본경(本經)에 영향을 미치는 것이다. 또 다른 설도 있다.

18) 中風(중풍) : 연문(衍文)이라고 했다.

19) 小便數而欠(소변삭이흠) : 소변이 자주 나오고 하품을 하게 된다. 일설에는 소변이 자주 나오면서 양이 적다고도 했다.

3. 수양명대장경맥(手陽明大腸經脈)의 시작과 끝

대장(大腸)의 수양명경맥(手陽明經脈)은 둘째손가락 끝인 상양혈(商陽穴)에서 발단하여 손가락의 위 모서리를 따라서 가다가 이간(二間)과 삼간(三間)혈을 지나서 합곡(合谷)혈이 있는 양골(兩骨)의 사이로 나와 위로 팔목 부위의 두 힘줄 사이인 양계혈(陽谿穴)로 들어가 팔뚝의 상렴(上廉)을 따라 팔꿈치의 바깥쪽 모서리인 곡지(曲池)혈로 들어가며, 팔꿈치 바깥쪽 앞의 모서리로 올라서 주료(肘髎)혈과 비노혈(臂臑穴)을 따라서 어깨로 올라가 우골혈(髃骨穴)의 앞 모서리로 나와서, 위로 주골(柱骨)의 회상(會上 : 여러 양경맥(陽經脈))이 만나는 대추(大椎)혈로 나와 아래로 결분(缺盆)혈로 들어가 폐로 연락하고 격막의 밑으로 대장(大腸)에 귀속하는 것이다.

그 지맥(支脈)은 결분을 따라서 목으로 올라가 뺨을 뚫고 하치

(下齒)의 가운데로 들어간 다음 협구(挾口)로 다시 되돌아나와 인중(人中 : 水溝)에서 만나 왼쪽 맥은 오른쪽으로 가고 오른쪽 맥은 왼쪽으로 가면서 올라 콧구멍을 끼고 올라가는 것이다.

이것이 발동하면 병이 되어 이가 아프고 목이 붓게 된다.

이것은 진(津 : 液)이 주관하여 소생병(所生病)이 되는데 질병이 발생하면 눈이 노랗게 되고 입이 마르고 코에서 멀건 콧물이나 코피가 나오고 목구멍이 마비되고 어깨와 위팔 부위가 통증이 있고 둘째손가락이 아파서 사용하지 못하게 된다.

기(氣)가 유여(有餘)하면 본경맥(本經脈)이 지나가는 부위에서 열이 나고 붓게 되며, 허하면 한률(寒栗)이 일어나 쉽게 따뜻해지지 않으므로 회복되지 않게 된다.

이러한 여러 가지 병을 치료하기 위해서는 성(盛)하면 사(瀉)해 주고 허(虛)하면 보(補)해 주며 열나면 신속하게 침을 놓고 한기가 들면 유침(留鍼)하고 맥이 함몰되었으면 뜸을 떠 주고 성하지도 않고 허하지도 않으면 본경(本經)에서 취해야 한다.

맥이 성한 것은 인영맥이 촌구맥보다 3배가 큰 것이고 허한 것은 인영맥이 도리어 촌구맥보다 작은 것이다.

(대장수양명의 맥은 대지차지의 단에 기하여 지의 상렴을 순하여 합곡의 양골의 간으로 출하고 상하여 양근의 중으로 입하여 비의 상렴을 순하여 주의 외렴으로 입하고 노의 외전렴으로 상하여 견으로 상하여 우골의 전렴으로 출하며 위로 주골의 회상으로 출하고 하하여 결분으로 입하여 폐에 낙하며 격을 하하여 대장에 속하니라. 그 지자는 결분을 종하여 경으로 상하여 협을 관하고 하치의 중으로 입하여 환하여 협구로 출하며 인중에서 교하여 좌는 우로 가고 우는 좌로 가 상하여 비공을 협하니라. 시가 동즉 병하여 치통하고 경이 종하니라. 시는 진의 소생병을 주하는데 목황하고 구건하며 구뉵하고 후비하며 견전의 노가 통하고 대지차지가 통하여 불용하고 기가 유여즉 당맥이 과하는 바가 열하고 종하며 허즉 한률하여 불복이니라. 차의 제병을 위해서는 성즉 사하고 허즉 보하며 열즉 질하고 한즉 유하며 함하즉 구하고 불성하고 불허면 이경으로 취하니라. 성자는 인영이 촌구보다 삼배를 대함이요 허자는 인영보다 도리어 촌구

가 소함이니라.)

　　大腸手陽明之脈 起於大指次指之端[1] 循指上廉[2] 出合谷兩骨之間[3] 上入兩筋之中[4] 循臂上廉入肘外廉[5] 上臑外前廉 上肩[6] 出髃骨[7]之前廉 上出於柱骨之會上[8] 下入缺盆絡肺 下膈屬大腸 其支者 從缺盆上頸貫頰 入下齒中[9] 還出挾口 交人中[10] 左之右 右之左 上挾鼻孔 是動則病齒痛頸腫 是主津所生病[11]者 目黃 口乾 鼽衄 喉痺[12] 肩前臑痛 大指次指痛不用 氣有餘則當脈所過者熱腫 虛則寒栗不復[13] 爲此諸病 盛則寫之 虛則補之 熱則疾之 寒則留之 陷下則灸之 不盛不虛 以經取之 盛者人迎大三倍於寸口 虛者人迎反小於寸口也

1) 起於大指次指之端(기어대지차지지단) : 대지차지는 둘째손가락을 말하니 검지 또는 식지(食指)라고 한다. 단은 끝이며 상양혈(商陽穴)이다.
2) 上廉(상렴) : 상렴은 위쪽이며, 이간(二間)과 삼간(三間)이 있다고 했다.
3) 合谷兩骨之間(합곡양골지간) : 합곡혈은 엄지손가락과 둘째손가락 본마디 뒤의 두 뼈 사이에 있는데 대장경(大腸經)의 원혈이다. 곧 엄지손가락과 둘째손가락 뒤쪽의 기골(岐骨) 사이에 있으며 일명 호구(虎口)라고도 한다. 양골의 사이는 곧 합곡이며 속명이 호구(虎口)라는 곳이다. 곧 중복된 뜻이다.
4) 兩筋之中(양근지중) : 두 근육의 가운데는 완골(腕骨)의 요골(橈骨) 쪽이다. 두 근육이 있는 오목한 사이에 있는 양계혈(陽谿穴)이다.
5) 循臂上廉入肘外廉(순비상렴입주외렴) : 팔뚝 위쪽을 따라 모서리를 거쳐 팔꿈치의 외렴으로 들어가다. 곧 양계혈(陽谿穴)에서부터 위로 팔뚝 위쪽의 편력혈(偏歷穴)과 온류혈(溫溜穴)과 하렴(下廉)과 상렴혈(上廉穴)과 수삼리혈(手三里穴)을 따라서 팔꿈치 밖의 모서리인 곡지혈(曲池穴)로 들어가다의 뜻.
6) 上臑外前廉上肩(상노외전렴상견) : 위의 팔꿈치 바깥쪽 모서리에서 어깨로 오르다. 곧 곡지혈에서 팔꿈치에 있는 주료(肘髎)혈과 비노혈(臂臑穴)을 따라서 견우(肩髃)혈로 오른다는 뜻.
7) 髃骨(우골) : 견갑골(肩胛骨)과 쇄골(鎖骨)이 서로 연결되어 접속하는 곳을 가리키는데 견우혈이 있는 곳이다.

8) 柱骨之會上(주골지회상) : 주골의 여러 양경맥(陽經脈)이 만나는 대추혈(大椎穴)을 뜻한다. 주골은 견갑골의 위쪽에 경골(頸骨)이 융기한 곳인데 곧 대추혈 부위이다. 회상은 모든 양맥(陽脈)이 대추에서 회합한다는 뜻.
9) 從缺盆上頸貫頰入下齒中(종결분상경관협입하치중) : 결분을 따라서 목으로 올라가 뺨을 관통하여 아래의 치흔에 들어가다. 결분은 쇄골(鎖骨)에서 오목한 곳에 있다. 곧 가슴 양옆으로 높은 곳이 응(膺)이고 응의 위쪽에 있는 횡골(橫骨)이 거골(巨骨)이고 거골의 위쪽이 결분이다. 경(頸)은 머리의 줄기이고 협은 귀 아래 뼈가 구부러진 곳이다.
10) 人中(인중) : 독맥(督脈)의 수구혈(水溝穴)을 뜻한다. 사람의 코를 천문(天門)이라 하고 입은 지문(地門)이라 하는데 천문과 지문 사이가 인중(人中)이다.
11) 是主津所生病(이주진소생병) : 이것은 진액에서 발생한 병을 주관하다. 대장(大腸)은 진액(津液)에서부터 발생한 질병을 관장한다.
12) 鼽衄喉痺(구뉵후비) : 구는 코가 막힌 것이고 육은 코피가 나는 것이다. 후비는 목구멍에 호흡이 통하지 않고 말이 나오지 않는 것이다.
13) 寒栗不復(한률불복) : 한률은 추위에 벌벌 떠는 것이요 불복이란 따뜻하게 회복되기 어렵다는 뜻이다. 곧 쉽게 따뜻해지지 않는다는 뜻이다.

4. 족양명위경맥(足陽明胃經脈)의 시작과 끝

위(胃)의 족양명맥(足陽明脈)은 코에서 발단(發端)하여 두 눈 사이의 아래에 콧마루가 깊이 함몰된 곳 가운데에서 사귀어 족태양방광경(足太陽膀胱經)을 곁으로 묶인다. 다시 아래로 코의 밖을 따라서 승읍혈(承泣穴)과 사백혈(四白穴)과 거료혈(巨髎穴)을 지나서 윗니 속〔上齒 : 人中〕으로 들어갔다 돌아나와 입을 끼고 입술로 돌아서 아래로 승장혈(承漿穴)에서 사귀어 만나고 되돌아와 턱 뒤의 아래 모서리를 따라서 대영혈(大迎穴)로 나온다. 다시 협거혈(頰車穴)을 따라서 귀 앞으로 올라가 객주인(客主人 : 下關과 上關)을 거쳐 발제(髮際)를 따라 액로(額顱 : 頭維)에 이르는 것이다.

그 지맥(支脈)은 대영혈(大迎穴)의 앞을 따라서 인영혈(人迎穴)로 내려가 후롱(喉嚨)을 따라 결분(缺盆)으로 들어가며 격막을 뚫고 내려가 위(胃)에 소속되고 비(脾)에도 연락되는 것이다.
  그 곧바로 행하는 경맥은 결분을 따라서 유방(乳房)의 내렴(內廉 : 안쪽 모서리)으로 기호(氣戶)와 고방(庫房)과 옥예(屋翳)와 유중(乳中)과 유근(乳根)혈을 거쳐서 내려가며, 아래로 불용(不容)과 승만(承滿)과 양문(梁門)과 관문(關門)과 태을(太乙)과 활육문(滑肉門)과 천추(天樞)혈을 거쳐 배꼽을 끼고, 외릉(外陵)과 대거(大巨)와 수도(水道)와 귀래(歸來)혈을 지나서 기충혈(氣衝穴)로 들어간다.
  그의 다른 지맥은 위구(胃口 : 계문 부위)에서 발단하여 아래로 뱃속을 따라서 아래로 기충혈(氣衝穴)까지 이르러, 앞에서 곧바로 행하는 경맥(經脈)과 합하며 비관혈(髀關穴)로 내려가서 복토혈(伏兎穴)에 이른다. 다시 아래로 음시(陰市)와 양구(梁丘)혈을 거쳐 아래로 슬빈(膝臏) 속으로 들어가 아래로 정강이의 외렴(外廉)을 따라 발등의 충양혈(衝陽穴)로 내려와 함곡(陷谷)과 내정(內庭)혈을 거쳐 가운데 발가락 안쪽인 여태혈(厲兌穴)로 들어간다.
  그 지맥(支脈)은 무릎 아래 3치 되는 곳에서 갈라져 나와 가운데발가락 바깥쪽으로 들어간다. 또 다른 지맥은 발등에서 갈라져 엄지발가락 사이로 들어가 그 끝에서 나온다.
  이것이 발동하여 질병이 되면 오슬오슬 추위에 떨고 기지개를 잘하고 자주 하품하며 얼굴이 검어지는데, 병이 이르게 되면 사람과 불을 싫어한다. 나무가 울리는 소리가 들리면 척연(惕然)히 놀라서 두려워하고 심장이 박동하며 문을 닫아 걸고 혼자 있고자 한다. 심하면 높은 곳에 올라가 노래하고 옷을 버리고 도주하려 하며 뱃속에서는 소리가 나고 복부가 팽창하는데 이러한 것은 한궐(骭厥)의 증상이다.
  이러한 것은 혈(血)이 주관된 소생병(所生病)인데 발광하고 학질이 있고 온열이 심하고 식은땀이 나고 코가 막히고 코피가 나고 입이 삐뚤어지고 입술이 헐고 목이 붓고 후비가 생기고 대복(大腹)에 수종이 생기고 무릎이 붓고 아프며 가슴과 유방과 기가(氣街)와 대퇴부와 복토(伏兎)와 정강이 모서리와 발등 위가 모두 아프고 가운데발가락을 사용하지 못하게 된다.

기가 성하면 몸의 앞부분이 모두 열나고 그 열이 위(胃)에서 유여(有餘)하게 되면 음식물이 지나치게 잘 소화되어 곧바로 배가 잘 고프고 소변 색깔이 누렇게 된다.

기가 부족하면 몸의 앞부분이 모두 한률(寒慄)하는데 위 속이 차갑게 되면 창만증이 생긴다.

이러한 여러 가지 병을 치료하기 위해서는 성하면 이를 사해 주고 허하면 이를 보해 주고 열나면 신속하게 침을 놓고 한(寒)하면 유침(留鍼)시키며 함몰되었으면 뜸을 떠 주고 성하지도 허하지도 않으면 본경(本經)에서 취해야 한다.

성한 것은 인영맥이 촌구맥보다 3배가 더 큰 것이고 허한 것은 인영맥이 도리어 촌구맥보다 작은 것이다.

(위족양명의 맥은 비에서 기하여 알중에 교하며 태양의 맥을 방에서 약하여 하로 비외를 순하여 상치 중으로 입하고 환출하며 협구하고 환순하여 하로 승장을 교하여 각하여 이후의 하렴을 순하여 대영으로 출하고 협거를 순하여 이전으로 상하여 객주인을 과하여 발제를 순하고 액로로 지하고 그 지자는 대영의 전을 종하여 인영으로 하하여 후롱을 순하여 결분으로 입하여 격을 하하여 속위하고 낙비하며 그 직자는 결분을 종하여 유의 내렴을 하하여 하로 협제하여 기가중에 입하고 그 지자는 위구에서 기하여 하로 복리를 순하여 하로 기가중에 지하여 합하여 비관으로 하하여 복토에 저하여 하로 슬빈중으로 입하여 하로 경의 외렴을 순하여 족부로 하하여 중지의 내간으로 입하고 그 지자는 슬의 삼촌을 하하여 별하여 하로 중지의 외간으로 입하고 그 지자는 부상에서 별하여 대지간으로 입하여 그 단으로 출이니 시가 동즉 병하여 쇄쇄하여 진한하고 선신하며 삭흠하여 안흑하는데 병지에는 인과 화를 오하고 목음을 문즉 척연하여 경하고 심동하며 홀로 호유를 폐하고 처코자 하고 심즉 상고하여 가하고 기의하고 주코자 하여 분향하고 복창하여 시는 한궐이 됨이니 이는 혈이 소

생병을 주하니 광하고 학하고 온음하고 한출하며 구뉵하고 구와하고 순진하고 경종하고 후비하며 대복이 수종하고 슬빈이 종통하고 응과 유와 기가와 고와 복토와 한의 외렴과 족부상을 순하여 개통하여 중지를 불용이라. 기성즉 신이 전이 개열하고 그 위에 유여즉 소곡하여 선기하고 요색이 황하며 기부족즉 신이전이 개한률하고 위가 중한즉 창만하니 차의 제병을 위하는데 성즉 사하고 허즉 보하고 열즉 질하고 한즉 유하며 함하즉 구하고 불성하고 불허하면 이경으로 취함이니 성자란 인영이 촌구보다 삼배가 대함이요 허자란 인영이 도리어 촌구보다 소함이니라.)

 胃足陽明之脈 起於鼻 交頞中 旁約太陽之脈 下循鼻外[1] 入上齒中 還出挾口環脣 下交承漿[2] 却循頤後下廉[3] 出大迎 循頰車 上耳前[4] 過客主人 循髮際 至額顱[5] 其支者 從大迎前下人迎 循喉嚨 入缺盆[6] 下膈 屬胃絡脾[7] 其直者 從缺盆下乳內廉 下挾臍 入氣街中[8] 其支者 起於胃口 下循腹裏[9] 下至氣街中而合 以下髀關 抵伏兎[10] 下入膝臏[11]中 下循脛外廉 下足跗 入中指內間 其支者 下膝三寸[12] 而別 下入中指外間 其支者 別跗上 入大指間 出其端[13] 是動則病 洒洒[14]振寒 善伸數欠顔黑[15] 病至惡人與火 聞木音則惕然而驚 心動 欲獨閉戶牖而處 甚則欲上高而歌 棄衣而走 賁響[16]腹脹 是爲骭厥[17] 是主血所生病者[18] 狂瘧溫淫汗出 鼽衄 口喎脣胗[19] 頸腫喉痺 大腹水腫 膝臏腫痛 循膺 乳 氣街 股 伏兎 骭外廉 足跗上皆痛 中指不用 氣盛則身以前皆熱 其有餘於胃 則消穀善饑 溺色黃 氣不足則身以前皆寒栗 胃中寒則脹滿 爲此諸病 盛則寫之 虛則補之 熱則疾之 寒則留之 陷下則灸之 不盛不虛 以經取之 盛者人迎大三倍於寸口 虛者人迎反小於寸口也

1) 交頞中旁約太陽之脈下循鼻外(교알중방약태양지맥하순비외) : 두 눈 사이의 콧마루 위에 깊이 함몰된 곳에서 교차하여 족태양방광경을 묶어 아래로 코의 외측을 순행하다. 알은 두 눈 사이의 콧마루 위쪽에 움푹 들어간 곳이며 목내제(目內眥) 부위이며 일명 비산근(鼻山根)이라 한다. 약은 묶다, 얽다의 뜻. 족양명위경이 옆에 있는 족태양방광경을 얽어 묶다의 뜻. 밑으로 코의 밖을 따른다는 것은 승읍(承泣)과 사백(四白)과 거료혈(巨髎穴)을 지나는

것을 뜻함.
2) 挾口環脣下交承漿(협구환순하교승장) : 입을 끼고 입술을 고리처럼 돌아서 아래로 승장혈에서 사귀다. 환은 경맥이 고리처럼 순환하다. 곧 입술을 둘러싼 것이다. 교는 본경(本經)의 좌우 양맥이 서로 만나거나 혹은 다른 경과 만나는 것이다.
3) 却循頤後下廉(각순이후하렴) : 되돌아서 턱의 뒤 아래 가장자리를 따르다. 각은 나아가다. 되돌아오는 것이다. 이(頤)는 구각(口角)의 뒤쪽이며 뺨(腮)의 아랫부분을 뜻한다. 일설에는 뺨의 아래가 함(頷)이고 함의 가운데를 이(頤)라 한다고 했다.
4) 出大迎循頰車上耳前(출대영순협거상이전) : 대영으로 나와 협거를 따라서 이전으로 오르다. 대영은 곡함(曲頷)의 앞쪽이며 동신촌(同身寸)에서부터 1치나 2치 쯤 되는 곳에 있다. 협거는 뺨의 아거(牙車)를 뜻한다. 곧 족양명맥이 협거를 따라 행하므로 협거혈은 귀 아래 곡협(曲頰)의 끝 오목한 곳에 있다. 이전은 하관(下關)을 뜻한다고 했다.
5) 過客主人循髮際至額顱(과객주인순발제지액로) : 객주인을 지나서 발제를 따라 액로에 이르다. 객주인은 귀 앞에 도드라져 나온 뼈에서 입을 벌릴 때 틈새가 있는 곳이다. 발제는 머리카락이 난 부분과 나지 않은 부분과의 경계선. 액로는 앞 이마의 뼈 부분이며 발제 아래 눈썹 위에 있는 곳이다.
6) 循喉嚨入缺盆(순후롱입결분) : 후롱을 따라서 결분으로 들어가다. 후롱은 인후(咽喉)이며 수곡(水穀)의 길이고 기가 오르내리는 경로이다. 결분은, 가슴 양 옆에 도드라져 나온 곳은 응(膺)이고 응 위의 횡골(橫骨)은 거골(巨骨)이며 거골 위쪽의 오목한 곳을 이른다.
7) 屬胃絡脾(속위락비) : 위에 소속되고 비와 연락(聯絡)하다의 뜻. 위와 비는 표리(表裏)이다.
8) 下乳內廉下挾臍入氣街中(하유내렴하협제입기가중) : 유방의 안쪽 모서리로 내려와 아래로 배꼽을 끼고 기충혈로 들어가다. 곧 결분혈에서 아래로 기호(氣戶) 등의 혈을 행하여 유방의 유근(乳根)까지 이른다. 또 아래로 양 옆에서 배꼽을 끼고 천추(天樞)와 외릉(外陵)과 대거(大巨)와 수도(水道)와 귀래(歸來) 등을 거쳐서 기충혈로 흘러든다. 기가는 아랫배의 하단 모제(毛際)의 양 옆에 있는데 이를 기충(氣衝)이라고도 한다.

9) 起於胃口下循腹裏(기어위구하순복리) : 위구에서 발단하여 아래로 뱃속으로 순행하다. 위구는 위의 아랫구멍이며 하완(下脘)의 위치이다. 뱃속으로 족소음(足少陰)의 황수혈(肓兪穴) 외측을 지나는 것이다.
10) 以下髀關抵伏兎(이하비관저복토) : 아래로 비관혈을 거쳐서 복토혈에 이르다. 비관은 넓적다리 앞쪽의 윗부분에 있는 혈 이름이다. 복토는 넓적다리 앞쪽에서 기육(肌肉)이 도드라져 나온 곳의 혈 이름이다.
11) 臏(빈) : 무릎의 슬개골이다.
12) 下膝三寸(하슬삼촌) : 무릎 밑에 3치 되는 곳에서 족삼리혈(足三里穴)의 외측을 따라 별도로 행하여 내려가 둘째발가락 바깥쪽으로 흘러드는 것이며 외측을 따라서 내정혈(內庭穴)과 여태혈(厲兌穴)과 만나게 된다.
13) 入大指間出其端(입대지간출기단) : 엄지발가락 사이로 들어가 그 끝에서 나가다. 이 지맥(支脈)은 발등 위의 충양혈(衝陽穴)에서 별도로 행하여 엄지발가락 사이에 흘러서 족궐음경의 행간혈(行間穴)의 바깥쪽으로 비스듬히 나오며 엄지발가락을 따라서 아래로 족태음경과 만난다.
14) 洒洒(쇄쇄) : 추워서 떠는 모양. 오슬오슬의 뜻.
15) 善伸數欠顔黑(선신삭흠안흑) : 기지개를 잘하고 자주 하품하며 얼굴이 검은 빛을 띠다.
16) 賁響(분향) : 크게 소리나다. 곧 배가 부어 오르고 장명이 발생하는 것이 마치 물이 끓어오르는 듯한 것.
17) 骭厥(한궐) : 한은 정강이의 옛말이다. 한궐은 족경부(足脛部)의 기가 상역(上逆)하는 것을 뜻한다.
18) 是主血所生病者(시주혈소생병자) : 이러한 것을 혈(血)이 주관하여 발생하는 질병이라는 뜻. 위(胃)는 수곡(水穀)의 바다이며 정미한 것은 화생(化生)하고 영혈(營血)의 생성을 주관한다. 곧 영기(營氣)는 중초(中焦)에서 나온다는 뜻이기도 하다. 위부(胃腑)에 병이 발생하면 영혈이 생성되지 못한다. 양명이란 기가 많고 혈이 많은 경(經)이므로 본경(本經)은 혈(血)로 발생한 질병을 주관한다고 했다.
19) 脣胗(순진) : 입술에 나는 부스럼.

5. 족태음비경맥(足太陰脾經脈)의 시작과 끝

비(脾)의 족태음경맥(足太陰經脈)은 엄지발가락 끝에 있는 은백혈(隱白穴)에서 발단한다. 안쪽으로 백육제(白肉際)인, 대도(大都)와 태백(太白)과 공손(公孫)을 따라서 핵골(核骨) 뒤를 지나서 안쪽 복사뼈의 전렴(前廉)인 상구혈(商丘穴)로 올라서 장딴지의 안쪽으로 삼음교(三陰交)와 누곡(漏谷)과 지기(地機)와 음릉천(陰陵泉)으로 올라서 경골(脛骨)의 뒤를 따라서 족궐음간경(足厥陰肝經)의 앞으로 교차되어 나온다. 그 위로 혈해(血海)와 기문(箕門)혈이 있는 무릎과 대퇴의 안쪽 앞 모서리로 올라가서, 충문(衝門)과 부사(府舍)혈을 지나 중극(中極)과 관원(關元)혈과 교차하고 다시 복결(腹結)과 대횡(大橫)혈을 따라서 하완(下脘)혈과 만나 복애(腹哀)를 거쳐서 일월(日月)과 기문(期門)혈의 부위를 지나서 본경(本經)의 안쪽을 따라서 아래로 중완(中脘)과 하완(下脘)혈 사이로 이르러, 뱃속으로 들어가 비(脾)에 속하는데 위(胃)에 연락(聯絡)한다. 격막을 뚫고 올라가서 식두(食竇)와 천계(天谿)와 흉향(胸鄕)과 주영(周榮)혈을 따라서 인후(咽喉)를 끼고 설본(舌本: 혀뿌리)에 이어져서 혀 밑으로 흩어진다.

그것의 지맥(支脈)은 다시 위를 따라서 별도로 격막을 뚫고 심(心) 속으로 쏟아지는 것이다.

이것이 박동하게 되면 병이 되는데 혀뿌리가 굳어지고 먹으면 토하고 위완(胃脘)이 아프고 배가 창만하고 트림을 잘하며 대변을 보거나 방귀를 끼면 상쾌한 듯이 가벼워진 듯하나 신체는 다 무거워지는 것이다.

이러한 것은 비가 기능을 상실하여 발생하는 질병이다. 이러한 질병은 혀뿌리가 아프고 신체를 움직일 수가 없으며 먹으면 내려가지 않고 마음에 번열증이 나고 심하(心下)가 갑자기 아프고 대변이 물과 같고 하설(瘕泄)하고 소변이 나오지 않게 된다. 또 황달이 발생하고 능히 눕지를 못하며 억지로 일어나면 넓적다리와 무릎이 안으로 붓고 궐랭(厥冷)하며 엄지발가락을 사용하지 못하게 된다.

이러한 여러 가지 질병을 치료하기 위해서는 성(盛)하면 사(瀉)해 주고 허(虛)하면 보해 주고 열나면 신속하게 침을 놓고 오한이 있으면 유침(留鍼)시키고 맥이 함몰했으면 뜸을 떠 주고 성하지도 않고 허하지도 않으면 본경(本經)에서 취하는 것이다.

성한 것이란 촌구맥이 인영맥보다 3배가 큰 것이고 허한 것이란 촌구맥이 도리어 인영맥보다 작은 것이다.

(비의 족태음의 맥은 대지의 단에서 기하여 지의 내측 백육제를 순하여 핵골후를 과하여 내과의 전렴으로 상하고 천내로 상하여 경골후로 순하여 궐음의 전으로 교출하고 상으로 슬과 고내의 전렴을 순하여 복으로 입하여 속비하고 낙위하여 격으로 상하여 인을 협하여 설본을 연하여 설하로 산하며 그 지자는 다시 종위하여 별로 격을 상하여 심중으로 주함이니라. 시가 동즉 병하면 설본이 강하고 식즉 구하고 위완이 통하며 복창하고 선애하며 후와 기를 득즉 쾌연히 여쇠나 신체는 개중이니라. 시는 비가 소생병을 주하는 것이니 설본이 통하고 체가 능히 요동치 못하고 식이 불하하고 번심하며 심하가 급통하고 당하며 하설하며 수폐하고 황달하며 불능와하고 강립에는 고와 슬이 안으로 종하고 궐하여 족의 대지를 불용이니라. 차의 제병을 위함에 성즉 사하고 허즉 보하며 열즉 질하고 한즉 유하며 함하즉 구하고 불성하고 불허하면 이경으로 취함이니 성자란 촌구가 인영보다 삼배를 대함이요 허자란 촌구가 도리어 인영보다 소함이니라.)

脾足太陰之脈 起於大指之端[1] 循指內側白肉際[2] 過核骨[3]後 上內踝前廉[4] 上腨[5]內 循脛骨後 交出厥陰之前[6] 上循膝股內前廉 入腹 屬脾絡胃[7] 上膈 挾咽 連舌本 散舌下 其支者 復從胃 別上膈 注心中 是動則病舌本强 食則嘔 胃脘痛 腹脹善噫 得後與氣則快然如衰[8] 身體皆重 是主脾所生病者 舌本痛 體不能動搖 食不下 煩心 心下急痛[9] 溏 瘕泄 水閉 黃疸[10] 不能臥 强立[11] 股膝內腫厥 足大指不用

爲此諸病 盛則寫之 虛則補之 熱則疾之 寒則留之 陷下則灸之 不
盛不虛 以經取之 盛者寸口大三倍於人迎 虛者寸口反小於人迎也

1) 起於大指之端(기어대지지단) : 족양명경(足陽明經)이 엄지발가락 끝의 은백혈(隱白穴)에서 시작하다.

2) 白肉際(백육제) : 적백육제(赤白肉際)이다. 손이나 발의 바닥에 흰살과 붉은살이 접하는 곳이며 음면(陰面)과 양면(陽面)의 분계(分界)이다. 곧 양면(陽面)은 적색이고 음면(陰面)은 백색이다.

3) 核骨(핵골) : 엄지발가락 본마디 뒤쪽의 안쪽에서 불룩 튀어나온 둥근 뼈인데 모양이 과일의 씨와 같으므로 핵골이라 한다.

4) 上內踝前廉(상내과전렴) : 안쪽 복사뼈의 앞 모서리를 오르다. 발목의 양쪽에 복사뼈가 있다.

5) 腨(천) : 비장(腓腸)이다. 일명 장딴지. 일설에 소퇴두(小腿肚)라고도 한다.

6) 交出厥陰之前(교출궐음지전) : 족태음비경은 안쪽의 복사뼈에서 8치 올라간 다음 정강이뼈 뒤쪽에서 족궐음간경과 만나고 그 앞으로 행하여 위로 올라간다고 태소(太素)에서 말했다.

7) 膝股內前廉入腹屬脾絡胃(슬고내전렴입복속비락위) : 무릎과 넓적다리 안쪽 앞 모서리에서 뱃속으로 들어가고 비에 속하며 위로 연락하다. 태소(太素)에는 '무릎 안쪽의 넓적다리에서 무릎에 가까운 곳을 슬고(膝股)라고 하고 음부(陰部)에 가까운 곳을 음고(陰股)라고 한다.'라고 했다. 또 넓적다리의 안쪽을 고(股)라 하고 배꼽에서 상하(上下)를 복(腹)이라 한다고도 했다.

8) 得後與氣則快然如衰(득후여기즉쾌연여쇠) : 후는 대변이고 기는 방귀이다. 곧 대변을 보고 방귀를 뀌면 상쾌한 듯하여 경감된 것처럼 느껴지는 것.

9) 心下急痛(심하급통) : 심의 아래가 당겨서 아프다. 비병(痹病)을 일으키는 네 번째 원인이며 사기가 심(心)까지 파급된 것이다. 그 병세는 완만하지만 만약 치유되지 않으면 진심통(眞心痛)으로 갑자기 죽게 된다.

10) 溏瘕泄水閉黃疸(당하설수폐황달) : 당은 대변이 묽은 것을 뜻하고 하설은 이질(痢疾)을 가리키고 수폐는 소변이 나오지 않는 것이고 황달은 간장(肝臟)의 고장으로 담즙의 색소가 혈액으로 이행(移行)하여 발생하는 병.

11) 强立(강립) : 억지로 일어나서 서다.

6. 수소음심경맥(手少陰心經脈)의 시작과 끝

심(心)의 수소음경맥(手少陰經脈)은 심중(心中)에서 발단하여 나온다. 이에 심계(心系)로 이어져서 아래로 격막을 뚫고 소장(小腸)과 연락(聯絡)된다.

그의 지맥(支脈)은 심계(心系)를 따라서 위로 올라가 인후(咽喉)를 끼고 목계(目系)에 얽어매진다. 그 곧바로 행하는 경맥(經脈)은 다시 심계를 따라서 물러나와 폐로 올라가서 겨드랑이 밑 극천(極泉)혈로 나온다. 다시 아래로 청령(靑靈)혈이 있는 위팔 안쪽의 뒷 모서리를 따라서 수태음경맥과 수궐음경맥의 뒤를 행하며 팔꿈치 안의 소해(少海)혈로 내려와 영도(靈道)와 통리(通里)와 음극(陰郄)혈이 있는 팔뚝 안쪽의 뒤 모서리를 따라 나온다. 여기서 손바닥 뒤의 새끼손가락 쪽에 높이 솟은 예골(銳骨)의 끝인 신문(神門)혈에 이르러서 소부(少府)혈이 있는 손바닥 안쪽 모서리로 들어가 새끼손가락 안쪽을 따라서 그 끝인 소택혈(少澤穴)로 나오는 것이다.

이것이 발동하면 병이 되어 목구멍이 건조하고 가슴이 아프며 갈증이 나서 물을 마시려 하는데 이러한 것은 비궐(臂厥)이 되는 것이다.

이것은 심(心)이 주관하여 발생시키는 병이며 이 소생병(所生病)은 눈이 노랗게 되고 갈비가 아프고 위팔과 팔의 안쪽 뒤 모서리가 아프고 궐랭하고 손바닥에서 열이 나고 아프게 된다.

이러한 모든 병을 치료하기 위해서는 성하면 사(瀉)해 주고 허하면 보(補)해 주고 열나면 신속하게 침을 놓고 오한이 들면 유침(留鍼)시키며 맥이 함몰되었으면 뜸을 떠 주고 성하지도 않고 허하지도 않으면 본경(本經)에서 취해야 하는 것이다.

성한 것이란 촌구맥이 인영맥보다 두 배가 큰 것이고 허한 것이란 촌구맥이 도리어 인영맥보다 작은 것이다.

(심수소음의 맥은 심중에서 기하여 출하여 심계로 속하고 격을 하하여 소장과 낙하며 그 지자는 심계를 종하여 인을 협하고 목계를 계하며 그 직자는 다시 심계를 종하여 각하여 폐로 상하고 액하로 출하여 하하여 노의 내후렴을 순하여 태음과 심주의 후로 행하여 주내로 하하고 비의 내후렴을 순하여 장후의 예골의 단에 저하여 장의 내렴으로 입하고 소지의 내를 순하여 그 단으로 출이니라. 시가 동즉 병이니 익건하고 심통하고 갈하되 욕음하니 시는 비궐이 됨이니라. 시는 심이 소생병을 주하는데 목황하고 협통하며 노비내후렴이 통하고 궐하며 장중이 열하며 통하니 차의 제병을 위함에는 성즉 사하고 허즉 보하고 열즉 질하고 한즉 유하고 함하즉 구하되 불성하고 불허하면 이경으로 취함이니 성자란 촌구가 인영보다 재배가 대함이요 허자란 촌구가 도리어 인영보다 소함이니라.)

 心手少陰之脈 起於心中 出屬心系[1] 下膈絡小腸 其支者 從心系上挾咽 繫目系[2] 其直者[3] 復從心系却上肺 出腋下 下循臑內後廉 行太陰心主之後 下肘內 循臂內後廉 抵掌後銳骨[4]之端 入掌內廉 循小指之內出其端 是動則病嗌乾心痛 渴而欲飮 是爲臂厥 是主心所生病者 目黃脇痛 臑臂內後廉痛厥 掌中熱痛 爲此諸病 盛則寫之 虛則補之 熱則疾之 寒則留之 陷下則灸之 不盛不虛 以經取之 盛者寸口大再倍於人迎 虛者寸口反小於人迎也

1) 起於心中出屬心系(기어심중출속심계) : 심중에서 발단하여 나와서 심계에 이어지다. 심계는 심(心)과 폐(肺)와 비(脾)와 간(肝)과 신(腎)이 서로 연계되는 맥락을 뜻한다.
2) 目系(목계) : 안구 속으로 뇌에 연결되는 맥락(脈絡)이다. 태소에서는 '근(筋)과 골(骨)과 혈(血)과 기(氣)의 네 가지 정(精)은 맥과 합하여 목계가 되고 심맥(心脈)이 목계(目系)에 이어져서 심(心)이 병들면 사람은 눈을 감게 된다.'라고 했다.
3) 直者(직자) : 경의 정맥(正脈)을 뜻한다.
4) 銳骨(예골) : 손바닥 뒤 새끼손가락 쪽의 높이 솟아 있는 뼈이다.

7. 수태양소장경맥(手太陽小腸經脈)의 시작과 끝

소장(小腸)의 수태양경맥(手太陽經脈)은 새끼손가락 끝인 소택혈(少澤穴)에서 발단한다. 이것이 손의 외측을 따라서 소골공(小骨空)과 전곡(前谷)과 후계(後谿)와 완골(腕骨)혈을 거쳐서 손목 부위인 양로(養老)혈에 이르렀다가 손목 위의 복사뼈 가운데로 나온다. 곧바로 올라서 비골(臂骨) 아래의 모서리를 따라서 팔꿈치의 안쪽 양골(兩骨)의 사이로 나와 위로 위팔 외측 뒤의 모서리를 따라서 견해(肩解 : 肩後骨縫)로 나온다. 다시 견갑부(肩胛部)를 감싸고 어깨 위에서 교회(交會 : 사귀어 만남)한 후 결분(缺盆)으로 들어가 심(心)과 연결되고 목구멍을 따라서 격막으로 내려가 위(胃)에 이르러 소장(小腸)에 속하게 된다.

그 지맥(支脈)은 결분을 따라서 목을 순행하여 뺨으로 올라가서 목예제(目銳眥)에 이르러 다시 물러나 귀 속으로 들어가는 것이다.

그 지맥(支脈)은 뺨에서 갈라져 나와 눈자위 아래 뼈로 올라가 코에 이르러 목내제(目內眥)에 이르러 비스듬하게 광대뼈에 연결된다.

이러한 것이 요동하면 질병이 되는데 목이 아프고 턱이 부어 올라서 뒤를 돌아볼 수 없게 되고 어깨가 빠지는 것 같으며 팔이 부러지는 듯하게 된다.

이러한 것은 액(液)을 주관하는 데서 질병이 발생하며 이러한 소생병은 귀가 멀고 눈이 노랗고 뺨이 붓고 목과 턱과 어깨와 팔뚝과 팔꿈치와 팔의 외측 뒤 모서리가 아프게 되는 것이다.

이러한 모든 질병을 치료하기 위해서는 성하면 사(瀉)해 주고 허하면 보해 주고 열나면 신속하게 침을 놓고 오한이 들면 유침시키고 맥이 함몰되었으면 뜸을 떠 주고 성하지도 않고 허하지도 않으면 본경(本經)에서 치료하는 것이다.

성한 것이란 인영맥이 촌구맥보다 두 배가 큰 것이고 허한 것이란 인영맥이 도리어 촌구맥보다 작은 것을 의미한다.

(소장의 수태양의 맥은 소지의 단에서 기하여 수의 외측을 순하여 완으로 상하여 과중으로 출하여 직상하여 비골의 하렴을 순하여 주의 내측 양골의 간으로 출하여 상하여 노의 외후렴을 따라 견해로 출하여 견갑을 요하여 견상에서 교하여 결분에 입하여 심에 낙하여 인을 따라 격으로 하하여 위에 저하여 소장으로 속하며 그 지자는 결분을 종하여 순경하여 상협하여 목예제에 지하고 각하여 이중으로 입하며 그 지자는 협에서 별하여 졸에 상하여 저비하여 목내제에 지하여 사하여 관에 낙함이니라. 시가 동즉 병이니 익통하고 함종하며 써 고함이 불가하고 견이 사발하고 노가 사절이니 시는 주액한 소생병이니 이롱하고 목황하고 협종하며 경과 함과 견과 노와 주와 비의 외후렴이 통이니 차의 제병을 위함에 성즉 사하고 허즉 보하고 열즉 질하고 한즉 유하며 함하즉 구하고 불성하고 불허하면 이경으로 취함이니 성자란 인영이 촌구보다 재배가 대함이고 허자란 인영이 도리어 촌구보다 소함이니라.)

小腸手太陽之脈 起於小指之端 循手外側上腕[1] 出踝[2]中 直上循臂骨下廉 出肘內側兩骨之間[3] 上循臑外後廉 出肩解[4] 繞肩胛 交肩上[5] 入缺盆絡心 循咽下膈 抵胃屬小腸 其支者 從缺盆循頸上頰 至目銳眥 却入耳中 其支者 別頰上䪼[6]抵鼻 至目內眥[7] 斜絡於顴 是動則病嗌痛頷腫[8] 不可以顧 肩似拔 臑似折 是主液所生病者 耳聾目黃頰腫 頸頷肩臑肘臂外後廉痛 爲此諸病 盛則寫之 虛則補之 熱則疾之 寒則留之 陷下則灸之 不盛不虛 以經取之 盛者人迎大再倍於寸口 虛者人迎反小於寸口也

1) 手外側上腕(수외측상완) : 손외측에서 손목 부위에 오르다. 태소에 '사람이 손을 내려 세울 때 엄지손가락이 몸에 붙는 쪽을 손의 안쪽이라 하고 새끼손가락 뒤쪽을 손의 외측이라 한다.'라고 했다. 완은 절박골〔臂骨〕의 끝을 뜻한다.
2) 踝(과) : 손목의 복사뼈를 뜻한다. 이것을 예골(銳骨)이라고 하며 척골경상돌기(尺骨莖狀突起)라고 한다.
3) 肘內側兩骨之間(주내측양골지간) : 팔꿈치 내측의 두 뼈 사이는 소해혈(小

海穴)이 있는 곳이다.
4) 肩解(견해) : 뼈와 뼈가 만나는 곳. 곧 어깨 뒤쪽의 골봉(骨縫)을 뜻한다. 태소에서는 '견골(肩骨)과 비골(臂骨)이 서로 접하는 곳이다.' 라고 했다. 또 이 곳은 견정혈(肩貞穴)이 있는 곳이라 했다.
5) 交肩上(교견상) : 어깨 위에서 사귀어 만나다. 이 곳은 병풍(秉風)과 곡원(曲垣)혈 등이 있다고 했다. 이 두 혈이 좌우로 두 어깨 위에서 사귀고 독맥(督脈)의 대추(大椎)에서 합한다고 했다.
6) 頯(졸) : 눈 언저리의 아래쪽이며 관골(顴骨)의 안쪽에서 위의 잇몸 쪽으로 이어진 부위이다. 일설에는 눈의 아래를 뜻한다고 했다.
7) 目內眥(목내제) : 눈의 안쪽 모서리를 가리킨다.
8) 頷腫(함종) : 목 앞쪽의 윗부분에 위치하는 곳이 붓는다. 함은 결후(結喉)의 위쪽에서 기육(肌肉)이 부드러운 곳이다.

8. 족태양방광경맥(足太陽膀胱經脈)의 시작과 끝

방광(膀胱)의 족태양경맥(足太陽經脈)은 목내제(目內眥)의 정명혈(睛明穴)에서 발단하여 이마로 올라서 머리 꼭대기의 백회혈(百會穴)에서 교차한다.

그 지맥(支脈)은 머리 꼭대기를 따라서 귀 위쪽 모서리에 이른다.

그 직행(直行)하는 경맥(經脈)은 머리 꼭대기를 따라서 들어가 뇌로 연락하여 돌아나와서 별도로 목으로 내려가 견박(肩髆)의 안쪽을 따라서 척추를 끼고 허리 속에 이르며 등골뼈로 따라 들어와 신(腎)에 연락하고 방광으로 속하게 되는 것이다. 그 지맥은 허리 속을 따라서 내려 척추를 끼고 내려와 궁둥이를 꿰뚫고 오금 속으로 들어오는 것이다.

그 지맥(支脈)은 어깨뼈 안쪽에서 좌우로 갈라져 내려오며 어깨뼈를 뚫고 척추 속을 끼고 비추(髀樞)를 지나서 넓적다리의 외측 뒤의 모서리를 따라 내려가 오금의 위중(委中)혈에서 합해지며 아래로 내려가 발꿈치 속을 꿰뚫고 밖의 복사뼈 뒤로 나와 경골(京骨)를 따라 새끼손가락 끝 외측인 지음혈(至陰穴)에 이르는 것이다.
  이러한 것이 요동하면 병이 되는데 그 증상은 사기(邪氣)가 위로 대질러서 머리가 아프고 눈알이 빠져 나가는 듯하고 목이 뽑아지는 듯하고 척추가 아프고 허리가 끊어지는 듯하고 대퇴의 관절을 구부리지 못하고 오금이 묶인 듯하고 발꿈치 위쪽이 찢어지는 듯하는데 이러한 것을 과궐(踝厥)이라고 한다.
  이러한 것은 주로 근(筋)이 주관하여 발생하는 병인데 이 소생병(所生病)은 치질(痔疾)과 학질과 광증(狂證)과 전질(癲疾)이 발생하고 머리와 정수리와 목덜미가 아프고 눈이 노랗게 되고 눈물이 나며 코가 막히고 코피가 나며 목덜미와 등과 허리와 꽁무니와 오금과 발꿈치와 다리가 다 아프고 새끼발가락을 사용하지 못하게 된다.
  이러한 모든 질병을 치료하기 위해서는 성하면 쏟아 주고 허하면 보해 주고 열나면 신속하게 침을 놓고 오한이 나면 유침시키고 맥이 함몰되었으면 뜸을 떠 주고 성하지도 않고 허하지도 않으면 본경(本經)에서 취해 주는 것이다.
  성한 것이란 인영맥이 촌구맥보다 두 배가 큰 것이고 허한 것이란 인영맥이 도리어 촌구맥보다 작은 것이다.

  (방광의 족태양의 맥은 목내제에서 기하여 액을 상하여 전에서 교함이니 그 지자는 전을 종하여 이상각에 지하며 그 직자는 전을 종하여 입하여 뇌에 낙하고 환출하며 별하여 항으로 하하여 견박의 내로 순하며 척을 협하고 요중으로 저하여 여에 입순하여 신에 낙하여 방광에 속함이니 그 지자는 요중을 종하여 하하여 협척하고 관둔하여 괵중으로 입함이며 그 지자는 박내의 좌우를 종하여 별로 하하여 관갑하여 척내를 협하고 비추를 과하여 비외의 후렴을 순하여 하하여 괵중에 합하여 이하여 단내를 관하여 외과의 후를 출하여 경골을 순하여 소지의 단외측에 지함이니라. 시가 동즉 병이니 충하여 두통하고 목이 사탈하고 항이 사발하며 척통하고 요가 사절하며 비가 곡함이 불가하고 괵이 여결하며 단이 여렬하니 시를 위과궐이라 하니 시는 주근한 소생병자니 치하고 학하고 광하고 전질하며 두와 신과 항이 통하고 목이 황하고 누출하며 구뉵하고

항과 배와 요와 고와 괵과 단과 각이 개통하고 소지를 불용이니라. 차의 제병을 위함에는 성즉 사하고 허즉 보하고 열즉 질하고 한즉 유하며 함하즉 구하고 불성하고 불허하면 이경으로 취함이니 성자란 인영이 촌구보다 재배가 대함이고 허자란 인영이 도리어 촌구보다 소함이니라.)

  膀胱足太陽之脈 起於目內眥 上額交巓[1] 其支者 從巓至耳上角[2] 其直者 從巓入絡腦 還出別下項 循肩髆[3]內 挾脊抵腰中 入循膂 絡腎屬膀胱[4] 其支者 從腰中下挾脊貫臀 入膕中 其支者 從髆內左右別下貫胛 挾脊內 過髀樞[5] 循髀[6]外後廉下合膕中[7] 以下貫踹內 出外踝之後 循京骨 至小指之端外側 是動則病衝頭痛[8] 目似脫 項似拔 脊痛腰似折 髀不可以曲 膕如結[9] 踹如裂 是爲踝厥[10] 是主筋所生病者 痔瘧狂癲疾 頭顖項痛 目黃淚出鼽衄 項背腰尻[11]膕踹脚皆痛 小指不用 爲此諸病 盛則寫之 虛則補之 熱則疾之 寒則留之 陷下則灸之 不盛不虛 以經取之 盛者人迎大再倍於寸口 虛者人迎反小於寸口也

1) 起於目內眥上額交巓(기어목내제상액교전) : 목내제에서 발단하여 이마로 올라서 머리 꼭대기에서 사귄다. 액이란 머리카락이 있는 머리의 가장자리 아래에서 두 눈썹이 있는 윗부분이다. 전은 머리 꼭대기 한가운데이며 최고점이기도 하고 이 곳은 백회혈(百會穴)이 있는 곳이다. 곧 족태양경은 목내제(目內眥)에 있는 정명혈(睛明穴)에서 발단하여 이마로 올라 찬죽(攢竹)혈을 순행하여 신정(神庭)혈을 지나서 곡차(曲差)와 오처(五處)와 승광(承光)과 통천(通天)혈을 거쳐 통천혈에서 좌우로 비스듬히 행하여 머리 정수리의 백회혈에서 서로 사귄다.
2) 耳上角(이상각) : 이각(二殼 : 귀의 껍질)의 상부이다.
3) 肩髆(견박) : 견갑골(肩胛骨)이다. 곧 어깨 뒤쪽의 아랫부분을 뜻한다.
4) 入循膂絡腎屬膀胱(입순려락신속방광) : 등골뼈의 기육을 들어가 순행하여 신장으로 연락하고 방광으로 붙게 된다. 여는 척추를 끼고 있는 양쪽의 기육(肌肉)이다.
5) 髀樞(비추) : 넓적다리뼈 상단의 대전자(大轉子) 부위를 비추라고 하며 이곳에는 환도(環跳)혈이 있다.

6) 髀(비) : 넓적다리의 부위를 별도로 부르는 이름이다. 넓적다리의 외측을 비라고 하고 첩골(捷骨)의 아래를 비추(髀樞)라고 한다.
7) 膕中(괵중) : 오금 속이다. 다리를 구부리면 굽는 곳을 오금이라고 한다.
8) 衝頭痛(충두통) : 뇌(腦)의 뒷부분과 두 눈썹 사이가 아픈 것을 뜻한다.
9) 結(결) : 맺히다. 곧 통증으로 오금을 펴지 못하는 상태이다.
10) 踝厥(과궐) : 병 이름이다. 오금이 묶인 것과 같은 증상을 말한다. 곧 본경(本經)의 맥기(脈氣)가 정상 상태에서 변하여 복사뼈 부위에서부터 상역(上逆)하여 초래되었으므로 이름이 붙은 것이다.
11) 尻(고) : 꽁지뼈 부분의 전체이다. 곧 미저골(尾骶骨)이다.

9. 족소음신경맥(足少陰腎經脈)의 시작과 끝

신(腎)의 족소음경맥(足少陰經脈)은 새끼발가락 밑에서 발단한다. 이것이 비스듬히 발바닥 중심의 용천(涌天)혈을 달려서 안쪽 복사뼈 밑의 불룩 솟아오른 연골(然骨)혈의 아래로 나와서 안쪽 복사뼈 뒤쪽인 태계(太谿)혈을 따라서 별도로 발의 뒤축인 대종(大鍾)과 수천(水泉)혈로 들어간다. 다시 조해(照海)혈을 지나 복류(復溜)와 교신(交信)과 삼음교(三陰交)혈을 지나 장딴지 속으로 들어가 축빈(築賓)혈을 거쳐 오금 안쪽 모서리인 음곡(陰谷)혈로 나와서 넓적다리 안쪽 뒤의 모서리로 올라가 척추를 관통하여 신(腎)에 속하고 방광으로 연락되는 것이다.

그 직통하는 경맥은 신(腎)에서부터 위로 간(肝)과 격막을 꿰뚫고 폐 속으로 들어갔다가 후롱(喉嚨)을 따라 혀의 밑바닥을 끼고 있다. 그 지맥(支脈)은 폐를 따라 나와서 심(心)과 연락하고 가슴 속으로 흘러 들어간다.

이러한 것이 요동하면 병이 되어 배가 고파도 먹고 싶지 않고, 얼굴색은 마른 옻나무처럼 검고, 기침하거나 침을 뱉으면 피가 섞여 나오고 갈갈하는 소리가 나며 천식하고, 앉으면 일어나고 싶고, 눈이 침침하여 어두워서 보이는 것이 없는 것 같고, 심(心 : 마음)이 허공에 뜬 것 같고, 배가 고픈 상태와 같아진다.

기(氣)가 부족하게 되면 잘 두려워하고 마음이 근심스러워서 사람이 장차 잡으러 오는 듯이 여기는데 이러한 것을 골궐(骨厥)이라고 한다.

이러한 것은 신(腎)이 주관하여 발생하는 질병이며 이러한 소생병(所生病)은 입 안에서 열이 나고 혀가 건조하고 인후가 붓고 기가 치밀어 올라 목 안이 건조하고 아프며 마음이 번잡하고 아프며 황달과 장벽(腸澼)이 생기고 척추와 넓적다리의 안쪽 뒤 모서리가 아프고 위궐(痿厥)이 생기고 누워 있기를 좋아하고 발 밑에 열이 나고 아프게 된다.

이러한 모든 질병을 치료하기 위해서는 성하면 사해 주고 허하면 보해 주고 열나면 신속하게 침을 놓고 오한이 나면 유침시키고 맥이 함몰되었으면 뜸을 떠 주고 성하지도 않고 허하지도 않으면 본경(本經)에서 취하는 것이다.

뜸을 뜰 때에는 억지로 날고기를 먹게 하고 허리띠를 느슨하게 하고 머리를 풀어 헤쳐 주고 큰 지팡이를 짚고 무거운 신을 신고 걷게 해야 한다.

성한 것이란 촌구맥이 인영맥보다 두 배가 더 큰 것이고 허한 것이란 촌구맥이 도리어 인영맥보다 작은 것이다.

(신의 족소음의 맥은 소지의 하에서 기하여 족심으로 사주하여 연곡의 하에서 출하여 내과의 후를 순하여 별하여 근중으로 입하여 단내로 상하여 괵의 내렴으로 출하여 고의 내후렴으로 상하여 척을 관하여 신에 속하며 방광에 낙하니 그 직자는 신을 종하여 상하여 간과 격을 관하여 폐중으로 입하여 후롱을 순하여 설본을 협하고 그 지자는 폐를 종하여 출하여 심에 낙하고 흉중으로 주함이니라. 시가 동즉 병이니 기에 불욕식하고 면이 여칠시하고 해타즉 유혈하고 갈갈하며 천하고 좌하면 욕기하고 목이 황황하여 견한 바가 없는 듯하고 심이 여현하고 기한 상태와 약하고 기부족즉 선공하고 심이 척척하여 인이 장차 포하는 듯하니 시를 위골궐이니라. 시는 신이 소생병을 주하는데 구열하고 설건하며 인종하고 상기하며 익건하고 통하며 번심하고 심통하며 황달하고 장벽하고 척고의 내후렴이 통하고 위궐하며 기와하고 족하가 열하며 통하니라. 차의

제병을 위해서는 성즉 사하고 허즉 보하고 열즉 질하고 한즉 유하고 함하즉 구하고 불성하고 불허하면 경에서 취함이니라. 구즉 생육을 강식케 하고 완대하고 피발하며 대장과 중리로 보케 하리라. 성자란 촌구가 인영보다 재배 대함이요 허자란 촌구가 도리어 인영보다 소함이니라.)

  腎足少陰之脈 起於小指之下 邪走足心[1] 出於然谷[2]之下 循內踝之後 別入跟中 上踹內 出膕內廉 上股內後廉 貫脊屬腎絡膀胱 其直者 從腎上貫肝膈 入肺中 循喉嚨 挾舌本 其支者 從肺出絡心 注胸中[3] 是動則病饑不欲食 面如漆柴[4] 欬唾則有血 喝喝而喘 坐而欲起 目䀮䀮[5]如無所見 心如懸若饑狀 氣不足則善恐 心惕惕如人將捕之 是爲骨厥[6] 是主腎所生病者 口熱舌乾 咽腫上氣 嗌乾及痛 煩心心痛 黃疸腸澼 脊股內後廉痛 痿厥嗜臥[7] 足下熱而痛 爲此諸病 盛則寫之 虛則補之 熱則疾之 寒則留之 陷下則灸之 不盛不虛 以經取之 灸則强食生肉[8] 緩帶披髮[9] 大杖重履[10]而步 盛者寸口大再倍於人迎 虛者寸口反小於人迎也

1) 邪走足心(사주족심) : 사는 사(斜)와 같다. 곧 비스듬히 족심(足心 : 발바닥 가운데)으로 달려가다의 뜻. 족심에는 족소음경의 용천혈(涌泉穴)이 있다. 용천혈은 발바닥 중심의 오목한 곳에서 발을 구부릴 때 굽혀지는 곳에 있다.
2) 然谷(연곡) : 연골(然骨)혈의 오자라고 했다. 연골은 안쪽 복사뼈 아래에서 앞쪽으로 가까운 곳에 돌기한 뼈이다.
3) 胸中(흉중) : 두 유방 사이를 뜻한다.
4) 漆柴(칠시) : 마른 옻나무. 검고 삐쩍 마른 듯한 것을 뜻한다.
5) 䀮䀮(황황) : 눈이 어두워 사물이 흐릿하게 잘 보이지 않는 모양.
6) 骨厥(골궐) : 족소음신경맥의 기가 변동하여 상역해서 나타나는 증후이다. 신(腎)은 골(骨)을 주관한다.
7) 痿厥嗜臥(위궐기와) : 신(腎)은 수장(水臟)이다. 수(水)가 화(火)를 이기지 못하면 뼈와 수(水)가 허해지므로 다리가 몸을 지탱하지 못하여 위궐이 발생한다. 위궐이 발생하면 무력해져서 눕기를 좋아한다고 했다.
8) 灸則强食生肉(구즉강식생육) : 뜸을 뜬 환자에게는 생고기를 억지로라도 먹여야 한다. 생육은 돼지의 생고기라고 했으며 돼지고기를 수축(水畜)이라 했다.

9) 緩帶披髮(완대피발) : 허리띠를 느슨하게 풀고 머리카락을 풀어 헤치다. 신장의 기를 활발하게 하려면 허리띠를 느슨하게 하고 머리를 풀어 헤쳐서 뜸의 기가 순환되게 해야 한다는 뜻.
10) 大杖重履(대장중리) : 큰 지팡이와 무거운 신을 뜻한다.

10. 수궐음심포경맥(手厥陰心包經脈)의 시작과 끝

심(心)을 주관하는 수궐음심포락경맥(手厥陰心包絡經脈)은 흉중(胸中)에서 발단하여 나와 심포락(心包絡)에 속하여 아래로 격막을 뚫고 삼초(三焦)를 지나서 연결된다.

그 지맥(支脈)은 가슴을 따라서 옆의 갈비로 나와 겨드랑이에서 3치를 내려가 위로 겨드랑이 밑에 이르고 아래로 팔꿈치 안을 따라서 들어가 천천혈(天泉穴)이 있는 수태음경과 수소음경의 사이를 행한다. 다시 팔꿈치 속인 곡택(曲澤)혈로 들어가 아래로 팔뚝을 따라서 극문(郄門)과 간사(間使)와 내관(內關)과 대릉(大陵)혈이 있는 두 힘줄 사이를 행하여 손바닥 가운데인 노궁(勞宮)혈로 들어가 가운뎃손가락을 따라서 그 끝으로 나가는 것이다.

그 지맥(支脈)은 손바닥 가운데서 나누어져 넷째손가락인 무명지(無名指)를 따라서 그 끝으로 나가는 것이다.

이러한 것들이 박동하면 병이 되는데 손바닥에서 열이 나고 팔과 팔꿈치가 급히 오그라들고 겨드랑이가 붓는다. 심하면 가슴과 갈비의 옆구리가 지만(支滿)하고 심중(心中)이 담담히 크게 요동치고 얼굴이 붉어지고 눈이 노랗게 되며 기뻐 웃게 되면 그치지 않게 되는 것이다.

이러한 것은 맥(脈)이 주관하여 발생되는 병이다. 이러한 소생병(所生病)은 심(心)이 번열하고 심통하며 손바닥에 열이 나는 것이다.

이러한 모든 질병을 치료하기 위해서는 성하면 사해 주고 허하면 보해 주고 열나면 신속하게 침을 놓고 오한이 들면 유침시키고 맥이 함몰되었으면 뜸을 떠 주고 성하지도 않고 허하지도 않으면 본경(本經)에서 침을 놓는 것이다.
　성한 것이란 촌구맥이 인영맥보다 한 배가 큰 것이고 허한 것이란 촌구맥이 도리어 인영맥보다 작은 것이다.

　(심주의 수궐음심포락의 맥은 흉중에서 기하여 출하여 심포락에 속하며 격을 하하여 삼초를 역락하고 그 지자는 흉을 순하여 협에 출하고 액의 삼촌에서 하하여 상으로 액에 저하고 하로 노의 안쪽을 따라 태음과 소음의 간을 행하여 주의 중으로 입하고 하하여 비를 따라 양근의 간을 행하여 장의 중으로 입하여 중지를 순하여 그 단으로 출하며 그 지자는 장중에서 별하고 소지차지를 순하여 그 단으로 출이니라. 시가 동즉 병이니 수심이 열하고 비주가 연급하고 액이 종하고 심즉 흉협이 지만하고 심중이 담담하여 대동하며 면적하고 목황하며 희소에 불휴니라. 시는 맥의 소생병을 주하는데 번심하고 심통하며 장중이 열하니라. 차의 제병을 위함에는 성즉 사하고 허즉 보하고 열즉 질하고 한즉 유하고 함하즉 구하고 불성하고 불허하면 경으로써 취함이니 성자란 촌구가 인영보다 일배 대함이요 허자란 촌구가 도리어 인영보다 소함이니라.)

　心主手厥陰心包絡之脈[1] 起於胸中 出屬心包絡 下膈 歷絡三焦[2] 其支者 循胸出脇 下腋三寸 上抵腋 下循臑內 行太陰少陰之間[3] 入肘中 下循臂行兩筋之間 入掌中 循中指出其端 其支者 別掌中 循小指次指[4]出其端 是動則病手心熱 臂肘攣急 腋腫 甚則胸脇支滿 心中憺憺大動[5] 面赤目黃 喜笑不休[6] 是主脈所生病者 煩心心痛 掌中熱 爲此諸病 盛則寫之 虛則補之 熱則疾之 寒則留之 陷下則灸之 不盛不虛 以經取之 盛者寸口大一倍於人迎 虛者寸口反小於人迎也

1) 心主手厥陰心包絡之脈(심주수궐음심포락지맥) : 심(心)이 주관하는 수궐음심포락의 경맥. 태소에 '심(心)의 신(神)이 오장과 육부를 주재하므로 심주(心主)라고 한다. 심(心)의 밖에는 지포(脂包)가 그 심(心)을 감싸고 있는데 이를 심포(心包)라고 한다. 심에는 두 경맥(經脈)이 있는데 심중(心中)에서 일어난 것을 수소음이라 하고 심포에 속하는 것을 수궐음이라 한다.' 라고 했다.

2) 歷絡三焦(역락삼초) : 삼초를 지나서 연락하다. 이는 흉부(胸部)에서부터 복부(腹部)에 이르기까지 차례로 상초 중초 하초를 연결하는 것을 가리킨다.
3) 行太陰少陰之間(행태음소음지간) : 태소에 '가슴을 따라서 옆구리로 나오는 곳은 겨드랑이에서 아래로 3치 되는 곳이며 그 다음 상행하여 겨드랑이 아래에 이르며 바로 팔뚝을 따라 내려간다. 태음과 소음이 이의 전후에 있으므로 심주궐음(心主厥陰)은 가운데를 행한다.' 라고 했다.
4) 小指次指(소지차지) : 새끼손가락 다음 손가락은 곧 무명지(無名指)이다.
5) 心中憺憺大動(심중담담대동) : 심(心)중이 담담하게 크게 움직이다. 담담은 움직이는 모양.
6) 喜笑不休(희소불휴) : 기뻐 웃게 되면 그치지 않다. 심(心)은 성(聲)에 있어서는 웃음(笑)에 해당한다.

11. 수소양삼초경맥(手少陽三焦經脈)의 시작과 끝

  삼초(三焦)의 수소양경맥(手少陽經脈)은 넷째손가락 끝인 관충(關衝)혈에서 발단하여 위로 새끼손가락과 무명지의 사이인 액문(液門)혈로 나온다. 그 다음 중저(中渚)혈이 있는 손등을 거쳐 손목인 양지(陽池)혈을 따라 팔의 외관(外關)혈을 거쳐서 바깥쪽 두 뼈 사이로 나와서 지구(地溝)와 회종(會宗)과 삼양락(三陽絡)과 사독(四瀆)혈을 거쳐서 위로 팔꿈치를 꿰뚫고 천정(天井)혈을 지나 위팔의 밖인 청랭연(淸冷淵)과 소락(消濼)과 노회(臑會)혈을 지난다. 다시 견료(肩髎)혈이 있는 어깨로 올라 천료(天髎)를 지나서 족소양경의 뒤로 사귀고 나와서 결분(缺盆)혈로 들어가 전중(膻中)에 퍼져 흩어져서 심포(心包)에 연락(聯絡)되고 격막을 뚫고 내려와 두루 삼초(三焦)에 속하는 것이다.
  그 지맥(支脈)은 전중(膻中)을 따라서 위로 결분(缺盆)에서 나오고 목덜미로 올라가 귀의 뒤를 끼고 곧바로 올라서 귀의 상각(上角)으로 나와 뺨에서 꺾어져 내려와 눈 아래의 광대뼈에 이르게 되는 것이다.
  그 지맥은 귀의 뒤를 따라서 귓속으로 들어가 귀의 앞으로 나와 달려서 객주인(客主人)의 앞을 지나서 앞의 지맥과 뺨에서 사귀고 다음 동자료(瞳子髎)혈인 목예제(目銳眥)에 이르는 것이다.

　이것이 박동하면 병이 되는데 이 때는 귀가 멀어 잘 들리지 않고 윙윙거리는 소리가 나고 목구멍이 붓고 후비(喉痺 : 목이 마비되다)가 발생한다.

　이러한 것은 기(氣)가 주관하여 질병이 발생하는 것으로 이러한 소생병(所生病)은 땀이 나고 목예제(目銳眥)가 아프고 뺨이 아프고 귀의 뒤와 어깨와 위팔과 팔꿈치와 팔뚝의 바깥쪽이 다 아프고 넷째손가락을 사용하지 못하게 된다.

　이러한 모든 질병을 치료하기 위해서는 성하면 사해 주고 허하면 보해 주고 열나면 재빨리 침을 놓고 오한이 나면 유침시키고 맥이 함몰되었으면 뜸을 떠 주고 성하지도 않고 허하지도 않으면 본경(本經)에서 취하는 것이다.

　성한 것이란 인영맥이 촌구맥보다 한 배가 더 큰 것이고 허한 것이란 인영맥이 도리어 촌구맥보다 작은 것이다.

　(삼초의 수소양의 맥은 소지차지의 단에서 기하여 상으로 양지의 간을 출하여 수표의 완을 순하여 비의 외의 양골간을 출하여 상으로 주를 관하여 노의 밖을 따라 견으로 상하여 족소양의 후로 교출하여 결분으로 입하여 전중에 포하여 심포에 산락하며 격을 하하여 두루 삼초에 속함이니 그 지자는 전중을 종하여 상으로 결분을 출하여 항을 상하여 이후를 협하여 직상하여 이의 상각으로 출하여 써 협으로 굴하하여 줄에 지하며 그 지자는 이후를 종하여 이중으로 입하여 이전으로 출주하여 객주인의 전을 과하여 협에서 교하고 목예제에 지함이니라. 시가 동즉 병이니 이롱하여 혼혼돈돈하고 익이 종하고 후비함이니 시는 기의 소생병을 주함이니 한출하고 목예제가 통하고 협이 통하고 이후와 견과 노와 주와 비외가 개통하여 소지차지를 불용이니 차의 제병을 위함에는 성즉 사하고 허즉 보하고 열즉 질하고 한즉 유하고 함하즉 구하고 불성하고 불허하면 경으로 취함이니 성자란 인영이 촌구보다 일배 대함이요 허자란 인영이 도리어 촌구보다 소함이니라.)

三焦¹⁾手少陽之脈 起於小指次指之端 上出兩指之間²⁾ 循手表³⁾腕 出臂外兩骨之間⁴⁾ 上貫肘 循臑外 上肩 而交出足少陽之後 入缺盆 布膻中 散絡心包 下膈 循屬三焦 其支者 從膻中上出缺盆 上項俠 耳後 直上 出耳上角 以屈下頰至䪼 其支者 從耳後入耳中 出走耳 前 過客主人前 交頰 至目銳眥 是動則病耳聾渾渾焞焞⁵⁾ 嗌腫 喉痺 是主氣所生病者⁶⁾ 汗出 目銳眥痛 頰痛 耳後肩臑肘臂外皆痛 小指 次指不用 爲此諸病 盛則寫之 虛則補之 熱則疾之 寒則留之 陷下 則灸之 不盛不虛 以經取之 盛者人迎大一倍於寸口 虛者人迎反小 於寸口也

1) 三焦(삼초) : 상초(上焦)와 중초(中焦)와 하초(下焦)의 총칭이다. 태소(太素)에 '상초는 심하(心下)의 격막을 내려가 위(胃)의 윗구멍에 있어 받아들이는 것만 주관하고 나가지는 못하며 그에 대한 다스림은 전중(顫中)에 있고, 중초는 위의 가운데 구멍에 있어 높지도 않고 낮지도 않으며 수곡(水穀)을 소화시키는 일을 주관하는데 그 일을 다스리는 것은 배꼽 옆에 있고 하초는 배꼽 아래에 있는데 방광의 윗구멍에 해당하고 주로 청탁(淸濁)을 분별하여 나가는 것만 주관하고 받아들이지는 않으며 그에 대한 다스림은 배꼽 아래 1치 되는 곳에 있다.' 라고 했다.
2) 上出兩指之間(상출양지지간) : 위로 양 손가락의 사이로 나오다. 곧 액문(液門)의 위에 있는 중저(中渚)혈이라 했다.
3) 手表(수표) : 손의 등이다. 표는 겉이며 손등을 뜻한다.
4) 兩骨之間(양골지간) : 두 뼈의 사이. 곧 지구혈(支溝穴)이라 했다.
5) 渾渾焞焞(혼혼돈돈) : 청각이 희미해지고 분명치 않으며 귓속에서 윙윙거리는 소리가 들리다. 곧 혼혼연(渾渾然)하고 돈돈연(焞焞然)하다.
6) 是主氣所生病者(시주기소생병자) : 이것은 기가 주동이 되어 질병이 발생한 것이다. 곧 삼초(三焦)는 수도(水道)를 소통시켜 조절할 수 있으며 수병(水病)은 대부분 기화(氣化)가 떳떳함을 잃어서 발생한 것이므로 기로 인해 발생한 병을 주관한다. 기(氣)는 삼초(三焦)의 기액(氣液)이라고 태소에서 말했다.

12. 족소양담경맥(足少陽膽經脈)의 시작과 끝

담(膽)의 족소양경맥(足少陽經脈)은 목예제(目銳眥)인 동자료(瞳子髎)혈에서 발단하여 귀 앞의 청회(聽會)와 상관(上關)혈을 거쳐 위로 두각(頭角:頭維穴)에 이른다. 함염(頷厭)을 따라 현로(懸顱)와 현리(懸釐)혈로 내려와 밖으로 귀를 따라 발제(髮際)로 오르고 곡빈(曲鬢)과 솔곡(率谷)혈에 이르며 외측으로 꺾어져 귀 뒤로 내려오면서, 천충(天衝)과 부백(浮白)과 규음(竅陰)과 완골(完骨)혈을 따라서 밖으로 굽이쳐 위로 본신(本神)을 지나 양백(陽白)혈까지 내려왔다가 다시 위로 올라 임읍(臨泣)과 목창(目窓)과 정영(正營)과 승령(承靈)과 뇌공(腦空)과 풍지(風池)혈을 따라서, 목을 따라 견정(肩井)혈을 지나 수소양경의 앞으로 행하고 어깨 위로 이르러 되돌아나와 수소양경의 뒤쪽으로 사귀어 나와서 결분(缺盆)으로 들어가는 것이다.

그 지맥(支脈)은 귀 뒤로부터 귓속으로 들어가 귀의 앞쪽인 청궁(聽宮)혈로 나와 달려가서 하관(下關)혈을 거쳐서 목예제(目銳眥)의 뒤에 이르게 된다.

다른 지맥(支脈)은 목예제에서 갈라져 대영(大迎)혈로 내려가 수소양경(手少陽經)과 합하고 광대뼈에 이르러 아래로 협거(頰車)혈로 더해져 목으로 내려와 결분(缺盆)에서 합해져서 가슴 속으로 내려와 격막을 꿰뚫고 간(肝)에 연락되고 담(膽)에 속한다. 다시 갈비의 옆구리 속을 따라서 기가(氣街)혈로 나와 모제(毛際)를 둘러싸고 횡으로 비염(髀厭) 속으로 들어간다.

그 직행하는 지맥은 결분(缺盆)을 따라서 겨드랑이로 내려와 가슴을 따라 갈비 끝을 지나서 내려와 비염(髀厭) 가운데에서 합한다. 다시 내려와 비양(髀陽)을 따라서 무릎의 밖 모서리로 나와서 바깥쪽 보골(輔骨:腓骨)의 앞으로 내려가 곧바로 내려가 절골(絶骨)의 끝인 양보(陽輔)혈에 이르러 현종(懸鍾)혈을 지나 아래로 바깥 복사뼈의 앞인 구허(丘墟)혈로 나와서 발등 위를 따라서 새끼발가락과 넷째발가락 사이의 규음(竅陰)혈로 들어가는 것이다.

또 다른 지맥은 발등 위에서 갈라져 엄지발가락의 사이로 들어가 엄지발가락의 기골(岐骨) 안쪽을 따라서 그 끝으로 나와 돌아서 발톱을 꿰뚫고 들어가 삼모(三毛)로 나온다.

이것이 발동하면 병이 되는데 입안이 쓰고 한숨을 잘 쉬고 가슴과 옆구리가 아프고 옆으로 몸을 돌리지 못하고 심하면 얼굴에 약간의 때가 낀 것 같고 신체에 윤기가 없고 발 외측이 도리어 열이 나게 되는데 이러한 것을 양궐(陽厥)이라고 한다.

이것은 골(骨)이 주관하여 발생한 질병이다. 이 소생병(所生病)은 머리가 아프고 턱이 아프고 목예제(目銳眥)가 아프고 결분(缺盆) 속이 부어 아프고 겨드랑이 밑이 붓고 마도(馬刀 : 나력)와 협영(俠癭 : 연주창)이 생기고 땀이 나고 오한이 나며 학질을 앓고 가슴과 옆구리와 갈비뼈와 넓적다리와 무릎 밖의 정강이와 절골(絕骨)과 바깥 복사뼈의 앞과 모든 관절에 이르기까지 모두가 아프고 넷째발가락을 사용하지 못하게 된다.

이러한 모든 병을 치료하기 위해서는 성하면 사(瀉)해 주고 허하면 보해 주고 열나면 신속하게 침을 놓고 오한이 나면 유침시키며 맥이 함몰되었으면 뜸을 떠 주고 성하지도 않고 허하지도 않으면 본경(本經)에서 취하는 것이다.

성한 것이란 인영맥이 촌구맥보다 한 배가 더 큰 것이고 허한 것이란 인영맥이 도리어 촌구맥보다 작은 것이다.

(담의 족소양의 맥은 목예제에서 기하여 상으로 두각에 저하고 이후로 하하여 경을 따라 수소양의 전을 행하여 견상에 지하여 각하여 수소양의 후로 교출하여 결분으로 입하니라. 그 지자는 이후로 종하여 이중으로 입하여 이전으로 출주하여 목예제의 후로 지함이니라. 그 지자는 예제에서 별하여 대영으로 하하여 수소양에 합하여 졸에 저하여 하로 협거에 가하고 경을 하하여 결분으로 합하여 써 흉중으로 하하여 격을 관하여 간을 낙하고 담에 속하고 협리를 순하며 기가로 출하여 모제를 요하여 횡으로 비염중으로 입함이니라. 그 직자는 결

분을 종하여 액으로 하하여 흉을 순하여 계협을 과하여 하로 비염중으로 합하
여 써 하하여 비양을 순하여 슬외렴을 출하여 외의 보골의 전으로 하하여 직하
하여 절골의 단에 저하고 하하여 외과의 전으로 출하고 족부의 상을 순하여 소
지차지의 간으로 입하니라. 그 지자는 부상에서 별하여 대지의 간으로 입하고
대지의 기골의 내를 순하여 그 단을 출하며 환하여 조갑을 관하고 삼모로 출하
니라. 시가 동즉 병이니 구가 고하고 선태식하고 심협이 통하여 전측이 불능하
고 심즉 면에 미한 진이 있고 체에 고택이 없고 족외가 반열하니 시는 양궐이
됨이니라. 시는 골이 소생병을 주하는 것이니 두통하고 함통하고 목예제가 통
하고 결분중이 종통하고 액하가 종하며 마도하고 협영하고 한출하고 진한하며
학하고 흉과 협과 늑과 비와 슬의 외에서 경과 절골과 외과전 및 제절에 지하여
개통하며 소지차지를 불용하니 차의 제병을 위함에는 성즉 사하고 허즉 보하고
열즉 질하고 한즉 유하며 함하즉 구하고 불성하고 불허하면 경으로써 취하니
라. 성자란 인영이 촌구보다 일배가 대함이요 허자란 인영이 도리어 촌구보다
소함이니라.)

　　膽足少陽之脈 起於目銳眥[1] 上抵頭角[2] 下耳後 循頸 行手少陽之
前 至肩上 却交出手少陽之後 入缺盆 其支者 從耳後入耳中 出走耳
前 至目銳眥後 其支者 別銳眥[3] 下大迎 合於手少陽 抵於䪼 下加頰
車 下頸 合缺盆 以下胸中 貫膈絡肝屬膽[4] 循脇裏 出氣街 繞毛際[5]
橫入髀厭[6]中 其直者 從缺盆下腋 循胸過季脇[7] 下合髀厭中 以下循
髀陽[8] 出膝外廉 下外輔骨[9]之前 直下抵絶骨[10]之端 下出外踝之前
循足跗上 入小指次指之間 其支者 別跗上 入大指之間 循大指岐骨
內出其端 還貫爪甲 出三毛[11] 是動則病口苦[12] 善太息 心脇痛不能
轉側[13] 甚則面微有塵[14] 體無膏澤 足外反熱 是爲陽厥[15] 是主骨所生
病者 頭痛頷痛 目銳眥痛 缺盆中腫痛 腋下腫 馬刀俠癭[16] 汗出振寒
瘧 胸脇肋髀膝外至脛絶骨外踝前及諸節皆痛 小指次指不用 爲此
諸病 盛則寫之 虛則補之 熱則疾之 寒則留之 陷下則灸之 不盛不
虛 以經取之 盛者人迎大一倍於寸口 虛者人迎反小於寸口也
1) 起於目銳眥(기어목예제) : 목예제인 동자료(瞳子髎)혈에서 발단(發端)하다.
2) 頭角(두각) : 이마의 모서리이다. 액각(額角)이다.

3) 銳眥(예제) : 예제 위에 목(目)자가 빠졌다고 했다.
4) 貫膈絡肝屬膽(관격락간속담) : 격막을 꿰뚫고 간(肝)과 연락하고 담으로 속한다. 곧 가슴 속으로 내려와 천지(天池)혈의 밖에서 격막을 뚫고 지나는데 곧 기문(期門)혈이 있는 곳에서 간과 연락되고 아래로 일월(日月)혈의 부위에 이르러 담(膽)으로 속한다.
5) 毛際(모제) : 치골(恥骨)의 부위에 음모(陰毛)가 난 곳이다. 곧 곡골(曲骨)혈이 나누어지는 곳이다.
6) 髀厭(비염) : 비추(髀樞)이며 곧 환도혈(環跳穴)이다.
7) 季脇(계협) : 가슴과 옆구리 양측의 갈비 연골 부위. 곧 협골(脇骨)의 아래.
8) 髀陽(비양) : 넓적다리 바깥쪽을 말한다.
9) 外輔骨(외보골) : 장딴지뼈. 일명 비골(腓骨)이며 하퇴의 바깥쪽에 있다.
10) 絶骨(절골) : 비골(腓骨)의 오목한 곳에 있다. 바깥 복사뼈에서 곧바로 3치쯤 올라간 곳의 오목한 곳이다. 절골의 끝에는 양보(陽輔)혈이 있다.
11) 三毛(삼모) : 엄지발가락의 본마디 뒤는 기골(岐骨)이고 엄지발가락 발톱의 뒤는 삼모(三毛)이다.
12) 口苦(구고) : 입이 쓰다. 곧 병명이며 담비(膽痺)라고 했다. 태소에 '담에 열이 있어서 쓴 담즙이 맥을 따라 뺨에 들어가므로 입이 쓰며 이를 담비라고 한다.'고 했다.
13) 轉側(전측) : 전전반측(轉輾反側)이다. 곧 이리 뒤척 저리 뒤척 허리를 자유자재로 굴리는 것.
14) 面微有塵(면미유진) : 얼굴에 먼지(때)가 낀 듯이 얼굴색이 어둡다는 뜻.
15) 陽厥(양궐) : 족소양의 기가 궐역하여 생긴 질병 이름이다. 곧 목병(木病)이 화(火)를 따라서 되는 병이다.
16) 馬刀俠癭(마도협영) : 마도는 나력(瘰癧)을 가리키며 목과 목덜미 혹은 겨드랑이 아래 등의 부위에 생기며 말조개[馬刀]와 형태가 유사하여 마도라 부른다. 협영은 목 부분에 발생하는 병이며 일명 연주창이라고도 한다.

13. 족궐음간경맥(足厥陰肝經脈)의 시작과 끝

간(肝)의 족궐음경맥(足厥陰經脈)은 엄지발가락의 총모(叢

毛 : 三毛)의 경계 부위인 대돈(大敦)혈에서 발단한다. 위로 발등의 상렴(上廉 : 위 모서리)을 따라서 행간(行間)과 태충(太衝)혈을 지나 안쪽 복사뼈에서 1치를 간 중봉(中封)혈에서 다시 안쪽 복사뼈에서 여구(蠡溝)와 중도(中都)혈을 거쳐 8치 되는 곳까지 올라간 족태음경의 뒤에서 사귀어 나온다. 다시 슬관(膝關)혈을 지나서 오금의 안쪽 모서리인 곡천(曲泉)혈로 올라서 넓적다리의 안쪽을 따라서 음모(陰毛) 속으로 들어가 음기(陰器)를 돌아서 아랫배로 이르러 장문(章門)을 따라 기문(期門)혈이 있는 곳에 이르러 위(胃)를 끼고 간(肝)에 속하고 담(膽)에 연락한다. 다시 위로 격막을 꿰뚫고 협륵(脇肋)에서 퍼지고 다시 후롱(喉嚨)의 뒤를 따라 위로 항상(頏顙)으로 들어가 목계(目系)로 이어져 위로 이마로 나와서 독맥(督脈)과 정수리에서 모인다.

그 지맥은 목계(目系)를 따라서 뺨 속으로 내려가 입술 속을 도는 것이다. 다른 지맥은 다시 간(肝)을 따라서 갈라져 격막을 뚫고 위로 폐(肺)로 쏟아지는 것이다.

이러한 것들이 발동하면 병이 되는데 허리가 아파서 구부렸다 폈다를 하지 못하게 되고 남자는 퇴산증(㿗疝症)이 생기고 여자는 아랫배가 부어 오르고 심하면 목이 건조하고 얼굴에 때가 낀 것 같고 얼굴색이 탈색한다.

이러한 것은 간(肝)이 주관하여 병을 발생시킨 것이다. 간의 소생병(所生病)은 가슴이 가득하고 구역질하고 손설(飧泄)하며 호산(狐疝)하고 오줌을 싸고 폐륭(閉癃)을 앓게 되는 것이다.

이러한 병을 치료하기 위해서는 성하면 사해 주고 허하면 보해 주고 열나면 신속하게 침을 놓고 오한이 나면 유침시키고 맥이 함몰되어 있으면 뜸을 떠 주고 성하지도 않고 허하지도 않으면 본경(本經)에서 취하는 것이다.

성한 것이란 촌구맥이 인영맥보다 한 배가 더 큰 것이고 허한 것이란 촌구맥이 도리어 인영맥보다 작은 것이다.

(간의 족궐음의 맥은 대지의 총모의 제에서 기하여 상으로 족부의 상렴을 순

하여 내과의 일촌을 거하며 과에서 팔촌을 상하여 태음의 후에서 교출하며 괵의 내렴으로 상하여 고음을 순하여 모중으로 입하고 음기를 과하여 소복에 저하여 협위하여 속간하고 낙담하여 상으로 격을 관하여 협륵에 포하며 후롱의 후를 순하여 상으로 항상으로 입하여 목계로 연하여 상에 액으로 출하여 독맥과 함께 전에서 회함이니라. 그 지자는 목계를 종하여 협리로 하하여 순내를 환함이니라. 그 지자는 다시 간을 종하여 별로 격을 관하여 상하여 폐에 주함이니라. 시가 동즉 병이니 요통하여 부앙이 불가하고 장부는 퇴산하고 부인은 소복이 종하고 심즉 익건하고 면진하여 탈색이니라. 시는 간의 소생병자이니 흉만하고 구역하며 손설하고 호산하며 유뇨하고 폐륭이니라. 차의 제병을 위함에는 성즉 사하고 허즉 보하고 열즉 질하고 한즉 유하고 함하즉 구하고 불성하고 불허하면 경으로 취함이니 성자란 촌구가 인영보다 일배가 대함이요 허자란 촌구가 도리어 인영보다 소함이니라.)

肝足厥陰之脈 起於大指 叢毛之際[1] 上循足跗上廉[2] 去內踝一寸 上踝八寸交出太陰之後 上膕陰廉[3] 循股陰[4] 入毛中 過陰器 抵小腹 挾胃屬肝絡膽 上貫膈 布脇肋 循喉嚨之後 上入頏顙[5] 連目系 上出額 與督脈會於巓 其支者 從目系下頰裏 環脣內 其支者 復從肝別貫膈 上注肺 是動則病腰痛不可以俛仰 丈夫㿉疝[6] 婦人少腹腫[7] 甚則嗌乾 面塵脫色 是肝所生病者 胸滿嘔逆[8] 飧泄[9] 狐疝[10] 遺溺 閉癃[11] 爲此諸病 盛則寫之 虛則補之 熱則疾之 寒則留之 陷下則灸之 不盛不虛 以經取之 盛者寸口大一倍於人迎 虛者寸口反小於人迎也

1) 叢毛之際(총모지제) : 총모의 사이. 엄지발가락의 두 번째 마디에 있으며 삼모(三毛)라고 한다. 이 곳이 대돈혈(大敦穴)이 있는 곳이다.
2) 足跗上廉(족부상렴) : 발등의 위 모서리는, 곧 행간혈(行間穴)과 태충혈(太衝穴)을 뜻한다.
3) 上膕內廉(상괵내렴) : 오금의 내렴으로 오르다. 복사뼈로 올라가 족태음맥의 삼음교(三陰交)혈을 지나서 여구(蠡溝)혈과 중도(中都)혈을 거쳐 다시 1치 올라가 태음과 사귀고 나온 후에 오금의 안쪽으로 올라가서 슬관(膝關)혈과 곡천(曲泉)혈에 이른다.
4) 股陰(고음) : 넓적다리의 안쪽을 뜻한다. 곧 넓적다리의 안쪽에서 음기(陰

器)와 가까운 곳을 뜻한다.
5) 頏顙(항상) : 뒤 콧구멍이 목 안의 코 부위에서 열리는 부위를 뜻한다. 태소에서는 '후롱(喉嚨) 위의 구멍을 뜻한다.'라고 했다.
6) 㿗疝(퇴산) : 산기(疝氣)의 일종이며 발병할 때 음낭이 붓고 아프며 아래로 축 늘어진다.
7) 少腹腫(소복종) : 아랫배가 붓다. 곧 부인의 산병(疝病)을 뜻한다.
8) 胸滿嘔逆(흉만구역) : 가슴이 그득하고 구토하고 기역(氣逆)이 생긴다. 간기(肝氣)가 궐역하므로 수곡(水穀) 중의 정미한 것들을 운송하여 산포(散布)할 수 없어서 생긴다.
9) 飱泄(손설) : 대변(大便)이 묽고 음식이 삭지 않은 것. 먹는대로 쏟는 것.
10) 狐疝(호산) : 산기(疝氣)의 일종이다. 그 증상은 음낭이 어느 때는 올라가고 어느 때는 내려오는데 마치 여우가 시도 때도 없이 드나드는 것과 같아서 붙인 이름이다. 일설에는 '여우는 밤에 오줌을 싸지 못하고 해가 뜬 다음에야 오줌을 쌀 수 있다. 사람이 앓는 것이 여우와 같기 때문에 이름이 붙은 것이다.'라고 했다.
11) 閉癃(폐륭) : 일설에는 한 가지 병이라고 하고 또 둘로 나누어서 보기도 한다. 폐는 폭병(暴病)이다. 소변이 막혀 한 방울도 나오지 않는 것이다. 융은 오래된 병이며 소변이 막혀 방울방울 떨어지고 하루에도 수십 번씩 소변을 보는 것.

14. 오음(五陰)의 경기(經氣)가 단절되면…

수태음경(手太陰經)의 맥기(脈氣)가 끊어지면 피모(皮毛)가 불에 탄 것처럼 검게 타게 된다.

태음(太陰)이란 기를 운행하여 피모(皮毛)를 온화하게 해 준다. 그러므로 기가 번영하지 못하게 되면 피모가 불에 탄 것처럼 검게 되고 피모가 불에 탄 것처럼 검게 되면 피절(皮節)에서 진액(津液)이 소멸되고 피절에서 진액이 소멸되면 손톱이 마르고 모(毛)가 끊어지게 된다.

모(毛)가 끊어진 자는 곧 기(氣)가 먼저 없어지게 된다. 이런 환자는 병일(丙日)에 위독해지고 정일(丁日)에 죽게 되는데 이는 화(火)가 금(金)을 제압하기 때문이다.

수소음경(手少陰經)의 맥기가 끊어지면 맥이 통하지 않게 되는데 소음이란 심맥(心脈)이고 심(心)이란 맥과 합해진다.

맥이 통하지 않으면 혈(血 : 피)이 흐르지 않게 되고 혈이 흐르지 않으면 머리털과 안색이 윤택하지 않게 된다. 그러므로 그 안색이 검어서 옻칠한 것과 같다고 한 것은 혈(血)이 먼저 없어진 것이다. 이런 자는 임일(壬日)에 위독해지고 계일(癸日)에 죽게 되는데 이는 수(水)가 화(火)를 제압하기 때문이다.

족태음경(足太陰經)의 맥기가 끊어지면 경맥(經脈)이 그 기육(肌肉)을 번영하게 하지 못한다. 입술과 혀는 기육(肌肉)의 근본이다. 맥이 번영하지 못하면 기육이 연약해지고 기육이 연약해지면 혀가 위축되고 인중(人中) 부분이 붓고 인중이 붓게 되면 입술이 뒤집어지고 입술이 뒤집어진 자는 살이 먼저 죽게 되는 것이다. 갑일(甲日)이 되면 위독해지고 을일(乙日)에는 죽게 되는데 목(木)이 토(土)를 제압하기 때문이다.

족소음경(足少陰經)의 맥기가 끊어지면 골(骨 : 뼈)이 마르게 된다.

소음은 겨울의 맥이므로 엎드려서 행하여 골수(骨髓)를 적셔주는 것이다. 그러므로 골(骨)이 윤택하지 않으면 기육이 능히 골(骨)에 부착되지 않으며 골(骨)과 기육(肌肉)이 서로 붙지 않게 되면 살이 연약해지고 줄어들며 살이 연약해지고 줄어들게 되면 치아가 길어지고 때가 끼며 머리카락이 광택이 없게 된다. 머리카락이 광택이 없게 되는 자는 골(骨)이 먼저 죽게 되는 것이다. 무일(戊日)이면 위독해지고 기일(己日)이면 죽게 되는데 토(土)가 수(水)를 제압하기 때문이다.

족궐음경(足厥陰經)의 맥기가 끊어지면 근육이 끊어지게 된다.

궐음이란 간(肝)의 맥이다. 간이란 근육과 합하는 것이며 근육은 음기(陰器)에 모이고 맥은 혀의 뿌리에 연락되는 것이다. 간맥이 번영하지 않으면 근육이 팽팽하게 당기고 근육이 팽팽하게 당기면 혀와 고환이 당기게 된다. 그러므로 입술이 시퍼렇고 혀가 말리고 음낭이 쭈그러들게 되면 근육이 먼저 죽은 것이다. 경일(庚日)에 위독해지고 신일(辛日)에는 죽게 되는데 금(金)이 목(木)을 제압하기 때문이다.

오장(五臟)의 음기(陰氣)가 모두 끊어지게 되면 목계(目系)가 돌아가고 목계가 돌아가게 되면 눈이 아찔해지고 눈이 아찔한 자는 신지(神志)가 먼저 없어지는 것이며 신지(神志)가 먼저 없어지게 되면 길어도 하루 반이면 죽게 되는 것이다.

육부(六腑)의 양기(陽氣)가 모두 끊어지면 음(陰)과 양(陽)이 서로 나누어지게 되고 음과 양이 서로 나누어지면 주리(腠理)가 열려서 새어나가 절한(絶汗)이 이에 나오는데 구슬 같은 땀이 맺혀 있으나 흘러내리지 않게 되면 곧바로 기(氣)가 먼저 소멸된다. 아침에 그러하면 저녁에 죽는다는 것을 점칠 수 있고 저녁에 그러하면 아침에 죽는다는 것을 점칠 수 있는 것이다.

(수태음의 기가 절즉 피모가 초함이니 태음자는 기를 행하여 피모를 온함이니 고로 기가 불영즉 피모가 초하고 피모가 초즉 피절에서 진액이 거하며 피절에서 진액이 거즉 조가 고하고 모가 절함이니 모절자는 즉 모가 선사니 병에 독하고 정에 사니 화가 금을 승함이니라. 수소음의 기가 절즉 맥이 불통이니 맥이 불통즉 혈이 불류하고 혈이 불류즉 모의 색이 불택하니 고로 그 면이 흑하여 여칠시자는 혈이 선사니 임에 독하고 계에 사니 수가 화를 승함이니라. 족태음의 기가 절즉 맥이 기육을 불영하니 순설자는 기육의 본이니라. 맥이 불영즉 기육이 연하고 기육이 연즉 설이 위하고 인중이 만하며 인중이 만즉 순반하고 순반자는 육이 선사니 갑에 독하고 을에 사니 목이 토를 승함이니라. 족소음의 기가 절즉 골이 고하니 소음자는 동맥이니 복행하여 골수를 유함이니 고로 골이 불유즉 육이 착함이 불능하고 골육이 서로 친하지 못하면 곧 육이 연각하고 육이 연각고로 치가 장하고 구하며 발이 무택하고 발이 무택자는 골이 선사니 무에 독하고 기에 사니 토가 수를 승함이니라. 족궐음의 기가 절즉 근이 절하고 궐음자는 간의 맥이니 간자는 근의 합이니 근자는 음기에 취하고 맥이 설본에 낙함이니 고로 맥이 불영즉 근이 급하고 근이 급즉 설과 난이 인고로 순이 청하고

설이 권하고 난이 축즉 근이 선사니 경에 독하고 신에 사니 금이 목을 승함이니라. 오음의 기가 구절즉 목계가 전하고 전즉 목이 운하고 목운자는 지가 선사함이니 지가 선사즉 원해도 일일반에 사니라. 육양의 기가 절즉 음과 양이 서로 이하고 이즉 주리가 발설하여 절한이 이에 출하여 고로 단점에 석사하고 석점에는 단사니라.)

  手太陰氣絶[1]則皮毛焦[2] 太陰者 行氣溫於皮毛者也 故氣不榮[3] 則皮毛焦 皮毛焦則津液去皮節 津液去皮節者則爪枯毛折 毛折者則毛先死 丙篤[4]丁死 火勝金也 手少陰氣絶[5] 則脈不通 脈不通則血不流 血不流則髦色不澤 故其面黑如漆柴者 血先死 壬篤癸死 水勝火也 足太陰氣絶[6]者 則脈不榮肌肉 脣舌者 肌肉之本也 脈不榮則肌肉軟 肌肉軟則舌萎人中滿 人中滿則脣反 脣反者肉先死 甲篤乙死 木勝土也 足少陰氣絶則骨枯 少陰者冬脈也 伏行而濡[7]骨髓者也 故骨不濡則肉不能着也 骨肉不相親則肉軟却[8] 肉軟却 故齒長而垢 髮無澤 髮無澤者 骨先死 戊篤己死 土勝水也 足厥陰氣絶[9]則筋絶 厥陰者 肝脈也 肝者筋之合也 筋者聚於陰氣[10] 而脈絡於舌本也 故脈弗榮則筋急 筋急則引舌與卵 故脣靑舌卷卵縮則筋先死 庚篤辛死 金勝木也 五陰氣俱絶[11]則目系轉 轉則目運[12] 目運者 爲志先死[13] 志先死則遠一日半死矣 六陽氣絶 則陰與陽相離 離則腠理發泄 絶汗[14]乃出 故旦占夕死 夕占旦死

1) 手太陰氣絶(수태음기절) : 수태음경의 기가 끊어지다. 곧 폐(肺)의 기가 끊어진 것이다. 폐는 기의 근본이다. 폐의 영화(榮華)는 모발(毛髮)에 있고 폐의 충실함은 피부에 있다. 폐기가 끊어지게 되면 피모(皮毛)가 검게 그을리게 되고 진액(津液)이 없어지며 피부와 관절이 손상되는데 이것은 모든 액은 관절로 모이기 때문이다.

2) 皮毛焦(피모초) : 피모가 그을리다. 폐기가 행하여 피부와 모발을 따뜻하게 하는데 폐기가 끊어져서 영양을 공급받지 못하게 되면 피부와 모발이 검게 그을리게 된다.

3) 故氣不榮(고기불영) : 그러므로 기(氣)가 조화롭지 못하다의 뜻. 영은 영(營)의 뜻이다.

4) 篤(독) : 중(重)하다의 뜻. 곧 위독하다.
5) 手少陰氣絕(수소음기절) : 수소음의 심(心)기가 끊어지다. 곧 심(心)은 맥(脈)과 배합하여 그 영화가 안색에 나타난다. 심(心)의 영화는 안면부에 있고 그것의 충실함은 혈맥에 있으니 심기(心氣)가 끊어지면 맥이 통하지 않고 피가 흐르지 않으며 안색에 광택이 없어진다.
6) 足太陰氣絕(족태음기절) : 족태음의 비기(脾氣)가 끊어지다. 비(脾)는 그 영화가 순사백(脣四白 : 입술을 둘러싸고 있는 네 언저리의 흰 부분)에 있고 그 충실함은 기육(肌肉)에 있다. 그러므로 비기(脾氣)가 끊어지면 기육이 붓고 입술이 뒤집힌다.
7) 濡(유) : 골수(骨髓)를 다스려서 골(骨)을 윤택하게 해 준다는 뜻이다.
8) 却(각) : 짧게 줄어들다. 일설에는 '얽혀 줄어들다.'라고 했다.
9) 足厥陰氣絕(족궐음기절) : 족궐음은 간맥이며 간맥의 기가 끊어지다의 뜻. 간은 근(筋)과 배합되고 그 영화는 손톱에 있으며 간의 충실함은 근에 있다. 근육은 음기(陰器)에 모이고 혀뿌리에 연락하니 간기(肝氣)가 끊어지면 근육이 위축되어 고환과 혀를 끌어당기게 된다.
10) 陰氣(음기) : 음기(陰器)가 마땅하다고 했다.
11) 五陰氣俱絕(오음기구절) : 오장(五臟)의 음기(陰氣)가 모두 끊어지다.
12) 轉則目運(전즉목운) : 운은 훈(暈)으로 해석한다. 곧 현기증이 나다의 뜻. 곧 눈이 돌아가면 현기증이 나서 앞이 보이지 않는 것을 뜻한다.
13) 爲志先死(위지선사) : 지(志)가 먼저 없어지다. 곧 오지(五志)가 모두 없어지다. 사람의 오지(五志)는 모두 음(陰)에 속한다. 간(肝)의 지(志)는 노여움이고 심(心)의 지(志)는 기쁨이고 비(脾)의 지(志)는 사려이고 폐의 지는 근심이고 신(腎)의 지는 두려움이다. 삼음(三陰)이 이미 끊어졌고 오장(五臟)은 모두 그 지를 잃었으므로 기쁨과 노여움과 근심과 사려와 두려움인 오지(五志)가 없어져서 '선사(先死)'라고 하였다.
14) 絕汗(절한) : 구슬 같은 땀이 갑자기 나면서 맺히기만 할 뿐 흘러내리지 않고 금방 말라 버리는 것을 뜻한다. 본래 땀은 음정(陰精)으로 양기(陽氣)에 의해 나오는데 양기(陽氣)가 끊어지면 음양이 서로 분리되어 주리(腠理)가 닫히지 않으므로 땀이 나온다. 이 때는 생명이 단절되는 것이 시간문제라고 했다.

15. 경맥(經脈)과 낙맥(絡脈)의 상이점(相異点)

"12경맥(十二經脈)이란 분육(分肉)의 사이에 엎드려서 행하는 것으로 깊어서 보이지 않는다.

그 중에서 항상 볼 수 있는 것은 족태음경맥이 안쪽의 복사뼈 위를 지나는 것인데 여기는 숨을 곳이 없기 때문이다.

모든 맥(脈)에서, 떠올라 항상 볼 수 있는 것은 다 낙맥(絡脈)이다.

육경(六經)의 낙맥(絡脈)에서 수양명경(手陽明經)과 수소양경(手少陽經)의 대락(大絡)은 모두 다섯 손가락 사이에서 발단하여 위로 올라서 팔꿈치에서 서로 합해진다.

술을 마신 자는 위기(衛氣)가 먼저 피부(皮膚)로 행하고 먼저 낙맥을 채워서 낙맥이 먼저 성(盛)해지는 것이다. 그러므로 위기(衛氣)가 이미 평(平)해지면 영기(營氣)가 이에 가득해져서 경맥(經脈)이 크게 성해지는 것이다.

맥이 갑자기 움직이는 것은 모두 사기(邪氣)가 들어와 있어 본(本)과 말(末)에 머물러 있기 때문이다. 사기가 움직이지 않으면 열이 나고 견실하지 않으면 함몰되고 또한 공허해져서 일반인과 같지 않게 된다. 이러한 것으로써 그 어떤 맥에 질병이 발생했는지 알게 되는 것이다."

뇌공(雷公)이 말했다.

"무엇으로써 경맥(經脈)이 낙맥(絡脈)과 다르다는 것을 알 수 있습니까?"

황제가 말했다.

"경맥(經脈)은 일상적으로 볼 수 없지만 그 허(虛)하고 실(實)한 상태는 기구(氣口)의 맥으로써 알 수 있으며, 맥에서 보이는 것은 모두 낙맥(絡脈)의 병일 뿐이다."

뇌공이 말했다.

"세자(細子: 小子)는 그러한 것에 밝지 못합니다."

황제가 말했다.

"모든 낙맥은 모두 큰 관절의 사이를 지나가지 못하고 반드시 절도(絶道)를 따라서 출입하여 다시 피부 속에서 회합하는데 그 회합은 모두 밖으로 나타난다.

모든 낙맥에 침을 놓는 자는 반드시 그 혈액이 맺힌 위에 침을 놓는데 사혈(邪血)이 심한 자는 비록 맺힌 낙(絡)이 없다고 하더라도 급히 침을 놓아서 그 사기(邪氣)를 쏟아 어혈(瘀血)을 나오게 해야 한다. 만일 사기(邪氣)를 머물러 있게 하면 비(痺 : 마비)가 되는 것이다.

대저 낙맥을 진찰할 때 낙맥의 색이 푸르면 한(寒)하고 또 통증이 있게 되고 붉으면 열이 있게 된다. 위(胃) 속이 한(寒)하면 손의 어(魚)의 낙맥에 푸른빛이 많게 되고 위 속에 열(熱)이 있으면 손의 어제(魚際)의 낙맥이 붉어지며 그 어제(魚際)가 갑자기 검어지면 사기(邪氣)가 오래 머물러 비(痺)가 된 것이며 붉은빛도 있고 검은빛도 있고 푸른빛도 있으면 한기(寒氣)와 열기(熱氣)가 혼합되어 있는 것이며 그 푸르고 짧은 것은 기가 적은 것이다.

한(寒)하고 열(熱)한 데에 침을 놓는 자는 모두 혈락(血絡)에 많이 놓는데 그 때는 반드시 하루를 걸러서 한 번씩 침을 놓되 어혈을 다 쏟아내면 침을 중지하고 이에 그 허와 실을 조절하는데 그 어제(魚際)의 낙맥이 작고 짧은 자는 기(氣)가 적은 것이다. 심한 자는 이를 사(瀉)해 주면 번민하며 번민하는 것이 심하면 쓰러져서 말을 하지 못하게 되므로 번민하게 되면 재빨리 그를 부축하여 앉혀 놓아야 하는 것이다."

(경맥의 십이자는 분육의 간을 복행하여 심하여 불견하고 그 상견자는 족태음이 외과의 상에 과하여 은고한 바가 무함이니 제맥의 부하여 상견자는 다 낙맥이니라. 육경락의 수양명과 소양의 대락은 오지간에서 기하여 상으로 주중에 합하니 음주자는 위기 먼저 피부에 행하고 먼저 낙맥을 충하여 낙맥이 먼저 성하니 고로 위기가 이평하면 영기가 내만하여 경맥이 대성하며 맥의 졸연히 동자는 다 사기가 거하여 본말에 유함이며 부동즉 열하고 불견즉 함하고 또 공하

여 중과 동함을 불여하니 시이로 그 하맥의 동인지 지함이니라. 뇌공왈 하이로 경맥이 낙맥으로 더불어 이함을 지하니이까? 황제왈 경맥자는 상히 불가견이니 그 허실은 기구로써 지하고 맥의 견자는 다 낙맥이니라. 뇌공왈 세자는 써 그 연을 명함이 무하니이다. 황제왈 제락맥 다 능히 대절의 간을 경치 못하니 필히 절도를 행하여 출입하고 다시 피중에 합하되 그 회는 다 외에 견하니 고로 모든 낙맥에 자하는 자는 필히 그 결상을 자하고 혈이 심한 자는 비록 무결이나 급히 취하여 그 사를 사하고 그 혈을 출하며 유하고 발하면 비가 됨이니라. 무릇 낙맥을 진함에 맥색이 청즉 한하고 또 통하며 적즉 유열하니라. 위중이 한하면 수어의 낙에 다청하고 위중이 유열하면 어제의 낙이 적하며 그 폭흑자는 유함이 구한 비니라. 그 유적하고 유흑하고 유청자는 한열의 기이며 그 청하고 단자는 소기이니라. 무릇 한열을 자한 자는 모두 혈락이 다하니 필히 간일하여 일취하고 혈이 진하면 지하고 이에 그 허실을 조하는데 그 소하고 단한 자는 기가 소하고 심한 자는 사즉 민하고 민이 심즉 부하고 언을 부득하고 민즉 급히 좌함이니라.)

經脈十二者 伏行分肉[1]之間 深而不見 其常見者 足太陰過於外[2] 踝之上 無所隱故也 諸脈之浮而常見者 皆絡脈[3]也 六經絡[4] 手陽明少陽之大絡[5] 起於五指間[6] 上合肘中 飮酒者[7] 衛氣[8]先行皮膚 先充絡脈 絡脈先盛 故衛氣已平[9] 營氣[10]乃滿 而經脈大盛 脈之卒然動者[11] 皆邪氣居之 留於本末 不動則熱 不堅則陷且空 不與衆同 是以知其何脈之動也 雷公曰 何以知經脈之與絡脈異也 黃帝曰 經脈者 常不可見也 其虛實也 以氣口[12]知之 脈之見者 皆絡脈也 雷公曰 細子無以明其然也 黃帝曰 諸絡脈皆不能經大節[13]之間 必行絶道而出[14] 入復合於皮中 其會皆見於外 故諸刺絡脈者 必刺其結上[15] 甚血者雖無結 急取之 以寫其邪而出其血 留之發爲痺也 凡診絡脈 脈色靑則寒且痛 赤則有熱 胃中寒 手魚[16]之絡多靑矣 胃中有熱 魚際絡赤 其暴黑者 留久痺也 其有赤 有黑 有靑者 寒熱[17]氣也 其靑短者 少氣也[18] 凡刺寒熱者 皆多血絡 必間日而一取之 血盡而止 乃調其虛實 其小而短者 少氣 甚者 寫之則悶[19] 悶甚則仆 不得言 悶則急坐之也[20]

1) 分肉(분육) : 기육(肌肉)에서 결이 나누어지는 부분을 뜻한다.
2) 外(외) : 태소에 内(내)가 타당하다고 했다.

3) 絡脈(낙맥) : 경맥(經脈)에서 갈라져 나온 크고 작은 지맥(支脈)이다. 곧 별락(別絡)과 부락(浮絡)과 손락(孫絡)으로 나눌 수 있다.
4) 六經絡(육경락) : 수육경(手六經)과 족육경(足六經)의 낙맥을 가리킨다.
5) 大絡(대락) : 비교적 큰 낙맥을 뜻한다. 수육경(手六經)의 낙맥에서는 오직 양명(陽明)과 소양(少陽)의 낙맥이 가장 크다. 수양명의 낙맥은 편력(偏歷)이라고 이름하고 손목 뒤의 3치 되는 상측에 있다. 이는 별도로 태음(太陰)으로 달려가고 수소양의 낙맥은 외관(外關)이라고 이름하며 비표(臂表)에서 손목 뒤로 2치 되는 두 근의 사이에 있다.
6) 起於五指間(기어오지간) : 오지간에서 발단하다. 곧 수양명과 수소양의 두 경(經)의 낙맥이 엄지손가락과 둘째손가락과 가운뎃손가락과 넷째손가락 및 새끼손가락 사이에 이어지는 것을 뜻한다.
7) 飮酒者(음주자) : 술을 마신 자의 뜻. '술은 수곡(水穀)의 날랜 액(液)이고 위기(衛氣)란 수곡의 날랜[悍] 기이다. 술을 마실 때 액(液)은 위기를 따라 먼저 피부로 가는데 이는 혈기가 피부로부터 낙맥으로 낙맥에서 다시 경맥으로 행하는 것이다. 이는 대기 밖에서부터 안으로 간다.' 라고 했다.
8) 衛氣(위기) : 수곡(水穀)의 한기(悍氣 : 날랜 기)이다. 밖에 있는 것이다. 정맥혈을 뜻하기도 한다.
9) 平(평) : 가득 차다의 뜻.
10) 營氣(영기) : 안에 있는 기. 동맥혈이기도 하고 몸을 보양하는 기이다.
11) 脈之卒然動者(맥지졸연동자) : 맥이 갑자기 동하다의 뜻. 12경맥이 갑자기 동함에는 모두 영기(營氣)와 위기(衛氣)가 사기(邪氣)를 도와서 이를 경맥 속으로 들어오게 한 것이다.
12) 氣口(기구) : 수태음폐경(手太陰肺經)이다. 폐는 모든 맥이 모이게 되고 기구는 맥이 크게 모이는 곳이다. 모든 12경맥은 깊이 있어 보이지 않고 오직 그의 허실은 기구(氣口)에서 알 수 있다. 그것은 기구에서 온 맥이 숨을 곳이 없기 때문이다.
13) 大節(대절) : 큰 관절. 곧 큰 뼈마디.
14) 必行絶道而出(필행절도이출) : 반드시 절도를 행하여 나가다. 절도는 세로로 뻗은 경(經)과 가로로 단절된 경로의 뜻. 일설에 절도는 별도의 길이라고도 하고 사잇길이라고도 했다.

15) 結上(결상) : 낙맥(絡脈)에 어혈이 맺혀 있는 것.
16) 手魚(수어) : 엄지손가락 본마디 사이의 물고기 배처럼 올라온 기육(肌肉)을 말한다.
17) 寒熱(한열) : 태소에서는 위(胃) 속의 한열(寒熱)이라고 했다.
18) 其靑短者少氣也(기청단자소기야) : 이 7자(七字)는 연문(衍文)이라 했다.
19) 悶(민) : 마음에 번민하다. 곧 답답하다의 뜻.
20) 悶則急坐之也(민즉급좌지야) : 마음이 답답하면 갑자기 넘어질 수 있으므로 급히 부축하여 앉혀야 한다는 뜻이다.

16. 15락맥(十五絡脈)의 시작과 끝

수태음(手太陰)의 별락(別絡)을 이름하여 열결(列缺)이라고 한다. 손목의 위쪽 분육(分肉) 사이에서 발단(發端)하여 수태음경과 어우러져 손바닥으로 곧바로 들어가 어제(魚際)에서 흩어져 들어간다.

그 병이 실(實)한 것이면 수예(手銳)인 새끼손가락 쪽에 높이 솟은 뼈 부위와 손바닥에서 열이 나게 된다. 병이 허(虛)한 것이면 하품하고 입을 벌리며 소변을 참지 못하거나 자주 보게 된다.

침을 놓을 때에는 손목에서 반치 떨어진 부위에서 취해야 하는데 갈라져 나간 본락(本絡)은 수양명경(手陽明經)으로 달려가는 것이다.

수소음(手少陰)의 별락을 이름하여 통리(通里)라고 한다. 곧 손목에서 1치 반 떨어진 곳에서 나누어져 위로 행하여 경맥(經脈)을 따라서 심중(心中)으로 들어가며 설본(舌本 : 혀뿌리)에 매이고 목계(目系)로 붙는다. 그 병이 실한 것이면 격막이 지만(支滿)하고 허한 것이면 능히 말을 하지 못한다.

침을 놓을 때에는 손바닥 뒤에서 1치 되는 곳에서 취하는데 갈라져 나간 본락(本絡)은 수태양경(手太陽經)으로 달려가는 것이다.

수심주(手心主)의 별락은 이름하여 내관(內關)이라고 한다.

손목에서 2치를 떠나서 있고, 두 개의 힘줄 사이에서 나와 갈라져 수소양경(手少陽經)으로 달려가 경맥을 따라 올라가서 심포(心包)에 매어져 심계(心系)로 이어진다.

실(實)한 것이면 심통(心痛)한 증상이 생기고 허(虛)한 것이면 마음이 답답한 증상이 된다. 침을 놓을 때에는 두 힘줄 사이에서 취해야 한다.

수태양(手太陽)의 별락을 이름하여 지정(支正)이라고 한다. 손목에서 5치를 떨어져 있고 안으로 수소음(手少陰)으로 흐르는데 그 갈라진 것은 위로 올라 팔꿈치로 달려가서 견우(肩髃)와 이어지는 것이다.

실(實)한 것이면 관절이 이완되어 팔꿈치를 쓰지 못하게 되고 허한 것이면 사마귀가 생기는데 작은 것은 손가락에 딱지나 옴과 같은 것이다.

침으로 치료할 때에는 그 별락에서 취해야 한다.

수양명(手陽明)의 별락을 이름하여 편력(偏歷)이라고 한다. 손목에서 3치 떨어진 곳에 있고 갈라져서 수태음경으로 들어간다.

그 갈라진 지맥(支脈)은 위로 팔뚝을 따라서 견우(肩髃)를 올라타고 곡협(曲頰)으로 올라가 잇몸에 연결되고 그 갈라진 지맥은 귀로 들어가 종맥(宗脈)과 합해진다.

실(實)한 것이면 충치가 발생하고 귀가 먹게 되며 허한 것이면 이가 시리고 격막이 마비되어서 통하지 않게 된다. 침을 놓을 때에는 그 별락에서 취해야 한다.

수소양(手少陽)의 별락을 이름하여 외관(外關)이라고 한다. 손목에서 2치 떨어진 곳에 있고 밖으로는 팔뚝을 감싸고 돌아 가슴 속으로 들어가 수궐음심포경(手厥陰心包經)과 합하게 된다.

병이 실(實)한 것이면 팔꿈치에서 경련이 일어나게 되고 허한 것이면 팔이 이완되어서 거두어들이지 못하게 된다. 침을 놓을 때에는 그 별락에서 취해야 한다.

족태양(足太陽)의 별락은 이름하여 비양(飛陽)이라고 한다. 바깥 복사뼈에서 7치 떨어진 곳에 있으며 이 곳에서 갈라져 족소음신경(足少陰腎經)으로 달려가는 것이다.
 실(實)한 것이면 코가 막히고 머리와 등이 아프게 되며 허한 것이면 코가 막히고 코피가 나게 되는 것이다. 침을 놓을 때에는 그 별락에서 취해야 한다.
 족소양(足少陽)의 별락을 이름하여 광명(光明)이라고 한다. 곧 바깥 복사뼈에서 5치 떨어져 있고 갈라져서 족궐음간경으로 달려가 본경(本經)과 함께 하여 내려와 발등으로 연락되는 것이다.
 실(實)한 것이면 상기(上氣:厥)하게 되고 허한 것이면 위벽(痿躄)이 되어 앉으면 능히 일어나지 못하게 되는 것이다. 침을 놓을 때에는 그 별락에서 취해야 한다.
 족양명(足陽明)의 별락을 이름하여 풍륭(豊隆)이라고 한다. 바깥 복사뼈에서 8치 떨어져 있으며 갈라져서 족태음비경(足太陰脾經)으로 달려간다.
 그 갈라진 지맥은 경골(脛骨)의 바깥 모서리를 따라서 위로 머리와 목으로 연락되어 모든 경(經)의 기(氣)와 합해져서 아래로 후익(喉嗌)으로 연락된다.
 그 병의 기가 역(逆)하면 후비(喉痺)를 일으켜 마침내 말을 못하게 되고 실(實)한 것이면 미치게 되고 허한 것이면 발을 거두어들이지 못하게 되고 정강이가 마르게 된다. 침을 놓을 때에는 그 별락에서 취해야 한다.
 족태음(足太陰)의 별락을 이름하여 공손(公孫)이라고 한다. 엄지발가락의 본마디에서 뒤로 1치 떨어져 있고 이 곳에서 갈라져 족양명위경(足陽明胃經)으로 달려간다. 그 갈라진 지맥은 들어가 장(腸)과 위(胃)로 연락한다.
 궐기(厥氣)가 상역(上逆)하면 곽란(霍亂)이 발생하고 실한 것이면 뱃속이 몹시 아프고 허한 것이면 고창(鼓脹)하게 된다. 침을 놓을 때에는 그 별락에서 취해야 한다.
 족소음(足少陰)의 별락을 이름하여 대종(大鍾)이라고 한다. 바깥 복사뼈 뒤에서 발의 뒤축을 둘러싸는 곳에서 갈라져 족태양방광경으로 달려간다. 그 갈라진 지맥은 본경(本經)과 함께 위로 심포

(心包)로 달려가고 내려와 밖으로 허리와 척추를 꿰뚫고 나간다.
  그 병의 기가 역하면 번민(煩悶)하게 되고 실한 것이면 폐륭(閉癃)이 되고 허한 것이면 허리가 아프게 되는 것이다. 침을 놓을 때에는 그 별락에서 취해야 한다.
  족궐음(足厥陰)의 별락을 이름하여 여구(蠡溝)라고 한다. 안쪽 복사뼈에서 5치 떨어져 갈라져서 족소양담경으로 달려간다. 그 갈라진 지맥은 본경(本經)을 따라서 고환으로 올라가 음경(陰莖)에서 맺히는 것이다.
  그 병의 기가 역하면 고환이 붓고 마침내 산증(疝症)이 발생하며 실한 것이면 음경이 길어지고 허한 것이면 매우 가려워진다. 침을 놓을 때에는 그 별락에서 취해야 한다.
  임맥(任脈)의 별락을 이름하여 미예(尾翳)라고 한다. 구미(鳩尾)로 내려와 배에서 흩어진다. 실한 것이면 배의 피부에 통증이 있고 허한 것이면 항문 쪽이 가렵게 된다. 침을 놓을 때에는 그 별락(別絡 : 尾翳)을 취해야 한다.
  독맥(督脈)의 별락을 이름하여 장강(長强)이라고 한다. 등골을 끼고 목으로 올라가 머리 위에서 흩어졌다가 아래로 내려와 견갑(肩胛)의 좌우측을 만나 갈라져서 족태양방광경으로 달려가 척추 양 옆의 근육을 뚫고 들어간다.
  실한 것이면 척추가 뻣뻣해지고 허한 것이면 머리가 무겁고 높은 곳이 흔들리며 척추를 지나는 것이 있다. 침을 놓을 때에는 그 별락에서 취해야 한다.
  비(脾)의 대락(大絡)을 이름하여 대포(大包)라고 한다. 연액(淵腋)에서 아래로 3치 되는 곳에서 나와 흉협(胸脇)으로 퍼진다.
  실한 것이면 온몸이 다 아프게 되고 허한 것이면 모든 관절이 다 늘어져서 무력해진다.
  이 맥은 모든 낙(絡)의 혈(血)을 늘어놓은 것과 같으며 다 침을 놓을 때에는 비(脾)의 대락맥(大絡脈)에서 취해야 한다.
  이상의 15별락(十五別絡)은 사기(邪氣)가 실(實)하게 되면 반드시 나타나고 정기(正氣)가 허하게 되면 반드시 혈이 함몰되어서 보아도 보이지 않게 된다. 이에 위나 아래에서 구해야 하는 것이다.

사람의 경맥(經脈)은 사람마다 동일하지 않으므로 낙맥(絡脈)의 갈라지는 것도 다른 것이다.

(수태음의 별은 명왈 열결이니 완상의 분간에서 기하여 태음의 경을 병하여 장중으로 직입하여 어제로 산입이니 그 병이 실즉 수예와 장이 열하고 허즉 흠거하고 소변이 유삭하니 취함에 완의 반촌을 거하여 함이니 별하여 양명으로 주함이니라. 수소음의 별은 명왈 통리니 완의 일촌반을 거하여 별하여 상행하여 순경하여 심중으로 입하여 설본에 계하여 목계로 속함이니 그 실즉 지격하고 허즉 언이 불능하고 취함에 장의 후일촌이니 별하여 태양으로 주함이니라. 수심주의 별은 명왈 내관이니 완의 이촌을 거하여 양근의 간에 출하여 순경하여 써 상하여 심포에 계하여 심계에 낙하니 실즉 심통하고 허즉 위두강이니 취함에 양근의 간이니라. 수태양의 별은 명왈 지정이니 완의 오촌을 상하여 내로 소음에 주하며 그 별자는 상으로 주에 주하여 견우로 낙함이니 실즉 절이 이하고 주폐하며 허즉 생우한데 소자는 지의 가개와 여하니 별한 곳에서 취함이니라. 수양명의 별은 명왈 편력이니 완의 삼촌을 거하여 별하여 태음으로 입하고 그 별자는 상으로 순비하여 견우를 승하여 곡협을 상하여 편치하고 그 별자는 입이하여 종맥에 합하니 실즉 우롱하고 허즉 치한하고 비격함이니 별한 곳에서 취함이니라. 수소양의 별은 명왈 외관이니 완의 이촌을 거하여 외로 요비하여 흉중에 주하여 심주에 합하니 병이 실즉 주련하고 허즉 불수니 별한 곳에서 취함이니라. 족태양의 별은 명왈 비양이니 과의 칠촌을 거하여 별하여 소음으로 주하니 실즉 구질하고 두배가 통하며 허즉 구뉵하니 별한 곳에서 취함이니라. 족소양의 별은 명왈 광명이니 과의 오촌을 거하여 별하여 궐음으로 주하여 하하여 족부로 낙함이니 실즉 궐하고 허즉 위벽하며 좌에 기함이 불능함이니 별한 곳에서 취함이니라. 족양명의 별은 명왈 풍륭이니 과의 팔촌을 거하여 별하여 태음을 주하며 그 별자는 경골의 외렴을 순하여 상하여 두항을 낙하여 제경의 기를 합하여 하로 후익을 낙함이니 그 병기가 역흥 후비하고 췌음하며 실즉 광전하고 허즉 족을 불수하며 경고함이니 별한 곳에서 취함이니라. 족태음의 별은 명왈 공손이니 본절후의 일촌을 거하며 별하여 양명으로 주하며 그 별자는 입

하여 장위와 낙함이니 궐기가 상역즉 곽란하고 실즉 장중이 절통하고 허즉 고창함이니 별한 곳에서 취함이니라. 족소음의 별은 명왈 대종이니 과후의 근을 요함에 당하여 별하여 태양으로 주하며 그 별자는 병경하여 상하여 심포로 하하여 하하여 외로 요척을 관함이니 그 병기가 역즉 번민하고 실즉 폐륭하고 허즉 요통함이니 별한 곳에서 취함이니라. 족궐음의 별은 명왈 여구니 내과의 오촌을 거하여 별하여 소양으로 주하며 그 별자는 경경하여 고로 상하여 경에서 결함이니라. 그 병기가 역즉 고종하고 졸산하고 실즉 정이 장하며 허즉 폭양함이니 별한 곳에서 취함이니라. 임맥의 별은 명왈 미예니 구미로 하하여 복에 산함이니 실즉 복피가 통하고 허즉 양소함이니 별한 곳에서 취함이니라. 독맥의 별은 명왈 장강이니 협려하여 항으로 상하여 두상에 산하고 하로 견갑의 좌우로 당하여 별하여 태양으로 주하여 여를 관하여 입함이니 실즉 척강하고 허즉 두중하고 고요지하고 협척지유과자니 별한 곳에서 취함이니라. 비의 대락은 명왈 대포니 연액에서 출하여 삼촌을 하하여 흉협으로 포하니 실즉 신이 진통하고 허즉 백절이 모두 종함이니 차는 맥이 낙의 혈을 나함과 같은 것이니 다 비의 대락맥에서 취함이니라. 범차의 십오락자는 실즉 필견하고 허즉 필하하여 시함에 불견하고 상하에서 구함이니 인경이 부동하고 낙맥이 별한 바를 이함이니라.)

手太陰之別 名曰列缺[1] 起於腕上分間[2] 並太陰之經 直入掌中 散入於魚際[3] 其病實則手銳[4]掌熱 虛則欠欱[5] 小便遺數 取之去腕半寸 別走陽明也[6] 手少陰之別 名曰通里 去腕一寸半 別而上行 循經入於心中 繫舌本 屬目系 其實則支膈[7] 虛則不能言 取之掌後一寸 別走太陽也 手心主之別 名曰內關 去腕二寸 出於兩筋之間 循經以上 繫於心包 絡心系 實則心痛 虛則爲頭强[8] 取之兩筋間也 手太陽之別 名曰支正 上腕五寸 內注少陰 其別者 上走肘 絡肩髃 實則節弛肘廢[9] 虛則生胧 小者如指痂疥[10] 取之所別也 手陽明之別 名曰偏歷 去腕三寸 別入太陰 其別者 上循臂 乘肩髃 上曲頰偏齒 其別者 入耳 合於宗脈 實則齲聾 虛則齒寒痺隔[11] 取之所別也[12] 手少陽之別 名曰外關 去腕二寸 外遶臂 注胸中 合心主 病實則肘攣 虛則不收 取之所別也 足太陽之別 名曰飛陽 去踝七寸 別走少陰 實則鼽窒[13] 頭背痛 虛則鼽衄[14] 取之所別也 足少陽之別 名曰光明 去踝五寸 別

走厥陰 下絡足跗 實則厥[15] 虛則痿躄[16] 坐不能起 取之所別也 足陽明之別 名曰豊隆 去踝八寸 別走太陰 其別者 循脛骨外廉 上絡頭項 合諸經之氣 下絡喉嗌 其病氣逆則喉痺瘁瘖[17] 實則狂巔 虛則足不收 脛枯 取之所別也 足太陰之別 名曰公孫 去本節之後一寸 別走陽明 其別者 入絡腸胃 厥氣上逆則霍亂[18] 實則腸中切痛 虛則鼓脹 取之所別也 足少陰之別 名曰大鍾 當踝後繞跟 別走太陽 其別者 幷經上走於心包 下外貫腰脊 其病氣逆則煩悶 實則閉癃 虛則腰痛 取之所別者也 足厥陰之別 名曰蠡溝 去內踝五寸 別走少陽 其別者 經脛上睾[19] 結於莖 其病氣逆則睾腫卒疝 實則挺長[20] 虛則暴癢 取之所別也 任脈之別 名曰尾翳 下鳩尾 散於腹 實則腹皮痛 虛則癢搔[21] 取之所別也 督脈之別 名曰長强 挾脊上項 散頭上 下當肩胛左右 別走太陽 入貫膂 實則脊强 虛則頭重 高搖之 挾脊之有過者 取之所別也 脾之大絡 名曰大包 出淵腋[22]下三寸 布胸脇 實則身盡痛 虛則百節盡皆縱 此脈若羅絡之血者[23] 皆取之脾之大絡脈也 凡此十五絡[24]者 實則必見[25] 虛則必下[26] 視之不見 求之上下 人經不同 絡脈異所別也

1) 手太陰之別名曰列缺(수태음지별명왈열결): 수태음경의 별락(別絡)을 이름하여 열결이라고 한다. 별(別)은 낙(絡)과 같은 뜻이다. 낙이라 하지 않고 별(別)이라고 한 것은 혈(穴)이 본경(本經)에서부터 별도로 인접한 경(經)으로 달려갔기 때문이다. 별(別)이란 12경(十二經)맥 밖에 별도로 경락(經絡)이 있는 것을 말하는데 양락(陽絡)은 음(陰)으로 가고 음락(陰絡)은 양으로 가며 경맥과 사귀는 곳에서 각각 그 길로 간다고 했다.

2) 分間(분간): 분육(分肉)의 사이이다. 분간이란 수태음경맥과 그 경별(經別)이 여기에서 서로 갈라지는 것을 뜻한다고 했다.

3) 散入於魚際(산입어어제): 흩어져서 어제로 들어가다. 곧 어제로 들어가서 피부에 흩어지다.

4) 手銳(수예): 손바닥 뒤의 새끼손가락 쪽으로 높이 솟은 뼈. 이것을 수예골(手銳骨)이라 한다.

5) 欠㰦(흠거): 숨을 들이마시면서 입을 벌리는 것이라 했다. 일설에는 '입을 벌리고 허리를 펴다.' 라고 했다.

6) 別走陽明也(별주양명야) : 갈라져서 양명경으로 달려가다. 태음의 낙맥(絡脈)은 별도로 양명으로 주행하는데 이 양명의 낙맥을 편력이라 한다. 이 역시 태음으로 들어가서 서로 표리(表裏)가 되므로 서로가 낙맥에 주입하여 서로 통한다. 아래의 다른 경(經)들도 모두 이와 마찬가지이다.
7) 支膈(지격) : 격막이 버티다. 지는 버티다의 뜻이다. 격막에 나뭇가지 같은 것이 버티고 있는 느낌이 드는 것.
8) 頭强(두강) : 번심(煩心)이 타당하다고 했다.
9) 節弛肘廢(절이주폐) : 관절이 이완되고 팔꿈치를 못 쓰게 되다.
10) 痂疥(가개) : 가는 상처가 아물고 딱지가 입는 것을 뜻하고 개는 옴의 일종이다.
11) 痺隔(비격) : 격막 사이가 폐색되어 통하지 않는 것이 마치 마비된 증상 같은 것이다.
12) 取之所別也(취지소별야) : 그 별락(別絡)에서 취하는 것이다. 곧 치아를 두루 지나고 귀로 들어가는 별락을 말하는 것이요 편력(偏歷)을 말하는 것이 아니다. 아래에도 이와 같은 뜻이다.
13) 鼽窒(구질) : 코가 막히다. 구는 콧물이 흐르는 것.
14) 鼽衄(구뉵) : 코의 콧물이 흐르고 코피가 나는 것. 뉵은 코피가 나다.
15) 實則厥(실즉궐) : 실(實)한 것이면 궐역(厥逆)의 병이 생기다.
16) 痿躄(위벽) : 하지(下肢)가 연약하고 힘이 없어서 걷지 못하는 것이다.
17) 瘁瘖(췌음) : 갑자기 소리가 나오지 않는 것. 일종의 벙어리가 되는 것.
18) 霍亂(곽란) : 더위에 음식이 체하여 별안간 토사가 심한 급성 위장병.
19) 經脛上睾(경경상고) : 상고는 음낭(陰囊)으로 오르다. 경(經)은 순(循)이 마땅하다고 했다.
20) 挺長(정장) : 정은 음경(陰莖)이라고 했다. 자전에 정은 빼어나다의 뜻이 있다.
21) 癢搔(양소) : 항문이 가려운 것을 뜻한다고 했다.
22) 淵腋(연액) : 혈명이다. 겨드랑이 아래 3치 되는 곳에 있다. 족소양담경에 속하는데 대포혈(大包穴)이 겨드랑이 아래 6치 되는 곳에 있으므로 연액이 3치 아래에 있다는 것은 곧 대포혈이다.
23) 羅絡之血者(나락지혈자) : 낙의 혈을 나열하다. 곧 대락(大絡)이 모든 낙

맥의 혈을 포함하고 있다는 뜻이다.
24) 十五絡(십오락) : 12경(十二經)에는 모두 12락(十二絡)이 있고 그 밖에 낙맥인 임맥(任脈)과 독맥(督脈)을 포함하고 비(脾)의 대락(大絡)을 포함하여 말한 것이다.
25) 實則必見(실즉필현) : 맥이 실하게 되면 맥 속에 혈(血)이 충만하여 반드시 드러나다의 뜻.
26) 虛則必下(허즉필하) : 허하게 되면 반드시 맥(脈)이 함몰되다.

제11편 경별(經別篇第十一)

경(經)은 12경맥(十二經脈)을 뜻하고 별(別)이란 갈래이며 분기(分岐)이다. 곧 12경맥이 분기(分岐)하여 순행하는 경로(徑路)와, 표리(表裏)가 서로 응하는 것으로 음경(陰經)과 양경(陽經)이 이합(離合)하고 출입(出入)하는 배합(配合)의 관계를 소개했다. 이어서 하늘(자연)과 사람이 서로 응하는 초점에 결부시켜서 12경맥이 동양 의학에서 차지하는 비중이 매우 크다는 것도 논하였다.

1. 천도(天道)와 인체가 상응하는 것은…

황제가 기백에게 물었다.

"나는 사람이 천도(天道)에 합한다고 들었습니다. 인체의 속에는 오장(五臟)이 있어서 오음(五音)과 오색(五色)과 오시(五時)와 오미(五味)와 오위(五位)에 응하고 있습니다. 또 인체의 겉에는 육부(六腑)가 있어서 육률(六律)과 응하는데 육률(六律)은 음과 양으로 모든 경맥(經脈)을 세워서 12월(十二月)과 12진(十二辰)과 12절(十二節)과 12경수(十二經水)와 12시(十二時)와 12경맥(經脈)에 합합니다. 이러한 것은 오장과 육부가 천도(天道)에 응하는 것입니다.

대저 12경맥(經脈)이란 사람이 생명을 유지하는 기본이며 질병이 이루어지는 곳이며 병든 사람을 다스리는 곳이며 병을 낫게 하는 곳이며 학문하는 것이 시작되는 곳이며 의사(醫師)가 병을 중지시키는 곳이며 서투른 의사가 쉽게 여기는 곳이며 뛰어난 의

사는 어렵게 여기는 곳입니다. 청하여 묻겠습니다. 그 12경맥(十二經脈)의 이합(離合)과 출입(出入)은 어떠합니까?"

기백이 머리를 조아려 두 번 절하고 말했다.

"명쾌하십니다. 질문하심이여! 이러한 것은 서투른 의사가 지나쳐 버리는 것이요, 뛰어난 의사는 숨을 죽이는 것입니다. 질문하신 내용에 대해 모두 말씀드리겠습니다."

(황제가 기백에 문왈 여가 인의 천도에 합함을 문하니 내에 오장이 유하여 써 오음과 오색과 오시와 오미와 오위에 응하고 외로 육부가 유하여 써 육률에 응하니 육률은 음양의 제경을 건하여 십이월과 십이진과 십이절과 십이경수와 십이시와 십이경맥에 합하니 차의 오장과 육부의 써 바 천도에 응함이니라. 대저 십이경맥자는 인의 써 생한 바며 병의 써 성한 바며 인의 써 치한 바며 병의 써 기한 바며 학의 시한 바며 공의 지한 바며 추의 이한 바며 상의 난한 바니라. 청문컨대 그 이합하고 출입함은 내하오? 기백이 계수하고 재배왈 명재라. 문이여! 차는 추의 소과이며 상의 소식이니라. 청을 졸언하리라.)

黃帝問於岐伯曰 余聞人之合於天道也 內有五藏 以應五音 五色[1] 五時 五味[2] 五位[3]也 外有六府 以應六律[4] 六律建陰陽諸經而合之 十二月 十二辰[5] 十二節[6] 十二經水[7] 十二時[8] 十二經脈者 此五藏六府之所以應天道 夫十二經脈者 人之所以生 病之所以成 人之所以治 病之所起[9] 學之所始 工之所止[10]也 麤之所易 上之所難也 請問其離合出入[11]奈何 岐伯稽首再拜曰 明乎哉問也 此麤之所過上之所息[12]也 請卒言之

1) 五音五色(오음오색): 오음은 궁(宮) 상(商) 각(角) 치(徵) 우(羽)의 다섯 음이요, 오색은 청(靑) 황(黃) 적(赤) 백(白) 흑(黑)의 다섯 색이다.
2) 五時五味(오시오미): 오시는 봄(春) 여름(夏) 장하(長夏: 음력 6월, 한여름) 가을(秋) 겨울(冬)을 뜻하고 오미는 단맛(甘) 신맛(酸) 쓴맛(苦) 매운맛(辛) 짠맛(鹹)이다.
3) 五位(오위): 오방(五方)이며 동쪽 남쪽 중앙 서쪽 북쪽을 뜻한다.
4) 六律(육률): 양률(陽律)이 여섯이고 음률(陰律)이 여섯으로 총 12율(十二

律)이라 한다. 양률은 황종(黃鍾)·태주(太簇)·고선(姑洗)·유빈(蕤賓)·이칙(夷則)·무역(無射)이고 음률은 임종(林鍾)·남려(南呂)·응종(應鍾)·대려(大呂)·협종(夾鍾)·중려(仲呂)이다.

5) 十二月十二辰(십이월십이진) : 십이월은 1월~12월까지요, 십이진은 자(子) 축(丑) 인(寅) 묘(卯) 진(辰) 사(巳) 오(午) 미(未) 신(申) 유(酉) 술(戌) 해(亥)의 12지지(十二地支)이다.

6) 十二節(십이절) : 입춘(立春)·경칩(驚蟄)·청명(淸明)·입하(立夏)·망종(芒種)·소서(小暑)·입추(立秋)·백로(白露)·한로(寒露)·입동(立冬)·대설(大雪)·소한(小寒) 등이다. 24절기에서 하나씩을 뺀 것이다.

7) 十二經水(십이경수) : 중국의 청(淸)·위(渭)·해(海)·호(湖)·여(汝)·민(澠)·회(淮)·탑(漯)·강(江)·하(河)·제(濟)·장(漳)수 등 열두 개의 큰 강(江)의 흐름을 가리키는데 이 강수(江水)의 흐름을 인체의 경맥(經脈)에 비유한 것이다.

8) 十二時(십이시) : 하루의 낮과 밤을 합하여 12시로 한 것이다. 야반(夜半)·계명(鷄鳴)·평단(平旦)·일출(日出)·식시(食時)·우중(隅中)·일중(日中)·일질(日昳)·포시(晡時)·일입(日入)·황혼(黃昏)·인정(人定) 등으로 표시한다. 현재는 24시로 나눈다.

9) 病之所以起(병지소이기) : 병을 낫게 하는 바이다. 기는 유(愈)의 뜻이 있다. 낫게 하다의 뜻.

10) 止(지) : 유(留)의 뜻. 곧 집중하여 살피다의 뜻이다.

11) 離合出入(이합출입) : 떠나고 합하고 나가고 들어오다. 떠나고 나가는 것은 경별(經別)이 경맥(經脈)에서 갈라져 나오는 것을 말하고 합하고 들어오는 것은 양경(陽經)의 경별(經別)이 나중에 본경(本經)으로 되돌아가고 음경의 경별(經別)이 양경(陽經)과 합하는 것을 말한다.

12) 麤之所過上之所息(추지소과상지소식) : 서투른 의사는 지나치고 뛰어난 의사는 잘 살피다의 뜻. 식은 숨을 죽이다의 뜻으로 곧 자세히 살피다의 뜻.

2. 일합(一合) 이합(二合) 삼합(三合)

족태양방광경(足太陽膀胱經)의 정경(正經)은 별도로 오금 속으로 들어갑니다. 그 한 길은 꽁무니에서 5치를 내려가 별도로 항문으로 들어가 방광에 속하여 신(腎)으로 흩어져서 등골뼈를 따라 심(心)에 당도해 들어가 흩어집니다. 곧바로 행하는 것은 등골뼈를 따라서 위로 올라가 목덜미로 나와 다시 족태양경에 속하게 되는데 이것이 하나의 경맥(經脈)이 되는 것입니다.

족소음신경(足少陰腎經)의 정경(正經)은 오금 속으로 이르러 별도로 족태양경으로 달려가 합하고 위로 신(腎)에 이르렀다가 14추골에 당도하여 나가 대맥(帶脈)으로 속합니다. 곧바로 행하는 것은 설본(舌本)에 매어져 다시 목덜미로 나와 족태양경에 합하는데 이러한 것을 일합(一合 : 첫 번째 합이며 족태양과 족소음의 합)이라고 합니다.

이에 모든 음경(陰經)의 별(別)이 이루어지는데 모두 정경(正經)이 되는 것입니다.

족소양담경(足少陽膽經)의 정경은 넓적다리를 감싸고 모제(毛際)로 들어가 족궐음경과 합합니다. 그 갈라진 지맥(支脈)은 계협(季脇)의 사이로 들어가 가슴 속을 따라서 담(膽)에 속하고 간(肝)에서 흩어져 위로 심(心)을 꿰뚫고 위로 올라 인후를 끼고 턱 속으로 나와 얼굴로 흩어져서 목계(目系)에 맺혔다가 소양경과 눈초리 부위의 밖에서 합해집니다.

족궐음간의 정경은 발등에서 갈라져 위로 모제(毛際)에 이르러 소양경과 합하여 별락(別絡)과 함께 행하는데 이러한 것을 이합(二合 : 두 번째인 족소양과 족궐음의 합)이라고 합니다.

족양명위경(足陽明胃經)의 정경은 위로 올라가 넓적다리에 이르렀다가 뱃속으로 들어가 위(胃)에 속하고 비(脾)로 흩어져 위로 심(心)과 통하고 올라가 목구멍을 따라서 입으로 나와 다시 콧마루로 올라가 돌아서 목계(目系)에 매어졌다가 양명경과 합해집니다.

족태음비경(足太陰脾經)의 정경은 위로 넓적다리에 이르러 양명경과 합해지며 별락(別絡)과 함께 행하여 위로 올라 인후에서 연락하고 혀 속을 꿰뚫고 지나는데 이러한 것을 삼합(三合 : 세 번째 합하는 것)이라고 합니다.

 (족태양의 정은 별이 괵중으로 입하니 그 일도는 고에서 오촌을 하하여 별은 항에 입하여 방광에 속하고 신에 산하며 여를 순하여 심에 당하여 입산하며 직자는 여를 종하여 상하여 항으로 출하여 다시 태양에 속하니 차가 일경이 되고 족소음의 정은 괵중에 지하여 별이 태양으로 주하여 합하고 상으로 신에 지하여 십사추에 당하여 출하여 대맥에 속하며 직자는 설본에 계하여 다시 항으로 출하여 태양에 합하니 차는 일합이 됨이니 제음의 별을 성하니 다 정이 됨이니라. 족소양의 정은 비를 요하며 모제에 입하여 궐음에 합하고 별자는 계협의 간에 입하여 흉리를 순하여 담에 속하여 간에 산하여 상하여 관심하고 써 상하여 인을 협하고 이함중으로 출하여 면에 산하고 목계에 계하여 소양과 외제에서 합하며 족궐음의 정은 부상에서 별하여 상하여 모제에 지하여 소양과 합하여 별과 함께 구행하니 차가 이합이 됨이니라. 족양명의 정은 상하여 비에 지하여 복리로 입하여 위에 속하며 비에 산하여 상하여 심으로 통하고 상하여 인을 순하여 구로 출하여 알졸로 상하여 환하여 목계에 계하고 양명과 합함이니라. 족태음의 정은 상하여 비에 지하여 양명에 합하여 별과 함께 행하여 상하여 인에 결하고 설중을 관하니 차는 삼합이 됨이니라.)

 足太陽之正[1] 別[2] 入於膕中[3] 其一道[4] 下尻五寸[5] 別入於肛 屬於膀胱 散之腎 循膂當心入散 直者 從膂上出於項 復屬於太陽 此爲一經[6]也 足少陰之正 至膕中 別走太陽而合[7] 上至腎 當十四椎出屬帶脈 直者 繫舌本 復出於項 合於太陽 此爲一合[8] 成以諸陰之別 皆爲正也[9] 足少陽之正 繞髀入毛際 合於厥陰[10] 別者 入季脇之間 循胸裏 屬膽 散之肝上貫心[11] 以上挾咽 出頤頷中 散於面 繫目系 合少陽於外眥也 足厥陰之正 別跗上 上至毛際 合於少陽 與別俱行 此爲二合也 足陽明之正 上至髀 入於腹裏[12] 屬胃 散之脾 上通於心 上循咽出於口 上頞頏[13] 還繫目系 合於陽明也 足太陰之正 上至髀 合於陽明 與別俱行 上結於咽 貫舌中 此爲三合也

1) 正(정) : 정경(正經)을 뜻한다. 12대경(十二大經)에는 정(正)과 별(別)이 있다. 이 곳에서 정(正)이란 육양(六陽)의 대경이 별도로 행하고 되돌아와

부경(腑經)과 회합하는 것을 말한다. 정이란 경맥 이외에 따로 정경이 있음을 말하는 것이고 지락(支絡)은 아니다.
2) 別(별) : 정경 이외의 다른 길로 행하는 것을 가리킨다. 육음(六陰)의 대경(大經)이 별도로 행하여 부경(腑經)과 회합하고 본경(本經)에는 되돌아오지 않으므로 이름하여 별(別)이라고 한다.
3) 膕中(괵중) : 무릎의 뒷면 바로 가운데이며 위중혈(委中穴)을 뜻한다.
4) 一道(일도) : 경별(經別)에서 또 두 갈래로 나누어지는 것이다.
5) 下尻五寸(하고오촌) : 고란 승부혈(承扶穴)이 있는 곳을 뜻한다.
6) 一經(일경) : 경맥(經脈)의 경별(經別)을 뜻한다. 곧 족태양맥의 경별(經別)을 따라 행하여 오금으로 들어가고 다시 항문으로 들어가며 다시 태양경맥에 속하는데 이것을 '일경(一經)' 이라 한다.
7) 別走太陽而合(별주태양이합) : 태양맥이 있는 부위로 별도로 달려가서 태양맥의 정경(正經)과 합쳐지는 것을 말한다.
8) 一合(일합) : 12경맥(十二經脈)의 표리가 상호 배합되는 것은 모두 육합(六合)인데 여기서는 족태양과 족소음의 배합을 일합(一合)이라 한다. 곧 방광과 신(腎)이 표리가 되므로 그 경맥은 서로 일합이 된다.
9) 成以諸陰之別皆爲正也(성이제음지별개위정야) : 여러 음경(陰經)에서 별도로 이루어져서 모두 정경(正經)이 되는 것이다. 곧 표(表)가 있으면 반드시 이(裏)가 있고 양(陽)이 있으면 반드시 음(陰)이 있다. 그러므로 모든 양경(陽經)의 정경(正經)은 반드시 모든 음경(陰經)의 낙별(絡別)을 이루고 있다. 이는 모든 정맥(正脈)은 서로 이합(離合)이 되는 것이지 옆으로 통하거나 교회(交會)함을 이르는 것이 아니다.
10) 合於厥陰(합어궐음) : 궐음과 합하다. 태소에 '족소양정경은 상행하여 넓적다리에 이르고 넓적다리를 돌아서 음모(陰毛) 가운데로 들어간다. 궐음경은 음기를 돌기 때문에 곧 그와 합쳐진다.' 라고 했다.
11) 散之肝上貫心(산지간상관심) : 원래 '산지상간관심(散之上肝貫心)'으로 되어 있으나 문의(文義)로 보면 '산지간상관심(散之肝上貫心)'이 뜻이 통하므로 바로잡았다고 했다.
12) 腹裏(복리) : 복강(腹腔)의 안을 뜻한다.
13) 頞頔(알졸) : 알은 코뿌리[鼻根]이다. 졸은 콧등이다.

3. 사합(四合) 오합(五合) 육합(六合)

수태양소장경맥(手太陽小腸經脈)의 정경(正經)은 땅을 지향합니다. 그 맥은 견해(肩解)에서 갈라져 겨드랑이로 들어가 심(心)으로 달려가서 소장(小腸)에 매달리게 됩니다.

수소음심경맥(手少陰心經脈)의 정경은 갈라져서 연액혈(淵腋穴)이 있는 두 힘줄 사이로 들어가 심(心)에 속하고 위로는 후롱(喉嚨)으로 달려가 얼굴로 나와서 목내제(目內眥)에서 수태양경과 합해집니다. 이러한 것을 사합(四合)이라고 합니다.

수소양삼초경맥(手少陽三焦經脈)의 정경은 하늘을 지향합니다. 그 맥은 정수리에서 갈라져 결분(缺盆)으로 들어가 아래로 삼초(三焦)까지 달려가 가슴 속으로 흩어져 퍼집니다.

수심주궐음경맥(手心主厥陰經脈)의 정경은 연액(淵腋)혈의 아래 3치 되는 곳에서 갈라져 가슴 속으로 들어간 다음 갈라져서 삼초(三焦)에 속하고 나와서 후롱을 따라 귀 뒤로 나와서 완골혈(完骨穴)의 밑에서 수소양경과 합해집니다. 이러한 것을 오합(五合)이라고 합니다.

수양명대장경맥(手陽明大腸經脈)의 정경은 손을 따라서 가슴과 유방 사이를 지나 견우(肩髃)에서 갈라져 주골(柱骨 : 鎖骨)로 들어가 아래로 대장(大腸)으로 달려가서 폐(肺)에 소속되고 위로 후롱을 따라 결분(缺盆)으로 나와서 양명경과 합해집니다.

수태음폐경맥(手太陰肺經脈)의 정경은 갈라진 것이 연액의 수소음심경의 앞으로 들어가 달려서 폐로 들어가서 대장(大腸)에서 흩어지고 위로는 결분으로 나와 후롱을 따라서 다시 양명과 합해집니다. 이러한 것을 육합(六合)이라고 합니다.

(수태양의 정은 지를 지하는데 견해에서 별하여 액으로 입하여 심으로 주하고 소장에 계하며 수소음의 정은 별이 연액의 양근의 간에 입하여 심에 속하고 상하여 후롱으로 주하여 면에 출하고 목내제와 합하니 차는 사합이 됨이니라.

수소양의 정은 천을 지하는데 전에 별하여 결분으로 입하고 하하여 삼초로 주하여 흉중에 산하며 수심주의 정은 연액의 삼촌에 하하여 별하여 흉중에 입하고 별하여 삼초에 속하며 출하여 후롱을 순하여 이후로 출하여 소양의 완골의 하에서 합하니 차는 오합이 됨이니라. 수양명의 정은 수를 종하여 응유를 순하여 견우에서 별하여 주골에 입하고 하하여 대장으로 주하고 폐에 속하며 위로 후롱을 순하여 결분으로 출하여 양명과 합하며 수태음의 정은 별이 연액의 소음의 전으로 입하여 폐로 입주하고 태양에 산하며 위로 결분으로 출하고 후롱을 순하여 다시 양명과 합하니 차는 육합이 됨이니라.)

手太陽之正 指地[1] 別於肩解[2] 入腋走心 繫小腸[3]也 手少陰之正 別入於淵腋兩筋之間 屬於心 上走喉嚨 出於面 合目內眥 此爲四合也 手少陽之正 指天[4] 別於巓 入缺盆 下走三焦 散於胸中也 手心主之正 別下淵腋三寸 入胸中 別屬三焦 出循喉嚨 出耳後 合少陽完骨[5]之下 此爲五合也 手陽明之正 從手循膺乳 別於肩髃[6] 入柱骨 下走大腸 屬於肺 上循喉嚨 出缺盆 合於陽明也 手太陰之正 別入淵腋少陰之前 入走肺 散之太陽[7] 上出缺盆 循喉嚨 復合陽明[8] 此六合[9]也

1) 指地(지지) : 땅을 가리킨다. 곧 땅을 지향하다. 태소에 '지(地)는 아래이다. 수태양의 정경(正經)은 손에서 어깨에 이른 후 하행하여 심(心)으로 주행하며 소장에 이어지므로 지지(指地)라고 한다.' 라고 했다.
2) 肩解(견해) : 견관절(肩關節)을 뜻한다.
3) 繫小腸(계소장) : 소장에 매이다. 소장은 태양(太陽)이다. 수(手)의 육경(六經)에서 오직 이 한 경맥만 하행하고 다른 것은 모두 머리로 상행한다.
4) 指天(지천) : 하늘을 가리킨다. 곧 하늘을 지향하다. 소양은 초양(初陽)이다. 양에서 생겨나고 아래에서 위로 향하므로 지천(指天)이라고 했다. 지지(指地)라고 하는 것은 수경(手經)이 족경(足經)에 배합하는 것을 말하고 지천(指天)은 족경(足經)이 수경(手經)에 배합하는 것을 뜻한다. 대개 수경(手經)과 족경(足經)의 두 경으로 나눈다면 육합(六合)이 된다. 음양의 기로 논한다면 삼합(三合)에 그친다.
5) 完骨(완골) : 귀 뒤쪽에 돌기한 뼈를 가리킨다.

6) 肩髃(견우) : 어깨 끝의 두 뼈 사이에 있는 혈 이름이다.
7) 太陽(태양) : 태소(太素)에서는 대장(大腸)으로 풀이해야 마땅하다고 했다.
8) 復合陽明(부합양명) : 다시 양명과 합해지다. 곧 후롱에 이르러 다시 회합하므로 '다시'라고 했다.
9) 六合(육합) : 12경맥(十二經脈)의 표리(表裏)관계에 근거하여 12경별(十二經別)을 여섯 쌍으로 나누는데 서로 표리가 되는 한 쌍의 장부(臟腑)를 일합(一合)이라고 하므로 도합 육합(六合)이 된다.

제12편 경수(經水篇第十二)

경수(經水)는 12경수(十二經水)를 뜻한다. 곧 청수(淸水)와 위수(渭水)와 해수(海水)와 호수(湖水)와 여수(汝水)와 민수(澠水)와 회수(淮水)와 탑수(漯水)와 강수(江水)와 하수(河水)와 제수(濟水)와 장수(漳水) 등의 열두 경수(經水)를 뜻한다.

자연계의 12경수(十二經水)와 인체의 12경맥(十二經脈)을 비교하여 설명하고 침을 놓을 때의 깊이와 시간 등을 사람의 체형과 연결시켜서 논하였다.

1. 12경맥(十二經脈)이 서로 응하는 것들

황제가 기백에게 물었다.

"경맥(經脈) 열둘이란 밖으로는 12경수(十二經水)와 합하고 안으로는 오장육부(五臟六腑)에 속합니다.

12경수(十二經水)라는 것은 크고 작은 것과 깊고 얕은 것과 넓고 좁은 것과 멀고 가까운 것이 있어서 각각 동일하지 않고, 오장(五臟)과 육부(六腑)의 높고 낮은 것과 작고 큰 것과 음식물을 받아들이는데 있어서 그 양의 많고 적은 것들이 또한 동등하지가 않은데 서로 응하는 이유는 무엇입니까?

경수(經水)는 물[水]을 받아서 행하고 오장(五臟)은 신기(神氣)와 혼백(魂魄)을 합하여 이를 저장하며 육부(六腑)는 수곡(水穀)을 받아들여 행하고 기(氣)를 받아들여 오르는 것이며 경맥(經脈)은 혈(血 : 피)을 받아서 운영되는 것입니다. 이러한 것들을 결합시켜서 치료하려면 어떻게 해야 합니까? 침을 놓을 때 깊이하고 얕게 하는 이치나 뜸을 뜰 때의 장수(壯數)에 대한 내용을 얻어들을 수 있겠습니까?"

기백이 대답했다.

"훌륭한 질문이십니다. 하늘은 지극히 높아서 헤아릴 수 없고 땅은 지극히 넓어서 측량할 수 없다고 한 말은 이를 이른 것입니다.

사람은 하늘과 땅 사이와 동서남북상하인 육합(六合)의 안에서 살아갑니다. 그러므로 하늘의 높이와 땅의 넓이를 사람의 힘으로는 능히 헤아리고 측량하여 이를 수가 없는 것입니다.

만약 팔척(八尺 : 장대한 사람)의 체구를 가진 사람의 피부와 살이 여기에 있다면 밖으로는 진맥하여 헤아려서 그에 따라 얻을 수 있고 그가 죽으면 가히 해부하여 관찰할 수가 있습니다. 그 장기(臟器)의 견실함과 취약(무르다)함이나, 부(腑)의 크고 작은 것이나, 수곡(水穀)의 많고 적은 것이나, 맥의 길고 짧은 것이나, 혈(血)의 맑고 탁한 것이나, 기의 많고 적은 것이나, 12경맥(十二經脈) 중에 혈(血)이 많고 기(氣)가 적은 것과 혈이 적고 기가 많은 것과 혈과 기가 모두 많은 것과 혈과 기가 모두 적은 것 등 모든 곳에 다 대수(大數)가 정해져 있습니다.

그에 따르는 치료는 침을 놓거나 뜸을 떠서 각각의 경기(經氣)를 조절하는데 이는 본래부터 그 상규(常規)에 부합되는 것이 있는 것입니다."

(황제가 기백에게 문왈 경맥십이자는 외로 십이경수에 합하고 내로 오장육부에 속하니 대저 십이경수자는 그 대소와 심천과 광협과 원근이 유하여 각부동하고 오장육부의 고하와 소대와 수곡의 다소가 또한 부등한데 상응이란 내하오? 대저 경수자는 수수하여 행하고 오장자는 신기혼백이 합하여 장하며 육부자는 수곡하여 행하고 수기하여 양하며 경맥자는 수혈하여 영함이니 합하여 치함을 내하오? 자의 심천과 구의 장수를 가히 득문가? 기백답왈 선재라 문이여! 천이 지고하여 불가탁이며 지는 지광하여 불가량이라 하니 차를 위함이니라. 차부 인은 천지의 간과 육합의 내에 생하여 이 천의 고와 지의 광은 인력의 능히

탁량하여 지할 바 아니니라. 만약 팔척의 사가 피육이 재차하면 외로 가히 탁량하고 절순하여 득하고 그가 사에 가히 해부하여 시하며 그 장의 견취와 부의 대소와 곡의 다소와 맥의 장단과 혈의 청탁과 기의 다소와 십이경의 다혈하고 소기함과 그 소혈하고 다기함과 그 다 혈기가 다하고 그 다 혈기가 소함에 다 대수가 유함이니라. 그 치함에는 침애로써 하여 각각 그 경기를 조한데 진실로 그 상에 합함이 유함이니라.)

黃帝問於岐伯曰 經脈十二者[1] 外合於十二經水 而內屬於五藏六府 夫十二經水者 其有大小 深淺 廣狹 遠近各不同 五藏六府之高下 小大 受穀之多少亦不等 相應奈何 夫經水者 受水而行之[2] 五藏者 合神氣魂魄而藏之 六府者 受穀而行之[3] 受氣而揚之 經脈者 受血而營之 合而以治奈何 刺之深淺 灸之壯數 可得聞乎 岐伯答曰 善哉問也 天至高 不可度 地至廣 不可量 此之謂也 且夫人生於天地之間 六合之內 此天之高 地之廣也 非人力之所能度量而至也 若夫八尺之士[4] 皮肉在此 外可度量切循而得之 其死可解剖而視之 其藏之堅脆 府之大小 穀之多少 脈之長短 血之淸濁 氣之多少 十二經之多血少氣 與其少血多氣 與其皆多血氣 與其皆少血氣 皆有大數 其治以鍼艾 各調其經氣 固其常有合乎[5]

1) 經脈十二者(경맥십이자) : 수(手)와 족(足)의 삼음(三陰)과 삼양(三陽)이 합하여 12경맥이 되는 것을 뜻한 것이다.
2) 受水而行之(수수이행지) : 물을 받아서 행하다. 태소에 '12경수(十二經水)는 그 원류(源流)에서 물을 받아들여 바다로 수송하는 것을 뜻한 것이다.' 라고 했다.
3) 受穀而行之(수곡이행지) : 수곡(水穀 : 음식물)을 받아서 운행하다. 태소에 '위는 오곡을 받아들이고 소화시킨 다음 소장으로 그것을 전달하며 소장은 수성(受盛)의 작용을 하여 그것을 대장으로 전달하고 대장은 전도(傳導) 작용을 하여 광장(廣腸)으로 전달하며 광장은 전출(傳出)의 작용을 한다. 위의 아래에서는 즙(汁)을 가르고 방광인 포(胞)로 오는데 이것이 음(陰)에 전달되어 아래로 배설된다. 담은 중정(中精)의 부(腑)이며 목정삼합(木精三合)이 있고 저장은 하고 사(瀉)하지 않는데 이것이 바로 부(腑)가 수곡을

4) 八尺之士(팔척지사) : 신체가 장대한 선비. 곧 신체가 장대한 사람.
5) 固其常有合乎(고기상유합호) : 진실로 그 떳떳한 방법이 있어서 합해지는 것이 있다는 뜻.

2. 12경맥(十二經脈)과 12경수(十二經水)의 결합

황제가 말했다.

"나는 선생의 말씀을 듣고 귀에 듣기는 상쾌한 듯한데 마음 속으로는 잘 이해가 되지 않으니 원컨대 모두를 듣고자 합니다."

기백이 대답했다.

"이는 사람이 하늘과 땅과 함께 하는 것이고 음과 양에 응하는 바로써 가히 살피지 않을 수 없는 것입니다.

족태양경은 밖으로는 청수(淸水)와 합하고 안으로는 방광에 속하여 수도(水道)를 통하게 합니다.

족소양경은 밖으로는 위수(渭水)와 합하고 안으로는 담(膽)에 속합니다.

족양명경은 밖으로는 해수(海水)와 합하고 안으로는 위(胃)에 속합니다.

족태음경은 밖으로는 호수(湖水)와 합하고 안으로는 비(脾)에 속합니다.

족소음경은 밖으로는 여수(汝水)와 합하고 안으로는 신(腎)에 속합니다.

족궐음경은 밖으로는 민수(澠水)와 합하고 안으로는 간(肝)에 속합니다.

수태양경은 밖으로는 회수(淮水)와 합하고 안으로는 소장(小腸)에 속하며 수도(水道)가 나오는 것입니다.

수소양경은 밖으로는 탑수(漯水)와 합하고 안으로는 삼초(三焦)에 속합니다.

수양명경은 밖으로는 강수(江水)와 합하고 안으로는 대장(大

腸)에 속합니다.
 수태음경은 밖으로는 하수(河水)와 합하고 안으로는 폐(肺)에 속합니다.
 수소음경은 밖으로는 제수(濟水)와 합하고 안으로는 심(心)에 속합니다.
 수심주궐음경(手心主厥陰經)은 밖으로는 장수(漳水)와 합하고 안으로는 심포(心包)에 속합니다.
 이상의 오장육부와 12경수(十二經水)라는 것은 밖으로는 원천(源泉)이 있고 안으로는 품부받은 바가 있는데 이 모든 것들은 안과 밖이 서로 관통되어 동그란 고리와 같아서 끝이 없는데 인체의 경맥(經脈)도 또한 이와 같은 것입니다.
 그러므로 하늘은 양(陽)이 되고 땅은 음(陰)이 되며 인체의 허리 이상은 하늘이 되고 인체의 허리 이하는 땅이 됩니다. 해수(海水) 이북은 음(陰)이 되고 호수(湖水) 이북은 음 속의 음이 되며 장수(漳水) 이남은 양(陽)이 되고 하수(河水) 이북에서 장수(漳水)까지는 양 속의 음이 되고 탑수(漯水) 이남에서 강수(江水)까지는 양 속의 태양(太陽)이 됩니다. 이러한 것은 일우(一隅 : 한 모퉁이)의 음양이며 사람이 하늘과 땅과 서로 함께 하는 까닭인 것입니다.

 (황제왈 여문하니 이에 쾌하되 심에 불해하니 원컨대 졸문하노라. 기백답왈 차는 인의 써 천지를 참하고 음양에 응함이니 불가불찰이니라. 족태양은 외로 청수와 합하고 내로 방광에 속하여 수도를 통하며 족소양은 외로 위수와 합하고 내로 담에 속하며 족양명은 외로 해수와 합하고 내로 위에 속하며 족소음은 외로 호수와 합하고 내로 비에 속하며 족소음은 외로 여수와 합하고 내로 신에 속하며 족궐음은 외로 민수와 합하고 내로 간에 속하며 수태양은 외로 회수와 합하고 내로 소장에 속하여 수도가 출하고 수소양은 외로 탑수와 합하고 내로 삼초에 속하며 수양명은 외로 강수와 합하고 내로 대장에 속하며 수태음은 외로 하수와 합하고 내로 폐에 속하며 수소음은 외로 제수와 합하고 내로 심에 속하며 수심주는 외로 장수와 합하고 내로 심포에 속하니 범차의 오장육부와 십

이경수자는 외로 원천이 유하고 내로 품한 바가 유하니 차는 다 내외가 상관함이 여환하고 무단하여 인경도 또한 그러함이니라. 고로 천은 위양하고 지는 위음하며 요이상은 위천하고 요이하는 위지하니 고로 해이북자는 위음하고 호이북자는 음중의 음이 되고 장이남자는 위양하고 하이북하여 지장자는 양중의 음이 되고 탑이남하여 지강자는 양중의 태양이 되니 차는 일우의 음양이니 인과 천지가 상참한 소이이니라.)

 黃帝曰 余聞之 快於耳 不解於心[1] 願卒聞之 岐伯答曰 此人之所以參天地以應陰陽也 不可不察 足太陽外合淸水[2] 內屬膀胱 而通水道焉[3] 足少陽外合於渭水[4] 內屬於膽 足陽明外合於海水[5] 內屬於胃 足太陰外合於湖水[6] 內屬於脾 足少陰外合於汝水[7] 內屬於腎 足厥陰外合於澠水[8] 內屬於肝 手太陽外合於淮水[9] 內屬於小腸 而水道出焉 手少陽外合於漯水[10] 內屬於三焦 手陽明外合於江水[11] 內屬於大腸 手太陰外合於河水[12] 內屬於肺 手少陰外合於濟水[13] 內屬於心 手心主外合於漳水[14] 內屬於心包 凡此五藏六府十二經水者 外有源泉而內有所稟[15] 此皆內外相貫 如環無端 人經亦然 故天爲陽 地爲陰 腰以上爲天 腰以下爲地 故海以北者爲陰 湖以北者爲陰中之陰 漳以南者爲陽 河以北至漳者爲陽中之陰 漯以南至江者爲陽中之太陽 此一隅之陰陽也 所以人與天地相參也

1) 快於耳不解於心(쾌어이불해어심) : 귀로 듣는 데는 상쾌한 듯한데 마음 속으로는 이해가 되지 않는다는 뜻. 곧 듣기는 해도 잘 이해가 되지 않는다는 뜻.
2) 淸水(청수) : 어떤 수맥(水脈)의 강인지 기록이 없다고 했다. 일설에는 황하(黃河)와 회수(淮水)가 회합하는 곳을 청하(淸河)라고 한다고 했다. 아래의 각각의 경수(經水)를 경맥(經脈)과 연결시킨 것은 이해가 가지 않는 부분들이다. 참고 있기를 바란다.
3) 通水道焉(통수도언) : 수도(水道)가 통하게 하다. 곧 폐는 하늘에 속하고 기를 주관하는 것이며 방광은 진액을 맡는 부(腑)로서 기를 받아 화(化)하여 내보낸다. 육부는 모두 탁한 것인데 유독 방광만 수(水)가 맑으므로 족태양경은 밖으로 청수(淸水)와 배합하고 안으로 방광에 소속하며 수도를 통하게 한다고 했다.

4) 渭水(위수) : 지금의 농서군(隴西郡) 위원현(渭源縣) 서남부(西南部)의 조서산(鳥鼠山)에서 발원하여 동주(同州)에서 강하(江河)로 흘러든다.
5) 海水(해수) : 불분명하다. 어떤 바다를 뜻하는지 자세하지 않다.
6) 湖水(호수) : 도림새(桃林塞)의 과보산(夸父山)에서 나온다고 했다.
7) 汝水(여수) : 지금의 하남성(河南省) 여녕부(汝寧府)에 속한다.
8) 澠水(민수) : 지금의 청주(淸州)의 임치(臨淄)에서 나와 서쪽으로 회수(淮水)로 흘러든다.
9) 淮水(회수) : 지금의 하남성(河南省) 남양부(南陽府)에 속하며 당현(唐縣)이라고 한다.
10) 漯水(탑수) : 지금의 산동성(山東省) 제남부(濟南府)에 속한다.
11) 江水(강수) : 지금의 사천성(四川省) 성도부(成都府)에 속한다.
12) 河水(하수) : 수원(水源)이 두 개인 강이다. 하나는 총경에서 나오고 다른 하나는 전(闐)에서 나오는데 합류하여 동쪽으로 만창해(滿昌海)에 흘러들어 땅 속으로 잠행하여 남쪽으로 적석(積石)에서 나와 중국으로 흘러든다.
13) 濟水(제수) : 지금의 하남성에 있으며 연수(沇水)의 하류를 뜻한다.
14) 漳水(장수) : 산서성에서 발원하여 하남성과 하북성을 거쳐 운하(運河)로 흘러드는 강.
15) 稟(품) : 부여받다.

3. 12경맥(十二經脈)에 침을 놓는 방법

황제가 말했다.

"경수(經水)가 경맥(經脈)과 응하는 데는 그 멀고 가까운 것이나 얕고 깊은 것이나 수(水)와 혈(血)의 많고 적은 것들이 각각 동일하지 않은데 이것을 하나로 합치시켜서 침을 놓을 때는 어떻게 하는 것입니까?"

기백이 대답했다.

"족양명위경은 오장육부(五臟六腑)의 바다입니다. 그 맥이 대(大)하고 혈이 많으며 기가 왕성하고 열이 성하므로 이 곳에 침을 놓는 자는 깊이 찌르지 않으면 사기(邪氣)를 흩어지게 하지 못하며 유침(留鍼)하지 않으면 사기를 쏟아 줄 수가 없습니다.
 족양명위경에는 6푼 깊이로 침을 놓고 10번 호흡할 동안 유침(留鍼)합니다. 족태양방광경에는 5푼 깊이로 침을 놓고 7번 호흡할 동안 유침합니다. 족소양담경에는 4푼 깊이로 침을 놓고 5번 호흡할 동안 유침합니다. 족태음비경에는 3푼 깊이로 침을 놓고 4번 호흡할 동안 유침합니다. 족소음신경에는 2푼 깊이로 침을 놓고 3번 호흡할 동안 유침합니다. 족궐음간경에는 1푼 깊이로 침을 놓고 2번 호흡할 동안 유침합니다.
 수삼음경(手三陰經)과 수삼양경(手三陽經)은 그 기를 받는 길이 가깝고 그 기가 오는 것이 신속하므로 침을 놓는 깊이는 모두 2푼을 넘지 말아야 하고 그 유침할 때에는 한 번 호흡하는 동안을 지나치면 안 되는 것입니다.
 그 중에서도 나이가 젊었거나 늙었거나 신장이 장대하거나 왜소하거나 살이 찌거나 삐쩍 마른 상태를 마음 속으로 헤아려 치료하는데 이를 명명(命名)하여 '하늘의 상법(常法)을 본받다.'라고 합니다. 뜸을 뜨는 데도 또한 마찬가지입니다.
 뜸을 뜰 때 이와 같은 한도를 초과하게 되면 악화(惡火)를 얻게 되어 뼈가 메마르고 맥이 껄끄러워지는데, 침을 놓는 자가 이러한 법칙을 초과하게 되면 정기(正氣)가 빠져 나가게 되는 것입니다."
 황제가 말했다.
 "경맥(經脈)의 크고 작은 것과 혈(血)의 많고 적은 것과 피부의 두껍고 얇은 것과 기육(肌肉)의 단단하고 무른 것과 군육(䐃肉)의 크고 작은 것 등을 가히 헤아릴 수 있습니까?"
 기백이 대답했다.
 "그것을 가히 헤아릴 수 있는 것은 표준이 되는 중간 사람을 선택해야 하는데 살이 너무 빠져 나가지 않고 혈기가 쇠약하지 않은 사람이어야 합니다.
 만약 기준을 잃어서 수척하고 형육(形肉)이 빠져 나간 사람을 선택한다면 어찌 기준으로 삼아서 침을 놓을 수 있겠습니까?

촌구의 맥을 짚어 보고 척부(尺膚)를 눌러 보고 관찰하며 피부와 기육을 주물러서 그 환자의 차갑고 따뜻한 것을 살펴서 조절해야 하는 것입니다. 이를 '적당한 것을 따라서 참된 것이 되게 한다.'라고 이르는 것입니다."

(황제왈 대저 경수가 경맥에 응함은 그 원근과 심천과 수혈의 다소가 각각 부동한데 합하여 써 자함에는 내하오? 기백답왈 족양명은 오장육부의 해라. 그 맥이 대하고 혈이 다하며 기성하고 열장하니 자차자는 불심하면 불산하고 불류하면 불사니라. 족양명을 자함에 심이 육푼에 십호를 유하고 족태양은 심오푼에 칠호를 유하고 족소양은 심사푼에 오호를 유하고 족태음은 심삼푼에 사호를 유하고 족소음은 심이푼에 삼호를 유하고 족궐음은 심일푼에 이호를 유하니 수의 음양은 그 수기의 도가 근하고 그 기의 내가 질하고 그 자에 심자는 다 이푼을 무과하고 그 유함에 다 일호를 무과니라. 그 소장과 대소와 비수를 심으로 요하니 명왈 천의 상을 법함이니라. 구로 역연하니라. 구함에 과차자는 악화를 득하여 곧 골고하고 맥삽하며 자함에 과차자는 곧 탈기니라. 황제왈 대저 경맥의 대소와 혈의 다소와 부의 후박과 육의 견취 및 괵의 대소를 가히 양탁으로 삼을 수 있으니이까? 기백답왈 그 가히 탁량자는 그 중탁을 취함이니 탈육이 불심하고 혈기가 불쇠니라. 만약 탁의 인이 소수하여 형육이 탈한 자라면 어찌 가히 써 탁량으로 자하니이까? 살펴 절순하고 문안하여 그 한온과 성쇠를 시하여 조할 것이니 시를 인적하여 진으로 삼는 것이라 위함이니라.)

黃帝曰 夫經水之應經脈也 其遠近淺深 水血之多少各不同 合而以刺之奈何 岐伯答曰 足陽明 五藏六府之海也[1] 其脈大血多 氣盛熱壯 刺此者不深弗散 不留不寫[2]也 足陽明刺深六分 留十呼[3] 足太陽深五分 留七呼 足少陽深四分 留五呼 足太陰深三分 留四呼 足少陰深二分 留三呼 足厥陰深一分 留二呼 手之陰陽[4] 其受氣之道近 其氣之來疾 其刺深者皆無過二分 其留皆無過一呼 其少長大小肥瘦 以心撩之[5] 命曰法天之常 灸之亦然 灸而過此者得惡火[6] 則骨枯脈澀 刺而過此者 則脫氣 黃帝曰 夫經脈之大小 血之多少 膚之厚薄 肉之堅脆 及膕之大小 可爲量度乎 岐伯答曰 其可爲度量[7]者

取其中度[8]也 不甚脫肉而血氣不衰也 若失度之人 痛瘦而形肉脫者 惡[9]可以度量刺乎 審切循捫按[10] 視其寒溫盛衰[11]而調之 是謂因適而爲之眞也[12]

1) 足陽明五藏六府之海也(족양명오장육부지해야) : 족양명위경은 오장과 육부의 바다와 같은 것이라는 뜻. 위는 수곡(水穀)을 받아들이고 혈기를 화생(化生)하며 족양명맥으로 오장과 육부를 자양해 주고 윤택하게 해 준다. 이에 오장과 육부는 혈기를 품부받아 활동하는데 바다와 같이 무궁무진한 혜택을 얻게 되므로 바다라고 한 것이다.
2) 不深弗散不留不寫(불심불산불류불사) : 침을 깊게 찌르지 않으면 사기(邪氣)가 흩어지지 않고 침을 오랫동안 머물러 있게 하지 않으면 사기(邪氣)가 배출되지 않는다는 뜻이다.
3) 留十呼(유십호) : 10번 호흡할 때까지의 시간 동안 침을 머물러 있게 하다. 호는 숨을 내쉬는 것이며 흡(吸)은 숨을 들이마시는 것이다. 호에는 호흡의 뜻이 함께 있다.
4) 手之陰陽(수지음양) : 수삼음경(手三陰經)과 수삼양경(手三陽經)을 뜻한다. 곧 수(手)의 육경맥이다.
5) 以心撩之(이심료지) : 마음으로써 헤아려서 하다.
6) 惡火(악화) : 화기(火氣)가 너무 강해서 인체에 침입하는 것을 뜻한다.
7) 可爲度量(가위탁량) : 가히 헤아려서 살피다.
8) 中度(중탁) : 중간의 표준. 곧 인체의 7척 5치를 기준한다고 했다.
9) 惡(오) : 어찌의 뜻.
10) 審切循捫按(심절순문안) : 심은 깊이 살피다. 절은 맥을 짚어 보다. 순은 어루만지다. 문은 더듬어 찾다. 안은 눌러 어루만지다.
11) 寒溫盛衰(한온성쇠) : 차갑고 따뜻하고 맥이 실(實)하고 허(虛)한 것을 뜻한다.
12) 因適而爲之眞也(인적이위지진야) : 적당한 것을 따라서 진실한 치료법으로 삼는 것을 뜻한다.

제4권 황제내경영추
(黃帝內經靈樞卷四)

제13편 경근(經筋篇第十三) / 280
제14편 골도(骨度篇第十四) / 304
제15편 오십영(五十營篇第十五) / 312
제16편 영기(營氣篇第十六) / 317
제17편 맥도(脈度篇第十七) / 321
제18편 영위생회(營衛生會篇第十八) / 328
제19편 사시기(四時氣篇第十九) / 338

제13편 경근(經筋篇第十三)

경근(經筋)은 12경근(十二經筋)을 뜻한다.
경(經)에는 모두 근(筋)이 있고 근(筋)에는 모두 병(病)이 있다. 각각에 치료하는 방법이 있는데 이러한 것을 경근(經筋)이라 하며 편 이름으로 삼았다.
이 편에서는 12경근(十二經筋)은 12경맥(十二經脈)에 예속되어 있으며 인체에서 얕은 부위에 위치하며 근(筋)과 기육(肌肉) 사이를 서로 연관시키며 순행한다는 것을 말했다.
12경근은 사지(四肢)의 말단인 조갑(爪甲)에서 일어나 관절에 맺혀지고 목과 목덜미를 거쳐 올라가 두면(頭面)에서 끝나 내장(內臟)과는 연관되지 않는 것과 경근(經筋)의 순행하는 부위와 경맥(經脈)이 일치하는 것을 통하여 각 기능의 특징과 병의 증상 및 치료를 논하였다.

1. 족태양경근(足太陽經筋)의 시작과 끝

족태양경근(足太陽經筋)은 새끼발가락 위에서 발단(發端)하여 바깥 복사뼈에서 맺혀서 비스듬히 위로 올라 무릎에서 맺혔다가 그 아래로 발의 외측을 따라서 발 뒤축에 맺혀 위로 발뒤꿈치를 따라서 오금에 맺혀 있습니다.
그 곳에서 갈라져 나온 지근(支筋)은 장딴지의 밖에서 맺혀져 오금 속 안쪽 모서리로 올라가 오금 속과 함께 아울러져 위로 볼기로 올라가 맺혔다가 위로 척추를 끼고 목으로 올라가는 것입니다.

그 지근(支筋)은 갈라져 들어가 혀뿌리에 맺히게 됩니다.

 그 곧바로 가는 것은 침골(枕骨)에 맺혀 머리로 올라갔다가 안면으로 내려와 코에 맺히는 것입니다.

 그 지근(支筋)은 눈 위에서 그물을 만들고 아래로 광대뼈에 맺히게 되는 것입니다.

 그 별지(別支)는 겨드랑이의 뒤 밖의 모서리를 따라서 견우(肩髃)에 맺히는 것입니다.

 그 지근(支筋)은 겨드랑이 아래로 들어가 위로 결분(缺盆)으로 나온 다음 위로 완골(完骨)에 맺히는 것입니다.

 그 별지(別支)는 결분(缺盆)을 나와서 비스듬히 올라가 광대뼈로 나오는 것입니다.

 족태양경근(足太陽經筋)에 병이 발생하면 새끼발가락이 켕기고 발뒤꿈치가 붓고 아프며 오금에 경련이 일고 척추가 뒤로 젖혀지고 목덜미의 근육이 당기고 어깨를 들지 못하고 겨드랑이가 버티고 결분 속이 뒤틀리듯 아프고 좌우로 흔들지를 못하게 됩니다.

 치료하는 데는 불에 달군 침으로 급히 침을 놓고 신속하게 침을 뽑아야 합니다. 효과가 있을 때까지 침을 놓으며 아픈 곳으로써 수혈(輸穴)을 삼는데 이름하여 '중춘비(仲春痺)'라고 이르는 것입니다.

 (족태양의 근은 족소지상에서 기하여 과에 결하여 사상하여 슬에 결하고 그 하로 족외측을 순하여 종에 결하여 상으로 근을 따라 괵에 결하고 그의 별자는 단외에서 결하여 괵중내렴으로 상하여 괵중과 여하여 병하여 상하여 둔에 결하여 상하여 척을 협하고 항으로 상하며 그 지자는 별입하여 설본에 결하고 그 직자는 침골에 결하여 두로 상하여 안으로 하하여 비에 결하고 그 지자는 목상의 강이 되어 하로 구에 결하고 그 지자는 액후외렴을 종하여 견우에 결하고 그 지자는 액하로 입하여 상하여 결분으로 출하여 상하여 완골에 결하고 그 지자는 결분에 출하여 사상하여 구에 출함이니라. 그 병은 소지가 지하고 근이 종통하고 괵이 연하고 척이 반절하며 항이 근급하고 견을 불거하며 액이 지하고 결분 중이 뉴통하여 좌우로 요가 불가함이니 치함이 번침으로 겁자함에 재하고 지함

으로써 수를 삼고 통함으로써 수를 삼는데 명왈 중춘비라 하니라.)

  足太陽之筋 起於足小指上[1] 結[2]於踝 邪上結於膝 其下循足外側 結於踵[3] 上循跟[4] 結於膕 其別者[5] 結於踹[6]外 上膕中內廉 與膕中 幷上結於臀 上挾脊上項 其支者[7] 別入結於舌本 其直者 結於枕骨[8] 上頭下顔[9] 結於鼻 其支者 爲目上網[10] 下結於頄[11] 其支者 從腋後 外廉 結於肩髃 其支者 入腋下 上出缺盆 上結於完骨[12] 其支者 出 缺盆 邪上出於頄 其病小指支[13] 跟腫痛 膕攣 脊反折 項筋急 肩不 擧 腋支 缺盆中紐痛 不可左右搖 治在燔鍼[14]劫刺[15] 以知爲數[16] 以 痛爲輸[17] 名曰仲春痺[18]也

1) 起於足小指上(기어족소지상) : 새끼발가락 위에서 발단(發端)하다. 곧 족태양경맥이 끝나는 곳이며 지음혈(至陰穴)이 위치한 곳이다.
2) 結(결) : 맺히다. 매듭이 지다. 태소(太素)에는 '결(結)은 굽히다[曲]. 근(筋)이 행하는데 굽어지는 곳을 결(結)이라 한다.'라고 했다.
3) 踵(종) : 발의 뒤꿈치가 땅에 닿는 부분을 뜻함. 일설에는 발 뒤축의 돌출한 부분을 종(踵)이라 한다고 했다.
4) 跟(근) : 발의 뒤꿈치를 근(跟)이라고 하는데 아래로 땅을 딛고 전신을 지탱하므로 나무의 뿌리와 같다고 했다. 근은 종(踵)에서 단단한 힘줄이 있는 곳이라 했으며 부참(仆參)과 신맥혈(申脈穴)이 있는 부위라고 했다.
5) 其別者(기별자) : 그 별지(別支)이다. 곧바로 대근(大筋)에서 옆으로 나온 것인데 별(別)이란 유연하고 짧은 근(筋)으로 나무의 가지와 같은 것이다. 아래의 문장에서 별(別)이나 지(支)라고 한 것들은 모두 이와 같은 뜻이다.
6) 踹(단) : 장딴지이다. 천(腨)으로 수정해야 한다.
7) 其支者(기지자) : 그 별지(別支)의 뜻. 곧 그의 분지(分支)는 목덜미에서 별도로 안쪽으로 행하여 수소양의 경근(經筋)과 혀뿌리로 이어지며 혀 아래에서 흩어진다.
8) 枕骨(침골) : 두정(頭頂) 부위의 뒤쪽에 있다.
9) 顔(안) : 이마의 가운데이다. 일설에는 눈썹 위라고 했다.
10) 目上網(목상망) : 목상강(目上綱)이 맞다고 했다. 소양(少陽)에 있는 것을 목외유(目外維)라 하고 태양에 있는 것은 목상강이라 한다고 했다. 목상강

은 속눈썹 위의 가느다란 세근(細筋)을 뜻한다고 했다.
11) 頄(구) : 눈밑 바깥쪽에 솟아오른 골(骨). 곧 광대뼈(顴骨)이다.
12) 完骨(완골) : 귀 뒤쪽에 솟아오른 골(骨)이다.
13) 支(지) : 지(枝)와 같고 버티다의 뜻이다.
14) 燔鍼(번침) : 화침(火鍼)이다. 불에 달구어 사용하는 침이다.
15) 劫刺(겁자) : 침을 놓고 신속하게 뽑는 것을 뜻한다. 급하게 찌르고 신속하게 뽑는 침자법(鍼刺法)이다. 화기로 한사(寒邪)를 제거하는 침법이라 했다.
16) 以知爲數(이지위수) : 지는 병을 치료하여 효과가 있거나 치료된 것. 수는 침을 놓는 횟수를 뜻한다. 곧 병이 치료되어 효과가 있을 때까지 침을 놓는다는 뜻.
17) 以痛爲輸(이통위수) : 아픈 곳을 수혈(輸穴)로 삼는다. 아픈 곳에서 혈(穴)을 취하는 것이 곧 응천혈(應天穴)이고 아시혈(阿是穴)이다. 그 취하는 수혈이 곧 아픈 곳이며 이러한 곳을 민간에서는 응천혈(應天穴)이라 한다.
18) 仲春痺(중춘비) : 옛 사람들은 수육경(手六經)과 족육경(足六經)으로 일년의 12개월을 따로 주관케 하고 1년을 네 계절로 나누어 한 계절의 3개월은 또 맹(孟)·중(仲)·계(季)로 나누어 각각의 명칭을 부여하였다. 이에 달마다의 발생하는 비증(痺症)도 달의 명칭에 따라 달리 하였다. 예를 들면 봄에는 맹춘비(孟春痺)·중춘비(仲春痺)·계춘비(季春痺)가 있는데 이것으로 음양의 성쇠의 상황을 나타냈다. 곧 중춘비는 2월에 발병한 것이다. 또 족태양은 2월의 기와 응한다.

2. 족소양경근(足少陽經筋)의 시작과 끝

족소양경근(足少陽經筋)은 넷째발가락에서 발단하여 위로 바깥 복사뼈에서 맺혔다가 올라가 정강이의 밖 모서리를 따라서 무릎의 밖 모서리에 맺힙니다.

그 별지(別支)는 외보골(外輔骨)에서 별도로 발단하여 위로 넓적다리로 달려가서, 앞의 갈래는 복토(伏兎)의 위에서 맺히고 뒤의 갈래는 꽁무니에서 맺히는 것입니다.

그 곧바로 행하는 것은 위로 허구리(胁)와 계협(季脇)을 타고 위로 겨드랑이 앞 모서리로 달려가서 응유(膺乳)에 매였다가 결분(缺盆)에 맺히는 것입니다.

그 곧바로 행하는 것은 위에서 겨드랑이로 나와 결분을 꿰뚫고 태양경근(太陽經筋)의 앞으로 나왔다가 다시 귀 뒤를 따라 액각(額角)으로 올라 정수리에서 사귀고, 아래로 턱으로 달려가 광대뼈에 맺히는 것입니다.

그의 별지(別支)는 목외제(目外眥)에 맺혀서 밖의 힘줄이 되는 것입니다.

족소양경근에 병이 발생하면 넷째발가락이 켕기고 전근(轉筋)이 발생하며 무릎 바깥쪽이 당기고 전근(轉筋)이 발생하며 무릎을 굽혔다 폈다 하지 못하고 오금의 힘줄이 당기고 앞에는 넓적다리가 당기고 뒤에는 꽁무니가 당깁니다. 위로는 허구리와 계협(季脇)을 타고 아프며 위로는 결분(缺盆)과 응유(膺乳)와 목이 당기고 유근(維筋)이 켕기고 왼쪽을 따라서 오른쪽으로 가면 오른쪽 눈을 뜨지 못하게 됩니다. 위로 오른쪽의 액각(額角)을 지나서 교맥(蹻脈)과 병행하여 왼쪽에서 오른쪽으로 이어지므로 왼쪽 액각의 근육이 손상되면 오른쪽 발을 사용하지 못하는데 이것을 명(命)하여 '유근상교(維筋相交)'라고 하는 것입니다.

치료할 때에는 번침(燔鍼)으로 신속하게 침을 놓고 신속하게 침을 뽑는데 치료 효과가 있을 때까지 침을 놓으며 아픈 곳으로써 수혈(輸穴)을 삼습니다. 이것을 이름하여 '맹춘비(孟春痺)'라고 하는 것입니다.

(족소양의 근은 소지차지에서 기하여 상하여 외과에 결하여 경의 외렴을 상순하여 슬의 외렴에 결하고 그 지자는 외보골에서 별기하여 상으로 비로 주하여 전자는 복토의 상에 결하고 후자는 고에 결하며 그 직자는 상하여 묘와 계협을 승하여 상으로 액의 전렴에 주하여 응유에 계하여 결분에 결하며 직자는 상으로 액으로 출하여 결분을 관하여 태양의 전으로 출하여 이후를 순하여 액각으로 상하여 전상에서 교하여 하로 함에 주하여 위로 구에 결하고 지자는 목제에 결하여 외유가 됨이니라. 그 병은 소지차지가 지하고 전근하며 슬이 인하고

외로 전근하며 슬을 굴신이 불가하고 괵근급하고 전으로 비가 인하고 후로 고가 인하며 즉상하여 묘와 계협을 타고 통하며 상으로 결분과 응유와 경을 인하며 유근이 급하고 좌로 종하여 우로 지하면 우목이 불개하고 상으로 우각을 과나 교맥을 병하여 행하고 좌로 우에 낙한 고로 좌각을 상하면 우족을 불용하니 명왈 유근상교라 하니 치함은 번침으로 겁자하여 지로써 수를 삼고 통으로써 수를 삼나니 명왈 맹춘비라 하니라.)

足少陽之筋 起於小指次指[1] 上結外踝 上循脛外廉 結於膝外廉 其支者[2] 別起外輔骨[3] 上走髀 前者結於伏兎[4]之上 後者結於尻 其直者 上乘䏚季脇[5] 上走腋前廉 繫於膺乳[6] 結於缺盆 直者 上出腋 貫缺盆 出太陽之前 循耳後 上額角 交巓上 下走頷[7] 上結於頄 支者 結於目眥爲外維[8] 其病小指次指支轉筋 引膝外轉筋 膝不可屈伸 膕筋急 前引髀 後引尻 卽上乘䏚季脇痛 上引缺盆膺乳頸 維筋急 從左之右 右目不開 上過右角 幷蹻脈而行 左絡於右 故傷左角 右足不用 命曰維筋[9]相交 治在燔鍼劫刺 以知爲數 以痛爲輸 名曰孟春痺[10]也

1) 小指次指(소지차지): 새끼발가락 다음 발가락. 곧 넷째발가락을 뜻한다. 족소양경의 규음혈(竅陰穴)이 있는 위치이다.
2) 其支者(기지자): 그 별지(別支)이다. 그 분지(分支)의 근(筋)은 앞으로 복토(伏兎)에 이어지고 뒤로는 꽁무니 뒤로 이어진다.
3) 輔骨(보골): 비골(腓骨)이다. 곧 장딴지의 뼈. 무릎 아래 양쪽으로 돌출한 뼈.
4) 伏兎(복토): 다리를 펼 때 넓적다리 앞쪽에서 기육(肌肉)이 가장 높이 융기(隆起)한 부위이다. 무릎 위에서 6치 되는 곳에 복토혈(伏兎穴)이 있다.
5) 䏚季脇(묘계협): 허구리와 끝 갈비. 허구리는 계협 아래 공허하고 부드러운 곳이다.
6) 膺乳(응유): 응은 가슴의 양쪽 옆이다. 유는 유방을 뜻한다.
7) 頷(함): 아래의 턱이다.
8) 外維(외유): 목외제(目外眥)를 붙들어매는 근(筋)을 가리키는데 이 근이 수축되어 왼쪽과 오른쪽을 볼 수 있는 것이다. 태소에는 '외유란 태양에서는 목상망(目上網)이고 양명에서는 목하망(目下網)이며 소양에서는 목외망(目外網)이다.' 라고 했다.

9) 維筋(유근) : 유는 연결하다. 근(筋)이 목 부위에 연결되는 것을 뜻한다고 했다.
10) 孟春痺(맹춘비) : 맹춘은 정월(正月)을 뜻한다. 정월의 비(痺)이다. 곧 인(寅)은 정월(正月)에 생겨나는 양(陽)이다. 또 왼쪽의 족소양(足少陽)을 주관하므로 맹춘비에 걸린다고 했다.

3. 족양명경근(足陽明經筋)의 시작과 끝

족양명경근(足陽明經筋)은 중앙의 셋째발가락에서 발단하여 발등에서 맺히고 비스듬히 밖으로 올라서 보골(輔骨)에 더해지고 위로 무릎의 외렴(外廉)에 맺혔다가 곧바로 올라 비추(髀樞)에 맺히고 위로 옆구리를 따라서 척추에 속합니다.

그 직행하는 것은 위로 정강이뼈를 따라서 무릎에 맺힙니다.

그 분지(分支)는 외보골(外輔骨)에 맺혔다가 족소양경근과 합합니다. 그 곧바로 가는 것은 위로 복토(伏兎)를 따라서 올라가 넓적다리에 맺히고 음기(陰器)에 모여서 배로 올라가 퍼지고 결분(缺盆)에 이르러 맺혔다가 목으로 올라가 입 주위를 지나서 광대뼈에 합하였다가 아래로 코에 맺히고 위로 올라가 족태양경근과 합하는 것입니다.

족태양경근은 목상망(目上網)이 되고 족양명경근은 목하망(目下網)이 되고 그 분지(分支)는 뺨을 따라서 귀 앞에서 맺혀지는 것입니다.

그 족양명경근(足陽明經根)에 병이 발생하면 가운데발가락이 켕기고 정강이가 전근(轉筋)하며 다리가 떨리면서 단단해지고 복토혈에 전근이 생기고 넓적다리 앞이 붓고 퇴산(㿉疝)이 생기고 복부의 근(筋)이 켕기는데 결분과 뺨이 당기고 갑자기 입이 비뚤어지고 근육이 켕기는 자는 눈을 감지 못하고 열이 있으면 근육이 늘어져 눈을 뜨지 못하게 됩니다.

뺨의 근육에 한사(寒邪)가 있으면 뺨을 급하게 당겨서 입이 돌아가고 열사(熱邪)가 있으면 근육이 이완되고 무력해져서 수축을 이겨내지 못하므로 입이 한쪽으로 비뚤어지게 됩니다.

이러한 것을 치료하는 데는 말기름을 사용하는데 그 켕기는 곳에 말기름을 붙이고 백주(白酒)와 계(桂)를 화합하여 그 이완된 곳에 바르고 뽕나무로 만든 갈고리로 이완된 곳을 끌어당겨 걸고 곧바로 생뽕나무숯으로 구덩이에 불을 피워서 불을 쬐게 합니다. 구덩이의 깊이는 환자가 앉아서 뺨에 불을 쬘 수 있을 정도로 합니다. 말기름으로 켕기고 당기는 뺨 부위를 찜질해 주면서 또 미주(美酒 : 좋은 술)를 마시게 하고 맛있는 불고기를 안주로 먹게 합니다.

  술을 마시지 못하는 자는 억지로라도 마시게 하고 세 번 정도 문질러 주면 병이 낫게 됩니다.

  치료할 때에는 번침으로 신속하게 찌르고 신속하게 뽑으며 효과가 나타날 때까지 침을 놓고 아픈 곳을 수혈(輸穴)로 삼는데 이러한 것을 이름하여 '계춘비(季春痺)'라고 하는 것입니다.

  (족양명의 근은 중삼지에서 기하여 부상에 결하여 사외로 상하여 보골에 가하여 상으로 슬외렴에 결하여 직상하여 비추에 결하여 상으로 협을 순하여 척에 속하며 그 직자는 상하여 한을 순하여 슬에 결하고 그 지자는 외보골에 결하여 소양에 합하고 그 직자는 상하여 복토를 순하여 상으로 비에 결하여 음기에 취하여 복에 상하여 포하고 결분에 지하여 결하며 경에 상하여 협구하고 상하여 구에 합하여 하로 비에 결하여 상하여 태양과 합하니 태양은 목상망이 되고 양명은 목하망이 되며 그 지자는 협을 종하여 이전에 결함이니라. 그 병은 족의 중지가 지하고 경이 전근하며 각이 도하여 견하고 복토가 전근하고 비의 전이 종하고 퇴산하며 복근이 급하고 결분과 협을 인하며 갑자기 구벽하고 급자는 목이 불합하고 열즉 근종하여 목이 불개함이니라. 협근에 유한즉 협을 급인하고 구를 이하며 유열즉 근이 이종완하여 이겨 수하지 못하므로 벽함이니라. 치함에 마고로써 하니 그 급자에 고하고 백주로써 계에 화하여 그 완한 곳에 도하고 상구로써 구하고 곧 생상탄으로써 감중에 치하여 고하를 좌와 등하게 하여 고로써 급한 협을 위하고 또 미주를 음케 하고 미한 적육을 담하고 주를 음치 못하는 자는 자강케 하여 삼부를 위하면 이이니 치함은 번침으로 겁자함에 있는데 지로써 수를 삼고 통으로써 수를 삼으니 명왈 계춘비라 하니라.)

足陽明之筋 起於中三指[1] 結於跗上 邪外上加於輔骨 上結於膝外廉 直上結於髀樞[2] 上循脇 屬脊 其直者 上循骭[3] 結於膝 其支者 結於外輔骨 合少陽 其直者 上循伏兎 上結於髀 聚於陰器 上腹而布至缺盆而結 上頸 上挾口 合於頄 下結於鼻 上合於太陽 太陽爲目上網 陽明爲目下網[4] 其支者 從頰結於耳前 其病足中指支脛轉筋 脚跳堅[5] 伏兎轉筋 髀前腫 㿗疝 腹筋急 引缺盆及頰 卒口僻[6] 急者目不合 熱則筋縱 目不開 頰筋有寒 則急引頰移口 有熱則筋弛縱緩不勝收故僻 治之以馬膏[7] 膏其急者 以白酒和桂 以塗其緩者 以桑鉤鉤之[8] 卽以生桑灰置之坎中[9] 高下以坐等[10] 以膏熨急頰 且飮美酒 噉美炙肉 不飮酒者 自强也 爲之三拊而已[11] 治在燔鍼劫刺 以知爲數 以痛爲輸 名曰季春痺[12]也

1) 中三指(중삼지) : 가운데 셋째발가락. 여태(厲兌)혈이 있는 곳이라 했다.
2) 髀樞(비추) : 통상적으로 대전자(大轉子)라 한다. 태소에는 '관골(髖骨 : 슬개골)은 절구〔臼〕와 같고 비골(髀骨)은 지도리〔樞〕와 같다. 비골이 가운데에서 돌기 때문에 비추라고 한다.'라고 했다.
3) 骭(한) : 정강이뼈이다.
4) 太陽爲目上網陽明爲目下網(태양위목상망양명위목하망) : 족태양경근은 눈의 상망이 되고 족양명경근은 눈의 하망이 된다. 망은 그물에 연결하다. 곧 속눈썹을 약속(約束)하고 개합(開闔)하는 것을 주관하는 것이다. 태양의 가느다란 근이 눈 위에서 흩어지므로 목상망이 되고 양명의 가느다란 근은 눈 아래에서 흩어지므로 목하망이 된다.
5) 脚跳堅(각도견) : 다리에 툭툭 튀는 느낌이 들거나 뻣뻣하여 불편한 느낌이 있는 것을 뜻한다.
6) 卒口僻(졸구벽) : 갑자기 입이 비뚤어지다. 졸은 갑자기. 구벽은 구각(口角)이 비뚤어지는 것이다.
7) 馬膏(마고) : 말의 기름이다. 말의 기름은 그 맛이 달고 평평하며 유윤(柔潤)하여 근(筋)을 길러 주고 비증(痺症)을 치료하는데 사용한다. 곧 말의 지방은 켕기고 당기는 것을 풀어 준다.
8) 以桑鉤鉤之(이상구구지) : 뽕나무로 만든 갈고리로 늘어진 부분을 걸어 당겨 주는 것. 뽕나무는 성질이 평(平)하고 관절을 이롭게 하며 풍한습비(風寒

濕痺)로 인한 모든 통증을 제거할 수 있으므로 뽕나무 가지로 갈고리를 만들어 늘어진 부분을 끌어당기는 것은 수축되도록 한다는 뜻이다.
9) 坎中(감중) : 땅에 구덩이를 파는 것.
10) 高下以坐等(고하이좌등) : 높고 낮은 것을 앉아 있는데 적당하게 하다. 따뜻한 뽕나무 숯불을 죄는데 알맞도록 한다는 뜻.
11) 三拊而已(삼부이이) : 세 번을 어루만져 주면 병이 낫는다는 뜻. 부는 어루만져 주다.
12) 季春痺(계춘비) : 족양명은 한창 왕성한 경(經)이므로 3월의 기와 상응한다. 또 진(辰)은 3월에 해당하고 왼쪽인 족양명을 주관하므로 3월을 계춘비라고 한다.

4. 족태음경근(足太陰經筋)의 시작과 끝

족태음경근(足太陰經筋)은 엄지발가락 끝의 안쪽에서 발단하여 위로 안쪽 복사뼈에 맺혀집니다.

그 직행하는 것은 위로 무릎 안쪽 보골(輔骨)에서 맺히고 위로 허벅지의 안쪽을 따라서 넓적다리에 맺혀 음기(陰器)에 모였다가 배로 올라가 배꼽에 맺혔다가 다시 뱃속을 따라서 옆구리에 맺혀 가슴 속으로 흩어지는 것입니다.

그 안쪽의 가지는 척추에 달라붙습니다.

그 족태음경근에 병이 발생하면 엄지발가락이 켕기고 안쪽 복사뼈가 아프고 전근(轉筋)이 생겨 아프며 무릎 안쪽의 보골(輔骨)이 아프고 허벅지의 안쪽으로 넓적다리가 당기면서 아프고 음기(陰器)가 비틀리면서 아프고 위로 배꼽을 당기면서 양쪽 옆구리가 아프고 가슴 속을 당기고 척추 안쪽이 아프게 됩니다.

치료할 때에는 번침(燔鍼)으로 신속하게 침을 놓고 신속하게 뽑으며 효과가 있을 때까지 침을 놓고 아픈 곳을 수혈(輸穴)로 삼는데 이러한 것을 이름하여 '중추비(仲秋痺)'라고 하는 것입니다.

(족태음의 근은 대지의 단 내측에서 기하여 상으로 내과에 결하며 그 직자는 상하여 슬내의 보골에 낙하여 상하여 음고를 순하여 비에 결하여 음기에 취하여 복으로 상하여 제에 결하여 복리를 따라 늑에 결하여 흉중에 산하고 그 내자는 척에 착함이니라. 그 병은 족대지가 지하고 내과가 통하고 전근하여 통하고 슬내의 보골이 통하고 음고에서 비를 인하여 통하고 음기가 유통하고 하로 제와 양협을 인하여 통하고 응중이 인하여 척내가 통함이니 치함에는 번침으로 겁자함에 있는데 지로써 수를 삼고 통으로써 수를 삼는 것이며 명왈 맹추비라 하니라.)

足太陰之筋 起於大指之端內側 上結於內踝[1] 其直者 上絡於膝內輔骨[2] 上循陰股[3] 結於髀 聚於陰器 上腹 結於臍 循腹裏 結於肋[4] 散於胸中 其內者 著於脊 其病足大指支 內踝痛 轉筋痛 膝內輔骨痛 陰股引髀而痛 陰器紐痛 下[5]引臍兩脇痛 引膺中脊內痛 治在燔鍼劫刺 以知爲數 以痛爲輸 名曰孟秋痺[6]也

1) 起於大指之端內側上結於內踝(기어대지지단내측상결어내과): 엄지발가락 끝의 안쪽에서 발단하여 위로 안쪽 복사뼈에 맺힌다. 엄지발가락의 안쪽은 은백혈(隱白穴)이 있는 곳이다. 여기서 핵골(覈骨)을 따라 위로 올라와 안쪽 복사뼈에 이어지고 아래로는 상구혈(商丘穴)의 위치로 내려간다.
2) 內輔骨(내보골): 태소에 '무릎 안쪽 아래에서 큰 뼈를 보좌하는 작은 골(骨)은 길이가 3치 반인데 이 곳을 내보골이라고 한다. 또 보골은 음릉천(陰陵泉)의 위치에 해당한다.' 라고 했다.
3) 陰股(음고): 허벅지 안쪽이라 했다.
4) 肋(늑): 협(脇)이 마땅하다고 했다.
5) 下(하): 상(上)이 마땅하다고 했다.
6) 孟秋痺(맹추비): 중추비(仲秋痺)가 마땅하다고 했다.

5. 족소음경근(足少陰經筋)의 시작과 끝

족소음경근(足少陰經筋)은 새끼발가락 아래에서 발단하여 족태음경근과 함께 비스듬히 안쪽 복사뼈 아래로 달려가서 발뒤꿈치에 맺히고, 족태양경근과 함께 합하여 올라가 안쪽 보골(輔骨)의 밑에 맺혀서, 족태음경근과 함께 하여 위로 허벅지 안쪽을 따라가 음기(陰器)에 맺혀지고, 척추의 안쪽을 따라서 등골을 끼고 위로 목에 이르러 침골(枕骨)에 맺혔다가 족태양경근과 함께 합해지는 것입니다.

족소음경근에 병이 발생하면 발바닥에 전근(轉筋)이 생기고 경근(經筋)이 지나가는 곳과 맺힌 곳이 다 아프고 전근이 생깁니다.

질병이 족소음경근에 있는 자는 간질병이나 계종(瘛瘲)이나 경증(痙證)이 있는데 병이 겉에 있는 자는 능히 구부리지 못하고 병이 안에 있는 자는 능히 뒤로 몸을 제치지 못하는 것입니다.

그러므로 양병(陽病)인 자는 허리가 뒤로 젖혀져서 능히 구부리지를 못하게 되고 음병(陰病)인 자는 능히 뒤로 젖히지를 못하는 것입니다.

치료할 때에는 번침(燔鍼)으로 신속하게 침을 놓고 신속하게 침을 뽑는데 효험이 있을 때까지 침을 놓고 아픈 곳을 수혈(輸穴)로 삼는데 질병이 안에 있는 자는 도인(導引)과 약물 찜질과 약을 복용시킵니다.

또 족소음경근이 끊어지고 뒤틀렸는데 뒤틀리는 횟수가 심한 자는 치료되지 않고 죽게 되는데 이러한 것을 이름하여 '맹추비(孟秋痺)'라고 하는 것입니다.

(족소음의 근은 소지의 하에서 기하여 족태음의 근을 병하여 사로 내과의 하로 주하여 종에 결하여 태양의 근과 함께 합하여 상으로 내보의 하에 결하여 태음의 근을 병하여 상으로 음고를 순하여 음기에 결하여 척내를 순하여 여를 협하고 상으로 항에 지하여 침골에 결하여 족태양의 근과 함께 하여 합하니라. 그 병은 족하가 전근하고 소과에 급하여 결한 자는 다 통하고 또 전근함이니 병이 재차자는 간계와 경에 주로 하며 재외자는 불능부하고 재내자는 불능앙이니라. 고로 양병자는 요가 반절하여 불능부하고 음병자는 불능앙하니라. 치함은 번침으로 겁자함에 재하니 지로써 수를 삼고 통으로써 수를 삼아 재내자는 위인하

고 음약하니라. 차의 근이 절하고 뉴하여 뉴발이 삭심자는 사하고 불치이니 명 왈 중추비라 하니라.)

足少陰之筋 起於小指之下[1] 幷足太陰之筋 邪走內踝之下 結於踵 與太陽之筋合而上結於內輔之下 幷太陰之筋而上循陰股 結於陰器 循脊內挾膂 上至項 結於枕骨 與足太陽之筋合 其病足下轉筋 及所過而結者皆痛及轉筋 病在此者主癎瘛及痙[2] 在外者不能俯 在內者不能仰 故陽病者腰反折不能俯 陰病者不能仰 治在燔鍼劫刺 以知爲數 以痛爲輸 在內者熨引飲藥[3] 此筋折紐[4] 紐發數甚者 死不治 名曰仲秋痹[5]也

1) 起於小指之下(기어소지지하) : 새끼발가락의 아래에서 발단하다.
2) 癎瘛及痙(간계급경) : 간은 전간(癲癎)이다. 계(瘛)는 계종(瘛瘲)이며 경풍(驚風)이다. 경은 강직(强直)해지고 반장(反張)해지는 것이며 계보가 심한 것이다.
3) 熨引飮藥(위인음약) : 위는 약물 찜질, 인은 도인술(導引術), 음약은 약을 복용하는 것.
4) 折紐(절뉴) : 전근(轉筋)이 심한 것이다. 절뉴는 간(癎)과 계(瘛)와 경(痙)과 같은 것이다. 근육이 뒤틀리고 오그라드는 것을 뜻한다.
5) 仲秋痹(중추비) : 맹추비(孟秋痹)가 맞다고 했다.

6. 족궐음경근(足厥陰經筋)의 시작과 끝

족궐음경근(足厥陰經筋)은 엄지발가락 위에서 발단하여 위로 안쪽 복사뼈의 앞에서 맺혔다가 위로 정강이를 따라서 올라가 안쪽 보골(輔骨)의 아래에 맺혔다가 위로 허벅지의 안쪽을 따라 음기(陰器)에 맺혔다가 모든 경근(經筋)과 연락되는 것입니다.

족궐음경근에 병이 발생하면 엄지발가락이 켕기고 안쪽 복사뼈의 앞이 아프고 내측 보골(輔骨)이 아프고 허벅지가 아프고 전근(轉筋)하며 음기(陰器)를 쓰지 못하게 됩니다. 방사(房事)를 과다하게 하여 상하면 발기되지 않게 되고 한사(寒邪)에 의해 상한 것이면 음낭이 수축되어 들어가며 열에 의해 상한 것이면 음낭이 늘어져서 올라붙지 못하게 됩니다.
　치료할 때에는 신(腎)의 수기(水氣)를 운행시켜서 음기(陰氣 : 厥陰肝氣)를 맑게 해 주어야 합니다.
　그 병이 전근(轉筋)하는 자는 치료할 때 번침(燔鍼)으로 신속하게 침을 놓고 신속하게 침을 뽑는데 효험이 있을 때까지 침을 놓고 아픈 곳으로써 수혈(輸穴)을 삼습니다. 이를 이름하여 '계추비(季秋痺)' 라고 이르는 것입니다.

(족궐음의 근은 대지의 상에서 기하여 상으로 내과의 전에 결하여 상하여 경을 순하여 상으로 내보의 하에 결하여 상하여 음고를 순하여 음기에 결하여 제근에 낙함이니라. 그 병은 족대지가 지하고 내과의 전이 통하고 내보가 통하고 음고가 통하고 전근하며 음기를 불용하고 내에 상한즉 불기하고 한에 상한즉 음이 축입하고 열에 상한즉 종정하여 불수니라. 치함이 행수시키고 음기를 청함에 있나니 그 병이 전근자는 치함이 번침하여 겁자함에 재하니 지로써 수를 삼고 통으로써 수를 삼나니 명왈 계추비라 하니라.)

足厥陰之筋 起於大指之上 上結於內踝之前 上循脛 上結內輔之下 上循陰股 結於陰器 絡諸筋[1] 其病足大指支 內踝之前痛 內輔痛 陰股痛轉筋 陰器不用 傷於內則不起 傷於寒則陰縮入 傷於熱則縱挺不收 治在行水淸陰氣[2] 其病轉筋者 治在燔鍼劫刺 以知爲數 以痛爲輸 命曰季秋痺[3]也

1) 絡諸筋(낙제근) : 모든 근으로 연락되다. 곧 족궐음은 간(肝)에 속하고 간은 근(筋)을 주관한다. 그러므로 모든 근(筋)을 한 곳으로 연결함으로써 운동기능을 이룬다. 곧 이 곳에서 모든 경근(經筋)과 연락되는 것이다.
2) 行水淸陰氣(행수청음기) : 수(水)를 행하여 음기를 청하게 하다. 곧 수장(水臟 : 腎)을 통행시켜서 음기를 조화시켜야 한다는 뜻이다.
3) 季秋痺(계추비) : 계추는 9월이다. 족궐음은 음(陰)이 다한 경(經)으로써 9월의 기와 응한다고 했다. 또 술(戌)은 9월에 해당하고 오른쪽의 족궐음을 주관한다고 했다.

7. 수태양경근(手太陽經筋)의 시작과 끝

수태양경근(手太陽經筋)은 새끼손가락 위에서 발단하여 손목에 맺혔다가 위로 팔뚝의 안쪽 모서리를 따라서 팔꿈치 안쪽 예골(銳骨)의 뒤에 맺혔는데, 이 곳을 퉁기면 저린 느낌이 새끼손가락 위까지 느껴지고 겨드랑이 아래에까지 들어가 맺히는 것입니다.

그 별지(別支)는 뒤로 겨드랑이 뒤쪽 모서리로 달려가서 위로 견갑(肩胛)을 둘러싸고 목을 따라서 족태양경근의 앞으로 나와서 귀 뒤의 완골(完骨)에 맺혀 있습니다.

그 별지(別支)는 귀 속으로 들어갑니다.

그 곧바로 행하는 것은 귀의 위로 나와서 아래로 턱에 맺혔다가 위로 올라가 목외제(目外眥)에 속하게 되는 것입니다.

수태양경근에 병이 발생하면 새끼손가락이 켕기고 팔꿈치 안쪽 예골(銳骨)의 뒤쪽 모서리가 아프고 팔의 안쪽을 따라서 겨드랑이 아래까지 들어가 겨드랑이 아래까지 아프며 겨드랑이 뒤쪽 모서리가 아프고 견갑(肩胛)을 둘러싸고 있는 부위에서 목까지 당기며 아프고 귀 속에 응하여 귀가 울면서 아프고 턱이 당기고 눈이 침침해져서 한참 후에야 볼 수 있게 되고 목의 근육이 켕기고 근루(筋瘻)와 경종(頸腫)이 생기게 됩니다.

한(寒)과 열(熱)이 목에 있는 자는 치료할 때 번침(燔鍼)으로 신속하게 침을 놓고 신속하게 침을 뽑는데, 효과가 있을 때까지 침을 놓고 아픈 곳으로써 수혈(輸穴)을 삼습니다. 이러한 것을 이름하여 '중하비(仲夏痺)'라고 이르는 것입니다.

(수태양의 근은 소지의 상에서 기하여 완에 결하여 상으로 비의 내렴을 순하여 주내의 예골의 후에 결한데 탄하면 소지의 상에 응하며 입하여 액하에 결하니 그 지자는 후로 액의 후렴으로 주하여 상으로 견갑을 요하고 경을 순하여 태양의 전으로 출주하여 이후의 완골에 결하고 그 지자는 이중에 입하며 직자는 이상으로 출하여 하로 함에 결하여 상으로 목외제에 속함이니라. 그 병은 소지

가 지하고 주내 예골의 후렴이 통하고 비음을 순하여 액하로 입하여 액하가 통하고 액의 후렴이 통하고 견갑을 요하여 경을 인하여 통하고 응하여 이중이 명하고 통하며 함을 인하여 목이 명하고 양구에 이에 시를 득하며 경근이 급즉 근루와 경종이 되고 한열이 경에 있는 자는 치함에 번침으로 겁자함에 재하니 지로써 수를 삼고 통으로써 수를 삼는다. 명왈 중하비라 하니라.)

手太陽之筋 起於小指之上 結於腕 上循臂內廉 結於肘內銳骨[1]之後 彈之應小指之上[2] 入結於腋下 其支者 後走腋後廉 上繞肩胛 循頸出走[3]太陽之前 結於耳後完骨 其支者 入耳中 直者 出耳上 下結於頷 上屬目外眥 其病小指支 肘內銳骨後廉痛 循臂陰[4]入腋下 腋下痛 腋後廉痛 繞肩胛引頸而痛 應耳中鳴痛 引頷目瞑 良久乃得視 頸筋急則爲筋瘻頸腫[5] 寒熱在頸者 治在燔鍼劫刺 以知爲數 以痛爲輸 名曰仲夏痺[6]也

1) 肘內銳骨(주내예골) : 팔꿈치 안쪽의 예리한 뼈. 예골은 고골(高骨)의 뜻과 같으며 뼈가 높이 솟아 있는 것을 뜻한다. 이 곳의 예골은 팔꿈치 안쪽으로 높이 솟은 뼈를 뜻한다.
2) 彈之應小指之上(탄지응소지지상) : 팔꿈치 끝부분 아래쪽 두 뼈의 틈에 있는 근(筋)을 손가락으로 통기면 새끼손가락까지 찌르르한 감각이 있는데 이러한 것을 뜻한다.
3) 走(주) : 족(足)이 마땅하다고 했다.
4) 臂陰(비음) : 팔의 그늘진 곳. 곧 팔의 안쪽을 뜻한다.
5) 筋瘻頸腫(근루경종) : 서루(鼠瘻)의 일종이라 했으며 나력(瘰癧)이라 했다.
6) 仲夏痺(중하비) : 수태양경은 5월의 기(氣)와 서로 응하므로 중하비라고 한다.

8. 수소양경근(手少陽經筋)의 시작과 끝

수소양경근(手少陽經筋)은 넷째손가락 끝에서 발단하여 손목에 맺혔다가 위로 팔뚝을 따라서 팔꿈치에 맺히고 위로 올라가 위팔의 바깥 모서리를 감싸고 어깨로 올라 목으로 달려가서 수태양경근과 합해지는 것입니다.

그 분지(分支 : 별지)는 곡협(曲頰)에 당도하여 들어가 설본(舌本 : 혀뿌리)에 매이는 것입니다.

다른 별지(別支 : 分支)는 곡아(曲牙)로 올라가서 귀 앞을 따라 목외제(目外眥)에 속하고 위로 턱을 타고 이마의 모서리에 맺히는 것입니다.

수소양경근에 병이 발생하면 수소양경근이 지나가는 곳이 곧 바로 켕기고 전근(轉筋)하며 혀가 말리게 됩니다.

치료는 번침으로 신속하게 침을 놓고 신속하게 침을 뽑는데 효험이 있을 때까지 침을 놓고 아픈 것으로써 수혈(輸穴)을 삼습니다. 이러한 것을 이름하여 '계하비(季夏痺)'라고 하는 것입니다.

(수소양의 근은 소지차지의 단에서 기하여 완에 결하여 중으로 비를 순하여 주에 결하여 상으로 노외렴을 요하여 견을 상하여 경으로 주하여 수태양과 합하며 그 지자는 곡협에 당하여 입하여 설본에 계하며 그 지자는 곡아로 상하여 이전을 순하여 목외제에 속하여 상으로 함을 승하여 각에 결함이니라. 그 병은 소과에 당하여 곧 지하고 전근하며 설권이니 치함은 번침으로 겁자함에 재하니 지로써 수를 삼고 통으로써 수를 삼는 것이니 명왈 계하비라 하니라.)

手少陽之筋 起於小指次指之端[1] 結於腕 中[2] 循臂結於肘 上繞臑外廉 上肩走頸 合手太陽 其支者 當曲頰[3]入繫舌本 其支者 上曲牙[4] 循耳前 屬目外眥 上乘頷 結於角[5] 其病當所過者卽支轉筋 舌卷 治在燔鍼劫刺 以知爲數 以痛爲輸 名曰季夏痺[6]也

1) 起於小指次指之端(기어소지차지지단) : 새끼손가락 다음 손가락의 끝에서 발단하다. 곧 무명지(無名指)의 관충(關衝)혈이 위치한 곳에 해당한다.
2) 中(중) : 상(上)이 맞다고 했다.
3) 曲頰(곡협) : 뺨의 곡골(曲骨)의 끝에 있으며 족소양경근은 목을 따라 곡협(曲頰)의 뒤로 향하며 곡협에서 설본(舌本 : 혀뿌리)으로 들어가 연결된다고 태소에서 말했다.
4) 曲牙(곡아) : 치아 아래의 뼈이며 협거혈(頰車穴) 부위인데 그 모양이 굽어서 앞으로 향하고 있으므로 곡아라고 이름하였다. 일설에는 치아가 좌우로 굽

어져 약간 굽어진 상태를 곡아(曲牙)라고 한다고도 했다.
5) 角(각) : 이마의 상각(上角)이다.
6) 季夏痺(계하비) : 수소양경(手少陽經)은 6월의 기와 서로 응하므로 하계비라고 했다.

9. 수양명경근(手陽明經筋)의 시작과 끝

수양명경근(手陽明經筋)은 둘째손가락 끝에서 발단하여 손목에서 맺혀지고 위로 팔을 따라서 올라가 팔꿈치 밖에서 맺혔다가 위팔 위로 올라서 견우(肩髃)혈에 맺혀집니다.

그 별지(別支 : 分支)는 견갑을 감싸고 척추를 끼고, 그 곧바로 행하는 것은 견우(肩髃)를 따라서 목으로 올라가는 것입니다.

다른 갈래는 뺨으로 올라서 광대뼈에 맺혀지는 것이며, 직행하는 갈래는 위로 올라 수태양경근의 앞으로 나가 왼쪽 이마 모서리로 올라가 머리로 이어져서 오른쪽 턱으로 내려가는 것입니다.

수양명경근에 병이 발생하면 경근(經筋)이 지나가는 부위가 켕기고 아프며 또 전근(轉筋)하고 어깨를 들어 올리지 못하고 목을 돌려 좌우를 보지 못하게 됩니다.

치료하려면 번침(燔鍼)으로 신속하게 침을 놓고 신속하게 침을 뽑는데 효험이 있을 때까지 침을 놓고 아픈 곳으로써 수혈(輸穴)을 삼습니다. 이것을 이름하여 '맹하비(孟夏痺)'라고 하는 것입니다.

(수양명의 근은 대지차지의 단에서 기하여 완에 결하여 상으로 비를 따라 상하여 주외에 결하여 노로 상하여 우에 결함이라. 그 지자는 견갑을 요하고 척을 협하며 직자는 견우를 종하여 경을 상하며 그 지자는 협을 상하여 구에 결하며 직자는 상하여 수태양의 전에 출하여 좌각으로 상하여 두를 낙하여 우함으로 하하니라. 그 병은 소과에 당하여 지가 통하고 전근하며 견을 불거하고 경을 좌우로 시함이 불가하고 치함에는 번침으로 겁자에 재하니 지로써 수를 삼고 통으로써 수를 삼는데 명왈 맹하비라 하니라.)

手陽明之筋 起於大指次指之端 結於腕¹⁾ 上循臂 上結於肘外 上臑 結於髃 其支者 繞肩胛 挾脊 直者 從肩髃²⁾上頸 其支者 上頰 結於頄 直者 上出手太陽之前 上左角 絡頭 下右頷 其病當所過者支痛及轉筋 肩不擧 頸不可左右視³⁾ 治在燔鍼劫刺 以知爲數 以痛爲輸 名曰孟夏痺⁴⁾也

1) 起於大指次指之端結於腕(기어대지차지지단결어완) : 엄지 다음의 손가락 끝에서 발단하여 손목에서 맺히다. 엄지손가락 다음 손가락은 식지(食指)이며 끝의 혈은 상양(商陽)혈이 위치하고 있는 부위이며 이 곳에서 합곡(合谷)을 지나서 손목으로 이어지고 양계(陽谿)혈의 위치로 올라간다는 뜻이다.
2) 肩髃(견우) : 태소에서는 '어깨의 모서리이다.'라고 했다.
3) 不可左右視(불가좌우시) : 태소에 '경근이 좌우로 교차하고 이어지므로 좌우를 볼 수 없다.'라고 했다.
4) 孟夏痺(맹하비) : 수양명(手陽明)은 두 개의 양(陽)이 겹쳐 있는 경(經)이므로 4월의 기와 서로 응한다.

10. 수태음경근(手太陰經筋)의 시작과 끝
　수태음경근(手太陰經筋)은 엄지손가락의 위에서 발단하여 손가락을 따라서 위로 올라가 어제(魚際)의 뒤에 맺혔다가 촌구(寸口)혈의 외측으로 행하여 위로 팔을 따라서 올라가 팔꿈치 속에 맺혔다가 위팔의 안쪽 모서리로 올라가 겨드랑이 밑으로 들어가 결분(缺盆)으로 나와서 견우(肩髃) 앞에 맺히는데, 위로는 결분(缺盆)에 맺히고 아래로는 가슴 속으로 맺혀져서 흩어져 격막을 관통하여 격막 아래에서 합해지고 계협(季脇)에 이르게 되는 것입니다.
　수태음경근에 병이 발생하면 수태음경근이 지나가는 부위가 켕기고 전근(轉筋)하여 아프고 심하면 식분(息賁)이 생기고 옆구리가 켕기고 피를 토하게 됩니다.
　치료할 때에는 번침(燔鍼)으로 신속하게 침을 놓고 신속하게 침을 뽑는데 효험이 있을 때까지 침을 놓고 통증이 있는 것으로써 수혈(輸穴)을 삼습니다. 이러한 것을 중동비(仲冬痹)라고 하는 것입니다.

(수태음의 근은 대지의 상에서 기하여 지를 순하여 상행하여 어후에 결하여 촌구의 외측을 행하여 상으로 비를 순하여 주중에 결하여 노의 내렴으로 상하여 액하로 입하여 결분으로 출하여 견전우로 결하는데 상으로 결분에 결하고 하로는 흉리에 결하여 분을 관하여 산하여 분하에 합하여 계협에 저하니라. 그 병은 소과에 당한 것은 지하고 전근하여 통하며 심하면 식분을 성하고 협이 급하고 토혈함이니 치함은 번침으로 겁자함에 재하니 지로써 수를 삼고 통으로써 수를 삼는데 명왈 중동비라 하니라.)

手太陰之筋 起於大指之上[1] 循指上行[2] 結於魚[3]後 行寸口外側 上循臂 結肘中 上臑內廉 入腋下 出缺盆 結肩前髃 上結缺盆 下結胸裏 散貫賁[4] 合賁下[5] 抵季脇 其病當所過者支轉筋痛 甚成息賁[6] 脇急吐血 治在燔鍼劫刺 以知爲數 以痛爲輸 名曰仲冬痹[7]也

1) 大指之上(대지지상) : 엄지손가락 위는 소상혈(少商穴)의 위치에 해당하는 곳이다.
2) 上行(상행) : 태소에서는 '상행은 손을 따라서 가슴으로 향하는 것이다.' 라고 했다.
3) 魚(어) : 어제(魚際)이다.
4) 散貫賁(산관분) : 분은 흉격(胸膈)이라 했다. 흩어져서 격막으로 관통하다. 일설에 분(賁)은 분문(賁門)이라 했다.
5) 合賁下(합분하) : 흉격의 아래에서 수궐음근경과 합해지다.
6) 息賁(식분) : 오적병(五積病)의 하나. 폐기(肺氣)가 옆구리 아래쪽에 쌓여 숨이 차고 상역(上逆)하기 때문에 얻어진 명칭이다. 그 증상은 오한이 들고 신열이 있으며 오른쪽 옆구리가 아프고 등이 아프고 구역질이 난다. 태소에는 식은 천식의 뜻이고 폐에 쌓인 것을 '식분' 이라 한다고 했다.
7) 仲冬痹(중동비) : 수태음경은 11월의 기와 서로 응하는 것이다.

11. 수심주경근(手心主經筋)의 시작과 끝

수심주경근(手心主經筋)은 가운뎃손가락 끝에서 발단하여 수태음경근과 더불어 함께 행하여 팔꿈치 안쪽 모서리에 맺혔다가 팔의 안쪽으로 올라가 겨드랑이 밑에 맺혔다가 내려가서 앞과 뒤로 흩어져서 옆구리를 끼게 되는 것입니다.

그 별지(別支 : 分支)는 겨드랑이로 들어가 가슴 속에서 흩어져 흉격(胸膈 : 위의 분문(賁門)에 해당하는 곳)에 맺히는 것입니다.

수심주경근에 병이 발생하면 수심주경근이 지나는 곳들이 켕기고 전근(轉筋)이 생기고 앞과 가슴이 아프고 식분(息賁)하게 됩니다.

치료하려면 번침으로 신속하게 침을 놓고 신속하게 침을 뽑는데 효험이 있을 때까지 침을 놓고 통증이 있는 곳으로 수혈(輸穴)을 삼습니다. 이러한 것을 '맹동비(孟冬痺)'라고 하는 것입니다.

(수심주의 근은 중지에서 기하여 태음의 근과 여하여 병행하여 주의 내렴에 결하여 비음으로 상하여 액하에 결하여 하로 전후에 산하여 협을 끼고 그 지자는 액으로 입하여 흉중에 산하여 비에 결함이니라. 그 병은 소과에 당한 것은 지하고 전근하며 전 및 흉이 통하고 식분함이니 치함에는 번침으로 겁자함에 재하니 지로써 수를 삼고 통으로써 수를 삼는데 명왈 맹동비라 하니라.)

手心主之筋 起於中指[1] 與太陰之筋幷行 結於肘內廉 上臂陰 結腋下 下散前後挾脇 其支者 入腋散胸中 結於賁[2] 其病當所過者支轉筋 前及胸痛息賁 治在燔鍼劫刺 以知爲數 以痛爲輸 名曰孟冬痺[3]也

1) 起於中指(기어중지) : 가운뎃손가락에서 발단하다. 곧 중충(中衝)혈이 있는 위치이다.
2) 臂(비) : 분(賁)이 마땅하다고 했다.
3) 孟冬痺(맹동비) : 수심주궐음경은 두 음(陰)이 사귀어 다한 경이므로 10월의 기와 서로 응하는 것이다.

12. 수소음경근(手少陰經筋)의 시작과 끝

수소음경근(手少陰經筋)은 새끼손가락의 안쪽에서 발단하여 예골(銳骨)에 맺혔다가 위로 팔꿈치 안쪽 모서리에 맺혔다가 위로 겨드랑이로 들어가서 수태음경근과 사귀고 유방(乳房) 속으로 엎드려 들어가 가슴 속에 맺혔다가 흉격(胸膈) 속을 따라서 아래로 배꼽에 매어지게 되는 것입니다.

그 수소음경근의 병은 가슴 속이 켕기고 심(心)이 복량(伏梁)을 잇고 아래로 팔꿈치가 그물처럼 켕기게 되는 것입니다.

수소음경근에 질병이 발생하면 수소음경근이 지나가는 곳들이 켕기고 전근(轉筋)하며 근육이 아프게 됩니다.

치료하려면 번침으로 신속하게 침을 놓고 신속하게 침을 뽑는데 효험이 있을 때까지 침을 놓고 통증이 있는 곳을 수혈(輸穴)로 삼습니다.

복량(伏梁)이 되어서 혈농(血膿)을 뱉어내는 자는 죽게 되고 치료할 수 없습니다.

경근(經筋)에 발생한 병이 한(寒)에 속한 것이면 근(筋)이 켕기고 열(熱)에서 비롯된 것이면 근이 이완되어 거두어들이지 못하고 음위(陰痿)가 되어 발기되지 않아서 사용하지 못하게 됩니다.

양(陽)에 속하는 근(筋)이 켕기면 몸이 뒤로 젖혀지고 음(陰)에 속하는 근(筋)이 켕기면 엎드렸다가 펴지를 못하게 됩니다.

쉬자(焠刺)법은 한사(寒邪)로 인하여 근이 켕겨서 침놓을 때 쓰고 열사(熱邪) 때문에 근(筋)이 이완되어 거두어들이지 못할 때에는 번침(燔鍼)을 쓰지 않는 것입니다.

이러한 것을 계동비(季冬痺)라고 하는 것입니다.

족양명위경(足陽明胃經)과 수태양소장경(手太陽小腸經)의 근(筋)이 켕기게 되면 입과 눈이 비뚤어지고 눈초리에 경련이 일어나 전혀 보지 못하게 됩니다. 이를 치료할 때에는 다 위에서 행한 치료 방법과 같은 것입니다.

(수소음의 근은 소지의 내측에서 기하여 예골에서 결하여 상으로 주의 내렴에서 결하고 상으로 액에 입하여 태음과 교하여 유리에 복하여 흉중에 결하여 비를 순하여 하로 제에 계하나니 그 병은 내급하고 심이 복량을 승하고 하로 주망이 됨이니라. 그 병은 소과에 당한 것은 지하고 전근하며 근통하니 치함에는 번침으로 겁자함에 재하니 지로써 수를 삼고 통으로써 수를 삼는 것이니라. 그 복량이 성하여 혈농을 타하는 자는 사하고 불치니라. 경근의 병은 한즉 근이 급하고 반절하며 열즉 근이 이종하여 불수하여 음위로 불용이니라. 양이 급즉 반절하고 음이 급즉 부하여 불신이니라. 쉬자자는 한급을 자하고 열즉 근이 종하여 불수는 번침을 무용이니라. 명왈 계동비라 하니라. 족의 양명과 수의 태양의 근이 급즉 구목이 벽이 되고 제가 급하면 졸시가 불능이니 치함이 다 우방과 여함이니라.)

手少陰之筋 起於小指之內側[1] 結於銳骨[2] 上結肘內廉 上入腋 交太陰 伏乳裏 結於胸中 循臂[3] 下繫於臍 其病內急 心承伏梁[4] 下爲肘網[5] 其病當所過者支轉筋 筋痛 治在燔鍼劫刺 以知爲數 以痛爲輸 其成伏梁唾血膿者 死不治 經筋之病 寒則反折筋急 熱則筋弛縱不收 陰痿不用 陽急則反折[6] 陰急則俯不伸 焠刺[7]者 刺寒急也 熱則筋縱不收 無用燔鍼 名曰季冬痺[8]也 足之陽明 手之太陽 筋急則口目爲噼 眥急不能卒視 治皆如右方也[9]

1) 小指之內側(소지지내측) : 새끼손가락의 안쪽. 새끼손가락 안쪽은 소충혈(少衝穴)이 위치한 부위이다.
2) 銳骨(예골) : 예는 태(兌)와 같다. 태골은 손바닥 뒤쪽이며 새끼손가락에서 솟아오른 뼈를 말한다. 일설에 예골은 신문혈(神門穴)의 위치에 해당한다고 했다.
3) 循臂(순비) : 흉격(胸膈)을 따르다. 심주와 소음의 경근(經筋)은 모두 태음과 흉격에서 결합하여 아래로 행한다. 일설에 분(賁)으로 고쳐야 한다고 했다.
4) 心承伏梁(심승복량) : 심(心)이 복량을 잇다. 곧 안에 있는 근(筋)이 켕겨 단단해져서 심하(心下)까지 은은히 이어지는 것을 가리킨다. 복량은 오장(五臟)의 적병(積病)의 일종이다. 이 병은 심경(心經)의 기혈이 응체되어 오랫동안 지체되어 있으면서 낫지 않으므로 생기는 병인데 배꼽의 양 옆 혹은 배

꼽 위에 팔뚝 만한 물체가 돌기하여 은밀하면서도 움직이지도 않아 마치 들보가 엎드린 것과 같으므로 붙여진 이름이다.
5) 肘網(주망) : 팔꿈치 부위가 그물을 당기는 것처럼 켕기고 편하지 않은 상태를 뜻한다.
6) 陽急則反折(양급즉반절) : 태소에는 '인체는 배부(背部)는 양(陽)이고 복부(腹部)는 음(陰)이므로 양(陽)의 근이 당기면 뒤로 젖혀지고 음의 근이 당기면 몸이 앞으로 숙여져서 펴지 못한다.' 라고 했다.
7) 焠刺(쉬자) : 쉬자법(焠刺法)이며 화침(火鍼)이다. 태소에 '쉬(焠)는 침을 불에 달구어 침놓는 것을 말한다.' 라고 했다.
8) 季冬痺(계동비) : 수소음경은 12월의 기와 서로 응하는 것이다.
9) 治皆如右方也(치개여우방야) : 치료법이 모두 위쪽의 내용에 있다는 뜻.

제14편 골도(骨度篇第十四)

골도(骨度)란 뼈를 재다라는 뜻이다.
사람의 머리둘레 가슴둘레 허리둘레의 길이나 두면(頭面)과 경항(頸項)과 흉복(胸復)과 사지(四肢) 등의 부위나 뼈의 길이와 크기와 넓이 등을 자세하게 설명하고 있다.
또 골도(骨度)하여 길고 짧은 것에 근거해서 경맥(經脈)의 길고 짧은 것과 장부(臟腑)의 크고 작은 것 등을 예측할 수 있음을 설명하고 아울러서 혈(穴)을 선택하는 기준도 설명하였다.

1. 보통 사람의 키는 7자 5치

황제가 백고(伯高)에게 물었다.
"맥도(脈度)편에는 경맥(經脈)의 길고 짧은 것을 말씀하셨는데 무엇으로써 확정한 것입니까?"
백고(伯高)가 말했다.
"먼저 그 골절(骨節)의 크고 작고 넓고 좁고 길고 짧은 것을 헤아려서 맥도(脈度)를 확정하는 것입니다."
"원컨대 보통 사람의 신장을 재어 사람의 키가 7척(尺) 5치인 자는 그 골절(骨節)의 크고 작은 것과 길고 짧은 것이 각각 얼마나 되는지 듣고자 합니다."
"머리의 대골(大骨)둘레는 2자 6치이고 가슴둘레는 4자 5치이고 허리둘레는 4자 2치인 것입니다.
머리털이 덮고 있는 곳은 두개골에서 목덜미의 후발제(後髮

際)까지 이르는 길이가 1자 2치이고, 전발제(前髮際) 아래에서 턱까지 이르는 길이는 1자인데 군자(君子 : 오관이 단정한 사람)는 얼굴의 상과 중과 하 부위의 길이가 서로 똑같습니다.

결후(結喉) 아래에서 결분(缺盆) 가운데까지는 길이가 4치이고 결분에서 밑으로 갈우(髃骬)까지 이르는 길이는 9치인데 9치가 넘으면 폐(肺)가 크고 9치에 모자라면 폐가 작은 것입니다.

갈우(髃骬)의 아래에서 천추혈(天樞穴)까지 이르는 길이는 8치인데 8치를 넘으면 위(胃)가 크고 8치보다 작으면 위가 작은 것입니다.

천추혈의 아래에서부터 횡골(橫骨)까지 이르는 길이는 6치 반인데 6치 반을 넘으면 회양(廻陽 : 大陽)이 넓고 길며 6치 반이 되지 않으면 회양이 좁고 짧은 것입니다.

횡골(橫骨)의 길이는 6치 반이고 횡골 위의 모서리에서부터 아래로 내보골(內輔骨)의 위쪽 모서리에 이르는 길이는 1자 8치이며 내보골의 위쪽 모서리 이하에서 내보골의 아래쪽 모서리에 이르기까지의 길이는 3치 반이고 내보골의 아래쪽 모서리에서부터 안쪽 복사뼈까지 이르는 길이는 1자 3치인 것입니다. 안쪽 복사뼈에서부터 아래로 땅에 이르기까지의 길이는 3치이며 무릎의 오금에서 아래로 발등까지 이르는 길이는 1자 6치이고 발등에서부터 아래로 땅에 이르기까지의 길이는 3치인 것입니다.

그러므로 뼈의 둘레가 크면 너무 지나친 것이고 작으면 미치지 못하는 것입니다."

(황제가 백고에게 문왈 맥도에 경맥의 장단을 언함은 무엇으로써 입하는고? 백고왈 먼저 그 골절의 대소와 광협과 장단을 탁하여 맥도를 정합니라. 황제왈 원문컨대 중인의 도는 인의 장이 칠척오촌인 자는 그 골절의 대소와 장단이 각각 기하오? 백고왈 두의 대골은 위가 이척육촌이며 흉의 위는 사척오촌이며 요의 위는 사척이촌이니라. 발이 소복자는 노에서 항에 지함이 척이촌이며 발의 이하에서 이에 지함이 장이 일척인데 군자는 종절하니라. 결후이하에서 결분중에 지하는 장이 사촌이며 결분이하에서 갈우에 지하는 장이 구촌인데 과즉

폐대하고 불만즉 폐소이며 갈우이하에서 천추에 지하는 장이 팔촌인데 과즉 위
대하고 불급즉 위소하며 천추이하에서 횡골에 지하는 장이 육촌반인데 과즉 회
장이 광장하고 불만즉 협단하며 횡골은 장이 육촌반이며 횡골상렴이하에서 내
보의 상렴에 지하는 장이 일척팔촌이며 내보의 상렴이하에서 하렴에 지하는 장
이 삼촌반이며 내보하렴하에서 내과에 지하는 장이 일척삼촌이며 내과이하에
서 지에 지하는 장이 삼촌이며 슬괵이하에서 부속에 지하는 장이 일척육촌이며
부속이하에서 지에 지하는 장이 삼촌이니 고로 골의 위가 대즉 태과하고 소즉
불급이니라.)

黃帝問於伯高曰 脈度[1]言經脈之長短 何以立[2]之 伯高曰 先度其
骨節之大小廣狹長短 而脈度定矣 黃帝曰 願聞衆人之度[3] 人長七尺
五寸者[4] 其骨節之大小長短各幾何 伯高曰 頭之大骨圍[5] 二尺六寸
胸圍[6]四尺五寸 腰圍[7]四尺二寸 髮所覆者 顱至項尺二寸[8] 髮以下至
頤[9]長一尺 君子終折[10] 結喉[11]以下至缺盆中長四寸 缺盆以下至
髑骬[12]長九寸 過則肺大 不滿則肺小 髑骬以下至天樞[13]長八寸 過則
胃大 不及則胃小 天樞以下至橫骨[14]長六寸半 過則廻腸[15]廣長 不滿
則狹短 橫骨長六寸半 橫骨上廉以下至內輔[16]之上廉長一尺八寸 內
輔之上廉以下至下廉長三寸半 內輔下廉下至內踝[17]長一尺三寸 內
踝以下至地長三寸 膝膕以下至跗屬[18]長一尺六寸 跗屬以下至地長
三寸 故骨圍大則太過 小則不及

1) 脈度(맥도) : 경맥(經脈)의 길이를 가리키는 것이다. 이 곳에서는 골절(骨
   節)의 대소(大小)와 광협(廣狹)과 장단(長短)으로써 경맥의 길이를 확정
   했다. 일설에는 뒤의 17편 맥도를 뜻한다고도 했다. 태소에서는 삼음삼양(三
   陰三陽)의 맥이 시작되는 곳의 도(度)라고 했다. 또 일설에는 분(分) 촌(寸)
   척(尺) 장(丈) 인(引)으로 장단을 헤아리는 것을 도(度)라고 한다고 했다.
2) 立(입) : 정(定)하다.
3) 衆人之度(중인지도) : 일반적인 보통 사람들의 신장을 뜻한다.
4) 人長七尺五寸者(인장칠척오촌자) : 사람의 키가 7자 5치인 사람. 곧 보통 사
   람의 키를 말한다. 지금의 한 자 30cm와는 다소 거리가 있는 듯하다.
5) 圍(위) : 둘레이다.

6) 胸圍(흉위) : 두 젖가슴의 사이를 흉이라 한다. 곧 유방과 동등한 부위에서 가슴을 한 바퀴 에워싼 길이이다. 가슴둘레.
7) 腰圍(요위) : 허리둘레. 배꼽과 동등한 부위에서 몸을 한 바퀴 에워싼 길이.
8) 髮所覆者顚至項尺二寸(발소복자노지항척이촌) : 머리털이 덮은 부위인 두개골에서 목까지는 1자 2치이다. 곧 사람이 반듯하게 누워 있을 때 전발제(前髮際)에서부터 종행하여 뒤로 후발제(後髮際)까지 길이를 잴 때 머리카락에 뒤덮인 부분의 길이이다.
9) 髮以下至頤(발이하지이) : 머리털에서부터 턱까지. 곧 앞이마의 발제(髮際) 아래에서부터 턱의 아래쪽까지이다.
10) 君子終折(군자종절) : 종(終)은 삼(參)으로 해야 한다고 했다. 군자는 삼등으로 꺾이다. 군자는 상·중·하의 세 등분이 동일하다. 군자는 체격이 균형을 이루고 오관(五官)이 단정한 사람을 말한다. 삼절(參折)은 앞의 발제에서 아래턱 끝까지 이르는 1자 되는 얼굴 부위를 3등분으로 나누었을 때 3등분의 길이가 서로 똑같은 것을 뜻한다. 군자의 얼굴은 삼정(三停)이 가지런하여야 한다. 삼정(三停)이란 전발제(前髮際)에서부터 눈썹의 중앙까지를 일정(一停)이라 하고 눈썹 가운데에서부터 코끝까지를 이정(二停)이라 하고 코끝에서부터 턱 끝까지를 삼정(三停)이라 하는데 이 삼정(三停)의 길이가 똑같아야 한다.
11) 結喉(결후) : 후두(喉頭)에서 융기한 곳이다. 후두의 갑상연골이 있는 곳이라고도 했다. 일설에는 혀뿌리 아래이며 폐의 상계(上系)에서 굽어져 밖으로 드러나 있는 것이라 했다.
12) 髑骭(갈우) : 흉골(胸骨) 하단의 폐심골(蔽心骨)인데 구미골(鳩尾骨)이라고 하며 민간에서는 검돌(劍突)이라고 한다.
13) 天樞(천추) : 배꼽에서 옆으로 2치 되는 곳에 있는 혈(穴) 이름이며 좌우에 각각 하나씩 있다. 여기서의 천추는 배꼽과 수평인 부위를 가리킨다.
14) 橫骨(횡골) : 치골(恥骨)이다. 곧 음모(陰毛) 속에 있는 곡골(曲骨)이다.
15) 廻腸(회장) : 대장(大腸)이다.
16) 內輔(내보) : 무릎 안쪽에서 큰 뼈가 융기한 곳이다.
17) 內踝(내과) : 안쪽 복사뼈이며 밖을 외과골(外踝骨)이라 한다.
18) 跗屬(부속) : 발뒤꿈치 하단이라 했다. 곧 외측에서 복사뼈에 가까운 곳을

부속이라 한다고 했다.

2. 보통 사람의 표준 신장의 수치

액각(額角)에서부터 이하로 주골(柱骨)에 이르는 길이는 1자이고 겨드랑이 속으로 행하여 보이지 않는 것의 길이는 4치입니다.

겨드랑이 이하에서 계협(季脇)까지 이르는 길이는 1자 2치이고 계협 이하에서 비추(髀樞)까지 이르는 길이는 6치이며 비추의 이하에서 무릎 속까지 이르는 길이는 1자 9치이며 무릎에서 아래로 바깥 복사뼈까지 이르는 길이는 1자 6치이며 바깥 복사뼈 아래에서 경골(京骨)까지 이르는 길이는 3치이며 경골에서 아래로 땅에 이르는 길이는 1치입니다.

귀 뒤에서 완골(完骨)까지는 너비가 9치이며 귀 앞에서 이문(耳門)까지의 너비는 1자 3치이며 두 관골(顴骨) 사이가 서로 떨어져 있는 것은 7치이며 유방 사이의 너비는 9치 반이며 두 넓적다리 사이의 너비는 6치 반입니다. 발의 길이는 1자 2치이며 폭은 4치 반입니다.

어깨에서 팔꿈치에 이르는 길이는 1자 7치이며 팔꿈치에서 손목까지 이르는 길이는 1자 2치 반이며 손목에서 가운뎃손가락의 본마디에 이르는 길이는 4치이며 본마디에서 그 끝까지 이르는 길이는 4치 반입니다.

목덜미의 후발제(後髮際)에서 아래로 등골까지 이르는 길이는 3치 반이며 등골뼈에서 아래로 미저골(尾骶骨)까지 21개 마디에 이르는 길이는 3자이며 위의 마디 길이는 1치 4푼 1리인데 나머지 푼은 아래에 있으므로 위의 7마디(제1추골에서 제7추골까지)에서 등골뼈까지 이르는 길이는 9치 8푼 7리인 것입니다.

이상의 내용은 보통 사람의 골도(骨度)이며 이로써 경맥(經脈)의 길고 짧은 것을 확정하는 것입니다.

그러므로 그 경맥이 사람의 신체에 있는 것을 살피는 것입니다. 그것이 나타나는데 부(浮)하면서 견하고 그것이 나타나는데 밝으면서 큰 자는 혈(血)이 많은 것이고 세하면서 침(沈)한 자는 기(氣)가 많은 것입니다.

(각이하에서 주골에 지한 장이 일척이며 액중을 행하여 불견자의 장이 사촌이며 액이하에서 계협에 지한 장이 일척이촌이며 계협이하에서 비추에 지한 장이 육촌이며 비추이하에서 슬중에 지한 장이 일척구촌이며 슬이하에서 외과에 지한 장이 일척육촌이며 외과이하에서 경골에 지한 장이 삼촌이며 경골이하에서 지에 지한 장이 일촌이니라. 이후에서 완골에 당한 것의 광이 구촌이며 이전에서 이문에 당한 광이 일척삼촌이며 양관의 간의 상거가 칠촌이며 양유의 간의 광이 구촌반이며 양비의 간의 광이 육촌반이며 족의 장이 일척이촌이며 광이 사촌반이니라. 견에서 주에 지한 장이 일척칠촌이며 주에서 완에 지한 장이 일척이촌반이며 완에서 중지본절에 지한 장이 사촌이며 본절에서 그 말에 지한 장이 사촌반이니라. 항발이하에서 배골에 지한 장이 이촌반이며 여골이하에서 미저의 이십일절에 지한 장이 삼척이며 상절의 장이 일촌사분분의 일이며 기분은 재하고로 상칠절에서 여골에 지함이 구촌팔분 분의칠이니라. 차는 중인의 골의 도니 써 바 경맥의 장단을 입함이니 시고로 그 경맥의 신에 재함을 시하고 그 현이 부하여 견하고 그 현이 명하여 대한 자는 혈이 다하고 세하여 침한 자는 기가 다함이니라.)

角以下至柱骨[1]長一尺 行腋中不見者[2]長四寸 腋以下至季脇[3]長一尺二寸 季脇以下至髀樞[4]長六寸 髀樞以下至膝中[5]長一尺九寸 膝以下至外踝長一尺六寸 外踝以下至京骨長三寸 京骨[6]以下至地長一寸 耳後當完骨者廣九寸[7] 耳前當耳門者[8]廣一尺三寸 兩顴[9]之間相去七寸 兩乳之間廣九寸半 兩髀之間[10]廣六寸半 足長一尺二寸 廣四寸半 肩至肘[11]長一尺七寸 肘至腕長一尺二寸半 腕至中指本節[12]長四寸 本節至其末[13]長四寸半 項髮以下至背骨長二寸[14]半 膂骨[15]以下至尾骶二十一節長三尺 上節長一寸四分分之一 奇分在下[16] 故上七節至於膂骨九寸八分分之七 此衆人骨之度也[17] 所以立經脈之長短也 是故視其經脈之在於身也 其見浮而堅 其見明而大者 多血 細而沈者 多氣也

1) 角以下至柱骨(각이하지주골) : 각은 이마의 모서리이다. 주골은 견갑(肩胛) 위의 경골(頸骨)이 융기한 것이다. 곧 이마의 모서리 이하에서부터 주골에 이르는 것을 뜻한다. 이는 사람이 모로 누워 있을 때 세로의 골도(骨度)를 말한 것이다.
2) 行腋中不見者(행액중불견자) : 겨드랑이 속으로 행하여 보이지 않는 것. 곧 주골(柱骨)에서 하행하여 겨드랑이 횡문(橫紋)의 끝에 은복(隱伏)되어 보이지 않는 곳까지 이르는 것이다.
3) 季脇(계협) : 옆구리 아래에서 갈비가 끝나는 곳에 있는 짧고 작은 갈비뼈를 뜻한다. 계(季)는 작다의 뜻이 있다.
4) 髀樞(비추) : 꽁무니뼈와 비골(髀骨)이 인접해 있는 곳을 뜻한다. 곧 넓적다리를 비라고 하고 넓적다리 외측의 뼈 틈새를 추(樞)라고 하는데 이 곳이 운동의 중추이다.
5) 膝中(슬중) : 슬개골(膝蓋骨) 외측의 중앙이라 했다.
6) 京骨(경골) : 새끼발가락 본마디 뒤쪽 외측에 돌출한 반원형의 뼈이다.
7) 耳後當完骨者廣九寸(이후당완골자광구촌) : 귀 뒤쪽의 완골 사이의 간격이 9치이다. 곧 귀 뒤의 너비를 뜻한 것이다.
8) 耳前當耳門者(이전당이문자) : 귀 앞 이문에 당한 자. 이문은 청궁혈(聽宮穴)이 있는 부위이다. 곧 얼굴 부분의 코끝을 지나는 두 청궁혈 사이의 길이를 뜻한다고 했다.
9) 兩顴(양관) : 눈 밑에 높이 솟아오른 광대뼈이다. 이를 관골(顴骨)이라 한다.
10) 兩髀之間(양비지간) : 고골(股骨)이며 대퇴골(大腿骨)이라고도 부른다.
11) 肩至肘(견지주) : 어깨에서 팔꿈치에 이르다. 견우(肩髃)혈에서 곡지(曲池)혈까지는 1자 7치이다.
12) 本節(본절) : 손바닥과 손가락의 뼈마디, 또는 발바닥과 발가락이 붙어 있는 뼈마디를 뜻한다. 여기서는 손가락과 손바닥이 서로 접하는 뼈마디이다.
13) 末(말) : 손가락 끝을 말한다.
14) 項髮以下至背骨長二寸(항발이하지배골장이촌) : 목덜미 뒤의 후발제(後髮際)에서 대추(大椎) 사이의 길이이다. 배(背)는 여(膂)가 마땅하고, 이(二)는 삼(三)이 마땅하다고 했다.
15) 膂骨(여골) : 척골(脊骨)이다. 곧 등골뼈이다. 대추(大椎)라고도 한다.

16) 奇分在下(기분재하) : 기분은 남아도는 분수(分數)이다. 하는 제7추골 이하를 뜻한다. 옛날에는 제1추골에서 제7추골까지를 상칠절(上七節)이라 했으며 매 절(節)의 길이는 1촌 4푼 1리이므로 일곱 마디의 길이를 합하면 9치 8푼 7리(厘)이다.

17) 衆人骨之度也(중인골지도야) : 보통 사람의 뼈의 도를 헤아린 것이다. 그 보통 사람은 엎드려 있으면 8자 2치 5푼이고 반듯하게 누워 있으면 7자 5치이고 모로 누워 있으면 7자 1치라고 했다.

제15편 오십영(五十營篇第十五)

　오십영(五十營)은 일주야(一晝夜)에 인체의 영기(營氣)가 경맥(經脈)으로 운행하는 횟수이다.
　이 편에서는 주로 28맥(二十八脈)과 28수(二十八宿)의 상호 관계를 결부시켜서 영기(營氣)의 순환을 설명하고, 호흡과 맥박의 관계를 설명했으며 하루의 밤과 낮에 영기(營氣)가 운행되는 순서와 맥이 도는 도수(度數)를 설명하고 있으므로 편명도 '오십영(五十營)'이라고 한 것 같다.

1. 28수(二十八宿)와 28맥(二十八脈)이 응한다
　황제가 말했다.
　"나는 원컨대 하루 밤낮 동안 영기(營氣)가 50번을 어떻게 도는지 듣고자 합니다."
　기백이 대답했다.
　"하늘은 28수(二十八宿)를 도는데 한 수(宿)는 36분(三十六分)입니다. 사람의 기(氣)가 경맥(經脈)을 한 바퀴 돌면 1,008분입니다.
　태양은 28수를 운행하며 사람의 경맥(經脈)은 상하와 좌우와 전후에 28맥(二十八脈)인데 인체 전신의 16장(丈 : 10자) 2척(尺 : 자)을 돌아서 28수와 응하는 것입니다."

　(황제왈 여는 원컨대 오십영이 내하한지를 문하노라. 기백답왈 천은 이십팔

수를 주하니 수는 삼십육분이고 인기가 일주를 행하니 천팔분이니라. 일이 이십팔수를 행함에 인의 경맥은 상하와 좌우와 전후로 이십팔맥이 신을 주함이 십육장이척이며 이십팔수와 응함이니라.)

黃帝曰 余願聞五十營[1]奈何 岐伯答曰 天周二十八宿[2] 宿三十六分 人氣行一周 千八分[3] 日行[4]二十八宿 人經脈上下 左右 前後二十八脈[5] 周身十六丈二尺 以應二十八宿

1) 五十營(오십영) : 인체의 영기(營氣)가 낮과 밤으로 매양 50회를 운행하는 것을 뜻한다. 곧 영기가 인체를 운행하는 횟수이며 한 주야(晝夜)에 오십도(五十度)라고도 한다.

2) 天周二十八宿(천주이십팔수) : 28수(二十八宿)는 고대 천문학(天文學)에서 하늘의 운행을 살피는 별들의 명칭이다. 매 방위마다 7수(七宿)가 있다. 동방(東方)의 7수(七宿)는 각(角) 항(亢) 저(氐) 방(房) 심(心) 미(尾) 기(箕)이고 북방(北方)의 7수는 두(斗) 우(牛) 여(女) 허(虛) 위(危) 실(室) 벽(壁)이며 서방(西方)의 7수는 규(奎) 누(婁) 위(胃) 묘(昴) 필(畢) 자(觜) 삼(參)이며 남방(南方)의 7수는 정(井) 귀(鬼) 유(柳) 성(星) 장(張) 익(翼) 진(軫)이다. 이 사방(四方)의 각 7성을 합해 28수(二十八宿)라고 하는 것이다.

3) 人氣行一周千八分(인기행일주천팔분) : 사람의 기가 일주하는 것이란 1,008분이다. 곧 경맥(經脈)의 기가 하루의 낮과 밤에 인체 내에서 50회를 운행하는 것이며 그 거리가 1,008분이다. 태양이 28수를 행하는데 각각의 수마다 36분이며 36분을 28수에 곱하면 그 거리도 1,008분이다.

4) 日行(일행) : 고대에는 태양이 지구를 한 바퀴 돈다고 생각하여 '해가 행한다.'라고 했다.

5) 二十八脈(이십팔맥) : 손과 발에 삼음삼양(三陰三陽)의 12경(十二經)이 있고 12맥(十二脈)이 있어서 좌우 양측을 합하면 24맥(二十四脈)이고 여기에 음교(陰蹻)와 양교(陽蹻)와 임맥(任脈)과 독맥(督脈)을 각각 하나씩 더하면 모두 28맥(二十八脈)이다.

2. 50영은 13,500번 호흡하는 것

물시계의 물이 백각(百刻)을 내려오는 것으로써 낮과 밤을 나누는 것입니다.

사람이 한 번 숨을 내쉴 때 맥(脈)은 두 번 뛰고 기(氣)는 3치를 행하며 한 번 숨을 들이마실 때 맥이 또한 두 번 뛰고 기가 3치를 행하니, 숨을 한 번 내쉬고 들이마셔 제대로 호흡할 때에는 기가 6치를 행하며 10번을 호흡하게 되면 기는 6자를 행하고 해는 2푼(二分)을 행하는 것입니다.

270번을 호흡하게 되면 기는 16장 2척을 행하고 맥기(脈氣)의 행함이 경맥 속을 통하여 몸을 일주(一周)하게 되고 물시계의 물은 2각(二刻)을 내려오고 해는 20여 분을 운행합니다.

540번을 호흡하게 되면 기의 행함이 몸을 두 바퀴 돌게 되고 물시계의 물은 4각을 내려오고 해는 40분을 운행합니다.

2,700번을 호흡하게 되면 기의 행함이 몸을 10바퀴 돌게 되고 물시계의 물은 20각을 내려오며 해는 오수(五宿)의 20분을 행하게 됩니다.

13,500번을 호흡하게 되면 기의 행함이 몸을 50바퀴 돌게 되고 물시계의 물은 100각을 내려오게 되며 해는 28수(二十八宿)를 운행하게 되는데, 물시계도 물이 다 떨어지고 맥도 50회를 다 마치는 것입니다.

이른바 교통(交通)이란 한 가지 수치를 함께 운행하는 것입니다. 그러므로 인체의 영기(營氣)가 한 주야(一晝夜)에 50바퀴를 순행하게 되면 하늘과 땅이 부여해 준 수명을 다 누릴 수 있는 것입니다.

기(氣)는 810장(八百十丈)을 운행하는 것입니다.

(누수가 하함이 백각으로 주야를 분하니 고로 인이 일호에 맥이 재동하고 기가 삼촌을 행하며 일흡에 맥이 역 재동하고 기가 삼촌을 행하니 호흡정식에 기

가 육촌을 행함이니 십식에 기가 육척을 행하고 일이 이분을 행함이니라. 이백칠십식에 기가 십육장이척을 행하고 기가 행하여 중에서 교통하여 신을 일주하니 하수는 이각이며 일은 이십오분을 행하고 오백사십식에 기의 행함이 신을 재주하니 하수는 사각이며 일은 사십분을 행하고 이천칠백식에 기의 행함이 신을 십주하니 하수는 이십각이며 일은 오수이십분을 행하며 일만삼천오백식에 기의 행함이 신에 오십영하니 수하는 백각이며 일은 이십팔수를 행하니 누수가 모두 다하고 맥은 종함이니라. 소위 교통자는 일수를 병행함이니 고로 오십영이 비하면 천지의 수를 득진함이니 모두 팔백일십장을 행함이니라.)

漏水下百刻[1] 以分晝夜 故人一呼 脈再動 氣行三寸 一吸 脈亦再動 氣行三寸 呼吸定息 氣行六寸[2] 十息 氣行六尺 日行二分[3] 二百七十息 氣行十六丈二尺 氣行交通於中 一周於身 下水二刻 日行二十五分[4] 五百四十息 氣行再周於身 下水四刻 日行四十分[5] 二千七百息 氣行十周於身 下水二十刻 日行五宿二十分[6] 一萬三千五百息[7] 氣行五十營於身 水下百刻 日行二十八宿 漏水皆盡 脈終矣 所謂交通者 并行一數也 故五十營備 得盡天地之壽矣 凡行八百一十丈也

1) 漏水下百刻(누수하백각) : 누수는 옛날의 물시계를 뜻한다. 곧 물시계의 물이 100각을 내려오면 하루 12시간이 된다. 고대에는 하루가 100각이며 1각은 60분으로 나누었는데 100각은 도합 6,000분이다. 이 6,000분을 하루의 12시간에 배분하면 매 시간은 500분이다.

2) 呼吸定息氣行六寸(호흡정식기행육촌) : 숨을 내쉬고 들이마시는 것은 정식 숨쉬기이다. 기가 6치를 행한다. 호흡정식은 숨을 내쉬고 들이마신 상태이다.

3) 氣行六尺日行二分(기행육척일행이분) : 이분(二分)은 7리5호(七厘五毫)의 잘못이라 했다. 기가 6자를 행하면 해는 7리 5호를 운행한다고 했다. 오랜 세월 동안 그냥 지나쳐서 잘못된 것이라 했다.

4) 日行二十五分(일행이십오분) : 해가 25분 하고 나머지를 운행한다. 영기(營氣)가 인체를 매번 1회를 돌 때마다 해의 운행 분수를 가리킨 것인데, 50영(五十營)과 1,008분의 관계를 따라서 계산하면 마땅히 20분1리6호(二十分一厘六毫)가 되어야 하므로 이십분유기(二十分有奇)가 되어야 한다고 했다.

5) 日行四十分(일행사십분) : 해가 40분3리2호(四十分三厘二毫)가 되어야 한

다고 했다. 40분이란 대략적인 수이다.
6) 日行五宿二十分(일행오수이십분) : 해가 오수(五宿)의 20분을 행하다. 곧 기가 전신을 열 바퀴 돌 때 해가 운행되는 분수(分數)를 뜻한다. 매 수(宿)가 36분이니 오수는 180분이며 여기에 20분을 가하면 도합 200분이다. 그러나 기가 열 바퀴를 운행할 때 해가 행한 분수는 201분 6리이며 오수(五宿)는 21분 6리에 해당하므로 타본(他本)에 유기(有奇)의 두 글자를 붙였다.
7) 一萬三千五百息(일만삼천오백식) : 인체의 기가 한 바퀴를 돌 때 270번 호흡하는 수에 기준을 삼으면 50바퀴를 회전할 때에는 도합 13,500번이 되는 것이다.

※ 이상의 수치는 꼭 정확하지는 않으므로 대략 참고하기를 바란다.

제16편 영기(營氣篇第十六)

영기(營氣)는 기(氣)의 맑은 것을 말하며 동맥혈(動脈穴)을 보양하는 기이다.

이 편에서는 영기(營氣)가 형성되어 오는 과정과 순행하는 상황에 대해 논하고, 이어서 14경맥(十四經脈)이 순행하고 서로 교회(交會)하는 부위를 구체적으로 설명하였다.

1. 영기(營氣)의 전달 과정

황제(黃帝)가 말했다.

"영기(營氣)의 도(道)는 음식물(飮食物:穀)을 안으로 들이는 것을 보배로 삼습니다. 음식물이 위(胃)로 들어오면 영기(營氣)를 폐(肺)로 전하며 내부(內部:五臟)로 흘러 넘쳐서 외부(外部:六腑)로 전달되어 퍼집니다.

그 중에서 정미하고 전일한 것은 경수(經隧:경맥의 깊은 곳)를 행하는데 항상 운행되어 그치지 아니하며 운행이 끝나면 다시 시작합니다. 이러한 것을 하늘과 땅의 법도〔紀:법도, 규율〕라고 합니다.

그러므로 영기(營氣)는 태음경(太陰經)을 따라서 나와 수양명경(手陽明經)으로 주입(注入)하고 위로 행하여 족양명경(足陽明經)으로 주입하여 아래로 행하여 발등 위에 이르러 엄지발가락 사이로 흘러들어서 족태음경(足太陰經)과 합해집니다. 다시 위로 행하여 넓적다리에 이르러 비(脾)에서 심중(心中)으로 흘러들어서 수소음경(手少陰經)을 따라 겨드랑이로 나와 팔뚝으로 내려가 새끼손가락으로 흘러서 수태양경(手太陽經)과 합해집니다.
　다시 위로 올라서 겨드랑이를 지나 광대뼈 위 관료(顴髎) 부위의 안쪽으로 나와서 목내제(目內眥)로 흘러들어서 정수리로 오르고 다시 목덜미로 내려와 족태양경(足太陽經)과 합해집니다.
　여기서 다시 척추를 따라서 꽁무니뼈로 내려가서 아래로 행하여 새끼발가락 끝으로 흘러들어 족심(足心)을 따라서 족소음경으로 흘러듭니다.
　여기서 위로 행하여 신(腎)으로 흘러들고 신(腎)을 따라 심(心)으로 흘러들어서 밖으로 가슴 속에서 흩어집니다. 심주(心主)의 맥을 따라서 겨드랑이로 나와 팔로 내려가 두 힘줄 사이로 나와서 손바닥 중앙으로 들어가 가운뎃손가락의 끝으로 나와 되돌아서 넷째손가락 끝으로 흘러서 수소양경과 합해집니다.
　다시 위로 행하여 전중(膻中)으로 흘러들어서 삼초(三焦)에 흩어지며 삼초(三焦)에서 담(膽)으로 흘러들어 옆구리 갈비 쪽으로 나와 족소양경으로 흘러듭니다.
　다시 아래로 행하여 발등 위로 이르고 다시 발등을 따라 엄지발가락 사이로 흘러서 족궐음경과 합해집니다. 다시 위로 행하여 간(肝)에 이르고 간을 따라 위로 폐(肺)로 흐르며 위로 후롱(喉嚨)을 따라서 항상 협상(頏顙)의 구멍으로 들어가 뇌(腦)로 통하는 축문(畜門)에서 다합니다.
　그 분지(分支)는 이마로 올라 정수리를 따라서 목덜미 중앙으로 내려오고 척추를 따라서 미저골(尾骶骨)로 들어가는데 이것이 독맥(督脈)입니다.
　음기(陰器)로 연결되고 위로 음모(陰毛) 속을 지나서 배꼽 속으로 들어갔다가 위로 뱃속을 따라서 결분(缺盆)으로 들어가 아래로 폐 속으로 흘러들어서 다시 수태음경으로 나오는 것입니다.
　이것이 영기(營氣)가 운행되는 경로이며 역순(逆順)하는 떳떳한 경로(經路)인 것입니다."

(황제왈 영기의 도는 납곡으로 위보니 곡이 위에 입하면 이에 폐로 전하여 중에 유일하여 외로 포산하니 정전자는 경수로 행하여 상히 영하여 무이니 종하여 부시하니 시위를 천지의 기니라. 고로 기가 태음을 종하여 출하여 수양명으로 주하여 상행하여 족양명에 주하고 하행하여 부상에 지하여 대지간에 주하여 태음과 합하고 상행하여 비에 저하며 비에서 심중으로 주하니 수소음을 순하여 액을 출하여 비를 하하여 소지로 주하여 수태양에 합하고 상행하여 액을 승하여 졸내를 출하여 목내제에 주하고 전으로 상하여 항으로 하하여 족태양에 합하고 척을 순하여 고로 하하여 하행하여 소지의 단에서 주하여 족심을 순하고 족소음을 주하여 상행하여 신을 주하고 신에서 심으로 주하여 흉중으로 외산하고 심주맥을 순하여 액을 출하여 비를 하하여 양근의 간으로 출하고 장중으로 입하여 중지의 단으로 출하여 소지차지의 단으로 환하여 주하여 수소양에 합하고 상행하여 전중에 주하여 삼초로 산하며 삼초에서 담으로 주하여 협으로 출하여 족소양에 주하고 하행하여 부상에 지하고 다시 부에서 대지의 간으로 주하여 족궐음에 합하고 상행하여 간에 지하고 간에서 상하여 폐에 주하고 상하여 후롱을 순하여 항상의 규에 입하여 축문에 구하며 그 지별은 액을 상하여 전을 순하여 항중으로 하하여 척을 순하여 저에 입하니 시를 독맥이니 음기에 낙하고 상으로 모중을 과하여 제중에 입하여 상으로 복리를 순하여 결분에 입하고 하로 폐중에 주하여 다시 태음으로 출하니라. 차를 영기의 소행이며 역순의 상이라 하니라.)

黃帝曰 營氣之道[1] 內穀爲寶[2] 穀入於胃 乃傳之肺 流溢於中 布散於外 精專[3]者 行於經隧[4] 常營無已 終而復始 是謂天地之紀 故氣從太陰出 注手陽明 上行注足陽明 下行至跗上 注大指間 與太陰合 上行抵髀 從脾注心中 循手少陰 出腋 下臂 注小指 合手太陽[5] 上行乘腋 出䪼[6]內 注目內眥 上巓下項 合足太陽 循脊 下尻[7] 下行注小指之端 循足心 注足少陰 上行注腎 從腎注心 外散於胸中 循心主脈 出腋下臂 出兩筋之間 入掌中 出中指之端 還注小指次指之端 合手少陽 上行注膻中 散於三焦 從三焦注膽 出脇注足少陽 下行至跗上 復從跗注大指間 合足厥陰 上行至肝 從肝上注肺 上循喉嚨 入頏顙[8]之竅 究[9]於畜門 其支別者 上額 循巓 下項中 循脊入骶 是督

脈也 絡陰器 上過毛中 入臍中 上循腹裏 入缺盆 下注肺中 復出太
陰 此營氣之所行也 逆順之常也[10]

1) 營氣之道(영기지도) : 영기(營氣)가 생성되는 이치이다. 영기란 음기(陰氣)
이며 중초(中焦)의 기로 인한 것이다. 영기의 운행이 종기(宗氣)의 운행과
같은 것을 말한 것이다. 종기(宗氣)는 대기(大氣)이며 대기는 가슴 속에 쌓
여서 후롱(喉嚨)으로 나오는데 호흡을 주관하고 경수(經隧)를 운행하여 수
태음폐경에서 시작하여 간경(肝經)에서 끝마친다.

2) 內穀爲寶(납곡위보) : 곡(穀 : 음식물)을 받는 것을 보배로 삼다. 영기는 음
식물의 정기를 받아서 생성되며 이는 생명을 유지하는 귀중한 물질이다. 납
(內)은 납(納)과 같다.

3) 精專(정전) : 정미하고 전일한 것. 곧 음식물에서 화생(化生)한 정미하고 전
일한 것을 말한다.

4) 經隧(경수) : 기혈(氣血)이 운행되는 통로이다. 경맥의 위치가 깊게 숨어 있
어서 '경수'라고 한다.

5) 合手太陽(합수태양) : 수태양경과 만나다. 합은 만나다의 뜻.

6) 顴(졸) : 눈 아래 광대뼈 위쪽의 부위이다. 관료(顴髎)혈이 있는 곳.

7) 尻(고) : 미저골(尾骶骨)이 있는 부위의 총칭.

8) 頏顙(항상) : 콧구멍의 뒤로 식관(食管) 이상의 부위를 뜻한다. 태소(太素)
에서는 회염(會厭) 위의 두 구멍이라고 했다. 일설에는 코의 안쪽 구멍이라
고 했다.

9) 究(구) : 다하다의 뜻. 끝나다.

10) 逆順之常也(역순지상야) : 역(逆)하고 순(順)하는 것의 떳떳함이다. 곧 경
맥의 안과 밖의 혈기가 만난 후 서로 역순으로 행하는 것을 뜻함. 태소에서는
'수경(手經)은 음을 따라 나오고 양을 따라 들어가며 족경(足經)은 음을 따
라 들어가고 양을 따라 나오는데 이는 영기가 운행하는 역순이다.'라고 했다.

제17편 맥도(脈度篇第十七)

맥도(脈度)는 맥(脈)의 길이를 설명한 것이다.
28맥(二十八脈)의 길이는 총 16장(十六丈) 2척(二尺)이라고 설명하고 경(經)과 낙(絡)의 다른 점을 곁들여 설명했다. 또 오장(五臟)과 칠규(七竅: 일곱 구멍)의 생리적인 관련에 대해 설명하고 양경(陽經)과 음경(陰經)에 사악한 기가 손님 노릇을 하였을 때의 병리적 변화와 그 상태를 개괄하고 교맥(蹻脈)의 순행 작용과 남녀에 따라 다른 경우를 함께 설명했다.

1. 맥도(脈度)란 어떤 것입니까?
황제가 말했다.
"원컨대 맥도(脈度)에 대해 듣고자 합니다."
기백(岐伯)이 대답했다.
"수(手)의 여섯 양경(陽經)은 손을 따라 머리에 이르기까지 길이가 5자(五尺)인데 5자에 6을 곱하면 3장(三丈)입니다.
수(手)의 여섯 음경(陰經)은 손을 따라서 가슴 속으로 이르는데 길이가 3자 5치이며, 3자에 6을 곱하면 1장 8자이고 5치에 6을 곱하면 3자니 합하여 2장 1자입니다.
족(足)의 여섯 양경(陽經)은 발을 따라서 올라가 머리까지 이르는데 길이가 8자이며, 6에다 8자를 곱하면 4장 8자입니다.
족(足)의 여섯 음경(陰經)은 발을 따라서 가슴 속으로 이르는데 길이가 6자 5치이며, 6자에 6을 곱하면 3장 6자이고 5치에 6을 곱하면 3자이니 합하여 3장 9자입니다.
 교맥(蹻脈)은 족(足)에서부터 눈[目]에 이르는데 길이가 7자 5치씩이므로, 7자에 2를 곱하면 1장 4자이고 5치에 2를 곱하면 1자로써 합하여 1장(一丈) 5자입니다.
 독맥(督脈)과 임맥(任脈)은 각각 길이가 4자 5치이니, 4자에 2를 곱하면 8자이고 5치에 2를 곱하면 1자이니 합하여 9자입니다.
 무릇 모두 합하면 16장 2자이며 이것은 기(氣)의 큰 경수(經隧)입니다.
 경맥(經脈)은 내부(內部 : 裏)가 되고 갈라져서 가로로 한 것은 낙맥(絡脈)이 되고 낙맥에서 갈라진 것은 손락(孫絡)이 됩니다. 손락이 성(盛)하면서 어혈(瘀血)이 있으면 신속하게 제거하되 성한 것은 사(瀉)해 주고 허한 것은 약을 복용시켜서 이를 보해 주어야 합니다."

 (황제왈 원컨대 맥도를 문하노라. 기백답왈 수의 육양은 종수하고 지두하니 장이 오척이니 오육은 삼장이요 수의 육음은 종수하여 흉중에 지하니 삼척오촌이니 삼육은 일장팔척과 오오는 삼척이니 합하여 이장일척이요 족의 육양은 종족하여 상하여 지두한데 팔척이니 육팔은 사장팔척이요 족의 육음은 종족하여 흉중에 지한데 육척오촌이니 육육은 삼장육척에 오오는 삼척이니 합하여 삼장구척이요 교맥은 종족하고 지목함에 칠척오촌이니 이칠은 일장사척에 이오는 일척이니 합하여 일장오척이요 독맥과 임맥은 각 사척오촌이니 이사는 팔척이요 이오는 일척이니 합하여 구척이라. 무릇 도합 일십육장이척이니 차는 기의 대경수니라. 경맥이 위리하고 지하여 횡자는 위락하고 낙의 별자는 위손이니 성하여 혈자는 질주하고 성자는 사하고 허자는 음약하여 써 보함이니라.)

 黃帝曰 願聞脈度 岐伯答曰 手之六陽[1] 從手至頭 長五尺 五六三丈 手之六陰 從手至胸中 三尺五寸 三六一丈八尺 五六三尺 合二丈一尺 足之六陽 從足上至頭 八尺 六八四丈八尺 足之六陰 從足至胸中 六尺五寸 六六三丈六尺 五六三尺 合三丈九尺 蹻脈從足至目 七尺五寸 二七一丈四尺 二五一尺 合一丈五尺 督脈任脈 各四

尺五寸 二四八尺 二五一尺 合九尺 凡都合一十六丈二尺 此氣之大
經隧也 經脈爲裏 支而橫者爲絡 絡之別者爲孫 盛而血者疾誅之[2]
盛者寫之 虛者飮藥以補之

1) 手之六陽(수지육양) : 손의 여섯 양경(陽經)을 말한다. 태소(太素)에서는
 '수양명대장경맥(手陽明大腸經脈)과 수태양소장경맥(手太陽小腸經脈)
 과 수소양삼초경맥(手少陽三焦經脈)이며 이들 세 경맥이 양손에 나누어져
 있으므로 여섯 맥이 있게 된다.'라고 했다. 뒤에 수육음(手六陰)과 족육음
 (足六陰)과 족육양(足六陽)도 이와 같은 뜻이다.
2) 疾誅之(질주지) : 신속하게 베어 버리다. 곧 신속하게 제거하다의 뜻.

2. 오장(五臟)은 항상 일곱 구멍과 통한다

오장(五臟)은 항상 안에서 위의 일곱 구멍(七竅 : 눈·귀·입·
전·후)을 통제합니다.

폐기(肺氣)는 코와 통하는 것이며 폐가 화평해지면 코에서 능
히 냄새를 맡아 악취와 향기를 알게 되는 것입니다.

심기(心氣)는 혀와 통하는 것이며 심(心)이 화평해지면 혀가
능히 다섯 가지 맛을 분별하여 알아내는 것입니다.

간기(肝氣)는 눈과 통하는 것이며 간이 화평해지면 눈이 능히
다섯 가지 색을 분별하는 것입니다.

비기(脾氣)는 입과 통하는 것이며 비(脾)가 화평해지면 입이
능히 다섯 가지 곡식의 맛을 분별하여 아는 것입니다.

신기(腎氣)는 귀와 통하는 것이며 신(腎)이 화평해지면 귀가
능히 다섯 가지 소리를 분별하여 듣는 것입니다.

오장(五臟)이 화평하지 않게 되면 일곱 구멍이 소통되지 않게
되고 육부(六腑)가 화평하지 않게 되면 혈(血)이 엉겨서 옹(癰)
이 되는 것입니다. 그러므로 사기(邪氣)가 육부(六腑)에 있게 되
면 양맥(陽脈)이 화평하지 못하게 되고 양맥이 화평하지 못하게
되면 기(氣)가 머물게 되고 기가 머물게 되면 양기(陽氣)가 성
해지는 것입니다.

양기(陽氣)가 지나치게 성하면 음맥(陰脈)이 이롭지 못하게 되고 음맥이 이롭지 못하면 혈이 머물게 되고 혈이 머물면 음기(陰氣)가 성해지는 것입니다.

음기가 지나치게 성하게 되면 양기가 피어나지 못하게 됩니다. 그러므로 관(關)이라고 합니다.

양기가 지나치게 성하게 되면 음기가 피어나지 못하게 됩니다. 그러므로 격(格)이라고 합니다.

음과 양이 모두 성하게 되면 서로 피어나지 못하게 되는데 이러한 것을 관격(關格)이라고 합니다.

관격은 기약된 수명을 다하지 못하고 죽게 되는 것입니다.

(오장이 항상 상의 칠규를 내열하니 고로 폐기가 비에 통하여 폐화즉 비가 능히 취향을 지하고 심기가 설에 통하여 심화즉 설이 능히 오미를 지하고 간기가 목에 통하여 간화즉 목이 능히 오색을 변하고 비기가 구에 통하여 비화즉 구가 능히 오곡을 지하고 신기가 이에 통하여 신화즉 이가 능히 오음을 문하니라. 오장이 불화즉 칠규가 불통하고 육부가 불화즉 유하여 위옹이니 고로 사가 재부즉 양맥이 불화하고 양맥이 불화즉 기가 유니 기가 유즉 양기가 성하니라. 양기가 태성즉 음이 불리하고 음맥이 불리즉 혈이 유하고 혈이 유즉 음기가 성이니 음기가 태성즉 양기가 영이 불능하니 고로 왈 관이니라. 양기가 태성즉 음기가 영이 불능이니 고로 왈 격이니 음양이 구성이면 서로 영함을 부득이니 고로 왈 관격이니 관격자는 기를 진함을 부득하여 사니라.)

五藏常內閱[1]於上七竅也 故肺氣通於鼻 肺和則鼻能知臭香矣 心氣通於舌 心和則舌能知五味矣 肝氣通於目 肝和則目能辨五色矣 脾氣通於口 脾和則口能知五穀矣 腎氣通於耳 腎和則耳能聞五音矣 五藏不和則七竅不通 六府不和則留爲癰 故邪在府則陽脈不和 陽脈不和則氣留之 氣留之則陽氣盛矣 陽氣太盛則陰不利 陰脈不利則血留之 血留之則陰氣盛矣 陰氣太盛 則陽氣不能榮也[2] 故曰關 陽氣太盛 則陰氣弗能榮也 故曰格 陰陽俱盛 不得相榮 故曰關格[3] 關格者 不得盡期而死也

1) 閱(열) : 거느리다. 또는 지나가다의 뜻이다.
2) 不能榮也(불능영야) : 능히 피어나지 못하다. 곧 왕성하게 다니지 못하다의 뜻이다.
3) 關格(관격) : 음이 성한 것을 관이라 하고 양이 성한 것을 격이라고 한다. 관격은 음양이 모두 성하고 장부가 병들어 표리와 내외가 서로 의존하던 관계가 무너진 것이라고 했다.

3. 교맥(蹻脈)은 어느 곳에서 시작되는가?

황제가 말했다.

"교맥(蹻脈)은 어디에서 발단하여 어디에서 끝나며 어떤 기(氣)를 운행하는 것입니까?"

기백이 대답했다.

"교맥은 족소음신경(足少陰腎經)의 별락(別絡)이며 연골(然骨)의 뒤에서 발단하여 안쪽 복사뼈 위로 올라 직상(直上)하여 넓적다리의 안쪽을 따라 음기(陰器)로 들어가 위로 가슴 속을 따라서 결분(缺盆)으로 들어갑니다. 다시 위로 인영(人迎)의 앞을 따라서 광대뼈로 들어가 목내제(目內眥)에 속하고 족태양방광경이나 양교맥(陽蹻脈)과 만나서 위로 행하여 기(氣)와 어울려 서로 눈을 감싸고 돌아서 축축히 눈을 적셔 주는데 이 때 기(氣)가 피어나지 못하게 되면 눈을 감지 못하게 되는 것입니다."

"음맥기(陰脈氣)가 홀로 오장(五臟)으로만 행하고 육부(六腑)에서는 피어나지 못하는 이유는 무엇입니까?"

"기(氣)는 행하지 않으면 안 됩니다. 이는 마치 물이 흐르는 것과 같고 해와 달이 운행하여 휴식하지 않는 것과 같은 것입니다. 그러므로 음맥(陰脈)은 오장(五臟)을 피어나게 하고 양맥(陽脈)은 육부(六腑)를 피어나게 하는데 마치 둥근 고리와 같이 끝이 없어서 그 실마리(단서)를 알지 못하여 끝마치면 다시 시작되는 것입니다. 또 그 넘쳐 흐르는 기(氣)는 안으로 오장과 육부를 관개해 주고 밖으로는 주리(腠理)를 적셔 주는 것입니다."

"교맥(蹻脈)에 음교맥과 양교맥이 있다는데 어떤 맥이 그 수치에 적당한 것입니까?"
"남자는 양교맥(陽蹻脈)으로 헤아리고 여자는 음교맥(陰蹻脈)으로 헤아리는데, 합당한 것은 경맥(經脈)이고 그 헤아리는데 합당하지 못한 것은 낙맥(絡脈)인 것입니다."

(황제왈 교맥을 안기하며 안지하며 하기의 영수오? 기백답왈 교맥자는 소음의 별이니 연골의 후에서 기하여 내과의 상을 상하여 직상하여 음고를 순하여 입음하고 상으로 흉리를 순하여 결분으로 입하여 상으로 인영의 전을 출하여 입구하여 목내제에 속하여 태양과 양교에 합하여 상행하여 기병하고 상환하여 곧 유목이 되니 기가 불영즉 목이 불합이니라. 황제왈 기가 오장에 독행하고 육부를 불영은 하오? 기백답왈 기의 부득무행이니 수의 유와 여하며 일월의 행불휴와 여한 고로 음맥이 기장에 영하고 양맥이 기부에 영하여 환의 무단과 여하여 기기를 막지니 종하여 부시니 그 유일의 기는 내로 장부를 개하고 외로 주리를 유하니라. 황제왈 교맥이 음양이 유하니 하맥으로 그 수에 당하는가? 기백왈 남자는 그 양에 수하고 여자는 그 음에 수하니 당수자는 위경하고 그 부당수자는 위락이니라.)

黃帝曰 蹻脈安起安止 何氣榮水[1] 岐伯答曰 蹻脈者 少陰之別[2] 起於然骨之後 上內踝之上 直上循陰股入陰[3] 上循胸裏入缺盆 上出人迎之前 入頄屬目內眥 合於太陽 陽蹻而上行 氣幷相還[4]則爲濡目[5] 氣不榮則目不合 黃帝曰 氣獨行五藏 不榮六府 何也 岐伯答曰 氣之不得無行也 如水之流 如日月之行不休 故陰脈榮其藏 陽脈榮其府 如環之無端 莫知其紀[6] 終而復始 其流溢之氣 內漑藏府 外濡腠理 黃帝曰 蹻脈有陰陽 何脈當其數[7] 岐伯曰 男子數其陽 女子數其陰 當數者爲經 其不當數者爲絡也

1) 榮水(영수) : 영야(榮也)의 오자(誤字)라고 했다. 태소(太素)에는 영차(營此)로 되어 있다.
2) 蹻脈者少陰之別(교맥자소음지별) : 교맥이란 족소음신경(足少陰腎經)의 별락이다.

3) 入陰(입음) : 음교맥(陰蹻脈)이 음기(陰器)로 들어가다.
4) 氣幷相還(기병상환) : 양교(陽蹻)와 음교(陰蹻)의 기가 함께 하여 서로 고리와 같이 돌다의 뜻.
5) 濡目(유목) : 눈알을 적셔 주다. 곧 눈물이 눈알을 적셔 주는 것.
6) 紀(기) : 단서. 실마리의 뜻.
7) 當其數(당기수) : 수는 경맥의 길이를 도합한 16장 2척을 뜻한다. 여기서는 교맥의 길이가 1장 5자라고 한 것을 뜻하며 이 교맥의 길이는 남자는 양교맥이고 여자는 음교맥을 계산한 것이다. 남자는 양교맥이 경(經)이 되고 음교맥은 낙(絡)이 되며 여자는 음교맥이 경(經)이 되고 양교맥이 낙(絡)이 되는데 여기의 수는 경(經)만 계산한 것이다. 이를 당수(當數)라고 한다.

제18편 영위생회(營衛生會篇第十八)

영위(營衛)는 영기(營氣)와 위기(衛氣)이며 생회(生會)는 생성(生成)되고 회합(會合)하다의 뜻이다.
곧 영기와 위기가 생성되고 분포되어 작용하는 것을 설명함과 동시에 노인(老人)들이 밤이면 잠을 자지 못하는 것을 예로 들어서 영위의 협조가 중요하다는 것을 설명하고, 아울러 삼초(三焦)의 부위나 그 생리 활동에 관한 정황들을 논하였다.

1. 영기(營氣)와 위기(衛氣)의 생성과 분포 작용

황제가 기백(岐伯)에게 물었다.
"사람은 어디에서 기(氣)를 받게 되고 음(陰)과 양(陽)은 어떻게 회합하는 것입니까? 또 어떤 기(氣)가 영(營)이 되고 어떤 기가 위(衛)가 되는 것입니까? 영기(營氣)는 어디를 따라 생성되고 위기(衛氣)는 어디에서 회합하는 것입니까? 노인이나 젊은이는 기가 동일하지 않고 음과 양은 지위가 다른 것이니 원컨대 그 회합(會合)에 대해 듣고자 합니다."
기백이 대답했다.
"사람은 수곡(水穀)에서 기를 받습니다. 수곡이 위(胃)에 들어오면 소화시켜서 폐(肺)에 전해 주는데 오장(五臟)과 육부(六腑)가 다 그 기를 받게 됩니다.
그 중에서 맑은 것은 영기(營氣)가 되고 탁한 것은 위기(衛氣)가 됩니다. 영기는 맥 속을 운행하고 위기는 맥 밖을 순회하는데 인체의 모든 곳을 돌고 휴식하지 않으며 50회를 돌아서 다시 크게 회합하니, 음과 양이 서로 관통하여 고리와 같아서 끝이 없는 것입니다.

위기(衛氣)는 음(陰)에서 25회를 행하고 양(陽)에서 25회를 행하여 그것을 나누어 낮과 밤으로 삼는 것입니다.

기(氣)가 양(陽)에 이르면 일어나게 되고 음에 이르면 중지하게 되는 것입니다. 그러므로 이르기를 '한낮에는 양기(陽氣)가 융성하여 중양(重陽)이라 하고 한밤중에는 음기(陰氣)가 융성하여 중음(重陰)이라 한다.' 라고 했습니다.

태음경(太陰經)은 안을 주관하고 태양경(太陽經)은 밖을 주관하여 각각 25회를 운행하여 나누어서 낮과 밤으로 삼는 것입니다.

한밤중에는 음기가 가장 융성하고 한밤중이 지난 후에는 음이 쇠해지고 아침이 되면 음이 쇠진하고 양이 기를 받는 것입니다. 한낮에는 양기가 가장 융성해지고 해질녘에는 양이 쇠약해지고 해가 지게 되면 양이 소진하고 음이 기를 받는 것입니다.

한밤중에는 영기(營氣)와 위기(衛氣)가 크게 회합하고 모든 백성이 다 잠을 자는데 이러한 것을 '합음(合陰)'이라고 하는 것입니다.

아침에는 다시 음이 다하고 양이 기를 받는 것입니다.

이와 같이 중지됨이 없는 것이며 하늘과 땅과 함께 단서(규율)를 함께 하는 것입니다."

(황제가 기백에게 문왈 인이 언에 수기며 음양이 언회하며 하기가 위영이며 하기가 위위며 영이 어떻게 종생하며 위가 언회하며 노장이 부동기하며 음양이 이위니 원컨대 그 회를 문하노라. 기백답왈 인이 곡에 수기하고 곡이 위에 입하여 써 폐에 전하면 오장과 육부가 다 써 수기니 그 청자는 위영하고 탁자는 위위니 영은 재맥중하고 위는 재맥외니 영주하여 불휴요 오십하여 다시 대회니라. 음양이 상관하여 환이 무단과 여하니 위기는 음의 이십오도에서 행하고 양의 이십오도를 행하여 분하여 위주야니 고로 기가 지양이면 기하고 지음이면 지니 고로 왈 일중에 양이 농하여 중양이 되고 야반에 음이 농하여 중음이 되니

고로 태음은 주내하고 태양은 주외니 각이 이십오도를 행하여 분하여 주야가 되니라. 야반은 위음롱이요 야반후는 위음쇠요 평단은 음진하여 양이 수기니 일중은 위양롱하고 일서에는 양쇠하고 일입이면 양진하여 음이 수기니 야반에 대회니 만민이 개와하니 명왈 합음이니 평단에 음진하여 양이 수기니 여시로 무이니 여천지로 동기니라.)

　　黃帝問於岐伯曰 人焉受氣 陰陽焉會[1] 何氣爲營 何氣爲衛 營安從生 衛於焉會 老壯不同氣 陰陽異位 願聞其會 岐伯答曰 人受氣於穀[2] 穀入於胃 以傳與肺 五藏六府 皆以受氣 其淸者爲營 濁者爲衛[3] 營在脈中 衛在脈外[4] 營周不休 五十而復大會[5] 陰陽相貫 如環無端 衛氣行於陰二十五度 行於陽二十五度 分爲晝夜 故氣至陽而起 至陰而止 故曰 日中而陽隴[6]爲重陽 夜半而陰隴爲重陰 故太陰主內 太陽主外[7] 各行二十五度[8] 分爲晝夜 夜半爲陰隴 夜半後而爲陰衰 平旦陰盡而陽受氣矣 日中爲陽隴 日西而陽衰 日入陽盡而陰受氣矣 夜半而大會[9] 萬民皆臥 命曰合陰[10] 平旦陰盡而陽受氣 如是無已[11] 與天地同紀[12]

1) 焉會(언회) : 언은 어찌의 뜻이다. 회는 모이다, 만나다의 뜻.
2) 穀(곡) : 음식물. 인체에 들어오는 것을 수곡(水穀)이라고도 한다.
3) 其淸者爲營濁者爲衛(기청자위영탁자위위) : 그 맑은 것은 영기(營氣)가 되고 그 탁한 것은 위기(衛氣)가 된다. 곧 맑은 것은 음식물의 정기(精氣)이고 탁한 것은 음식물의 한기(悍氣)이다. 상초(上焦)나 하초(下焦)로 청탁(淸濁)을 말한 것은 잘못이라고 했다.
4) 營在脈中衛在脈外(영재맥중위재맥외) : 영기는 맥 속에서 있게 되고 위기는 맥 밖으로 있게 된다. 곧 영기는 음(陰)에 속하고 안을 주관하며 위기는 양(陽)에 속하고 밖을 주관하므로 영기(營氣)는 맥 속에 있게 되고 위기는 맥의 밖에 있게 된다.
5) 五十而復大會(오십이부대회) : 50회에 다시 크게 모이다. 50회가 되면 다시 한데 모이다의 뜻. 대회는 영기와 위기가 만나는 것을 뜻한다. 영기와 위기가 인체를 50바퀴 돈 후 한 번 만나는 것을 뜻한다.
6) 隴(농) : 융(隆)과 같다. 융성하다의 뜻.

7) 太陰主內太陽主外(태음주내태양주외) : 태음은 안의 영기를 주관하고 태양은 밖의 위기를 주관한다. 태음은 수태음(手太陰)이고 태양은 족태양(足太陽)이다. 안은 영기이고 밖은 위기이다.
8) 各行二十五度(각행이십오도) : 각각 25회를 행한다. 영기(營氣)는 12경맥을 두루 순행하는데 하루의 낮과 밤에 각각 25바퀴씩 돈다.
9) 大會(대회) : 초회(初會)와 같다.
10) 命曰合陰(명왈합음) : 명하여 '음(陰)이 합하다.'라고 이른다. 곧 '영기와 위기의 운행은 겉과 속이 다른 궤도를 달리므로 일찍부터 서로 만나지 않는다. 야반의 자시(子時) 때는 음기가 이미 극에 달하고 양기가 생기려 하며 영기가 음분(陰分)에 있고 위기가 역시 음분(陰分)에 있어서 모든 백성이 모두 잠에 들기 때문에 합음(合陰)이라 한다. 이 때는 영기와 위기가 다 장(臟)으로 모이고 천일(天一)의 중앙에서 회합한다.'라고 했다.
11) 如是無已(여시무이) : 이와 같이 중단함이 없다의 뜻.
12) 紀(기) : 도(道)와 같다.

2. 노인(老人)이 밤에 잠자지 못하는 이유

황제가 말했다.

"노인(老人)이 밤에 잠을 자지 못하는 것은 어떤 기(氣)가 그렇게 시키는 것입니까? 젊은 사람들이 낮에 잠을 자지 않는 것은 어떤 기가 그렇게 시키는 것입니까?"

기백이 대답했다.

"젊은 사람들은 기혈이 왕성하고 그 기육(肌肉)이 반드럽고 기도(氣道)가 잘 통하여 영기와 위기의 운행이 그 정상적인 것을 잃지 않기 때문에 낮에는 정밀해지고 밤에는 잠을 잘 자게 되는 것입니다.

노인들은 기혈이 쇠약하고 그 기육이 메마르고 기도(氣道)가 껄끄러워져서 오장의 기가 서로 조화를 이루지 못하여 영기(營氣)가 쇠약해지고 적으며 위기는 안으로 무너져 내리므로 낮에는 정밀해지지 못하고 밤에는 잠을 자지 못하게 되는 것입니다."

(황제왈 노인이 야에 명치 못하는 자는 하기로 사연이며 소장의 인이 주에 명치 못하는 자는 하기가 사연고? 기백답왈 장자의 기혈이 성하고 그 기육이 활하며 기도가 통하고 영위의 행에 그 상을 부실하니 고로 주에 정하고 야에 명하며 노자의 기혈은 쇠하고 그 기육은 고하며 기도가 삽하고 오장의 기가 상박하여 그 영기가 쇠소하고 위기가 내벌하니 고로 주에 부정하고 야에 불명이니라.)

黃帝曰 老人之不夜瞑者 何氣使然 少壯之人不晝瞑[1]者 何氣使然 岐伯答曰 壯者之氣血盛 其肌肉滑 氣道通 營衛之行 不失其常 故晝精而夜瞑[2] 老者之氣血衰 其肌肉枯 氣道澁 五藏之氣相搏[3] 其營氣衰少而衛氣內伐[4] 故晝不精 夜不瞑

1) 不晝瞑(불주명) : 갑을경(甲乙經)에는 불야오(不夜寤)로 되어 있고 난경(難經)의 46난(四六難)에도 '소장자야불오(少壯者夜不寤)'로 되어 있다.
2) 晝精而夜瞑(주정이야명) : 낮에는 정밀해지고 밤에는 잠이 들다. 곧 낮에는 정력이 넘쳐 흘러서 정신이 맑고 밤에는 혼미해져서 잠에 든다는 뜻이다.
3) 相搏(상박) : 서로 조화를 이루지 못하다.
4) 伐(벌) : 무너지다의 뜻.

3. 영기(營氣)와 위기(衛氣)가 나오는 통로
황제가 말했다.
"원컨대 영기(營氣)와 위기(衛氣)가 운행되는 바는 모두 어떤 길을 따라서 오는지 듣고자 합니다."
기백이 대답했다.
"영기(營氣)는 중초(中焦)에서 나오고 위기(衛氣)는 하초(下焦)에서 나오는 것입니다."
"원컨대 상초(上焦)와 중초(中焦)와 하초(下焦)에서 나오는 것에 관해 듣고 싶습니다."
"상초(上焦)는 위(胃)의 상구(上口)에서 나와 식도(食道)와 함께 하여 위로 격막(膈膜)을 관통하고 가슴 속으로 퍼져서 겨드랑이로 달려가 수태음경맥(手太陰經脈)의 경계를 따라서 행하고 되돌아서 수양명경맥에 이르러 위로 혀에 이르며, 아래로 족양명경에 흘러들어서 항상 영기(營氣)와 함께 하여 양(陽)에서 행하기를 25회를 하고 음(陰)에서 행하기를 25회를 하여 일주(一周)하는 것입니다. 그러므로 50회를 돌아서 다시 수태음경에서 크게 모이는 것입니다."

"사람에게 열이 있게 되면 음식물이 위(胃)로 내려가서 그 기(氣)가 안정되지 않아 땀이 나오게 되는데, 혹은 얼굴에 나기도 하고 혹은 등에 나기도 하고 혹은 몸의 상체나 하체에 나기도 하여 그 땀이 위기(衛氣)가 운행되는 길을 따르지 않는 이유는 무엇입니까?"

"이는 밖으로는 풍(風)에 상하고 안으로는 주리(腠理)가 열려서 모(毛)가 훈증되고 살결에서 새어, 위기(衛氣)가 달려나가는 것이 그 길을 따르지 않게 되는 것입니다. 이는 기(氣)가 날래고 사나우며 매끄럽고 빨라서 열린 곳이 보이면 빠져 나가기 때문입니다.

그러므로 그 본래의 길을 따르지 못하는 것이니 명명(命名)하기를 '누설(漏泄)'이라고 하는 것입니다."

(황제왈 원문컨대 영위의 소행은 다 하도로 종래오? 기백답왈 영은 중초에서 출하고 위는 상초에서 출이니라. 황제왈 원문컨대 삼초의 소출이니라. 기백답왈 상초는 위의 상구에서 출하여 병인하여 써 상으로 관격하여 흉중에 포하고 주액하여 태음의 분을 순하여 행하여 환하여 양명에 지하여 상으로 설에 지하여 하로 족양명에 주하여 항상 여영으로 양의 이십오도를 구행하고 음도 또한 이십오도를 행하여 일주함이니 고로 오십도하여 다시 수태음에 대회함이니라. 황제왈 인이 유열이면 음식이 하위하여 그 기가 미정하여 한이 즉출하니 혹은 면에 출하고 혹은 배에 출하고 혹은 신반에 출하니 그 위기의 도를 불순하여 출하니 하오? 기백왈 차는 외로 풍에 상하고 내로 주리를 개하고 모가 증하고 이가 설하여 위기가 주함이니 그 도를 순함을 부득이니 차는 기가 표한하고 활질하여 견개하여 출이니 고로 그 도로 종함을 부득이니 고로 명왈 누설이니라.)

黃帝曰 願聞營衛之所行 皆何道從來 岐伯答曰 營出於中焦[1] 衛出於下焦[2] 黃帝曰 願聞三焦之所出 岐伯答曰 上焦出於胃上口 幷

咽³⁾以上貫膈而布胸中⁴⁾ 走腋 循太陰之分⁵⁾而行 還至陽明 上至舌下注足陽明 常與營俱行於陽二十五度 行於陰亦二十五度 一周也 故五十度而復大會於手太陰矣 黃帝曰 人有熱 飮食下胃 其氣未定 汗則出 或出於面 或出於背 或出於身半 其不循衛氣之道而出何也 岐伯曰 此外傷於風 內開腠理 毛蒸理泄⁶⁾ 衛氣走之 固不得循其道 此氣慓悍滑疾⁷⁾ 見開而出⁸⁾ 故不得從其道 故命曰漏泄⁹⁾

1) 營出於中焦(영출어중초) : 영기(營氣)는 중초(中焦)에서 나온다. 태소(太素)에는 '상초(上焦)는 위의 상구(上口)에 있는데 받아들이는 것만 주관하고 내보내지 않으며 그것을 다스리는 곳은 전중(膻中)에 있다. 중초는 위의 가운데 구멍에 있어 높지도 않고 낮지도 않아 수곡을 소화시키는 것을 주관하는데 그것을 다스리는 곳은 배꼽 옆에 있다. 이 곳에서 영기가 나온다.'라고 했다.
2) 衛出於下焦(위출어하초) : 위기(衛氣)는 하초(下焦)에서 나온다. 일설에는 하초는 상초(上焦)로 보아야 한다고 했다.
3) 咽(인) : 식도(食道)라고 했다. 또 위계(胃系)이며 수곡(水穀)의 도로라고도 했다.
4) 胸中(흉중) : 전중(膻中)이라 했다.
5) 分(분) : 영역. 또는 범위를 뜻한다.
6) 毛蒸理泄(모증이설) : 털이 훈증되고 살결이 열려 새다.
7) 慓悍滑疾(표한활질) : 표한은 성질이 날래고 사납다. 활질은 미끄럽고 신속하다.
8) 見開而出(견개이출) : 열려 있기만 하면 나간다. 곧 위기는 수곡의 용맹스러운 기로, 열려 있는 틈만 있으면 빠져 나간다는 뜻이다.
9) 漏泄(누설) : 새어나가다. 피부나 주리가 사풍(邪風)에 상처를 받으면 피부가 위기를 호위하지 못하고 땀이 나서 새어나가게 된다는 뜻.

4. 중초(中焦)와 하초(下焦)에서 나오는 것들
황제가 말했다.
"원컨대 중초(中焦)에서 나오는 것에 대해 듣고자 합니다."

기백이 대답했다.

"중초(中焦)에서는 또한 위(胃)의 속과 함께 하여 상초(上焦)의 뒤에서 나오는 것입니다. 이 곳에서 기를 받는 자는 찌꺼기를 거르고 진액(津液)을 쪄서 정미한 것으로 변화시켜서 위로 폐맥(肺脈)으로 주입시키며 이에 화(化)하여 혈(血 : 피)을 만들어 신체를 살아 있도록 받드는 것이니 이보다 더 귀한 것은 없습니다. 홀로 경수(經隧)를 행하므로 얻어서 명명하여 '영기(營氣)'라고 이르는 것입니다."

"대저 혈(血)과 기(氣)는 이름은 다른데 같은 종류라는 것은 무엇을 이르는 것입니까?"

"영기와 위기는 정기(精氣 : 정미한 기)이고 혈(血)은 신기(神氣)입니다. 그러므로 혈(血)과 기(氣)는 이름은 다르지만 같은 종류입니다. 탈혈(奪血)한 자는 땀이 없고 탈한(奪汗)한 자는 혈(血)이 없으며, 사람이 살아가는 데는 두 번 죽는 경우는 있으나 두 번 사는 경우는 없는 것입니다."

"원컨대 하초(下焦)의 기(氣)가 나오는 것을 듣고 싶습니다."

"하초(下焦)란 회장(廻腸)에서 갈라져 방광(膀胱)으로 주입하여 스며드는 것입니다.

수곡(水穀)은 항상 위 속에 함께 있고 찌꺼기가 이루어지면 함께 대장(大腸)으로 내려가서 하초(下焦)를 형성하여 스며들어 함께 내려가 정밀하게 걸러져서 하초를 따라 방광으로 스며들어가는 것입니다."

"사람이 술을 마시면 술 또한 위로 들어가는데 음식물이 아직 소화되지 않은 상태인데도 술이 먼저 소변으로 나오는 이유는 무엇입니까?"

"술이란 곡식을 발효시켜서 만든 액(液)입니다. 그 기(氣)는 사납고 맑습니다. 그러므로 음식물보다 뒤에 위로 들어가더라도 곡식보다 먼저 액(液)이 되어 소변으로 배출되는 것입니다."

"좋은 말씀입니다. 나는 상초(上焦)는 안개와 같고 중초(中焦)는 물거품과 같고 하초(下焦)는 물도랑과 같다는 말을 들었는데 이러한 것을 이른 것입니다."

(황제왈 중초의 소출을 원문하노라. 기백답왈 중초는 또한 위중을 병하여 상초의 후로 출이니라. 차의 소수기자는 조박을 필하고 진액을 증하여 그 정미로 화하여 상으로 폐맥에 주하여 이에 화하여 위혈하여 써 생신을 봉하니 차에 막귀니 고로 홀로 경수에 득행하니 명왈 영기니라. 황제왈 대저 혈의 여기는 이명하고 동류니 하위오? 기백답왈 영위자는 정기요 혈자는 신기니 고로 혈의 여기는 이명하고 동류니 고로 탈혈자는 무한하고 탈한자는 무혈이니 고로 인이 생에 양사는 유하고 양생은 무니라. 황제왈 하초의 소출을 원문하노라. 기백답왈 하초자는 회장에서 별하여 방광으로 주하여 삼입이니 고로 수곡자는 항상 위중에 병거하여 조박을 성하여 대장으로 구하여 하초를 성하여 삼하여 구하여 별즙을 제필하여 하초를 순하여 방광으로 삼입이니라. 황제왈 인이 음주에 주가 또한 입위한데 곡이 미숙하여 소변으로 독선하는 하오? 기백답왈 주자는 숙곡의 액이니 그 기가 한하여 써 청한 고로 후곡하여 입이라도 선곡하여 액출이니라. 황제왈 선하다. 여는 문하니 상초는 여무하고 중초는 여구하고 하초는 여독이라 하니 차를 위함이라.)

黃帝曰 願聞中焦之所出 岐伯答曰 中焦亦幷胃中 出上焦之後 此所受氣者 泌糟粕 蒸津液[1] 化其精微 上注於肺脈 乃化而爲血 以奉生身 莫貴於此 故獨得行於經隧[2] 命曰營氣 黃帝曰 夫血之與氣 異名同類 何謂也 岐伯答曰 營衛者精氣也 血者神氣也[3] 故血之與氣 異名同類焉 故奪血者無汗 奪汗者無血 故人生有兩死而無兩生 黃帝曰 願聞下焦之所出 岐伯答曰 下焦者[4] 別廻腸[5] 注於膀胱 而滲入焉 故水穀者 常幷居於胃中 成糟粕 而俱下於大腸 而成下焦 滲而俱下[6] 濟泌別汁[7] 循下焦而滲入膀胱焉 黃帝曰 人飮酒 酒亦入胃 穀未熟而小便獨先下何也[8] 岐伯答曰 酒者熟穀之液也 其氣悍以淸 故後穀而入 先穀而液出焉 黃帝曰 善 余聞上焦如霧[9] 中焦如漚[10] 下焦如瀆[11] 此之謂也

1) 泌糟粕蒸津液(필조박증진액) : 찌꺼기를 거르고 진액을 증류하다. 필은 본래 물이 졸졸 흐르다의 뜻인데 거른다는 뜻이 있다. 증은 증류하다, 찌다의 뜻.

2) 經隧(경수) : 경맥의 굴이다. 깊숙이 있는 경맥이라는 뜻.
3) 營衛者精氣也血者神氣也(영위자정기야혈자신기야) : 이 문장은 '외대(外臺)'와 '한설이방(寒泄痢方)'에서 인용한 '산번(刪繁)'에는 '위시정기(衛是精氣) 영시신기(營是神氣)'로 되어 있다.
4) 下焦者(하초자) : 하초는 배꼽 아래에 있는데 방광의 상구(上口)에 해당하고 주로 청탁을 분별하며 수곡(水穀)을 받아들이지는 않는다.
5) 別廻腸(별회장) : 회장은 대장(大腸)이다. 곧 대장에서 갈라진다는 뜻.
6) 而成下焦滲而俱下(이성하초삼이구하) : '내경소문(內經素問)'의 해론(欬論)에는 이 8자가 없다.
7) 濟泌別汁(제필별즙) : 제는 체(涕)와 같고 맑은 술이라는 뜻이 있다. 곧 졸졸 스며들어 즙을 분별하다의 뜻. 별즙은 청탁을 구별하다의 뜻.
8) 穀未熟而小便獨先下何也(곡미숙이소변독선하야) : 음식물이 소화되지 않았는데도 술이 소변으로 홀로 먼저 배출되는 이유는 무엇인가의 뜻.
9) 上焦如霧(상초여무) : 상초는 안개와 같다. 곧 상초의 심폐(心肺)에서 수곡(水穀)의 정미한 기를 전신으로 퍼지게 하는 작용이 마치 안개와 이슬이 온 몸을 가득 채워서 관개하는 것과 같다는 뜻이다.
10) 中焦如漚(중초여구) : 중초는 거품과 같다. 곧 중초의 비위(脾胃)가 수곡을 소화시켜서 정미한 것을 흡수하고 영양물질을 위로 수송하여 전신으로 보내는 작용이 마치 음식물에서 거품이 일어나는 것과 같다는 뜻.
11) 下焦如瀆(하초여독) : 하초는 도랑과 같다. 곧 하초의 신(腎)과 방광이 수액을 걸러서 배설하는 작용이 개울에서 물이 흐르면서 찌꺼기가 걸러지는 것과 같다는 뜻이다.

제19편 사시기(四時氣篇第十九)

사시(四時)는 봄·여름·가을·겨울의 네 계절을 뜻한다.
기(氣)는 봄·여름·가을·겨울의 네 계절에 따른 기후를 뜻한다.
이 편은 네 계절의 기후가 인체에 미치는 영향을 논하였다.
침을 놓을 때에는 시령(時令)의 기후에 근거하여 적당한 혈위(穴位)를 선택하여 찔러야 함과, 찌를 때의 깊이와 방법 등을 파악해야 함을 제시했다. 이와 병행하여 대장(大腸) 소장(小腸) 위(胃) 방광(膀胱) 담(膽) 등 부(腑)의 병리와 치료를 설명했다.

1. 계절에 따라 침을 놓는 법
황제가 기백에게 물었다.
"대개 네 계절에 따른 기(氣)는 각각 형상을 함께 하여 드러내지 않으며 모든 질병의 발생에는 다 발생 원인이 있습니다. 이에 뜸을 뜨고 침을 놓는 도(道)는 무엇으로써 결정해야 합니까?"
기백이 대답했다.
"네 계절의 기(氣)는 각각 존재하는 곳이 있고 뜸을 뜨고 침을 놓는 이치는 기혈의 위치를 얻어서 확정하는 것입니다.
봄에는 경(經)과 혈맥과 분육(分肉)의 사이에서 취하는데 심한 자는 깊게 침을 놓고 간단한 자는 얕게 침을 놓습니다.
여름철에는 성경(盛經 : 陽脈)과 손락(孫絡)에서 취하거나 분육(分肉)의 사이에서 취하여 피부에만 침을 놓습니다.
가을철에는 경수혈(經腧穴)에서 취하는데 사기(邪氣)가 부

(腑)에 있으면 합혈(合穴)에서 취합니다.
 겨울철에는 정혈(井穴)과 영혈(滎穴)에서 취하며 반드시 깊게 침을 놓아서 유침(留鍼)해야 합니다."

 (황제가 기백에게 문왈 대저 사시의 기는 각각 형이 부동하니 백병의 기에 다 생한 바 있어 구자의 도는 하자로 위정고? 기백답왈 사시의 기는 각각 소재가 유하여 구자의 도는 기혈을 득하여 위정이니 고로 춘에 경과 혈맥과 분육의 간에서 취하고 심자는 심자하고 간자는 천자니라. 하에는 성경과 손락에 취하고 분간에 취하여 피부를 절하며 추에는 경수를 취하여 사가 재부에 합에 취하고 동에는 정영을 취하여 필히 심하여 써 유함이니라.)

 黃帝問於岐伯曰 夫四時之氣 各不同形[1] 百病之起 皆有所生[2] 灸刺之道 何者爲定[3] 岐伯答曰 四時之氣 各有所在 灸刺之道 得氣穴爲定 故春取經 血脈 分肉之間 甚者深刺之 間者[4]淺刺之 夏取盛經孫絡[5] 取分間絶皮膚[6] 秋取經腧 邪在府 取之合[7] 冬取井滎[8] 必深以留之

1) 各不同形(각부동형) : 각각의 형체가 동일하지 않다는 뜻. 곧 기의 명칭을 분류하는데 있어서 표현함이 다르다는 뜻.
2) 所生(소생) : 발생하는 바의 뜻. 질병이 발생한다는 뜻.
3) 何者爲定(하자위정) : 태소(太素)에는 '하자위보(何者爲寶)'로 되어 있다.
4) 間者(간자) : 뜸하다의 뜻이며 경미한 것을 뜻한다. 곧 차도가 있는 환자.
5) 盛經孫絡(성경손락) : 성경은 양맥(陽脈)을 가리키고 수족(手足)의 양경(陽經)을 뜻한다. 손락은 여러 경맥을 연계시키는 가장 미세한 지락(支絡)이다.
6) 取分間絶皮膚(취분간절피부) : 분육 사이에서 취하고 피부에 침을 놓는다는 뜻이다.
7) 取之合(취지합) : 합혈(合穴)에서 취하다. 곧 수족양명경(手足陽明經)의 합혈을 뜻한다.
8) 取井滎(취정영) : 정혈(井穴)과 영혈(滎穴)에서 취하여 침을 놓는다.

2. 질병에 따라 침을 놓는 법

온학(溫瘧)을 앓는데 땀이 나지 않으면 59곳의 수혈(腧穴)을 취해야 하는 것입니다.

풍수병(風水病)으로 피부가 부풀어 오르게 되면 57곳의 수혈을 취해야 하고 피부에 어혈(瘀血)이 있으면 다 제거해야 하는 것입니다.

손설(飧泄)일 때에는 삼음교혈(三陰交穴)의 위를 보(補)하고 음릉천(陰陵泉)을 보하는데 모두 오랫동안 유침시켜서 열기(熱氣)가 행하고 나면 이에 중지하는 것입니다.

양(陽)에 전근(轉筋 : 근육이 뒤틀림)이 일어났으면 그 양경(陽經)을 치료하고 음(陰)에서 전근이 일어났으면 그 음경(陰經)을 다스리는데 이 때는 모두 쉬침(焠鍼)을 사용해야 하는 것입니다.

도수병(徒㾬病)에는 먼저 환곡(環谷) 아래 3치 되는 곳을 취하여 피침(鈹鍼)으로 침을 놓는데 피침으로 침을 놓은 뒤에는 침을 놓은 곳에 대롱을 대서 이것을 밀어 넣고 뽑았다 다시 밀어 넣어서 그 안의 수기(水氣)를 모두 제거해야 합니다. 이에 기육이 단단해지도록 묶어 주는데 묶는 것이 느슨하면 번열증과 건망증이 있게 되고 묶는 것이 신속하면 안정을 이루게 됩니다.

하루 걸러 한 번씩 침을 놓아서 수(水)가 다 빠지면 이에 중지합니다. 이에 소변이 통하게 하는 약을 복용시키고 방금 침을 놓았으면 다만 약만 복용시키고 방금 약을 마셨으면 음식물을 먹지 않게 해야 합니다. 방금 음식을 먹었을 때에는 약을 마시지 않게 하며 다른 음식은 먹지 않게 하며 135일 간 실행해야 합니다.

착비(著痺)가 제거되지 않고 오랫동안 한(寒)한 것이 낫지 않게 되면 족삼리혈(足三里穴)에 침을 놓아야 합니다.

골은 근본입니다.

장중(腸中)이 불편할 때에는 삼리혈(三里穴)을 취하는데 성(盛 : 實)하면 사(瀉)해 주고 허(虛)하면 보(補)해 주어야 합니다.

여풍(癘風)을 앓으면 마땅히 그 부어 오른 곳에 침을 놓아야 하고 침을 놓는 것이 끝나면 다시 예리한 침(鍼)으로 그 부위를 찌르고 눌러서 그 악기(惡氣)를 배출시키고 부어 오른 부위가 낫아지면 이에 중지합니다. 항상 알맞은 식사를 하게 하고 다른 음식을 먹여서는 안 됩니다.

뱃속에서 항상 소리가 나고 기(氣)가 올라 가슴을 충동하며 헐떡거려서 능히 오래도록 서 있지 못하는 것은 사기(邪氣)가 대장(大腸)에 있는 것으로 명치〔肓〕의 원(原:氣海)과 거허상렴(巨虛上廉:上巨虛)과 삼리(三里)에 침을 놓아야 합니다.

아랫배에서 고환(睾丸)을 당기고 허리와 척추를 당기며 위로 심(心)을 치받는 것은 사기(邪氣)가 소장(小腸)에 있는 것입니다. 소장(小腸)은 고환계(睾丸系)와 연계되고 척추로 이어져 간과 폐를 꿰뚫고 나가 심계(心系)로 연락됩니다.

사기(邪氣)가 성하면 궐역(厥逆)하여 위로는 장위(腸胃)를 치받게 되고 간(肝)을 훈증하고 황막(肓膜)으로 흩어져서 배꼽으로 모이게 되는 것입니다.

그러므로 황(肓)의 원혈(原穴)을 취하여 흩어지게 하고 수태음폐경(手太陰肺經)에 침을 놓아서 보하여 주고 족궐음간경(足厥陰肝經)을 취하여 아래로 내리게 하고 거허하렴(巨虛下廉:下巨虛)혈을 취하여 사기를 제거시켜서 사기가 지나가는 경맥(經脈)을 따라 눌러서 조절해 주어야 합니다.

(온학에 한이 불출하면 오십구유를 하고 풍수의 부창이면 오십칠유를 하고 피부의 혈자를 취하되 진취하며 손설은 삼음의 상을 보하고 음릉천을 보하되 다 구류하여 열행에 내지하며 양에 전근하면 기양을 치하고 음에 전근하면 기음을 치하되 다 절자함이라. 한갓 수이면 먼저 환곡하의 삼촌을 취하여 피침으로써 침하되 이자하여 통하여 납하고 입하여 부하여 그 수를 다하여 필히 견이니 내완즉 번문하고 내급즉 안정이니 간일에 일자하여 수진이면 내지니 폐약을 음하고 방자의 시엔 다만 음이니 방음에는 무식하며 방식이면 무음이니 타식을 무식이니 백삼십오일이니라. 착비로 불거나 구한이 불이면 그 삼리를 졸취니 골

이 위간하고 장중이 불편하면 삼리에서 취하고 성에 사하고 허에 보함이니 여 풍자는 그 종상을 소자하고 이자하면 예침으로 그 곳을 침하여 그 악기를 안출 하여 종이 진하면 내지니 항상 방식을 사하고 타식을 무사니 복중이 상명하고 기가 상으로 충흉하고 천하여 구립이 불능하면 사가 대장에 재니 황의 원과 거허상렴과 삼리를 자하고 소복이 공고하여 요척을 인하여 상으로 심을 충하면 사가 소장에 재하니 고계를 연하고 척에 속하며 간폐를 관하고 심계를 낙하니라. 기성즉 궐역하고 상으로 장위를 충하여 간을 훈하고 황으로 산하여 제에 결하니 고로 황원에서 취하여 산하고 태음을 자하여 써 여하고 궐음을 취하여 써 하하고 거허하렴을 취하여 써 거하고 그 소과의 경을 안하여 이를 조함이니라.)

溫瘧[1]汗不出 爲五十九痏[2] 風痙膚脹[3] 爲五十七痏 取皮膚之血者 盡取之 飱泄補三陰之上[4] 補陰陵泉 皆久留之 熱行乃止 轉筋於陽治其陽[5] 轉筋於陰治其陰[6] 皆卒刺[7]之 徒痙[8] 先取環谷下三寸[9] 以鈹鍼鍼之[10] 已刺而筩[11]之 而內之 入而復之 以盡其痙 必堅 來緩則煩悗 來急則安靜[12] 間日一刺之 痙盡乃止 飮閉藥[13] 方刺之時徒飮之 方飮無食[14] 方食無飮 無食他食 百三十五日 著痺[15]不去 久寒不已 卒[16]取其三里 骨爲幹[17] 腸中不便[18] 取三里 盛寫之 虛補之 癘風[19]者 素[20]刺其腫上 已刺 以銳鍼鍼其處 按出其惡氣 腫盡乃止 常食方食 無食他食[21] 腹中常鳴 氣上衝胸 喘不能久立 邪在大腸 刺肓之原[22] 巨虛上廉 三里 小腹控睾[23] 引腰脊 上衝心 邪在小腸者 連睾系 屬於脊 貫肝肺 絡心系 氣盛則厥逆 上衝腸胃 燻肝 散於肓 結於臍 故取之肓原以散之 刺太陰以予之[24] 取厥陰以下之[25] 取巨虛下廉以去之 按其所過之經以調之

1) 溫瘧(온학) : 먼저 열(熱)이 나고 뒤에 오한(惡寒)이 느껴지는 것이 특징이며 일종의 학질이다.
2) 痏(유) : 침을 놓은 자국을 뜻한다. 태소(太素)에는 자(刺)로 되어 있다. 열병론(熱病論)편에 자세히 나와 있다.
3) 風痙膚脹(풍수부창) : 풍수병으로 살갗이 부어 오르다. 수는 수(水)로 되어 있기도 하다. 풍수는 내부에 수기(水氣)가 있는데 외부의 사기(邪氣)로 인해 풍사(風邪)와 수기(水氣)가 결합하여 형성된 일종의 수기병(水氣病)이

다. 부창은 살갗이 부어 오르다의 뜻.
4) 三陰之上(삼음지상) : 삼음교(三陰交)를 뜻한다.
5) 轉筋於陽治其陽(전근어양치기양) : 양에 전근하면 그 양을 다스리다. 양은 수족(手足)의 바깥쪽을 뜻한다. 전근은 근육이 뒤틀린 것.
6) 陰(음) : 수족(手足)의 안쪽을 뜻한다.
7) 卒刺(쉬자) : 쉬자(焠刺)나 번자(燔刺)로 침을 놓는 것이다.
8) 徒㽷(도수) : 도는 다만의 뜻. 도수는 수종병(水腫病)이며 풍수(風水)와 비교하면 도수병은 수기(水氣)만 있고 풍사(風邪)는 없다.
9) 環谷下三寸(환곡하삼촌) : 환곡혈의 아래 3치 되는 곳이다. 각 경(經)에는 환곡혈이 없다. 태소(太素)에서는 관원혈(關元穴)이라고 했다.
10) 以鈹鍼鍼之(이피침침지) : 피침으로 침을 놓다. 피침은 구침(九鍼)의 하나이다. 구침십이원(九鍼十二原) 편에 자세히 나와 있다. 태소(太素)에는 피는 비(鈚)로 되어 있고 침지(鍼之)는 자지(刺之)로 되어 있다.
11) 筩(통) : 대롱이다. 일종의 빨대와 같다. 여러 주석본에 명확한 해설이 없다.
12) 以盡其㽷必堅 來緩則煩悗 來急則安靜(이진기수필견 내완즉번문 내급즉안정) : 필견(必堅) 다음에 속지(束之)를 보충해야 한다고 했다. 또 내(來)는 속(束)으로 해야 마땅하다고 했다.
13) 飮閉藥(음폐약) : 폐약은 막힌 것을 소통시키는 약. 곧 소변을 잘 나오게 하는 약이다.
14) 方飮無食(방음무식) : 방금 약을 마셨으면 음식을 먹지 않아야 한다는 뜻.
15) 著痺(착비) : 습기(濕氣)가 지나치게 왕성하여 마비증세가 있는 질병이다.
16) 卒(졸) : 태소(太素)에서는 쉬(焠)로 되어 있다.
17) 骨爲幹(골위간) : 연문(衍文)이라 했다.
18) 腸中不便(장중불편) : 대장(大腸)과 소장(小腸)이 불편한 것을 뜻한다.
19) 癘風(여풍) : 영기와 위기가 부(腑)를 덥게 하여 그 기가 맑지 못하므로 콧기둥이 허물어지고 색이 망가져 피부에 종기가 생기고 썩어 문드러져서 풍한(風寒)이 맥에 침입하여 떠나가지 않는 병이라고 하였다. 일설에는 나병(癩病)이라고도 했다.
20) 素(소) : 삭(數)의 뜻이라 했다.
21) 常食方食無食他食(상사방식무사타식) : 항상 적당한 음식을 먹이고 다른

음식을 먹여서는 안 된다는 뜻.
22) 肓之原(황지원) : 발앙(脖胦)에서 나오는데 기해혈(氣海穴)이라 했다.
23) 控睾(공고) : 고환을 당기다의 뜻.
24) 予之(여지) : 보(補)해 주는 것이다.
25) 下之(하지) : 사(瀉)해 주는 것이다.

3. 구담(嘔膽)의 증상

구토(嘔吐)를 잘하고 구토하면 쓴물을 토하고 긴 한숨을 쉬고 마음 속이 불안하여 남이 자신을 잡으러 오지 않을까 두려워하는 것은 사기(邪氣)가 담에 있고 역(逆)이 위(胃)에 있는 것입니다. 담즙(膽汁)이 새어나오면 입안이 쓰고 위기(胃氣)가 상역(上逆)하면 쓴물을 토하게 되는데 이는 구담(嘔膽)이라고 합니다.

삼리혈(三里穴)을 취하여 위기(胃氣)가 상역(上逆)한 것을 내리게 하고 소양경(少陽經)의 혈락(血絡)에 침을 놓아서 담기(膽氣)가 상역한 것을 닫은 후에 물러나 그 허와 실을 조절하여 사기(邪氣)를 제거해야 합니다.

음식물이 내려가지 않고 격막이 막혀 통하지 않는 것은 사기(邪氣)가 위완(胃脘)에 있는 것입니다. 사기가 상완(上脘)에 있으면 침을 놓아서 억제하여 이를 내리게 하고 하완(下脘)에 있으면 흩어지게 하여 제거시키는 것입니다.

아랫배가 아프며 부어 오르고 소변을 보지 못할 때에는 사기(邪氣)가 삼초(三焦)의 약(約)에 있는 것입니다. 족태양방광경(足太陽膀胱經)의 대락(大絡)을 취하고 그의 낙맥과 족궐음경의 소락(小絡)을 보아 어혈이 있는지를 보고 부어 오른 것이 위로 위완(胃脘)까지 미쳤으면 삼리혈(三里穴)에서 취하는 것입니다.

'그 환자의 얼굴색을 관찰하고 그 환자의 눈을 관찰하여 그 병기(病氣)가 흩어지고 되돌아오는 것을 안다는 것은 그 눈빛을 살펴보고 병의 존재하고 없어지는 것을 안다' 는 것입니다. '그 환자의 형태를 전일하게 하여 그 동정을 살핀다.' 라고 한 것은 기구

(氣口)와 인영맥(人迎脈)을 짚어서 그 환자의 맥을 살피는 것입니다. 맥이 견실하고 또 성(盛)하고 또 활(滑)한 자는 질병이 날마다 진전되어 가는 것이고, 맥이 부드러워진 자는 병이 장차 낫게 되는 것이고 모든 경맥(經脈)의 맥상이 다 실(實)하면 3일이면 질병이 낫게 되는 것입니다.

기구(氣口)에서는 음(陰)을 관찰하고 인영(人迎)에서는 양(陽)을 관찰하는 것입니다.

(선구하고 구에 유고하고 장태식하며 심중이 담담하여 인이 장포할까 공함은 사가 재담하고 역이 재위하여 담액이 설즉 구고하고 위기가 역즉 구고하니 고로 왈 구담이니 삼리를 취하여 써 위기의 역을 하하고 곧 소양의 혈락을 자하여 써 담역을 폐하고 각하여 그 허실을 조하여 써 그 사를 거하니라. 음식이 불하하고 격색이 불통하면 사가 위완에 재하니 상완에 재즉 자억하여 하하고 하완에 재하면 산하여 거니라. 소복이 통종하고 소변을 부득이면 사가 삼초약에 재함이니 태양의 대락에서 취하되 그 맥락과 궐음의 소락이 결한 혈을 시하고 종이 상으로 위완까지 급했으면 삼리를 취함이니라. 그 색을 도하고 그 이를 찰하여 그 산복을 지한 자라고 한 것은 그 목색을 시하고 써 병의 존망을 지함이요 그 형을 일하고 그 동정을 청한다고 한 것은 기구와 인영을 지하여 써 그 맥을 시함이니 견하고 차성하고 차활자는 병이 일진함이요 맥연자는 병이 장하요 제경이 실자는 병이 삼일에 이니 기구는 후음하고 인영은 후양이니라.)

善嘔 嘔有苦¹⁾ 長太息²⁾ 心中憺憺³⁾ 恐人將捕之⁴⁾ 邪在膽 逆在胃 膽液泄則口苦 胃氣逆則嘔苦 故曰嘔膽⁵⁾ 取三里以下胃氣逆 則刺少陽血絡以閉膽逆⁶⁾ 却調其虛實 以去其邪 飮食不下 膈塞不通 邪在胃脘 在上脘 則刺抑而下之⁷⁾ 在下脘 則散而去之⁸⁾ 小腹痛腫 不得小便 邪在三焦約⁹⁾ 取之太陽大絡¹⁰⁾ 視其絡脈與厥陰小絡結而血者¹¹⁾ 腫上及胃脘 取三里 視其色 察其以 知其散復¹²⁾者 視其目色 以知病之存亡也 一其形 聽其動靜者 持氣口人迎以視其脈 堅且盛且滑者病日進 脈軟者病將下 諸經實者病三日已 氣口候陰 人迎候陽¹³⁾也

1) 善嘔嘔有苦(선구구유고) : 맥경(脈經)이나 천금방(千金方)에는 구(嘔)자

가 중복되어 있지 않다. 또 이 문장 아래에 '장태식(長太息)~공인장포지(恐人將捕之)'까지의 17글자가 없다고 했다.

2) 長太息(장태식) : 긴 한숨. 다른 본에는 장(長)이 선(善)자로 되어 있다.
3) 憺憺(담담) : 마음이 허전한 모양이다. 맥경이나 비급천금요방에는 담담(澹澹)으로 되어 있다.
4) 恐人將捕之(공인장포지) : 사람이 잡으러 올까 두려워하다. 맥경이나 비급천금요방에는 '선비공여(善悲恐如)'로 되어 있다.
5) 嘔膽(구담) : 담즙을 토하다. 곧 사기가 담에 있어서 담이 열사(熱邪)를 받아 상역하여 담즙을 토해낸다는 뜻이다.
6) 閉膽逆(폐담역) : 담즙이 상역하는 것을 닫게 하다. 곧 멈추게 하다의 뜻.
7) 刺抑而下之(자억이하지) : 상완에 침을 놓아서 높이 올라간 식기(食氣)를 사(瀉)하는 것을 말한다.
8) 散而去之(산이거지) : 하완(下脘)을 따뜻하게 해서 정체하여 축적된 한기를 흩어지게 한다.
9) 三焦約(삼초약) : 삼초(三焦)를 묶다. 곧 삼초(三焦)의 하수혈(下兪穴)은 위양(委陽)에서 나와 태양경맥의 정경과 함께 방광에 들어가서 연락되고 하초(下焦)를 묶게 되어 실하면 폐륭이 되고 허하면 유뇨(遺溺)가 된다. 아랫배가 부어 오르고 아프며 소변을 보지 못하는 것은 사기가 삼초를 묶었기 때문이다.
10) 大絡(대락) : 경맥(經脈)을 뜻한다. 태양의 대락은 위양혈이다.
11) 小絡結而血者(소락결이혈자) : 소락은 손락(孫絡)을 뜻한다. 손락이 맺혀서 어혈이 된 것이라는 뜻이다.
12) 察其以知其散復(찰기이지기산복) : 산복은 흩어지고 돌아오다의 뜻. 이(以)는 목(目)으로 고쳐야 한다고 했다.
13) 氣口候陰人迎候陽(기구후음인영후양) : 기구는 음을 살피고 인영은 양을 살피다. 태소(太素)에는 '기구는 오장의 맥이므로 음을 살피고 인영은 육부의 맥이므로 양을 살핀다.'라고 했다.

제5권 황제내경영추
(黃帝內經靈樞卷五)

제20편 오사(五邪篇第二十) / 348
제21편 한열병(寒熱病篇第二十一) / 352
제22편 전광(癲狂篇第二十二) / 363
제23편 열병(熱病篇第二十三) / 372
제24편 궐병(厥病篇第二十四) / 386
제25편 병본(病本篇第二十五) / 395
제26편 잡병(雜病篇第二十六) / 398
제27편 주비(周痺篇第二十七) / 406
제28편 구문(口問篇第二十八) / 412

제20편 오사(五邪篇第二十)

오사(五邪)는 다섯 가지의 사기(邪氣)이다.
다섯 가지 사기(邪氣)가 오장(五臟)에 침입하여 병을 유발했을 때 나타나는 병증(病證)과, 치료할 때 마땅히 취해야 할 경혈(經穴)에 대하여 소개하고 있다.

1. 오장(五臟)에 사기(邪氣)가 있게 되면…
   사기(邪氣)가 폐(肺)에 있게 되면 피부(皮膚)가 아프고 오한(惡寒)과 신열(身熱)이 발생하고 기(氣)가 상역(上逆)하여 호흡이 거칠어지고 땀이 나며 기침할 때에는 어깨와 등이 요동합니다. 이 때는 응중외수(膺中外腧 : 雲門·中府 등의 혈)와 등에서 제 3추골 옆의 혈을 취하여 손으로 신속하게 눌러서 쾌연(快然 : 시원한 느낌)해지면 이에 침을 놓습니다. 결분(缺盆)의 가운데를 취하여 이를 설월(泄越)시켜야 하는 것입니다.
   사기(邪氣)가 간(肝)에 있게 되면 양쪽 옆구리 속이 아프게 되고 속이 한(寒)하며 악혈(惡血)이 안에 있고 정강이에 경련이 잘 일어나고 관절이 때때로 붓게 됩니다. 이 때는 행간혈(行間穴)을 취하여 옆구리에 있는 사기(邪氣)를 끌어내리고 족삼리혈(足三里穴)을 보하여 위(胃) 속을 따뜻하게 하고 혈맥(血脈)을 취하여 악혈(惡血)을 흩뜨려 주고 귀의 앞 뒤에 있는 청락맥(靑絡脈)을 취하여 정강이의 관절에서 경련이 일어나는 것을 제거시켜 주는 것입니다.

사기(邪氣)가 비위(脾胃)에 있게 되면 병이 되어 기육(肌肉)이 아프게 됩니다. 이 때 양기(陽氣)가 유여(有餘)하고 음기(陰氣)가 부족하게 되면 속에 열이 나게 되어 배가 자주 고프게 되며 양기가 부족하고 음기가 유여하면 속이 차가워져 장명(腸鳴)하고 복통이 있게 되며 음과 양이 모두 유여하거나 또는 음과 양이 모두 부족하게 되면 한(寒)과 열(熱)이 있게 됩니다. 이 때는 족삼리혈(足三里穴)에서 조절해 주어야 합니다.

사기가 신(腎)에 있게 되면 병으로 뼈가 아프고 음비증(陰痺證)이 있게 됩니다. 음비증이란 눌러 만져서 알아차릴 수가 없으나 복창(腹脹)하고 요통(腰痛)이 있고 대변(大便) 보기가 어렵고 어깨와 등과 목과 목덜미가 뻣뻣하면서 아프며 때로는 현기증이 일어납니다. 이 때는 용천혈(涌泉穴)과 곤륜혈(崑崙穴)을 취하되 어혈(瘀血)이 있는지 살펴서 어혈이 있는 곳은 다 취해야 하는 것입니다.

사기(邪氣)가 심(心)에 있게 되면 병이 되어 심통(心痛)이 있고 희비(喜悲)하게 되며 때로는 현기증이 일어나 넘어지게 되는데 이때는 음양의 유여와 부족을 살펴서 그 수혈(輸穴)을 조절시켜야 하는 것입니다.

(사가 재폐즉 피부가 통하고 한열하고 상기하여 천하고 한출하며 해함에 견배가 동이라. 응중외수와 배의 삼절오장의 방을 취하여 이수로 질안하여 쾌연하면 이에 자하고 결분의 중을 취하여 월하니라. 사가 재간즉 양협의 중이 통하고 한중하며 악혈이 재내하고 행이 선철하며 절이 시로 각종하니 행간에서 취하여 써 협하를 인하고 삼리를 보하여 써 위중을 온하게 하고 혈맥을 취하여 써 악혈을 산하고 이간의 청맥을 취하여 써 그 철을 거함이라. 사가 비위에 재즉 병하여 기육이 통한데 양기가 유여하고 음기가 부족하면 중을 열하여 선기하며 양기가 부족하고 음기가 유여하면 중을 한하여 장명하고 복통하며 음양이 함께 유여하거나 함께 부족함 같으면 유한하고 유열하니 다 삼리에서 조함이니라. 사가 재신즉 병하여 골통하고 음비니 음비자는 안하여 부득하고 복창하고 요통하며 대변이 난하고 견배와 경항이 통하고 시현이니 용천과 곤륜에서 취하고 유

혈자를 시하여 진취니라. 사가 재심즉 병하여 심통하여 희비하며 시에 현부하니 유여와 부족을 시하여 그 수를 조함이니라.)

　　邪在肺 則病¹⁾皮膚痛 寒熱 上氣喘²⁾ 汗出 咳動肩背 取之膺中外腧³⁾ 背三節五藏之傍⁴⁾ 以手疾按之 快然 乃刺之 取之缺盆中以越之⁵⁾ 邪在肝 則兩脇中痛 寒中 惡血在內 行善掣⁶⁾ 節時脚腫⁷⁾ 取之行間⁸⁾ 以引脇下 補三里以溫胃中 取血脈以散惡血 取耳間靑脈 以去其掣 邪在脾胃 則病肌肉痛 陽氣有餘 陰氣不足 則熱中善饑 陽氣不足 陰氣有餘 則寒中 腸鳴 腹痛 陰陽俱有餘 若俱不足 則有寒有熱 皆調於三里 邪在腎 則病骨痛 陰痺⁹⁾ 陰痺者 按之而不得 腹脹腰痛 大便難 肩背頸項痛 時眩 取之涌泉 崑崙¹⁰⁾ 視有血者盡取之 邪在心 則病心痛 喜悲¹¹⁾ 時眩仆 視有餘不足而調之其輸也

1) 病(병) : 여러 본에 이 글자가 없다고 했다.
2) 上氣喘(상기천) : 폐기(肺氣)가 역(逆)하여 숨을 헐떡이는 것.
3) 膺中外腧(응중외수) : 흉부 외측의 수혈(腧穴). 곧 운문(雲門)과 중부(中府)혈을 가리킨다.
4) 背三節五藏之傍(배삼절오장지방) : 배삼추지방(背三椎之傍)이 마땅하다고 했다.
5) 取之缺盆中以越之(취지결분중이월지) : 결분 중에서 이를 취하여 이를 설월(泄越)하게 한다. 이 곳의 결분은 결분혈을 가리키는 것이 아니라 실제는 천돌혈(天突穴)을 뜻한다고 했다. 월지는 새어 넘치게 하다의 뜻.
6) 行善掣(행선철) : 행(行)은 행(胻)을 말하고, 철은 계(瘈)의 뜻이다. 정강이에 경련을 잘 일으키다의 뜻.
7) 節時脚腫(절시각종) : 관절이 때때로 붓다. 각(脚)자가 없어야 마땅하다고 했다.
8) 行間(행간) : 혈명이며 족궐음간경(足厥陰肝經)이다. 엄지발가락 사이에서 동맥이 손가락에 응해 오는 곳이다.
9) 陰痺(음비) : 통증 부위가 일정하지 않아서 눌러도 찾을 수가 없는데 이는 '비론(痺論)'에서 한기(寒氣)가 왕성한 것을 통비(痛痺)라고 말한 것이 이 뜻이다.

10) 涌泉崑崙(용천곤륜) : 혈명이다. 용천은 족소음경맥의 정혈(井穴)에 속하고 곤륜은 족태음경맥의 경혈(經穴)이다.
11) 喜悲(희비) : 마음이 허하여 슬퍼하다. 곧 심기(心氣)가 허해진 것이다.

제21편 한열병(寒熱病篇第二十一)

한열병(寒熱病)은 인체에 오한(惡寒)과 신열(身熱)이 발작하는 것을 뜻한다.
 피한열(皮寒熱)과 기한열(肌寒熱)과 골한열(骨寒熱) 및 골비(骨痺)와 열비(熱痺)의 증상과 그 치료 및 예후(豫候)를 설명하고 있다. 또 천유오부(天牖五部)의 부위와 치료에 대하여 논함과 동시에 열궐(熱厥)과 한열(寒熱)의 증상과 그 질병이 실증(實證)과 허증(虛證)일 때의 치료 방법과 치료 원칙에 대해서도 논하고 있다. 끝부분에서는 사시(四時)에 따른 혈(穴)을 취하는 상규(相規)와 인체에서 침놓을 때의 중요한 부위를 설명했다.

1. 피한열(皮寒熱) 기한열(肌寒熱) 골한열(骨寒熱)

 피부(皮膚)에 한열(寒熱)이 있는 자는 가히 자리에 앉지를 못하고 머리털이 타 들어가듯 거칠어지고 코가 말라 건조하며 땀이 나오지 않습니다. 이 때는 삼양(三陽)의 낙혈(絡穴:飛陽)을 취하고 수태음경(手太陰經)에 침을 놓아서 보해야 합니다.
 기육(肌肉)에 한열이 있는 자는 기육이 아프고 머리털이 타듯 거칠어지고 입술이 말라 건조해지며 땀이 나오지 않게 됩니다. 이 때에는 아래에서 삼양(三陽)의 낙혈(絡穴)을 취하여 그 어혈을 제거시키고 족태음(足太陰)을 보해 주어서 땀이 나오도록 해야 합니다.
 골(骨)에 한열이 있는 자는 아파서 편안한 곳이 없고 땀이 흘러서 그치지 않게 됩니다. 아직 치아가 마르지 않았으면 음고(陰股 : 넓적다리)의 낙(絡)에서 그 소음(少陰)을 취하여 치료하는데 치아가 이미 말랐으면 죽게 되고 치료할 수가 없는 것입니다.

골궐(骨厥)도 또한 그러한 것입니다.

골비(骨痺)는 모든 관절을 사용할 수가 없고 아프며 땀이 흐르고 마음에 번열증이 납니다. 이 때는 삼음경(三陰經)의 혈을 취하여 보법(補法)을 쓰는 것입니다.

몸에 상처를 입은 곳이 있고 출혈(出血)이 많은데 풍(風)의 한사(寒邪)에 적중했거나 또는 높은 곳에서 떨어져서 사지(四肢)가 나른해져 사용하지 못하는 것을 이름하여 '체타(體惰)'라고 합니다.

이러한 것은 소복부(小腹部)인 배꼽 아래 삼결교(三結交)에서 취해야 합니다.

삼결교란 양명경(陽明經)과 태음경(太陰經)이 교회하는 곳인데 이 곳이 배꼽 아래 3치 부위에 있는 관원혈(關元穴)인 것입니다.

궐비(厥痺)한 자는 궐기(厥氣)가 위로 하여 배에 이르는 것입니다. 이 때는 음양(陰陽)의 낙(絡)을 취하되 주병(主病)을 관찰하여 양(陽)을 사해 주거나 음경(陰經)을 보해 주어야 합니다.

(피한열자는 가히 석에 부치 못하고 모발이 초하며 비가 고석하여 부득한하니 삼양의 낙에서 취하여 써 수태음을 보하니라. 기가 한열자는 기통하고 모발이 초하며 순이 고석하여 부득한하니 삼양을 하에서 취하여 써 그 혈자를 거하고 족태음을 보하여 써 그 한을 출하니라. 골이 한열자는 병이 무소안하니 한주하여 불휴하고 치가 미고면 그 소음은 음고의 낙에서 취하고 치가 이고면 사하고 불치니라. 골궐은 역연하니라. 골비는 거절을 불용하여 통하고 한주하며 번심이니라. 삼음의 경에서 취하여 보함이니라. 신이 상한 바 있어 혈이 출다한데 풍한에 중하고 약히 타추한 바가 있어 사지가 해타하여 불수함을 명왈 체타니라. 그 소복인 제하의 삼결교에서 취함이라. 삼결교자는 양명태음이니 제하의 삼촌인 관원이라. 궐비자는 궐기가 상하여 복에 급함이라. 음양의 낙에서 취하되 주병을 시하여 사양하고 음경을 보하니라.)

皮寒熱者 不可附席 毛髮焦[1] 鼻槁腊[2] 不得汗 取三陽之絡[3] 以補
手太陰 肌寒熱者 肌痛[4] 毛髮焦而脣槁腊 不得汗 取三陽於下[5] 以
去其血者 補足太陰以出其汗 骨寒熱者 病無所安 汗注不休 齒未槁
取其少陰於陰股之絡 齒已槁 死不治[6] 骨厥亦然[7] 骨痺[8] 舉節不用
而痛[9] 汗注 煩心 取三陰之經 補之 身有所傷[10]血出多 及中風寒 若
有所墮墜 四支懈惰不收 名曰體惰 取其小腹臍下三結交[11] 三結交
者 陽明太陰也 臍下三寸關元也 厥痺者 厥氣上及腹 取陰陽之絡 視
主病也 寫陽補陰經也

1) 不可附席毛髮焦(불가부석모발초) : 가히 자리에 가까이 하지 못하고 모발이 타서 거칠어지다의 뜻. 부는 근(筋)으로 되어 있는 것이 있고 발(髮)은 모(毛)로 되어 있는 본(本)이 있다. 부는 가까이하다의 뜻.
2) 槁腊(고석) : 마르고 마르다. 곧 건조하다의 뜻이다. 석(腊)은 심하다의 뜻이 있다.
3) 取三陽之絡(취삼양지락) : 삼양(三陽)의 낙혈(絡穴)에서 취하다. 낙혈은 비양(飛陽)혈을 뜻한다.
4) 肌痛(기통) : 기육(肌肉)이 아프다. 곧 사기(邪氣)가 비위(脾胃)에 있게 되면 기육이 아프다고 했다.
5) 取三陽於下(취삼양어하) : 아래의 삼양(三陽)에서 취하다. 곧 족태양방광경(足太陽膀胱經)에서 하지(下肢)의 낙혈인 비양혈(飛陽穴)을 취하는 것을 뜻한다.
6) 死不治(사불치) : 죽게 되고 치료할 수가 없다.
7) 骨厥亦然(골궐역연) : 골궐은 또한 그러하다. 곧 골한열(骨寒熱)과 같다는 뜻이다.
8) 骨痺(골비) : 골이 무거워 들어올리지 못하고 골수가 저리면서 아프고 한기가 이르는 것을 '골비(骨痺)'라고 한다.
9) 擧節不用而痛(거절불용이통) : 모든 관절을 사용할 수가 없고 아프다. 거는 전부의 뜻이 있다.
10) 傷(상) : 상처. 곧 기물에 상한 것을 뜻함.
11) 取其小腹臍下三結交(취기소복제하삼결교) : 그 소복부인 배꼽 아래 삼결교혈에서 취하다. 삼결이란 족삼음(足三陰)에서 족태음의 기가 배꼽 아래에

서 족양명과 교결한다는 것이다.

2. 천유오부(天牖五部)

목 옆의 동맥은 인영(人迎)입니다. 인영혈(人迎穴)은 족양명경(足陽明經)이며 영근(嬰筋)의 앞에 있습니다. 영근(嬰筋)의 뒤는 수양명경이며 부돌(扶突)이라고 합니다.

그 다음의 맥은 족소양경맥(足少陽經脈)이며 천유(天牖)라고 합니다.

그 다음의 맥은 족태양경이며 천주(天柱)라고 합니다.

겨드랑이 아래의 동맥은 수태음경이며 천부(天府)라고 합니다.

양사(陽邪)가 상역하여 머리가 아프고 가슴이 가득하여 편안하게 숨을 쉬지 못하면 인영혈(人迎穴)에서 취해야 합니다.

갑자기 벙어리가 되어 말을 하지 못하고 혀가 뻣뻣해지면 부돌(扶突)과 설본(舌本)에 침을 놓아서 피를 빼 주어야 합니다.

갑자기 귀가 막히고 기몽(氣蒙)하여 귀와 눈이 어두워지게 되면 천유혈(天牖穴)에서 취합니다.

갑자기 경련하거나 전간(癲癎)하거나 어지럼증이 발생하여 발이 몸을 지탱시켜 주지 못하게 되면 천주(天柱)에서 취합니다.

갑자기 열병이 발생하여 안으로 역(逆)하고 간과 폐가 서로 침로하게 되면 피가 코와 입으로 넘쳐서 나오게 되는데 이 때는 천부(天府)에서 취하는 것입니다.

이러한 것들을 천유오부(天牖五部)라고 하는 것입니다.

(경측의 동맥은 인영인데 인영은 족양명이니 영근의 전에 재함이라. 영근의 후는 수양명이니 명왈 부돌이라. 차맥은 족소양맥이니 명왈 천유니라. 차맥은 족태양이니 명왈 천주니라. 액하의 동맥은 비태음이니 명왈 천부니라. 양영하여 두통하고 흉만하여 부득식이면 인영에서 취하니라. 폭음하고 기편하면 부돌과 설본에서 취하여 출혈이니라. 폭롱하고 기몽하여 이목이 불명이면 천유에서 취하니라. 폭련하고 간현하여 족이 불임신이면 천주에서 취하니라. 폭단을 내

역하여 간폐가 상박하여 혈이 비구로 일하면 천부에서 취하니라. 차를 천유오부라 위하니라.)

頸側之動脈人迎 人迎 足陽明也 在嬰筋[1]之前 嬰筋之後手陽明也 名曰扶突[2] 次脈 足少陽脈也 名曰天牖[3] 次脈 足太陽也 名曰天柱[4] 腋下動脈 臂太陰[5]也 名曰天府[6] 陽迎頭痛[7] 胸滿不得息 取之人迎 暴瘖氣鞕[8] 取扶突與舌本[9]出血 暴聾氣蒙 耳目不明 取天牖 暴攣癎眩[10] 足不任身 取天柱 暴癉內逆[11] 肝肺相搏 血溢鼻口 取天府 此爲天牖五部[12]

1) 嬰筋(영근) : 경부(頸部)의 근육을 뜻한다. 목 양측의 근육을 영근이라 한다.
2) 扶突(부돌) : 인영(人迎) 뒤로 약 1.5치 되는 곳에 있다.
3) 天牖(천유) : 경부(頸部)의 여섯 번째 줄에 있다.
4) 天柱(천주) : 아문혈(啞門穴)에서 옆으로 1.3치 되는 곳에 있는데 목덜미 쪽의 발제 안쪽으로 승모근의 외측에서 취한다. 곧 경부(頸部)의 일곱 번째 줄에 있다.
5) 臂太陰(비태음) : 수태음(手太陰)을 뜻한다.
6) 天府(천부) : 겨드랑이 아래 1치 되는 곳. 곧 팔뚝 안쪽의 동맥 안에 있다.
7) 陽迎頭痛(양영두통) : 양사(陽邪)가 양경(陽經)에 상역하여 두통을 유발한다. 영(迎)은 역(逆)이 맞다고 했다.
8) 氣鞕(기편) : 편은 강경하다의 뜻. 곧 기가 강경하여 인후부와 혀의 기육이 뻣뻣한 것이다.
9) 舌本(설본) : 풍부혈(風府穴)을 뜻한다.
10) 暴攣癎眩(폭련간현) : 갑자기 경련이 일고 전간(癲癎)하고 현기증이 나다.
11) 暴癉內逆(폭단내역) : 갑자기 열이 나고 안으로 기(氣)가 역(逆)하다. 단은 열병(熱病)이다.
12) 天牖五部(천유오부) : 인영(人迎)과 부돌(扶突)과 천유(天牖)와 천주(天柱)와 천부(天府)의 다섯 곳의 수혈(腧穴)을 가리킨다. 곧 천유(天牖)가 중앙에 위치하고 네 혈이 그 주위에 있으므로 '천유오부'라고 이름지었다.

3. 얼굴에 있는 여러 혈(穴)

수양명경(手陽明經)에는 얼굴의 광대뼈로 들어가 치(齒)에 두루 미치는 것이 있는데 대영(大迎)이라고 합니다. 이는 아랫니에 충치가 있으면 취하는 것입니다.

팔에 오한(惡寒)이 있게 되면 이를 보(補)해 주고 오한이 아니면 사(瀉)해 주는 것입니다.

족태양경(足太陽經)에는 얼굴의 광대뼈로 들어가 치아에 두루 미치는 것이 있는데 이를 각손(角孫)이라고 합니다. 윗니에 충치가 있을 때 취하는데 코와 광대뼈의 앞에 있습니다. 바야흐로 병이 발생할 때에는 그 맥이 성(盛)하게 되는데 성하면 이를 사(瀉)해 주고 허(虛)하면 이를 보(補)하는 것입니다.

일설에는 코의 밖으로 나가는 곳에서 취한다고도 합니다.

족양명경(足陽明經)에는 코를 끼고 얼굴로 들어가는 것이 있는데 이를 현로(懸顱)라고 이름하며 구(口 : 입)로 이어져 마주하고 들어가 목본(目本)에 맺힙니다. 관찰하여 넘쳐나는 것이 있으면 이를 취하여 유여(有餘)한 것은 사(瀉)해 주고 부족한 것은 더해 주는데 이와 반대로 하는 자는 병이 더욱 심해지게 하는 것입니다.

족태양경맥에는 목덜미를 통하여 뇌(腦)로 들어가는 것이 있는데 바로 목본(目本)에 이어져 있으며 이를 안계(眼系)라고 합니다. 머리와 눈에 통증이 있을 때 이를 취하는데 목덜미 중앙의 두 근육 사이에 있는 곳을 취합니다.

뇌로 들어가 음교맥(陰蹻脈)과 양교맥(陽蹻脈)으로 나누어지고 음과 양이 서로 교차되어 양기는 음기로 들어가고 음기는 양기로 나옵니다. 음과 양이 목예제(目銳眥)에서 만나는데 이 때 양기가 성하면 눈을 부릅뜨게 되고 음기가 성하면 눈이 감기게 되는 것입니다.

(비양명에 구로 입하여 치에 편한 것이 있으니 명왈 대영이라 하니 하치가 우하면 취하니 비의 오한은 보하고 오한이 아니면 사하니라. 족태양에 구로 입하여 치에 편한 자가 유하니 명왈 각손이라 하니 상치가 우에 취하니 비와 구의 전에 재하니 방병의 시에는 그 맥이 성한데 성즉 사하고 허즉 보하니라. 일왈 비의 외로 출을 취한다 하니 족양명에 협비하여 면으로 입하는 자를 명왈 현로라 하니 구에 속하고 대하여 목본에 입계하는데 유과자를 시하여 취하되 유여를 손하고 부족을 익할지니 반자면 익기니라. 족태양에 통항하여 뇌에 입하는 것이 있어 바로 목본에 속하니 명왈 안계라 하며 두목이 고통하면 취하는데 항중의 양근간에 재하며 뇌에 입하면 이에 음교와 양교로 별하여 음양이 상교하되 양은 입음하고 음은 출양하여 목예제에 교하니 양기가 성즉 이목이 진하고 음기가 성즉 목이 명이니라.)

臂陽明有入頄遍齒者 名曰大迎[1] 下齒齲[2]取之 臂惡寒補之 不惡寒寫之 足太陽有入頄遍齒者 名曰角孫 上齒齲取之 在鼻與頄前[3] 方病之時其脈盛 盛則寫之 虛則補之 一曰取之出鼻外[4] 足陽明有挾鼻入於面者 名曰懸顱 屬口 對[5]入繫目本 視有過者取之 損有餘 益不足 反者益其[6] 足太陽有通項入於腦者 正屬目本 名曰眼系 頭目苦痛取之 在項中兩筋間 入腦乃別 陰蹻陽蹻 陰陽相交 陽入陰 陰出陽 交於目銳眥 陽氣盛則瞋目[7] 陰氣盛則瞑目[8]

1) 大迎(대영) : 태소(太素)에는 인영(人迎)으로 되어 있고 갑을경(甲乙經)에는 '화료 혹왈대영(禾髎或曰大迎)으로 되어 있다.
2) 齲(우) : 충치를 가리킨다. 곧 이가 아파 통증이 있는 병을 뜻한다.
3) 取之在鼻與頄前(취지재비여구전) : 코와 광대뼈 앞쪽에서 취한다. 곧 지창(地倉)과 거료(巨髎)의 혈이다.
4) 取之出鼻外(취지출비외) : 코의 밖으로 나가는 쪽에서 취한다. 곧 수양명경의 화료(禾髎)와 영향(迎香)혈 등이다.
5) 對(대) : 당(當)과 같다. 마주하다.
6) 反者益其(반자익기) : 반대로 하면 더욱 심해진다. 병이 악화되다의 뜻. 기(其)는 심(甚)이 마땅하다고 했다.
7) 瞋目(진목) : 눈을 부릅뜨다.

8) 瞑目(명목) : 눈을 감고 뜨지 못하다. 곧 힘이 없어서 눈을 뜨지 못하다.

4. 경수(經輸)는 골(骨)과 오장(五臟)을 다스린다

열궐(熱厥)일 때에는 족태음경과 족소양경에 침을 놓는데 모두 유침(留鍼)하며, 한궐(寒厥)일 때에는 족양명경과 족소음경에 침을 놓는데 모두 유침합니다.

혀가 늘어지고 침이 흘러내리며 번문(煩悗)이 있을 때에는 족소음경에서 취하며, 오한으로 부들부들 떨고 턱을 딱딱 부딪히며 땀이 나는 것을 얻지 못하고 배가 창만하고 번문할 때에는 수태음경에서 취합니다.

허(虛)에 침을 놓을 때에는 그 경맥이 가는 방향으로 침을 놓고 실(實)에 침을 놓을 때에는 그 경맥이 오는 방향을 따라 침을 놓는 것입니다.

봄에는 낙맥(絡脈)을 취하고 여름에는 분육(分肉)과 주리(腠理)에서 취하고 가을에는 기구(氣口)에서 취하고 겨울에는 경수(經輸)에서 취하는데, 이상의 네 계절에는 각각의 계절에 따라서 조절하는 것입니다.

낙맥은 피부를 다스리는 것이고 분육과 주리는 기육을 다스리는 것이며 기구(氣口)는 근맥(筋脈)을 다스리는 것이고 경수(經輸)는 골수(骨髓)와 오장(五臟)을 다스리는 것입니다.

(열궐에는 족태음과 소양을 취하되 다 유하며 한궐에는 족양명과 소음을 족에서 취하되 다 유합니다. 설이 종하고 연하며 번문하면 족소음에서 취하며 진한하며 쇄쇄하고 고함하며 한출을 부득하며 복창하고 번문하면 수태음에서 취하니라. 자허자는 그 거를 자하고 자실자는 그 내를 자하니라. 춘에 낙맥을 취하고 하에 분주를 취하고 추에 기구를 취하고 동에 경수를 취하니 범차의 사시에는 각각 시로써 제를 삼느니라. 낙맥은 피부를 치하고 분주는 기육을 치하고 기구는 근맥을 치하고 경수는 골수와 오장을 치함이니라.)

熱厥取足太陰 少陽 皆留之 寒厥取足陽明 少陰於足 皆留之 舌縱
涎下 煩悗[1] 取足少陰 振寒[2] 洒洒 鼓頷[3] 不得汗出 腹脹煩悗 取手太
陰 刺虛者 刺其去也[4] 刺實者 刺其來也[5] 春取絡脈 夏取分腠[6] 秋取
氣口[7] 冬取經輸[8] 凡此四時 各以時爲齊[9] 絡脈治皮膚 分腠治肌肉
氣口治筋脈 經輸治骨髓 五藏

1) 舌縱涎下煩悗(설종연하번문) : 혀가 늘어지고 침이 줄줄 흘러내리고 가슴이
   답답하고 고민스럽다. 悗은 悶(민)과 같다.
2) 振寒(진한) : 추위에 떨다. 곧 오한(惡寒)이 발동한 것이다.
3) 鼓頷(고함) : 추워서 턱이 떨리는 것이다. 곧 추워서가 아니라 질병이 있어서
   오한이 나고 턱이 떨리는 것을 뜻한다.
4) 刺虛者刺其去也(자허자자기거야) : 허한 이에 침을 놓는 것은 그 경맥이 가
   는 곳으로 놓아야 한다는 뜻.
5) 刺實者刺其來也(자실자자기래야) : 실한 이에 침을 놓을 때는 그 경맥이 오
   는 곳으로 놓아야 한다는 뜻.
6) 分腠(분주) : 분육과 주리(腠理)이다.
7) 氣口(기구) : 수태음폐맥(手太陰肺脈)이며 합혈(合穴)을 뜻한다.
8) 經輸(경수) : 경혈(經穴)을 뜻하는 것이지 경맥(經脈)의 수혈(腧穴)을 뜻
   하는 것이 아니다.
9) 齊(제) : 제(劑)와 통하며 조절하다의 뜻이다.

5. 몸에 있는 중요한 오부(五部)

몸에는 다섯 곳의 중요한 부위가 있습니다.
복토(伏兎)가 그 하나이고 비(腓)가 그 둘인데 비는 장딴지입
니다. 등(背)이 그 셋째이고 오장(五臟)의 수(腧)가 그 넷째이
고 목덜미가 그 다섯째 부위입니다.
이상의 다섯 부위에 옹저(癰疽)가 생기면 죽게 됩니다.
질병이 손이나 팔뚝에서 시작된 자는 먼저 수양명경과 수태음
경에 침을 놓아서 땀이 나오게 하고 질병이 머리에서 시작된 자
는 먼저 목덜미의 족태양경에 침을 놓아 땀이 나오게 하고 질병

이 발과 종아리에서 시작된 자는 먼저 족양명경에 침을 놓아서 땀이 나오게 하는 것입니다.

수태음경맥에 침을 놓아 땀이 나오게 하고 족양명경에 침을 놓아서도 땀을 낼 수가 있습니다.

그러므로 음을 취하여 땀이 너무 많이 나오는 자는 양에서 이를 중지시키고 양을 취하여 땀이 너무 많이 나오는 자는 음에서 이를 중지시켜야 하는 것입니다.

침을 놓아 발생하는 피해는, 적중하였는데 침을 뽑지 않아서 정기(精氣)가 새어나갔거나 적중하지 못한 상태에서 침을 뽑아서 사기(邪氣)가 이르는 것입니다.

정기가 빠져 나가게 되면 질병은 더욱 심해져서 쇠약해지고 사기가 이르게 되면 옹저(癰疽)가 발생하게 되는 것입니다.

(신에 오부가 유하니 복토가 일이요 비가 이니 비자는 천이요 배가 삼이요 오장의 수가 사요 항이 오이니 차의 오부에 옹저가 유한 자는 사니라. 병이 수비에서 시한 자는 먼저 수양명과 태음에서 취하여 한출하고 병이 두수에서 시한 자는 먼저 항태양에서 취하여 한출하고 병이 족경에서 시한 자는 먼저 족양명에서 취하여 한출하고 비태음으로 가히 한출하며 족양명으로 가히 한출하여 고로 취음하여 한출이 심한 자는 양에서 지하고 취양하여 한출이 심한 자는 음에서 지하니라. 무릇 자의 해는 중하여 불거즉 정설하고 부중하여 거즉 치기니 정설즉 병이 심하여 광하고 치기즉 옹저가 생하게 됨이니라.)

身有五部[1] 伏兎[2]一 腓[3]二 腓者腨也 背[4]三 五藏之腧[5]四 項[6]五 此五部有癰疽者死[7] 病始手臂者 先取手陽明 太陰而汗出 病始頭首者 先取項太陽而汗出 病始足脛者 先取足陽明而汗出 臂太陰可汗出 足陽明可汗出 故取陰而汗出甚者 止之於陽 取陽而汗出甚者 止之於陰 凡刺之害 中而不去則精泄[8] 不中而去則致氣[9] 精泄則病甚而恇 致氣則生爲癰疽也

1) 身有五部(신유오부) : 신(身)자 위에 '왈유저사자내하왈(曰有疽死者奈何曰)'의 8자가 있다고 했다.

2) 伏兎(복토) : 무릎에서 0.6치 올라가 돌출한 기육 사이에 있다. 태소(太素)에는 '복토(伏兎)는 족양명맥기가 시작되는 곳으로 뜸질을 금기하고 또한 침을 놓을 수도 없다.'고 했다. 이 곳은 반드시 금하는 부위이다.
3) 腓(비) : 장딴지이다. 천(腨)이라 한다.
4) 背(배) : 폐수혈(肺輸穴)이다.
5) 五藏之腧(오장지수) : 오장과 밀접한 관계를 갖고 있는 폐수(肺腧)와 심수(心腧)와 간수(肝腧)와 비수(脾腧)와 신수(腎腧) 등의 5개의 수혈을 가리킨다.
6) 項(항) : 간수혈(肝兪穴)이다.
7) 此五部有癰疽者死(차오부유옹저자사) : 이 곳의 오부에 옹저가 있는 자는 죽게 된다는 뜻. 옹저는 토저(兎疽)와 비천발(腓腨發)과 발배(發背)와 비발저(脾發疽)와 신수발(腎兪發)과 천주저(天柱疽) 등을 포함한다.
8) 中而不去則精泄(중이불거즉정설) : 침을 놓아 적중했는데 제 시간에 제거하지 않아서 정기가 빠져 나가는 것을 뜻한다.
9) 不中而去則致氣(부중이거즉치기) : 침을 놓아 적중시키지 못하고 뽑아서 사기(邪氣)가 침구멍으로 침범한 것을 뜻한다.

제22편 전광(癲狂篇第二十二)

전광(癲狂)은 전질(癲疾)이다.
이 편에서는 전광(癲狂)의 발병 원인과 각종 유형의 증후 및 침자(鍼刺)와 애구(艾灸 : 쑥뜸) 등의 치료 방법을 서술했다. 이 밖에도 풍역(風逆)과 궐역(厥逆) 같은 병의 증후와 치료에 대하여 간단히 서술하고 있다.

1. 전질(癲疾)이 처음 발생할 때는…

목제(目眥 : 눈초리)가 얼굴에서 밖으로 갈라진 것은 예제(銳眥)가 되고 안쪽으로 있어 코에 가까운 것이 내제(內眥)가 되고 위는 외제(外眥)가 되고 아래는 내제(內眥)가 되는 것입니다.

전질(癲疾)이 처음으로 발생할 때는 먼저 즐겁지가 않고 머리가 무겁고 아프며 위로 치뜨고 눈이 붉어지며 그 발작이 극에 이르렀다가 그치게 되면 번심(煩心)하게 됩니다. 이 때는 얼굴에서 이를 살펴 수태양경과 수양명경과 수태음경을 취하는데 혈색이 변화하면 중지합니다.

전질이 처음으로 발작했을 때 입이 당겨지고 울면서 부르짖고 호흡이 가쁘고 가슴이 두근거리는 자는 수양명경과 수태양경을 살펴서 왼쪽이 뻣뻣한 자는 그 오른쪽에 침을 놓고 오른쪽이 뻣뻣해진 자는 그 왼쪽에 침을 놓는데 혈색이 변화되면 이에 중지합니다.

전질이 처음으로 발작했을 때 먼저 몸을 반대(뒤)로 젖히면서 따라서 척추에 통증이 있으면 이 때는 족태양경과 족양명경과 족태음경과 수태음경을 살펴서 침을 놓되 혈색이 변화를 일으키면 이에 중지합니다.

　전질(癲疾)을 치료하는 사람은 항상 그 환자와 함께 기거(起居)하여 그 마땅히 취해야 할 곳을 살펴야 하는 것입니다.

　전질이 발작했을 때에는 잘 관찰하여 지나친 곳이 있으면 사(瀉)해 주고 그 혈(血)을 조롱박 안에 넣어 두면 그 전질이 발작할 때에 이르러서는 혈(血)이 홀로 움직이는 것입니다. 움직이지 않게 되면 궁골(窮骨)에 20장(二十壯)의 뜸을 뜹니다. 궁골은 저골(骶骨)입니다.

　(목제가 면에 외로 결한 것이 예제가 되고 내로 비에 근한 데 있는 것이 내제가 되고 상이 외제가 되고 하가 내제가 되니라. 전질이 시생에 먼저 불락하고 두가 중하고 통하며 시를 거하여 목적하고 심작이 극하여 이에 번심하니 안에서 후하며 수태양과 양명과 태음에서 취하여 혈변에 지하니라. 전질이 시작에 인구하고 제호하며 천계한 자는 수양명과 태양에서 후하여 좌강자는 그 우를 공하고 우강자는 그 좌를 공하여 혈변에 지니라. 전질이 시작에 선반강하며 인하여 척이 통하면 족태양과 양명과 태음과 수태음에서 후하여 혈변에 지니라. 전질을 치하는 자는 항상 더불어 거하며 그 소당취의 처를 찰하니라. 병이 지하면 시하여 유과자는 사하여 그 혈을 호호의 중에 치하면 그 발시에 지하여 혈이 독동이니 부동하면 궁골에 이십장을 구하니 궁골자는 저골이니라.)

　　目眥外決於面者[1] 爲銳眥[2] 在內近鼻者爲內眥 上爲外眥 下爲內眥[3] 癲疾始生 先不樂 頭重痛 視擧[4] 目赤 甚[5] 作極 已而[6] 煩心 候之於顏[7] 取手太陽 陽明 太陰 血變而止[8] 癲疾始作 而引口[9] 啼呼喘悸者 候之手陽明 太陽 左强者 攻其右 右强者 攻其左 血變而止 癲疾始作先反僵[10] 因而脊[11]痛 候之足太陽 陽明 太陰 手太陰 血變而止 治癲疾者 常與之居[12] 察其所當取之處 病至 視之有過者寫之 置其血於瓠壺[13]之中 至其發時 血獨動矣 不動 灸窮骨二十壯 窮骨者 骶骨[14]也

1) 目眥外決於面者(목제외결어면자) : '삼인방(三因方)' 제16의 안서론(眼敍論)에서 인용한 것은 '목결기면자(目決其面者)'로 되어 있다.
2) 銳眥(예제) : 눈의 바깥쪽 모서리를 뜻한다.
3) 上爲外眥下爲內眥(상위외제하위내제) : 위는 외제이고 아래는 내제이다. 곧 상하의 음양을 가리키는 것으로 내제는 음에 속하고 외제는 양에 속한다.
4) 視擧(시거) : 눈을 위로 치뜨는 것이다.
5) 甚(심) : 기(其)가 마땅하다고 했다.
6) 已而(이이) : 이(已)는 그치다의 뜻이다.
7) 候之於顔(후지어안) : 안이란 눈썹과 눈 사이라고 했다.
8) 血變而止(혈변이지) : 피의 색이 변화를 일으키면 중지다.
9) 引口(인구) : 입을 당기다. 곧 입을 당겨서 삐뚤어지게 되다.
10) 反僵(반강) : 반대로 넘어지다. 곧 반대로 제껴지다의 뜻. 휘어지다의 뜻.
11) 脊(척) : 척추인데 여기서는 등을 가리킨다고 했다.
12) 常與之居(상여지거) : 항상 환자와 함께 하여 기거하면서 살핀다.
13) 瓠壺(호호) : 조롱박을 뜻한다.
14) 骶骨(저골) : 혈명(穴名)이며 장강(長强)이라고도 한다.

2. 골전질과 근전질과 맥전질이란…

골전질(骨癲疾)이 발생하게 되면 뺨이나 치아의 모든 수혈(腧穴)의 분육(分肉)이 다 창만(脹滿)해지고 뼈만 남게 되어 땀이 나고 번문증이 생깁니다. 다량의 침과 거품까지 많이 나오고 기(氣)가 아래로 새어나가게 되면 치료할 수가 없는 것입니다.

근전질(筋癲疾)이 발생하게 되면 몸이 구부러지고 경련이 일어나며 맥이 대맥(大脈)인데 이 때는 목덜미의 대경(大經)에 있는 대저혈(大杼穴)에 침을 놓습니다. 다량의 침과 거품까지 내뱉고 기가 아래로 새어나가게 되면 치료할 수가 없는 것입니다.

맥전질(脈癲疾)이 발생하게 되면 갑자기 넘어지고 팔다리의 맥이 다 창만해지고 이완됩니다. 맥이 가득하면 모두 침을 놓아서 출혈시키고 가득하지 않으면 목덜미를 끼고 있는 태양경에 뜸을 떠 주고 또 허리에서 3치 떨어진 대맥혈(帶脈穴)과 모든 분육과 사지(四肢)의 수혈에 뜸을 떠 주는 것입니다. 다량의 침과 거품을 내뱉고 기가 아래로 새어나가면 치료할 수가 없습니다.

전질(癲疾)을 앓는데 갑자기 발작하여 미친 사람처럼 되는 자는 죽게 되고 치료할 수가 없는 것입니다.

(골전질자는 함치와 제수의 분육이 개만하며 골이 거하고 한출하고 번문하는데 구에 옥말이 다하고 기가 하설하면 불치니라. 근전질자는 신이 권하고 연급하고 대하니 항의 대경의 대저맥을 자하는데 옥말을 다히 구하며 기가 하설하면 불치니라. 맥전질자는 폭부하고 사지의 맥이 모두 창하며 종하는데 맥이 만하면 진자하여 출혈하고 불만하면 항을 협한 태양을 구하며 요에서 상거가 삼촌인 대맥과 제분육과 본수를 구하는데 옥말을 다히 구하고 기가 하설하면 불치니라. 전질자가 질이 발함에 광과 여한자는 사하고 불치니라.)

骨癲疾[1]者 頷[2]齒諸腧分肉皆滿 而骨居 汗出 煩悗 嘔多沃沫[3] 氣下泄 不治 筋癲疾者 身倦攣急大[4] 刺項大經之大杼脈 嘔多沃沫 氣下泄 不治 脈癲疾[5]者 暴仆 四肢之脈皆脹而縱[6] 脈滿 盡刺之出血 不滿 灸之挾項太陽[7] 灸帶脈[8]於腰相去三寸 諸分肉本輸 嘔多沃沫 氣下泄 不治 癲疾者 疾發如狂[9]者 死不治

1) 骨癲疾(골전질) : 병이 골(骨)에 깊숙이 있는 것을 뜻한다.
2) 頷(함) : 함(頷)과 같다.
3) 嘔多沃沫(구다옥말) : 침액을 많이 흘리다. 침액을 너무 많이 흘리는 것. 옥(沃)은 연(涎)으로 고쳐야 한다고 했다. 아래도 같다.
4) 身倦攣急大(신권련급대) : 신권은 신권(身倦)이라 했다. 몸이 말리고 비틀어지다. 대 앞에 맥(脈)자가 들어가야 한다고 했다.
5) 脈癲疾(맥전질) : 병이 혈맥에 있는 것을 가리킨다.
6) 縱(종) : 풀어지다. 곧 이완되다.
7) 挾項太陽(협항태양) : 목덜미를 끼고 있는 족태양경의 혈위에 뜸을 뜨다. 곧 천주(天柱)와 대저(大杼)혈에 뜸을 떠 주다.
8) 帶脈(대맥) : 족소양담경의 대맥혈(帶脈穴)이다.

9) 疾發如狂(질발여광) : 빨리 달리고 잘 잊는 등의 증상이 있는 것을 광(狂)이라 한다고 했다. 곧 질발하여 미친 것과 같다.

3. 광질(狂疾)의 치료 방법

　미치는 질병이 처음으로 발생할 때에는 먼저 스스로 슬퍼하고 잘 잊어버리고 화를 잘 내고 잘 두려워하는데 이는 근심하고 굶주려서 얻은 것입니다. 치료할 때에는 수태음경과 수양명경에 침을 놓는데 혈(血)이 변화를 보이면 중지하고 족태음경과 족양명경에 침을 놓는 것입니다.
　미치는 질병이 이미 형성되어 발작하기 시작하면 잠이 적어지고 배고픈 줄을 모르며 스스로 높고 현명하다고 생각하고 스스로 달변하고 지혜롭다고 여기며 스스로 존귀하다고 여기고 잘 꾸짖고 욕하는 것을 밤낮으로 그칠 줄을 모릅니다. 치료할 때에는 수양명경과 수태양경과 수태음경과 설하(舌下)와 수소음경에 침을 놓는데 맥을 살펴서 성(盛)하면 모두 취하고 성하지 않으면 그냥 놓아 두는 것입니다.
　미친 말을 하고 깜짝 놀라고 잘 웃으며 노래 부르기를 좋아하고 망령된 행동을 쉬지 않는 것은 크게 두려워하는 데서 얻은 것인데 치료할 때는 수양명경과 수태양경과 수태음경에 침을 놓는 것입니다.
　미치게 되어 눈에 망령된 것이 보이고 귀에 망령된 소리가 들리고 큰 소리를 잘 치는 자는 기(氣)가 적어져서 발생한 것이니 치료할 때에는 수태양경과 수태음경과 수양명경과 족태음경과 머리와 양쪽 뺨에 침을 놓는 것입니다.
　미치게 되어 많이 먹고 귀신을 잘 보고 잘 웃는데 밖으로 발동하지 않는 자는 지나치게 기뻐한 것이 있어서 얻은 것인데 치료할 때에는 족태음경과 족태양경과 족양명경에 침을 놓은 다음 다시 수태음경과 수태양경과 수양명경에 침을 놓는 것입니다.
　미친 병이 새로 발생하여 이상과 같은 증상과 응하지 않는 자는 먼저 곡천혈(曲泉穴)의 좌우 동맥과 성(盛)한 곳을 취하여 침을 놓아서 출혈시키면 조금 있다가 낫게 됩니다. 조금 있어도 낫지 않게 되면 법(法)에 따라서 침을 놓고 저골(骶骨)에 20장(二十壯)의 뜸을 떠 주는 것입니다.

(광이 시생에는 먼저 자비하고 희망하며 고로하고 선공자는 우기에서 득이니 치함을 수태음과 양명을 취하되 혈변에 지하며 족태음과 양명을 취함이니라. 광이 시발에 소와하고 불기며 자고현하고 자변지하며 자존귀하며 선매리하여 일야를 불휴하니 치함에 수양명과 태양과 태음과 설하와 소음을 취하되 시하여 성자를 다 취하니 불성이면 석이니라. 광언하고 경하며 선소하고 가락을 호하며 망행하여 불휴자는 대공에서 득이니 치함에 수양명과 태양과 태음에서 취하니라. 광하여 목에 망견하고 이에 망문하여 선호자는 소기의 소생이니 치함에 수태양과 태음과 양명과 족태음과 두와 양함에서 취하니라. 광자는 다식하고 귀신을 선견하고 선소하여 외에 불발자는 대희한 바가 있어 득함이니 치함에 족태음과 태양과 양명을 취하고 후에 수태음과 태양과 양명을 취하니라. 광이나 신발하여 여차에 미응자는 먼저 곡천의 좌우의 동맥과 성자를 취하여 견혈이면 유경에 이나 불이면 법으로써 취하며 저골에 이십장을 구함이니라.)

狂始生 先自悲也 喜忘 苦怒 善恐[1]者 得之憂饑[2] 治之取手太陰陽明 血變而止 及取足太陰 陽明 狂始發[3] 少臥不饑 自高賢也 自辯智也 自尊貴也 善罵詈 日夜不休 治之取手陽明太陽太陰 舌下少陰[4] 視之盛者 皆取之 不盛 釋之也[5] 狂言 驚[6] 善笑 好歌樂 妄行不休者 得之大恐 治之 取手陽明太陽太陰 狂 目妄見 耳妄聞 善呼者 少氣之所生也 治之 取手太陽太陰陽明 足太陰頭 兩顑 狂者多食 善見鬼神 善笑而不發於外者[7] 得之有所大喜[8] 治之取足太陰太陽陽明 後取手太陰太陽陽明 狂而新發 未應如此者[9] 先取曲泉左右動脈 及盛者見血 有傾已 不已 以法取之[10] 灸骨骶二十壯[11]

1) 喜忘苦怒善恐(희망고로선공) : 희망은 잘 잊다. 고로는 태소(太素)에 희로(喜怒)로 되어 있으며 화를 잘내다. 선공은 잘 두려워하다의 뜻.
2) 得之憂饑(득지우기) : 근심과 굶주림에서 얻은 것이다.

3) 狂始發(광시발) : 미친 병이 시작되어 발작하는 것이다.
4) 舌下少陰(설하소음) : 설하는 임맥(任脈)의 염천혈(廉泉穴)이고 소음은 심경(心經)의 신문(神門)과 소충혈(少衝穴)이다.
5) 不盛釋之也(불성석지야) : 성(盛)하지 않으면 그냥 놓아 둔다는 뜻.
6) 狂言驚(광언경) : 갑을경(甲乙經)에는 '광선경(狂善驚)'으로 되어 있다.
7) 善笑而不發於外者(선소이불발어외자) : 잘 웃되 밖으로 드러나지 않다. 곧 희죽희죽 웃거나 냉소하다.
8) 得之有所大喜(득지유소대희) : 지나친 기쁨에서 얻다. 태소(太素)에 '근심이나 기쁨이 지나치면 모두 발광할 수 있다. 기쁨이나 근심으로 인한 발광이 서로 다른 것이니 이것이 병의 형태이다.' 라고 했다.
9) 未應如此者(미응여차자) : 이와 같은 것에 응하지 않는다는 뜻.
10) 以法取之(이법취지) : 법대로 침을 놓는다는 뜻.
11) 灸骨骶二十壯(구골저이십장) : 골저는 갑을경과 태소에는 저골(骶骨)로 되어 있다. 곧 저골에 20장의 뜸을 떠 주다. 저골은 독맥(督脈)이 순행하는 곳이며 독맥과 간맥은 머리와 목덜미에서 상회하므로 저골에 뜸을 떠서 궐음의 맥기를 인도하여 아래로 흩어지게 하다.

4. 풍역(風逆)과 궐역(厥逆)이란…

풍역(風逆)으로 갑자기 팔다리가 부어 오르고 몸에 땀이 흘러서 적시며 희연(唏然)하게 때때로 춥고 배가 고프면 번열이 나고 배가 부르면 잘 변할 때는, 이 때는 수태음경의 표리(表裏)와 족소음경과 족양명경에 침을 놓습니다. 기육(肌肉)이 차가우면 영혈(榮穴)을 취하고 골(骨)이 차가우면 정혈(井穴)과 경혈(經穴)을 취하는 것입니다.

궐역(厥逆)하여 질병이 되면 발이 갑자기 차가워지고 가슴이 찢어지는 듯하며 장(腸)이 예리한 칼로 긁는 듯하고 번열하여 능히 음식을 먹지 못하고 크고 작은 맥이 모두 껄끄럽습니다. 몸이 따뜻하면 족소음경에 침을 놓고 몸이 차가우면 족양명경에 침을 놓으며 몸이 차면 보법을 쓰고 몸이 따뜻하면 사법(瀉法)을 쓰는 것입니다.
　궐역(厥逆)으로 배가 창만(脹滿)해지고 장(腸)에서 소리가 나며 가슴이 그득하고 호흡이 곤란하면 가슴 아래 두 옆구리에서 취하는데, 기침할 때 손에 동하는 것이 느껴지고 배수(背腧)와 함께 손으로 눌러서 상쾌한 느낌이 있는 곳이 그 곳입니다.
　속이 달혀서 소변을 볼 수가 없으면 족소음경과 족태양경과 저골(骶骨) 위를 장침(長鍼)으로 놓습니다. 기(氣)가 역(逆)하면 그 족태음경과 족양명경과 족궐음경에 침을 놓고 심하면 족소음경과 족양명경의 동맥(動脈) 부위의 경혈(經穴)에 침을 놓는 것입니다.
　기(氣)가 적고 몸에 땀이 줄줄 흐르고 말이 급하여 잘 이어지지 않으며 뼈가 시큰거리고 신체가 무겁고 나른해지며 능히 움직일 수 없게 되면 족소음경을 보(補)해 주어야 합니다.
　호흡이 거칠고 촉박하여 계속 이어지지 않고 움직이면 기가 끊어질 때는 족소음경을 보해 주고 혈락(血絡)을 제거해 주어야 하는 것입니다.

　(풍역으로 갑자기 사지가 종하고 신이 탑탑하며 희연히 시한하고 기즉 번하고 포즉 선변하면 수태음 표리와 족소음과 양명의 경을 취하는데 육청하면 취영하고 골청하면 정과 경을 취하니라. 궐역이 위병에 족이 폭청하고 흉이 약장렬하며 장이 장차 도로써 절하려는 듯하고 번하여 불능식하며 맥이 대소에 개색한데 난하면 족소음을 취하고 청하면 족양명을 취하고 청즉 보하고 온즉 사니라. 궐역으로 복이 창만하고 장명하며 흉만하여 부득식하면 하흉의 이협을 취하는데 해하여 동수자는 여배수로 수로 안하여 입쾌자가 시이니라. 내폐하여 부득수면 족소음과 태양과 저상을 장침으로 자하며 기역즉 그 태음과 양명과 궐음을 취하고 심하면 소음과 양명의 동하는 경을 취함이니라. 소기하여 신이 탑탑하고 언이 흡흡하며 골산하고 체중하며 해타하여 불능동함에 족소음을 보하고 단기하고 식단하여 불속하고 동작하여 기가 삭하면 족소음을 보하고 혈락을 거함이니라.)

風逆[1] 暴四肢腫 身漯漯[2] 唏然時寒[3] 饑則煩 飽則善變 取手太陰表裏 足少陰 陽明之經 肉淸取滎[4] 骨淸取井經也[5] 厥逆[6]爲病也 足暴淸 胸若將裂 腸若將以刀切之[7] 煩[8]而不能食 脈大小皆濇[9] 暖取足少陰 淸取足陽明 淸則補之 溫則寫之 厥逆腹脹滿 腸鳴 胸滿不得息 取之下胸二脇[10] 咳而動手者 與背輸 以手按之 立快者[11]是也 內閉不得溲[12] 刺足少陰太陽 與骶上以長鍼 氣逆 則取其太陰 陽明厥陰 甚取少陰 陽明 動者之經也 少氣 身漯漯也 言吸吸[13]也 骨痠體重 懈惰不能動 補足少陰 短氣息短 不屬 動作氣索[14] 補足少陰 去血絡也[15]

1) 風逆(풍역): 궐기(厥氣)가 내부에서 상역하는 것을 뜻한다.
2) 漯漯(탑탑): 물이 계속 흐르는 모양. 여기서는 땀이 흘러내리는 모양.
3) 唏然時寒(희연시한): 처연하면서 때때로 추워지다.
4) 肉淸取滎(육청취영): 육자 밑에 반(反)자가 있다. 청은 청(淸)과 같다. 아래에도 이와 같이 적용된다. 곧 기육이 한랭할 때에는 영혈(滎穴)에서 취하다의 뜻.
5) 骨淸取井經也(골청취정경야): 뼈가 차가워지면 정혈(井穴)과 경혈(經穴)에 침을 놓아 뼈를 따뜻하게 해 주다의 뜻.
6) 厥逆(궐역): 수족(手足)에서 시작하여 팔뚝과 정강이와 가슴과 복부로 미치는 것이다. 곧 궐역은 위태로운 증(證)이다.
7) 腸若將以刀切之(장약장이도절지): 장이 예리한 칼로 긁는 것처럼 아프다.
8) 煩(번): 진(膿)이 마땅하다고 했다.
9) 脈大小皆濇(맥대소개색): 맥이 크거나 작거나 모두 껄끄럽다는 뜻.
10) 下胸二脇(하흉이협): 아래 가슴의 양쪽 옆구리를 뜻한다.
11) 與背輸以手按之立快者(여배수이수안지입쾌자): 배수로 더불어 손으로써 눌러서 상쾌한 기분이 드는 곳이란 뜻.
12) 內閉不得溲(내폐부득수): 안이 닫혀서 소변을 누지 못하다의 뜻.
13) 言吸吸(언흡흡): 기가 허하여 말에 힘이 없어서 잘 이어지지 않는다는 뜻. 흡흡은 들이마시기만 하다의 뜻.
14) 索(삭): 산(散)과 같다.
15) 去血絡也(거혈락야): 혈락이 있으면 제거해야 한다는 뜻.

제23편 열병(熱病篇第二十三)

열병(熱病)은 상한시역(傷寒時疫)이다. 곧 일종의 전염병이다.
이 편에서는 열병의 증후와 진단과 치료와 예후에 대하여 논하였다. 그에 따른 침놓는 방법과 침을 금해야 하는 것 등을 설명하고 특히 피모(皮毛)와 기육(肌肉)과 혈맥과 근골(筋骨) 등의 각종 질병을 오행(五行)의 상극(相克) 관계로 밝혀 놓았다.
또 열병을 치료하는 59개의 혈위(穴位)와 후비(喉痺)와 옹(癰) 등에 대한 병증의 치료법도 나열하고 있다.

1. 편고(偏枯)를 다스리는 법
편고(偏枯)는 신체의 한쪽을 사용하지 못하며 아프지만 말이 변하지 않고 신지(神志)가 혼란스럽지 않은 것으로 병이 분육(分肉)과 주리(腠理)의 사이에 있는 것입니다. 거침(巨鍼)을 놓아서 그 부족한 것을 보해 주고 그 남아도는 것을 덜어 주어야 가히 회복되는 것입니다.
비병(痺病)이 발생하면 몸에 통증은 없으나 팔다리를 추스르지 못하는데 의식은 그다지 혼란스럽지 않습니다. 그 말이 미약하지만 알아들을 수 있으면 치료할 수가 있고 심하여 능히 말하지 못하면 치료할 수가 없습니다.
병이 먼저 양분(陽分)에서 기인하여 뒤에 음분(陰分)으로 들어간 자는 먼저 그 양경(陽經)에 침을 놓고 뒤에 그 음경(陰經)에 침을 놓는데 아주 얕게 침을 놓아야 하는 것입니다.

(편고는 신의 편을 불용하여 통하나 언이 불변하고 지가 불란하여 병이 분주의 간에 재하니 거침으로 취하여 그 부족을 익하고 그 유여를 손하면 이에 가복이니라. 비의 위병은 신이 무통하고 사지를 불수하는데 지의 난이 불심하고 그 언을 미지하면 가치요 심즉 불능언이니 불가치니라. 병이 먼저 양에 기하여 후에 음에 입한 자는 먼저 그 양을 취하고 후에 그 음을 취하되 부하게 취함이니라.)

偏枯[1] 身偏不用而痛 言不變 志不亂[2] 病在分腠之間[3] 巨鍼取之 益其不足 損其有餘 乃可復也 痱[4]之爲病也 身無痛者 四肢不收 智亂不甚 其言微知[5] 可治 甚則不能言 不可治也 病先起於陽 後入於陰者 先取其陽 後取其陰 浮而取之[6]

1) 偏枯(편고) : 편풍(偏風)과 같다. 허사(虛邪)가 신체의 한 부분에 침입하고 그것이 깊이 안으로 영위(營衛)에 있게 되는데 영위가 약간 쇠약해지면 진기(眞氣)가 없어지고 사기만 홀로 머물러서 발생하게 된다. 곧 반신불수(半身不隨)이다.
2) 言不變志不亂(언불변지불란) : 환자의 말씨가 평소와 다르지 않고 신지(神志)가 흩어지지 않는 것.
3) 分腠之間(분주지간) : 분육(分肉)과 주리(腠理)의 사이에 있다. 곧 장(臟)으로 들어가지는 않은 것.
4) 痱(비) : 중풍이며 풍비(風痱)라고도 한다. 편고는 반신불수에 통증이 있고 의식이 뚜렷하지만 비병(痱病)은 팔다리를 추스르지 못하고 통증도 없으며 의식장애까지 있다.
5) 其言微知(기언미지) : 그의 말을 미미하게나마 알아들을 수가 있다는 뜻.
6) 浮而取之(부이취지) : 얕게 침을 놓는다. 깊이 침을 놓으면 안 된다는 뜻이기도 하다.

2. 열병(熱病)을 치료하는 방법

열병(熱病)을 앓은 지 3일에 기구맥(氣口脈)이 진정되어 있으나 인영맥(人迎脈)이 조동(躁動)한 자는, 모든 양경(陽經)의 59개 혈에 침을 놓아서 그 열사(熱邪)를 쏟아 주어 땀과 함께 배출시키고 음경(陰經)을 실하게 함으로써 부족한 것을 보(補)해 주어야 합니다.

몸에 열이 심하지만 음맥과 양맥이 다 진정되어 있으면 침을 놓지 않는 것입니다.

그 침을 놓아야 하는 자는 재빨리 침을 놓아서 땀이 나지 않으면 사(瀉)해 주어야 합니다. 이른바 '침을 놓지 않아야 한다'고 한 것은 죽을 징조가 있기 때문입니다.

열병을 앓은 지 7~8일에 기구맥이 동하고 숨이 차서 숨이 가쁜 자는 급하게 침을 놓아서 땀이 또 스스로 나오게 하고 엄지손가락 사이에 얕게 침을 놓습니다.

열병을 앓은 지 7~8일에 맥이 미소(微小)해지고 병자에게 혈뇨(血尿)가 있고 입안이 건조하면 하루 반 만에 죽게 되고 맥이 대맥(代脈)인 자는 하루 만에 죽게 되는 것입니다.

열병에서 이미 땀이 났지만 맥이 오히려 조동(躁動)하고 숨이 차며 또다시 열이 나게 되면 피부에 침을 놓지 말아야 하며 기침이 심한 자는 죽게 되는 것입니다.

열병난 지 7~8일에 맥이 조동하지 않고 조동하더라도 자주 흩어지지 않으면 3일 후에는 땀이 나는데 3일 만에 땀이 나지 않으면 4일 만에 죽게 되는 것입니다. 아직 땀이 나지 않은 자는 주리에 침을 놓지 않아야 하는 것입니다.

(열병 삼일에 기구가 정이나 인영이 조자는 제양에서 취하여 오십구자하되 그 열을 사하여 그 한을 출하고 그 음을 실하여 그 부족을 보하니라. 신열이 심하나 음양이 개정자는 물자니 그 가자자면 급취하여 불한출즉 설이니라. 소위 물자자는 사징이 유하니라. 열병이 칠일과 팔일에 맥구가 동하고 천하여 단자는 급자하여 한이 또 자출케 하고 수대지간을 천자니라. 열병이 칠일과 팔일에 맥이 미소하고 병자가 수혈하고 구중이 건하면 일일반에 사하고 맥이 대자는 일일에 사니라. 열병에 이미 한출을 득이나 맥이 오히려 조하고 천하며 또다시 열이면 부를 자하지 말지니 천이 심자는 사니라. 열병이 칠일과 팔일에 맥이 부조하고 조하되 불산삭이면 후삼일중에 유한이니 삼일에 불한이면 사일에 사니

라. 아직 한치 못한 자는 주에 자하지 말지니라.)

熱病[1]三日 而氣口靜 人迎躁者 取之諸陽 五十九刺 以寫其熱則出其汗 實其陰以補其不足者 身熱甚 陰陽皆靜者 勿刺也 其可刺者急取之 不汗出則泄 所謂勿刺者 有死徵也 熱病七日八日[2] 脈口動喘而短者 急刺之 汗且[3]自出 淺刺手大指間 熱病七日八日 脈微小[4] 病者溲血 口中乾 一日半而死 脈代者 一日死 熱病已得汗出 而脈尙躁喘 且復熱 勿刺膚 喘甚者死 熱病七日八日 脈不躁 躁不散數[5] 後三日中有汗 三日不汗[6] 四日死 未曾汗者 勿腠刺之

1) 熱病(열병) : 때때로 발생하는 전염병이다. 곧 상한시역(傷寒時疫)이라고 했다.
2) 熱病七日八日(열병칠일팔일) : 열병이 발생한 지 7일에서 8일이다. 7일에는 태양병(太陽病)이 쇠약해지고 8일에는 양명병(陽明病)이 쇠해진다고 태소(太素)에서 말했다.
3) 且(차) : 또, 장차(將且)의 뜻이다. 장(將)과 같다고 했다.
4) 脈微小(맥미소) : 맥이 미소하다. 곧 정기(正氣)가 허하여 맥이 미소하다.
5) 躁不散數(조불산삭) : 조동하고 흩어지는 것이 자주하지 않는다는 뜻.
6) 三日不汗(삼일불한) : 3일에 땀이 나지 않다. 곧 7일이나 8일 후 3일이 경과된 12일이 되어도 땀이 나지 않는다는 뜻.

3. 오장(五臟)의 열병(熱病) 치료

열병(熱病)일 때 먼저 피부가 아프고 코가 막히며 얼굴이 부어오르면 이 때는 피부에 침을 놓는데 제1침인 참침(鑱鍼)으로 59곳의 혈에 침을 놓습니다. 코에 좁쌀 같은 부스럼이 생기면 피부와 연관되는 폐에서 찾아야 하고 화(火)에서 찾아 얻으면 안 됩니다. 화(火)는 심(心)이기 때문입니다.

열병일 때 먼저 몸이 거칠어지고 몸이 무력해지고 열이 나며 번문하고 입술과 목구멍이 건조해지면 이 때는 혈맥(血脈)에 침을 놓는데 제1침으로 59곳의 혈에 침을 놓습니다. 피부가 붓고 입이 마르고 식은땀이 나면 맥과 연관되는 심(心)에서 찾아야 하고 수(水)에서 찾아 얻으면 안 됩니다. 수(水)는 신(腎)이기 때문입니다.

열병일 때 목이 말라서 물을 많이 마시고 잘 놀라고 누우면 능히 일어나지 못하면 피부와 기육에 침을 놓는데 제6침인 원리침(員利鍼)으로 59곳의 혈에 침을 놓습니다. 이 때 눈초리가 푸르면 기육과 관련된 비(脾)에서 찾아야 하고 목(木)에서는 찾아 얻으면 안 됩니다. 목(木)은 간(肝)이기 때문입니다.

열병에 얼굴이 새파랗고 뇌가 아프고 손과 발이 조동(躁動)하면 근육 사이에서 이를 취하여 제4침인 봉침(鋒鍼)으로 사역(四逆 : 四邊)에 침을 놓습니다. 근육이 벽(躄)하고 눈이 침침한 것은 근육과 연관된 간(肝)에서 찾아야 하고 금(金)에서 찾아 얻으면 안 됩니다. 금(金)은 폐(肺)이기 때문입니다.

열병일 때 자주 놀라고 계종(瘈瘲)이 생겨 미치게 되면 혈맥에 침을 놓는데 제4침으로 유여(有餘)한 곳을 급히 사(瀉)해 줍니다. 전질(癲疾)이 있고 머리털이 빠지면 혈(血)과 연관되는 심(心)에서 찾아야 하고 수(水)에서 찾아 얻으면 안 됩니다. 수(水)는 신(腎)이기 때문입니다.

열병일 때 몸이 무겁고 골이 아프며 귀로 듣지 못하고 잠자기를 즐기면 골(骨)에 침을 놓는데 제4침으로 59곳의 혈에 침을 놓습니다. 이 때 골병(骨病)으로 먹지를 못하고 이를 깨물고 귀가 붉어지면 골(骨)과 관련된 신(腎)에서 찾아야 하고 토(土)에서 찾아 얻지 않아야 합니다. 토(土)는 비(脾)이기 때문입니다.

(열병에 먼저 부통하며 질비하고 충면하면 피에 취하되 제일침으로써 오십구를 하니 가진비면 피를 폐에 색하고 화에서 색을 부득이니 화자는 심이니라. 열병에 먼저 신이 색하고 의하며 열하여 번문하며 순구익이 건하면 피에서 취하되 제일침으로써 오십구를 하니 부창하고 구건하며 한한이 출하면 맥을 심에서 색하고 수에서 색을 부득이니 수자는 신이니라. 열병이 익건하고 다음하며 선경하고 와에 불능기하면 부육에서 취하되 제육침으로써 오십구를 하니 목제가 청하면 육을 비에서 색하고 목에서 색을 부득이니 목자는 간이니라. 열병에

면청하고 뇌통하며 수족이 조하면 근간에서 취하되 제사침으로써 사역에 하니 근벽하고 목침은 근은 간에서 색하고 금에서 색을 부득이니 금자는 폐니라. 열병에 삭경하고 계종하여 광하면 맥에서 취하되 제사침으로써 유여자를 급사니 전질하여 모발이 거하면 혈을 심에서 색하고 수에서 색을 부득이니 수자는 신이니라. 열병에 신중하고 골통하며 이롱하고 호명하면 골에서 취하되 제사침으로써 오십구자니 골병으로 불식하고 설치하고 이청하면 골을 신에서 색하고 토에서 색을 부득이니 토자는 비니라.)

熱病先膚痛 窒鼻充面 取之皮 以第一鍼五十九 苛軫鼻[1] 索皮於肺[2] 不得索之火[3] 火者心也 熱病先身濇 倚[4]而熱 煩悗 乾脣口嗌 取之皮[5] 以第一鍼五十九 膚脹口乾 寒汗出 索脈於心 不得索之水 水者腎也 熱病嗌乾多飮 善驚 臥不能起 取之膚肉 以第六鍼五十九 目眥靑 索肉於脾 不得索之木 木者肝也 熱病面靑腦痛 手足躁 取之筋間 以第四鍼 於四逆 筋躄目浸[6] 索筋於肝 不得索之金 金者肺也 熱病數驚 瘈瘲而狂 取之脈 以第四鍼 急寫有餘者 癲疾毛髮去 索血於心 不得索之水 水者腎也 熱病身重骨痛 耳聾而好瞑[7] 取之骨 以第四鍼五十九刺 骨病不食 齧齒耳靑[8] 索骨於腎 不得索之土 土者脾也

1) 苛軫鼻(가진비) : 가는 세소(細小)하다. 진(軫)은 진(胗)이나 진(疹)과 같다. 곧 코에 좁쌀 만한 작은 물집이 생긴 것이다.
2) 索皮於肺(색피어폐) : 피부는 폐와 연관되므로 폐에서 찾는다는 뜻. 곧 폐의 수혈을 취해야 한다는 뜻. 아래의 색도 같은 뜻이다.
3) 不得索之火(부득색지화) : 화(火)에서 찾으면 안 된다. 폐는 금(金)이니 화(火)인 심(心)에서 찾으면 금이 화에게 제약받기 때문이다. 아래의 수(水) 목(木) 금(金) 토(土)의 연결된 문장도 이와 같은 뜻이다.
4) 身濇倚(신색의) : 신색은 사람의 피부가 거칠고 매끄럽지 않은 것. 의는 무기력증을 말한다.
5) 取之皮(취지피) : 취지맥(取之脈)이 맞다고 했다.
6) 四逆筋躄目浸(사역근벽목침) : 사역은 사지가 역하여 냉한 것. 근벽목침은 근육이 경련을 일으키고 눈이 침침하다의 뜻.

7) 好暝(호명) : 눈을 감기를 좋아하다. 곧 잠자기를 좋아하다의 뜻. 명은 면(眠)의 고자.
8) 齧齒耳靑(설치이청) : 설은 깨물다. 곧 설치는 이를 악물다의 뜻. 청(靑)은 적(赤)이 마땅하다고 했다.

4. 열병(熱病)에서 증상에 따른 치료법

열병(熱病)인데 아픈 곳을 알지 못하고 귀가 들리지 않고 팔과 다리는 늘어져서 추스르지 못하고 입이 마르고 양분(陽分)에 열이 심하고 음분(陰分)에 자못 한기가 있는 자는 열(熱)이 골수(骨髓)에 있는 것으로 죽게 될 뿐 치료할 수가 없는 것입니다.

열병에 머리가 아프고 관자놀이 부위와 안구(眼球)의 근맥(筋脈)이 경련하면서 아프고 코피가 잘 나오는 것은 궐열병(厥熱病)입니다. 이 때는 제3침인 제침(鍉鍼)으로 침을 놓고 유여(有餘)하고 부족한 것을 관찰하여야 합니다.

열병에 몸이 무겁고 장(腸) 속이 열나면 제4침으로써 그 수혈(腧穴)과 아래의 여러 발가락 사이에 침을 놓고 위(胃)의 낙혈(絡穴)에서 기(氣)를 찾아서 기를 얻어야 하는 것입니다.

열병에 배꼽을 끼고 있는 주위가 갑자기 아프고 가슴과 옆구리가 가득하면 용천(涌泉)과 음릉천(陰陵泉)에 침을 놓고 제4침으로써 목구멍 안에도 침을 놓아야 하는 것입니다.

열병에 땀이 또 나려 하고 맥이 따라서 가히 땀을 낼 수 있을 때는 어제(魚際)와 태연(太淵)과 대도(大都)와 태백(太白)혈에서 이를 취하는데 사(瀉)해 주면 열이 제거되고 보(補)해 주면 땀이 나옵니다. 땀이 너무 지나치게 나오면 안쪽 복사뼈 위의 횡맥(橫脈)을 취하여 땀을 멎게 해야 하는 것입니다.

열병에 이미 땀은 났으나 맥이 오히려 조급하게 성하면 이것은 음맥(陰脈)이 다한 것이니 죽게 되는 것입니다. 땀이 난 뒤 맥이 안정된 자는 살게 되는 것입니다.

열병에 맥이 오히려 성하고 조급한데 땀을 내지 못한 자는 이는 양맥이 다한 것이니 죽게 되는 것입니다. 맥이 성하고 조급하여도 땀을 내어 안정된 자는 살게 되는 것입니다.

 (열병에 소통을 부지나 이롱하고 자수가 불능하고 구건하며 양열이 심하고 음에 자못 유한자는 열이 재수니 사요 불가치니라. 열병에 두통하고 섭유와 목계의 맥이 통하고 선뉵하면 궐열병이니 제삼침으로써 취하고 유여와 부족을 시하니라. 한열치라. 열병에 체중하고 장중이 열하면 제사침으로써 그 우 및 아래의 제지간을 취하고 기를 위각에서 색하여 득기니라. 열병에 협제가 급통하고 흉협이 만하면 용천과 음릉천에서 취하되 제사침으로써 익리를 침하니라. 열병에 한이 또 출하고 맥이 순하여 가한자는 어제와 태연과 대도와 태백에서 취하고 사즉 열거하고 보측 한출이니 한출이 태심이면 내과상의 횡맥을 취하여 이지니라. 열병에 이미 득한이나 맥이 오히려 조성하면 차는 음맥의 극이니 사요 그 득한에 맥정자는 생이니라. 열병자는 맥이 오히려 성조하고 부득한자는 차는 양맥의 극이니 사니라. 맥이 성조하되 득한하여 정자는 생이니라.)

 熱病不知所痛 耳聾 不能自收[1] 口乾 陽熱甚 陰頗有寒者 熱在髓 死不可治 熱病頭痛 顳顬[2] 目瘈脈[3]痛 善衄 厥熱病[4]也 取之以第三鍼 視有餘不足 寒熱痔[5] 熱病 體重 腸中熱 取之以第四鍼 於其腧及下諸指間[6] 索氣於胃胳 得氣也[7] 熱病挾臍急痛 胸脇滿 取之涌泉 與陰陵泉 取以第四鍼 鍼嗌裏[8] 熱病而汗且出 及脈順可汗者[9] 取之魚際 太淵 大都 太白[10] 寫之則熱去 補之則汗出 汗出太甚 取內踝上橫脈[11]以止之 熱病已得汗而脈尙躁盛 此陰脈之極也 死 其得汗而脈靜者 生 熱病者 脈尙盛躁而不得汗者 此陽脈之極也 死 脈盛躁得汗靜者 生

1) 不能自收(불능자수) : 능히 스스로 팔과 다리를 거두어들이지 못하다.
2) 顳顬(섭유) : 관자놀이.
3) 目瘈脈(목계맥) : 눈이 당기다. 어느 본에는 계(瘈)로 되어 있기도 하다. 목계맥은 눈의 근맥에 풍이 있는 것이다.
4) 厥熱病(궐열병) : 열이 상역(上逆)하여 발생하는 질병이라고 했다.
5) 寒熱痔(한열치) : 연문(衍文)이라 했다. 해설은 생략한다.

6) 於其䐜及下諸指間(어기수급하제지간) : 그 수혈(腧穴) 및 아래의 여러 발가락 사이.
7) 索氣於胃胳得氣也(색기어위각득기야) : 기를 위(胃)의 낙맥에서 찾아서 기를 얻어야 한다. 곧 '양명(陽明)의 낙을 풍륭(豊隆)이라고 하며 이것이 별도로 태음으로 달려가는 것으로 이 곳을 취하면 비기(脾氣)를 얻을 수 있다.' 라고 했다. 각(胳)은 낙((絡)이 맞다.
8) 鍼嗌裏(침익리) : 침을 목구멍 안으로 놓는다. 소음과 태음맥이 모두 위로 목구멍과 연결되어 있기 때문이다.
9) 及脈順可汗者(급맥순가한자) : 이어서 맥이 순종하여 가히 땀이 나다의 뜻. 곧 양증에 양맥이 나타나는 것은 맥이 순조로운 것이므로 다 땀을 낼 수가 있다는 것이다.
10) 魚際太淵大都太白(어제태연대도태백) : 모두 혈(穴)의 이름이다. 네 혈이 수족태음경맥의 혈이며 열병을 치료하는 곳이다.
11) 內踝上橫脈(내과상횡맥) : 안쪽 복사뼈 위의 횡맥(橫脈)이다. 곧 족태음경의 삼음교혈(三陰交穴)을 뜻한다. 위에서 말한 위락(胃絡)과 용천과 음릉천과 어제와 태연과 대도와 내과와 상횡맥 등은 모두 14곳의 혈인데 모두 59곳의 혈 안에 포함되지 않으므로 일부러 여기에 기록한 것들이다.

5. 열병에서 침을 놓지 않는 아홉 가지 경우

열병(熱病)에는 침을 놓지 않아야 하는 아홉 가지가 있습니다. 첫째는 땀이 나오지 않고 대관(大顴 : 광대뼈)이 붉은빛을 띠며 딸꾹질을 하는 자는 죽게 됩니다.

둘째는 설사를 하면서 복부가 창만함이 심한 자는 죽게 됩니다.

셋째는 눈이 밝지 않고 열이 내리지 않는 자는 죽게 됩니다.

넷째는 노인이나 어린아이에게 열이 나고 복부가 창만한 자는 죽게 됩니다.

다섯째는 땀이 나지 않고 구토하며 하혈하는 자는 죽게 됩니다.

여섯째는 설본(舌本)이 문드러지고 열이 내리지 않는 자는 죽게 됩니다.

일곱째는 기침을 하고 코피를 흘리며 땀이 나지 않거나 땀이 나더라도 발에까지 나지 않는 자는 죽게 됩니다.

여덟째는 골수(骨髓)에 열이 있는 자는 죽게 됩니다.

아홉째는 열이 나면서 힘줄이 당기는 자는 죽게 됩니다. 열이 나면서 힘줄이 당기는 자는 허리가 꺾이고 계종(瘛瘲)하며 이를 악물고 이를 갈게 됩니다.

무릇 이상의 아홉 가지 증상에는 침을 놓으면 안 되는 것입니다.

이른바 59곳의 혈에 침을 놓는다는 것은, 양손의 외측과 내측 각각 3곳에 모두 12개의 침을 놓고 다섯 손가락 사이마다 각각 1곳에 모두 8개의 침을 놓으며 발에도 또한 이와 같이 합니다. 또 앞머리의 털이 있는 발제(髮際)에서 1치 들어간 곳의 양 옆으로 각각 3곳씩 모두 6개의 침을 놓습니다. 다시 발제에서 3치 들어간 양 옆으로 5개씩 모두 10개의 침을 놓고 귀의 전후와 입의 아래에 각각 1개씩과 목덜미의 중앙에 1개를 놓아 모두 6개의 침을 놓습니다. 또 전상(巓上)에 1개, 신회(顖會 : 정수리)에 1개, 발제(髮際)에 1개, 염천(廉泉)에 1개, 풍지(風池)에 2개, 천주(天柱)에 2개를 놓습니다.

(열병에 불가자자가 유구니 일왈 한이 불출하고 대관이 발적하며 얼자는 사며 이왈 설하며 복만이 심자는 사며 삼왈 목이 불명하며 열이 불이자는 사며 사왈 노인과 영아가 열하여 복만자는 사며 오왈 한이 불출하고 구하며 하혈자는 사며 육왈 설본이 난하고 열이 불이자는 사며 칠왈 해하여 뉵하여 한이 불출하고 출하되 부지족자는 사며 팔왈 수가 열한 자는 사며 구왈 열하여 경한 자는 사니 요절하고 계종하며 치금하고 계하니 범차의 구자는 불가자니라. 소위 오십구자자는 양수의 외내측에 각삼하여 무릇 십이요 오지간에 각일하여 무릇 팔유요 족 또한 여시니라. 두의 입발의 일촌에 방삼분으로 각삼이니 무릇 육유요 다시 입발삼촌하여 변에 오니 무릇 십유요 이의 전후와 구하자에 각일과 항중에 일로 무릇 육유요 전상에 일과 신회에 일과 발제에 일과 염천에 일과 풍지에 이와 천주에 이니라.)

熱病不可刺者有九 一曰 汗不出 大顴發赤 噦者死 二曰 泄而腹滿 甚者死 三曰 目不明 熱不已者死 四曰 老人嬰兒 熱而腹滿者死 五曰 汗不出 嘔下血者死 六曰 舌本爛 熱不已者死 七曰 咳而衄 汗不出 出不至足者死 八曰 髓熱者死 九曰 熱而痓者死 腰折 瘛瘲 齒噤齘也 凡此九者 不可刺也 所謂五十九刺[1]者 兩手外內側各三[2] 凡十二痏[3] 五指間各一 凡八痏 足亦如是[4] 頭入髮一寸傍三分 各三[5] 凡六痏 更入髮三寸邊五[6] 凡十痏 耳前後口下者各一 項中一 凡六痏[7] 巓上一 顖會一 髮際一[8] 廉泉一 風池二 天柱二

1) 所謂五十九刺(소위오십구자) : 이른바 59곳에 침을 놓는다는 것. 열병을 치료할 때의 수혈(腧穴)이 59곳이라는 뜻이다. 태소(太素)에서 지적한 59곳의 침자리는 손과 발의 내측과 외측 및 열 손가락 사이와 두부의 발제에서 1치 들어간 좌우에 각각 있어서 도합 16개이고, 다시 발제에서 3치쯤 들어가 좌우에 각각 있어서 모두 10개이며 귀 앞뒤쪽과 입 아래쪽과 목덜미와 정수리에 각각 하나씩이 있어 합하여 7개 있는 것만 말했다. 그 혈들을 상세하게 지적하지 않았고 이 곳에 침을 놓아 열사를 제거해야 한다고 말한 것으로 보아 꼭 혈위에 의거하지 않았다는 것을 알 수 있다.

2) 兩手外內側各三(양수외내측각삼) : 양쪽 손의 외측과 내측은 바로 태양경의 소택혈(少澤穴)과 소양경의 관충혈(關衝穴)과 양명경의 상양혈(商陽穴)이며 삼음경은 모두 내측에 있으며 태음경의 소상혈(少商穴)과 궐음경의 중충혈(中衝穴)과 소음경의 소충혈(少衝穴)이다.

3) 痏(유) : 침자리. 침놓은 구멍을 뜻하며 여기서는 침을 놓을 수 있는 혈위(穴位)이다.

4) 足亦如是(족역여시) : 발도 또한 이와 같다. 양 손에 침놓는 상태와 같이 한다는 뜻.

5) 頭入髮一寸傍三分各三(두입발일촌방삼분각삼) : 머리의 발제에서 1치 들어간 곳의 양 옆으로 3곳에 각각 3번이다. 곧 발제 옆에 1치 들어간 곳은 바로 독맥(督脈)의 상성혈(上星穴) 자리이며 그 옆의 혈은 3개로 나누어져 있는데 족태양의 오처(五處)와 승광(承光)과 통천(通天)이다. 좌우에 각각 3개이므로 모두 6개이다.

6) 更入髮三寸邊五(경입발삼촌변오) : 다시 발제로 3치 들어가 양변에 5이다.

곧 족태양경의 임읍(臨泣)과 목창(目窓)과 정영(正營)과 승령(承靈)과 뇌공(腦空)이며 좌우로 두 줄이며 모두 10개 혈이다.

7) 凡六痏(범육유) : 귀 앞의 청회(聽會)와 귀 뒤의 완골(完骨)로 모두 족소양경의 혈이며 각각 2개씩이다. 또 입 아래는 임맥의 승장혈(承漿穴)이 1개이고 항중(項中)은 독맥(督脈)의 아문혈(瘂門穴)이 1개이니 모두 합하여 6개의 혈이다.

8) 髮際一(발제일) : 전발제와 후발제에 각각 1개의 혈인데 전발제는 신정(神庭)이고 후발제는 풍부(風府)혈이다.

6. 기타 여러 가지 질병에는

기(氣)가 가슴 속에 가득하여 천식하면 족태음의 엄지발가락 끝에 침을 놓는데 발톱 끝에서 부추잎의 너비 만큼 떨어져 있는 곳에 놓습니다. 한(寒)하면 유침(留鍼)하고 열나면 침을 빨리 뽑아서 기가 내리면 이에 중지하는 것입니다.

심산(心疝)으로 갑자기 아프게 되면 족태음경과 족궐음경을 취하여 그 혈락에 모조리 침을 놓아 사기를 제거해야 합니다.

후비(喉痺)로 말미암아 혀가 말리고 입 안이 건조하며 심(心)이 번민하고 아프며 팔의 안쪽이 아파서 팔을 머리로 올릴 수가 없으면 넷째손가락 손톱 아래쪽 끝에서 부추잎 만큼 떨어져 있는 곳에 침을 놓는 것입니다.

눈 안이 붉어지고 아픈 것이 내제(內眥)에서 시작되었으면 음교맥(陰蹻脈)에 침을 놓는 것입니다.

풍경(風痙)으로 몸이 뒤로 젖혀지면 먼저 족태양경이 지나가는 오금의 가운데와 혈락이 미치는 곳을 출혈시키며 속에 한사(寒邪)가 있으면 족삼리(足三里)혈을 취하는 것입니다.

응(癃)은 음교(陰蹻)와 삼모(三毛)의 위쪽과 혈락에서 취하여 출혈시킵니다.

남자(男子)는 고(蠱:蠱脹)와 같고 여자(女子)는 임신(姙娠)으로 월경이 막힌 것과 같으며 신체는 허리와 척추가 풀린 것과 같고 또 음식물을 먹으려 하지 않으면 먼저 용천혈(涌泉穴)을 취하여 혈을 쏟아 주고 발등에서 왕성한 곳을 보아서 혈락(血絡)이 보이면 모두 출혈시켜 주는 것입니다.

(기가 흉중에 만하여 천식하면 족태음의 대지의 단의 조갑에서 해엽만큼 거한 곳을 취하되 한즉 유하고 열즉 질이니 기하하면 내지니라. 심산으로 폭통하면 족태음과 궐음을 취하여 진자하여 그 혈락은 거하니라. 후비로 설권하고 구중이 건하며 번심하고 심통하며 비의 내렴이 통하여 급두함이 불가하면 수의 소지차지의 조갑하의 단에서 구엽만큼 거한 곳을 취함이니라. 목중의 적통이 내제를 종하여 시하면 음교에서 취함이니라. 풍경으로 신이 반절이면 먼저 족태양과 괵중 및 혈락을 취하여 출혈하고 중에 유한이면 삼리에서 취하니라. 옹은 음교와 삼모상 및 혈락에서 이를 취하여 출혈하니라. 남자는 여고하고 여자는 여조하여 신체요척이 여해하고 음식을 불욕하면 먼저 용천을 취하여 견혈하고 부상의 성자를 시하여 혈을 진견이니라.)

氣滿胸中喘息 取足太陰大指之端 去爪甲薤葉 寒則留之[1] 熱則疾之[2] 氣下乃止 心疝[3]暴痛 取足太陰厥陰 盡刺去其血絡 喉痺[4]舌卷口中乾 煩心心痛 臂內廉痛 不可及頭 取手小指次指爪甲下[5] 去端如韭葉 目中赤痛 從內眥始 取之陰蹻[6] 風痙 身反折 先取足太陽 及膕中[7]及血絡[8]出血 中有寒 取三里[9] 癃[10] 取之陰蹻及三毛上及血絡出血 男子如蠱[11] 女子如阻[12] 身體腰脊如解 不欲飮食 先取涌泉見血 視跗上[13]盛者 盡見血也

1) 寒則留之(한즉유지) : 안으로 한(寒)하면 기가 늦게 이르는 것이므로 침을 오랫동안 꽂아 두어야 한다는 뜻.
2) 熱則疾之(열즉질지) : 안으로 열날 경우는 기가 신속하게 이르므로 침도 신속하게 뽑아야 한다는 뜻이다.
3) 心疝(심산) : 심기(心氣)가 울결(鬱結)하여 일어나는 산(疝)병으로 그 증상은 아랫배가 아프면서 덩어리가 있는 것이다.
4) 喉痺(후비) : 목이 부어 오르고 아프며 음식을 삼키기 어려운 상태의 병이다. 곧 기혈이 막히거나 담화(痰火)가 위로 치밀어 인후부가 통하지 않는 것을

뜻한다.
5) 手小指次指爪甲下(수소지차지조갑하) : 넷째손가락 손톱 아래. 곧 관충혈(關衝穴)을 뜻한다.
6) 陰蹻(음교) : 음교맥은 눈의 안쪽 모서리로 이어지며 족소음경의 조해혈(照海穴)은 음교맥이 시작되는 곳이라 했다.
7) 膕中(괵중) : 위중혈(委中穴)이라 했다.
8) 血絡(혈락) : 낙맥(絡脈)이 얕은 것이다.
9) 三里(삼리) : 족양명경(足陽明經)의 족삼리(足三里)혈이다.
10) 癃(융) : 소변이 잘 통하지 않는 질병이다. 곧 방광이 소통되지 않으면 융이 된다고 했다.
11) 如蠱(여고) : 고와 같다. 고는 고창병(蠱脹病)이며 병사(病邪)가 신(腎)에 깊이 침입하여 발생한 산하류(疝瘕類)의 병을 가리킨다. 곧 비(脾)의 병사(病邪)가 신장으로 전해지면 산하(疝瘕)라고 하고 아랫배가 더워지면서 아프고 희며 탁한 오줌을 누면 이를 고(蠱)라고 한다.
12) 如阻(여조) : 막힘과 같다. 조는 옹(癰)으로 되어야 한다고 보았다. 여자에게 울병(鬱病)이 있는데 마치 옹질(癰疾)과 비슷하다고 했다. 일설에는 조는 임신조병(姙娠阻病)으로 그 증상이 악조(惡阻)와 같으면서 악조는 아니라고도 했다. 신(腎)과 위(胃)의 두 경의 병이라 했다. 조(阻)는 원문에는 저(怚)로 되어 있는데 수정한 것이다.
13) 跗上(부상) : 발등 위이다.

제24편 궐병(厥病篇第二十四)

궐병(厥病)이란 피가 머리로 몰리는 질병이다.
경기(經氣)가 상역(上逆)하여 일어나는 두통(頭痛)이나 심통(心痛) 등의 증상과 치료법을 논하고, 충하(蟲瘕)나 교회(蛟蛕) 같은 기생충이 장(腸)에 있을 때와 풍비(風痺)와 이명(耳鳴)과 이롱(耳聾)에 대해 침놓는 법을 서술하고 있다.

1. 궐두통(厥頭痛)의 치료법
 궐두통(厥頭痛)에 얼굴이 부어 오른 듯하고 번심(煩心)하면 족양명경과 족태음경에 침을 놓는 것입니다.
 궐두통에 머리의 경맥이 아프고 마음이 슬퍼서 잘 울면 머리의 동맥에서 도리어 성한 곳을 살펴서 침을 놓아 모조리 혈(血)을 제거한 뒤에 족궐음경을 조절하는 것입니다.
 궐두통에 현기증이 나고 머리가 무거우며 아프면 머리 위의 다섯 줄에서 줄마다 다섯 곳을 쏟아 주되 먼저 수소음경을 취하고 뒤에 족소음경을 취하는 것입니다.
 궐두통에 의(意)를 잘 망각하고 눌러서 아픈 곳을 찾지 못하면 두면(頭面)의 좌우에서 맥이 동하는 곳에 침을 놓고 뒤에 족태음경을 취하는 것입니다.
 궐두통에 목이 먼저 아프고 허리와 척추가 이에 응하면 먼저 천주혈(天柱穴)을 취하고 뒤에 족태양경을 취하는 것입니다.
 궐두통으로 머리가 심하게 아프고 귀의 앞뒤 맥이 힘차게 뛰고 열이 있으면 사(瀉)하여 그 혈을 출하고 뒤에 족소양경을 취하는 것입니다.

　진두통(眞頭痛)은 두통이 아주 심하고 뇌가 모두 아프며 손과 발이 차갑고 관절까지 이르는데 이는 죽게 되고 치료할 수가 없는 것입니다.

　두통을 앓을 때 수(腧)에서 취하지 못할 자는 얻어맞았거나 높은 곳에서 떨어져 악혈(惡血)이 속에 있는 경우입니다. 만약 기육이 상해서 통증이 멎지 않으면 즉시 그 곳에 침을 놓는데 멀리서 취하면 불가한 것입니다.

　두통에 침을 놓아서는 안 되는 자는 대비(大痺)가 더욱 악화된 자이며 날마다 발작하는 자는 가히 조금은 낮게 할 수는 있으나 완치할 수는 없는 것입니다.

　머리의 반쪽이 시리면서 아프면 먼저 수소양경과 수양명경을 취하고 뒤에 족소양경과 족양명경을 취하는 것입니다.

　(궐두통에 면이 약종기하여 번심하면 족양명과 태음에 취하니라. 궐두통에 두맥이 통하고 심비하고 선읍하며 시하여 두동맥이 반성자면 자하여 진거혈하고 후에 족궐음을 조하니라. 궐두통에 정정하고 두중하고 통하면 두상의 오행에서 행마다 오를 사하되 먼저 수소음을 취하고 후에 족소음을 취하니라. 궐두통에 의가 선망하며 안에 부득하면 두면좌우의 동맥을 취하고 후에 족태음을 취하니라. 궐두통에 항이 선통하고 요척이 위응하면 천주를 선취하고 족태양을 후취하니라. 궐두통에 두통이 심하고 이의 전후맥이 용하고 유열이면 사하여 그 혈을 출케 하고 후에 족소양을 취하니라. 진두통은 두통이 심하고 뇌가 진통하고 수족이 한하여 지절이면 사요 불치니라. 두통에 수에 취함이 불가자는 격타한 바 있어 악혈이 내에 재하며 만약 육상하여 통이 미이면 가죽 자이나 원취는 불가니라. 두통에 자함이 불가자는 대비가 위악이며 일작자는 가히 하여금 소유나 불가니라. 두반이 한통하면 먼저 수소양과 양명에서 취하고 뒤에 족소양과 양명에서 취하니라.)

厥頭痛[1] 面若腫起而煩心 取之足陽明太陰 厥頭痛 頭脈痛[2] 心悲

善泣 視頭動脈反盛者 刺盡去血 後調³⁾ 足厥陰 厥頭痛 貞貞⁴⁾頭重而痛 寫頭上五行 行五⁵⁾ 先取手少陰 後取足少陰 厥頭痛 意⁶⁾善忘 按之不得⁷⁾ 取頭面左右動脈 後取足太陰 厥頭痛 項先痛 腰脊爲應⁸⁾ 先取天柱 後取足太陽 厥頭痛 頭痛甚 耳前後脈湧有熱 寫出其血 後取足少陽 眞頭痛⁹⁾ 頭痛甚 腦盡痛 手足寒至節 死不治 頭痛不可取於腧者 有所擊墮 惡血在於內 若肉傷 痛未已 可則¹⁰⁾刺 不可遠取也 頭痛不可刺者 大痺¹¹⁾爲惡 日作者¹²⁾ 可令少愈 不可已 頭半寒痛¹³⁾ 先取手少陽陽明 後取足少陽陽明

1) 厥頭痛(궐두통) : 경기(經氣)가 상기(上氣)하여 머리로 치밀어올라 일어나는 두통을 뜻한다. 궐(厥)은 상기(上氣)하다. 곧 사기(邪氣)가 경맥에서 상역(上逆)하여 머리와 뇌를 요동시켜 통증이 유발되는 것을 궐두통이라 한다.
2) 頭脈痛(두맥통) : 머리에서 맥락(脈絡)을 따라 일정하게 아픈 것을 뜻한다.
3) 調(조) : 조화시키다.
4) 貞貞(정정) : 갑을경(甲乙經)에는 원원(員員)으로 되어 있다. 원원은 어지럽다의 뜻. 정정은 아픔이 이동하지 않는 것이라 했다.
5) 五行行五(오행행오) : 오행은 머리 부위에 분포된 다섯 갈래의 경맥 노선이며 중앙이 독맥(督脈)이고 그 곁의 좌우 두 갈래가 각각 족태양방광경이며 또 그 옆의 두 갈래가 각각 족소양담경이다. 행오는 오행(五行 : 다섯 줄)에서 매 갈래마다 머리에 각각 5개의 혈위가 있는 것이다. 즉 가운데 독맥에는 상성(上星)·신회(囟會)·전정(前頂)·백회(百會)·후정(後頂)의 다섯 혈이고 족태양방광경은 오처(五處)·승광(承光)·통천(通天)·낙각(絡却)·옥침(玉枕)이 좌우로 각각 한 줄씩 있고 족소양담경의 임읍(臨泣)·목창(目窓)·정영(正營)·승령(承靈)·뇌공(腦空) 등이 좌우로 각각 한 줄씩 있어서 모두 합하여 25혈이 있음을 뜻한다.
6) 意(의) : 지향하는 것. 비(脾)는 의(意)를 저장하는데 의가 상하면 쉽게 잊어버린다.
7) 按之不得(안지부득) : 눌러서 더듬어 보아도 얻지 못하다. 곧 환부를 찾지 못하다의 뜻.
8) 爲應(위응) : 상응(相應)과 같다.
9) 眞頭痛(진두통) : 경기(經氣)가 어지러워져서 머리 부위로 치밀어올라 발생

한 것이 아니라 사기가 뇌에 침입하여 야기된 극심한 두통을 뜻한다.
10) 則(즉) : 즉(卽)의 뜻으로 곧바로의 뜻.
11) 大痹(대비) : 크게 마비되다. 곧 엄중한 비증(痺症)이다. 대단히 심한 것을 뜻한다.
12) 日作者(일작자) : 일풍작자(日風作者)라고 했다. 풍자가 빠졌다고 했다.
13) 頭半寒痛(두반한통) : 머리 한쪽이 시리고 아픈 것을 뜻한다.

2. 궐심통(厥心痛)의 치료법

궐심통(厥心痛)에 등이 함께 서로 당기고 경련이 잘 일어나고 마치 뒤에서 그 심(心)을 치는 것 같고 등이 곱사등이가 되는 자는 신심통(腎心痛)입니다. 이는 먼저 경골혈(京骨穴)과 곤륜혈(崑崙穴)을 취하는데 침을 놓은 뒤에도 치료되지 않으면 연곡혈(然谷穴)에서 취하는 것입니다.

궐심통에 배가 창만하고 가슴이 가득하며 가슴의 통증이 더욱 심한 것은 위심통(胃心痛)인데 이 때는 대도혈(大都穴)과 태백혈(太白穴)을 취하는 것입니다.

궐심통에 아픈 증상이 마치 송곳 같은 침으로 그 심(心)을 찌르는 듯하여 심통(心痛)이 심한 자는 비심통(脾心痛)입니다. 이 때는 연곡혈(然谷穴)과 태계혈(太谿穴)에 침을 놓습니다.

궐심통에 얼굴색이 창창(蒼蒼 : 푸르고 푸르다)하여 죽는 상황과 같고 종일토록 태식(太息)을 얻지 못하면 간심통(肝心痛)입니다. 이 때는 행간혈(行間穴)과 태충혈(太衝穴)에 침을 놓습니다.

궐심통에 눕거나 또는 무턱대고 쉬면 심통이 뜸해지고 활동하면 통증이 더욱 심해지며 안색이 변하지 않는 것은 폐심통(肺心痛)입니다. 이 때는 어제혈(魚際穴)과 태연혈(太淵穴)에 침을 놓는 것입니다.

진심통(眞心痛)에 손과 발이 청랭하고 관절까지 이르며 심통(心痛)이 심한 증상이, 아침에 발생하면 저녁때 죽게 되고 저녁에 발생했으면 아침에 죽게 되는 것입니다.

심통(心痛)에 가히 침을 놓지 않는 것은 속에 심한 적취(積聚)가 있는 경우인데 이 때는 수혈(腧穴)을 취하지 않는 것입니다.

장(腸) 속에 충하(蟲瘕)와 교회(蛟蛕)가 있으면 모두 소침(小鍼)으로 침을 놓으면 안 됩니다. 심복(心腹)이 아프고 괴로워하고 아픈 종취(腫聚)가 발작하여 상하(上下)로 왕래하여 행하고 통증이 그쳤다 도졌다 하며 배에서 열이 나고 갈증이 잘 나고 침을 흘리는 자는 교회(蛟蛕)입니다.

이는 손으로써 모여 있는 것을 눌러 단단하게 움켜잡아 움직이지 못하게 하고는 대침(大鍼)으로 이를 찔러서 오래도록 움켜쥐고 있다가 충(蟲)이 움직이지 않게 되면 이에 침을 뽑습니다.

배가 아프고 괴롭게 아픈 것은 형체가 상을 중한 것입니다.

〔문장이 연결되지 않는다. 뒷사람이 첨가했거나 또는 문장이 탈락했다고 했다.〕

(궐심통에 여배로 상공하고 선계하며 종후하여 그 심을 촉함과 여하고 구루자는 신심통이니 경골과 곤륜을 선취하고 발침에 불이면 연곡을 취하니라. 궐심통에 복창하고 흉만하여 심이 우통심을 위심통이니 대도와 태백을 취하니라. 궐심통에 통이 추침으로써 그 심을 자와 여하여 심통이 심자는 비심통이니 연곡과 태계를 취하니라. 궐심통에 색이 창창하여 사장과 여하고 종일 태식을 부득함은 간심통이니 행간과 태충에서 취하니라. 궐심통에 와나 도거에 심통이 간하고 동작에 통이 익심하되 색이 불변은 폐심통이니 어제와 태연에서 취하니라. 진심통에 수족이 청하여 지절하고 심통이 심하면 단발에 석사하고 석발에 단사니라. 심통에 불가자자는 중에 성취가 유함이니 수에 취함이 불가니라. 장중의 충하와 교회가 유하면 다 소침으로써 불가취니 심장이 통하고 뇌하여 종취가 작통하여 상하로 왕래를 행하고 통에 유휴지하며 복열하고 희갈하며 연출자는 시는 교회니 수로써 취를 안하여 견지하여 무령득이하여 대침으로 자하여 구지하여 충이 부동에 이에 출침이니 팽복하고 뇌통함은 형이 상을 중함이라.)

厥心痛[1] 與背相控 善瘈[2] 如從後觸其心 傴僂[3]者 腎心痛也 先取京骨 崑崙[4] 發鍼不已 取然谷[5] 厥心痛 腹脹胸滿 心尤痛甚 胃心痛[6]

也 取之大都 太白[7] 厥心痛 痛如以錐鍼刺其心 心痛甚者 脾心痛[8]也 取之然谷 太谿[9] 厥心痛 色蒼蒼如死狀[10] 終日不得太息[11] 肝心痛[12]也 取之行間 太衝 厥心痛 臥若徒居[13] 心痛間 動作 痛益甚 色不變 肺心痛也 取之魚際 太淵[14] 眞心痛[15] 手足淸至節 心痛甚 旦發夕死 夕發旦死 心痛不可刺者 中有盛聚[16] 不可取於腧[17] 腸中有蟲瘕及蛟 蛕[18] 皆不可取以小鍼 心腸痛懊[19]作痛腫聚 往來上下行 痛有休止[20] 腹熱 喜渴涎出者 是蛟蛕也 以手聚按而堅持之 無令得移 以大鍼刺 之 久持之 蟲不動 乃出鍼也 𢙎腹懊痛 形中上者[21]

1) 厥心痛(궐심통) : 오장(五臟)의 기(氣)의 틀이 역란(逆亂)하여 일어난 심통(心痛)이다. 곧 오장의 기가 서로 간섭하여 일어난 것을 말한다.
2) 瘈(계) : 구급(拘急)을 뜻한다.
3) 傴僂(구루) : 허리와 등이 구부러진 것. 곧 곱사등이.
4) 京骨崑崙(경골곤륜) : 경골은 족태양경의 원혈(原穴)이며 발의 외측 대골(大骨) 아래 적백육제(赤白肉際)에 있고 곤륜은 족태양경의 정혈(井穴)이며 발의 바깥 복사뼈와 근골(跟骨) 위에 있다.
5) 然谷(연곡) : 족소음경맥의 영혈(滎穴)이며 발의 안쪽 복사뼈 앞에서 융기한 대골(大骨) 아래에 있다.
6) 胃心痛(위심통) : 족양명위경의 기가 허하고 상역(上逆)하여 심(心)으로 올라타게 되어 통증이 생기며 이 증상으로 복창과 심통이 심한 것을 뜻한다.
7) 大都太白(대도태백) : 대도는 족태음비맥이며 엄지발가락 본마디 뒤의 오목한 곳이며 태백(太白)으로 주입되는 곳이며 태백은 대도에서 이어져 있으며 발의 내측 핵골(核骨) 아래 오목한 곳에 있다.
8) 脾心痛(비심통) : 비(脾)가 활동하여 화(化)하지 못해 상역(上逆)한 기가 심(心)으로 치솟게 되면 그 통증이 아주 심하여 마치 송곳으로 찌르는 듯한 것을 뜻한다.
9) 太谿(태계) : 족소음신경의 혈이며 연곡(然谷)의 다음 혈이다.
10) 色蒼蒼如死狀(색창창여사상) : 안색이 푸르고 푸르러 마치 죽은 상태와 같다의 뜻. 창창은 푸르고 푸르다.
11) 太息(태식) : 길게 심호흡하는 것. 일종의 한숨이다.
12) 肝心痛(간심통) : 간기(肝氣)가 상역(上逆)하면 마치 죽은 모양과 같은 것

을 뜻한다.
13) 臥若徒居(와약도거) : 약은 혹(或)과 같다. 도거는 무턱대고 지내다. 곧 쉬다의 뜻.
14) 魚際太淵(어제태연) : 어제와 태연은 수태음폐경의 혈이다.
15) 眞心痛(진심통) : 사기(邪氣)가 심주(心主)로 곧바로 침투한 것이며 독이 깊게 있고 음기가 심하므로 손과 발이 차고 관절까지 미쳐서 죽음에 이르는 것이다.
16) 盛聚(성취) : 어혈이 쌓인 것을 뜻한다.
17) 不可取於腧(불가취어수) : 본래 장(臟)에 있고 경(經)에 있는 것이 아니므로 수혈을 취해서는 안 된다는 것이다.
18) 蟲瘕及蛟蛕(충하급교회) : 충하는 기생충이 모여 형성된 것으로 뱃속에서 움직일 수 있는 종물(腫物)을 뜻하고 교회는 일반적인 인체 내의 기생충을 뜻한다. 회(蛕)는 회(蛔)와 같으며 뱃속에 들어 있는 긴 벌레인 회충이다. 곧 기생충이다.
19) 心腸痛憹(심장통뇌) : 장(腸)은 복(腹)이 마땅하다고 했다. 뇌는 번민하다, 곧 한스럽고 괴롭다의 뜻.
20) 休止(휴지) : 지는 작(作)의 오자라고 했다. 곧 그쳤다 다시 발동하는 것을 뜻한다.
21) 悲腹憹痛形中上者(팽복뇌통형중상자) : 문장의 뜻이 자세하지 않다. 곧 배가 아프고 괴롭게 아프고 형체가 상에 중하다고 했는데 뜻이 연결되지 않는 것 같다.

3. 그 밖의 궐병(厥病) 치료법

귀가 먹어 들리지 않으면 이중(耳中)을 취하고 귀가 울 때에는 귀 앞의 동맥을 취합니다.

귀에 통증이 있는데도 침을 놓을 수 없는 자는 귓속에 고름이 있거나 혹은 마른 귀지(耳垢)가 있어서 귀가 들리지 않는 경우입니다.

귀가 들리지 않을 때에는 넷째손가락과 넷째발가락의 손톱이나 발톱 위에서 살과 맞닿는 곳을 취하는데 먼저 손가락에 침을 놓고 뒤에 발가락에 침을 놓습니다.

귀가 울 때에는 가운뎃손가락과 가운데발가락의 손톱이나 발톱 위를 취하는데 왼쪽 귀가 울면 오른쪽을 취하고 오른쪽이 울면 왼쪽을 취하여 먼저 손가락을 취하고 뒤에 발가락을 취하는 것입니다.

넓적다리를 들 수가 없으면 옆쪽으로 눕혀 추합중(樞合中)에서 혈을 취하는데 원리침(員利鍼)으로써 하고 대침(大鍼)으로 놓아서는 안 되는 것입니다.

쏟아내고 하혈(下血)하는 병에는 곡천(曲泉)을 취하는 것입니다.

풍비(風痺)가 날로 심해져서 병을 고칠 수 없게 된 자는 발이 얼음을 밟는 것과 같고 때로는 끓는 물 속에 들어간 것 같으며 넓적다리와 정강이가 시큰거리고 아프며 번심(煩心)하고 머리가 아프고 때로는 구역질이 나고 때로는 답답하고 어지럽다가 괜찮아지면 땀이 납니다. 이러한 증상이 오래 되어 눈이 아찔해지고 슬퍼졌다 기뻐졌다 두려워졌다 하며 숨이 가빠지면서 즐거워하는 기색이 없게 되면 3년을 넘기지 못하고 죽게 되는 것입니다.

(이롱하여 무문하면 이중을 취하고 이명하면 이전의 동맥을 취하고 이통에 불가자는 이중이 유농이거나 약은 건정녕이 유하여 이가 무문이니라. 이롱에는 수의 소지차지의 조갑상의 여육교자를 취하되 선취수하고 후취족하며 이명에는 수의 중지조갑상을 취하되 좌에 취우하고 우에 취좌하여 선취수하고 후취족이니라. 족비로 불가거면 측하여 추합중에 재하여 취하되 원리침으로써 하고 대침은 불가자니라. 주하고 하혈의 병에는 곡천을 취하니라. 풍비로 음락하여 병을 불가이자는 족이 여리빙하고 시로 여입탕중하며 고경이 음락하고 번심하며 두통하고 시구하며 시문하고 현하여 이에 한출하여 구즉 목현하고 비하여써 희하고 공하며 단기하고 불락하면 삼년을 불출하여 사니라.)

耳聾無聞 取耳中[1] 耳鳴 取耳前動脈[2] 耳痛不可刺者 耳中有膿 若

有乾耵聹³⁾ 耳無聞也 耳聾取手小指次指爪甲上與肉交者 先取手 後取足⁴⁾ 耳鳴取手中指爪甲上 左取右 右取左 先取手 後取足⁵⁾ 足髀⁶⁾ 不可擧 側⁷⁾而取之 在樞合中⁸⁾ 以員利鍼 大鍼不可刺 病注下血 取曲泉⁹⁾ 風痺¹⁰⁾淫濼¹¹⁾ 病不可已者 足如履冰 時如入湯中 股脛淫濼 煩心頭痛 時嘔時悗¹²⁾ 眩已汗出 久則目眩 悲以喜恐 短氣 不樂 不出三年¹³⁾死也

1) 耳中(이중): 청궁(聽宮)이나 각손(角孫) 등의 혈을 뜻한다.
2) 耳前動脈(이전동맥): 귀 앞의 동맥이다. 곧 화료(和髎)와 청회(聽會) 등의 혈이다. 일설에는 수소양경의 이문혈(耳門穴)이라 했다.
3) 耵聹(정녕): 이구(耳垢)이며 귀지이다.
4) 先取手後取足(선취수후취족): 먼저 손에서 취하고 뒤에 족에서 취하다. 태소에는 '수소양경에서 넷째손가락에 이르는 것은 관충혈(關衝穴)이고 족소양경에서 넷째발가락에 이르는 것은 규음혈(竅陰穴)이다.'라고 했다.
5) 先取手後取足(선취수후취족): 태소에는 '수궐음심포경의 가운뎃손가락에 있는 혈이 귓병을 치료하지 않는다.'라고 했다. 일설에는 '수궐음심포경의 중충혈(中衝穴)과 족궐음간경의 대돈혈(大敦穴)을 취한다.'라고 했다.
6) 足髀(족비): 발의 넓적다리를 뜻한다.
7) 側(측): 모로 눕다의 뜻.
8) 樞合中(추합중): 비추(髀樞)와 엉덩이뼈가 서로 결합되는 부분이며 환도혈(環跳穴)이다.
9) 取曲泉(취곡천): 곡천을 취하다. 곡천은 간경(肝經)의 곡천혈(曲泉穴)이다.
10) 風痺(풍비): 사기(邪氣)가 과도하게 넘쳐서 소락(消濼)하여 치유되기 어려운 병이다. 곧 병이 양에 있는 것을 풍(風)이라 하고 음에서 발작한 것을 비(痺)라고 하는데 음양에서 모두 앓는 것을 뜻한다.
11) 淫濼(음락): 질병이 점점 깊어져서 고질병이 된 것을 뜻한다. 일설에는 시큰거리고 힘이 없는 것이라 했다.
12) 悗(문): 그득하고 답답하며 어수선한 것을 뜻한다.
13) 不出三年(불출삼년): 3년을 넘기지 못하다.

제25편 병본(病本篇第二十五)

병본(病本)은 질병의 뿌리를 뜻한다. 곧 질병의 근본을 말한다.
이 편에서는 질병을 치료할 때 우선 먼저할 것과 뒤에 할 것을 혼동하지 않아야 하며 경중(輕重)에 따른 본말(本末)을 전도하지 않아야 함을 논하였다.
아울러 질병이 발전해감에 따른 각각의 다른 표현을 나열하였다.

1. 상황에 따른 질병 치료

먼저 질병이 발생하고 뒤에 기혈(氣血)이 역(逆)하는 자는 그 근본을 치료하고, 먼저 기혈이 역하고 뒤에 질병이 발생한 자는 그 근본을 치료합니다.

먼저 한(寒)이 발생하고 뒤에 발병한 자는 그 근본을 치료하고, 먼저 발병하고 뒤에 한증이 발생한 자는 그 근본을 치료합니다.

먼저 열을 앓고 뒤에 발병한 자는 그 근본을 다스리는 것입니다.

먼저 발병하고 뒤에 설사를 하는 자는 그 근본을 다스리고 먼저 설사를 하고 뒤에 다른 질병이 발생한 자는 그 근본을 치료하되 반드시 그 설사를 조절한 뒤에 그 다른 질병을 치료하는 것입니다.

먼저 질병이 발병하고 뒤에 속이 그득한 자는 그 표(標)를 다스리고, 먼저 속이 가득하고 뒤에 번심증(煩心證)이 있는 자는 그 근본을 치료하는 것입니다.

객기(客氣 : 외부의 사기)가 있으며 동기(同氣 : 내부의 사기)가 있습니다.

  대소변이 잘 통하지 않으면 그 표(標)를 다스리고 대소변이 잘 통하면 그 근본을 다스리는 것입니다.

  질병이 발생했을 때 유여(有餘)함이 있으면 사기(邪氣)가 근본이 되고 질병이 표(標)가 되는 것이니 먼저 그 근본을 다스리고 뒤에 그 표(標)를 치료하는 것입니다.

  질병이 발생하여 부족(不足)함이 있으면 정기(正氣)가 표(標)가 되고 질병이 본(本)이 되는 것이니 먼저 그 표를 다스리고 뒤에 그 근본을 치료하는 것입니다.

  질병이 뜸한가 심한가를 잘 살펴서 성심으로 조리하는데 가벼운 자는 표(標)와 본(本)을 병행하여 치료하고 심한 자는 표(標)나 근본의 한 가지만 집중적으로 치료해야 합니다.

  먼저 소변과 대변이 잘 통하지 않다가 뒤에 다른 질병이 발생한 자는 그 근본을 치료해야 합니다.

  (선병하고 후역자는 치기본하고 선역하고 후병자는 치기본하고 선한하고 후에 생병자는 치기본하고 선병하고 후에 생한자는 치기본하고 선열하고 후에 생병자는 치기본하니라. 선병하고 후에 설자는 치기본하고 선설하고 후에 생타병자는 치기본하고 필히 조하여 그 타병을 치하니라. 선병하고 후에 중만자는 치기표하고 선에 중만하고 후에 번심자는 치기본이니라. 유객기하고 유동기니라. 대소변이 불리하면 치기표하고 대소변이 이하면 치기본이니라. 발병에 유여함은 본하고 표한 것이니 먼저 치기본하고 후에 치기표하며 발병에 부족함은 표하고 본함이니 먼저 치기표하고 후에 치기본이니라. 간심을 근상찰하여 의로 조하여 간자는 병행하고 심은 위독행하니라. 먼저 소대변이 불리하고 후에 생타병자는 치기본이니라.)

    先病而後逆者 治其本[1] 先逆而後病者 治其本 先寒[2]而後生病者 治其本 先病而後生寒者 治其本 先熱[3]而後生病者 治其本 先病而後泄者 治其本[4] 先泄而後生他病者 治其本 必且調之[5] 乃治其他病 先病而後中滿者 治其標 先中滿而後煩心者 治其本 有客氣 有

同氣⁶⁾ 大小便不利 治其標 大小便利 治其本 病發而有餘 本而標之 先治其本 後治其標 病發而不足 標而本之 先治其標 後治其本 謹詳察間甚⁷⁾ 以意調之 間者幷行 甚爲獨行⁸⁾ 先小大便不利 而後生他病者 治其本也

1) 治其本(치기본) : 그 근본을 다스리다. 본(本)은 표(標)의 대(對)이다. 본은 밑둥, 뿌리, 내부라면 표(標)는 말단지엽(末端枝葉)이며 외부이다. 본(本)은 항상 병인(病因)이나 이병(裏病)을 뜻하고 표(標)는 증상이나 후에 생긴 질병 및 표병(表病)이다.
2) 寒(한) : 한사(寒邪)의 질병을 가리킨다.
3) 熱(열) : 열사(熱邪)의 질병을 뜻한다.
4) 先病而後泄者治其本(선병이후설자치기본) : 이 9자는 원래 선중만이후번심자(先中滿而後煩心者) 앞에 있는 것을 소문(素問)과 갑을경(甲乙經)에 근거하여 이 곳으로 옮기는 것이 타당한 것 같아 이 곳으로 옮겼다.
5) 必且調之(필차조지) : 반드시 또 잘 치료해야 한다의 뜻.
6) 有客氣有同氣(유객기유동기) : 객기가 있고 동기가 있다. 객기는 외부의 풍(風) 한(寒) 서(暑) 습(濕) 조(燥) 화(火) 등의 여섯 가지 음기(淫氣)가 제 때가 아닌 때에 이르러 체내에 침입한 것이다. 동기는 각 계절에 따라 이르는 육기(六氣)이다. 예컨대 봄의 풍기(風氣), 여름의 서기(暑氣), 장하(長夏)의 습기(濕氣), 가을의 조기(燥氣), 겨울의 한기(寒氣) 등이다.
7) 間甚(간심) : 간은 병이 뜸해져서 가벼워지는 것이고 심은 병이 중해지는 것이다.
8) 間者幷行甚爲獨行(간자병행심위독행) : 가벼운 병은 표본(標本)을 함께 병행하여 치료하는 것이다. 심한 것은 독행한다는 말은 표가 급하면 표를 먼저 본이 급하면 본을 먼저하는 것처럼 한쪽만 집중하는 것을 뜻한다.

제26편 잡병(雜病篇第二十六)

잡병(雜病)은 잡다(雜多)한 질병을 뜻한다.
잡병편에서는 궐기상역(厥氣上逆) 심통(心痛) 후비(喉痺) 학질(瘧疾) 치통(齒痛) 이롱(耳聾) 비뉵(鼻衄) 등과 액(額) 항(項) 요(腰) 슬(膝)의 동통이나 복창(腹脹), 대소변불리(大小便不利) 등의 질병이 발생했을 때의 증상과 치료 방법을 나열했다. 또 함통(頷痛)과 복통(腹痛)과 위(痿)와 궐(厥)과 얼(噦) 등의 증상 및 치료 방법도 논하고 있다.

1. 궐(厥)에 침놓는 법

궐(厥)하여 척추를 끼고 통증이 정수리까지 이르며 머리가 띵하고 무거우며 눈이 침침하여 어두워지고 허리와 척추가 뻣뻣해지면 족태양경의 오금에 있는 혈락(血絡)을 취하는 것입니다.
궐하여 가슴이 그득하고 얼굴이 부으며 입술이 부어 오르고 갑자기 말하기가 어렵게 되고 심하면 능히 말을 하지 못하면 이 때는 족양명경을 취하는 것입니다.
궐기(厥氣 : 逆氣)가 목구멍으로 달려가서 능히 말을 하지 못하게 되고 손과 발이 차며 대변이 불리하게 되면 족소음경에서 취하는 것입니다.
궐하여 배가 팽창하여 소리가 나고 한기(寒氣)가 많으며 뱃속에서 물 흐르는 소리가 나고 대소변이 어렵게 되면 족태음경에서 취하는 것입니다.

(궐에 협척하여 통자가 지정하며 두가 침침연하고 목이 황황연하며 요척이 강하면 족태양의 괵중혈락을 취하니라. 궐에 흉만하고 면종하며 순이 탑탑하고 폭언난하고 심즉 불능언하면 족양명을 취하니라. 궐기가 주후하여 불능언하고 수족이 청하며 대변이 불리하면 족소음을 취하니라. 궐에 복이 향향연하고 한기가 다하며 복중이 곡곡하고 변수가 난하면 족태음을 취하니라.)

厥挾脊而痛者 至頂 頭沈沈然[1] 目晄晄然[2] 腰脊强 取足太陽膕中[3]血絡 厥胸滿面腫 脣漯漯[4] 暴言難 甚則不能言 取足陽明 厥氣走喉而不能言 手足淸 大便不利 取足少陰 厥而腹嚮嚮然 多寒氣 腹中穀穀[5] 便溲難 取足太陰

1) 沈沈然(침침연) : 머리가 띵하고 무거워서 들지 못하는 것.
2) 晄晄然(황황연) : 눈이 침침하여 밝지 않은 것.
3) 膕中(괵중) : 위중(委中)혈이라고 했다. 고법에는 위중(委中)을 극중(郄中)으로 삼는다고 했다.
4) 漯漯(탑탑) : 입술이 부은 모양이라 했다. 누누(累累)의 오자라고도 했다.
5) 穀穀(곡곡) : 물이 흐르는 소리이다.

2. 여러 가지의 질병을 치료하는 법

목구멍이 마르고 입 안에 열이 나서 아교처럼 붙으면 족소음경을 취하는 것입니다.

무릎 속에 통증이 있으면 독비혈(犢鼻穴)을 취하는데 원리침(員利鍼)으로 합니다. 침을 뽑고 나서 낫지 않으면 사이를 두었다가 다시 침을 놓습니다. 침의 크기가 소털같이 가늘어서 무릎에 침을 놓아도 의심할 필요가 없습니다.

후비병(喉痺病)을 앓는데 능히 말을 하지 못하면 족양명경을 취하고 능히 말을 하면 수양명경을 취합니다.

학질(瘧疾)에 갈증이 나지 않고 하루를 걸러서 발작하면 족양명경을 취하고, 갈증이 나고 날마다 발작을 일으키면 수양명경을 취하는 것입니다.

이가 아프면서도 찬 음료수 마시기를 싫어하지 않으면 족양명
경을 취하고 찬 음료수 마시는 것을 싫어하면 수양명경을 취하는
것입니다.
　귀가 들리지 않으면서 아프지 않은 자는 족소양경을 취하고 귀
가 들리지 않으면서 아픈 자는 수양명경을 취하는 것입니다.
　코피가 나서 멈추지 않고 배혈(杯血 : 瘀血 : 응결된 피)이 흘
러내리면 족태양경을 취하고 배혈에는 수태양경을 취합니다. 낫
지 않으면 완골(腕骨) 아래에 침을 놓고 그래도 낫지 않으면 오
금에 침을 놓아서 피를 쏟아 주는 것입니다.
　허리가 아픈데 아프면서 상체가 차면 족태양경과 족양명경을
취하고 아픈 부위에 열이 나면 족궐음경을 취하며 허리를 굽혔다
폈다 할 수 없으면 족소양경을 취하고 속에서 열이 나고 숨이 차
면 족소음경과 오금 속에 있는 혈락(血絡)을 취하는 것입니다.
　화를 잘 내고 먹지 않으려 하고 말이 더욱 적어지면 족태음경
을 취하고 화를 내면서 말이 많아지면 족소양경을 취합니다.
　뺨이 아프면 수양명경과 뺨의 왕성한 혈맥(血脈)에 침을 놓아
서 혈(血)을 빼내 주는 것입니다.
　목덜미가 아프고 엎드렸다 올려다 보았다 하는 행동을 할 수 없
게 되면 족태양경을 취하고 뒤돌아볼 수 없게 되면 수태양경에 침
을 놓는 것입니다.

　(익건하고 구중이 열하여 여교는 족소음을 취하니라. 슬중이 통하면 독비를
취하되 원리침으로써 하고 발하고 나서 간하니라. 침의 대는 여리하니 자슬에
무의니라. 후비인데 불능언하면 족양명을 취하고 능언하면 수양명을 취하니라.
학에 불갈하고 간일하여 작하면 족양명을 취하고 갈하여 일작하면 수양명을 취
하니라. 치통한데 청음을 불오하면 족양명을 취하고 청음을 오하면 수양명을 취
하니라. 농하고 불통자는 족소양을 취하고 농하고 통자는 수양명을 취하니라.
뉵하고 부지하며 배혈이 유하면 족태양을 취하고 배혈에는 수태양을 취하고 불
이면 완골하를 자하고 불이면 괵중을 자하여 출혈이니라. 요통에 통상이 한하
면 족태양과 양명을 취하고 통상에 열이면 족궐을 취하고 불가이부앙이면 족소

양을 취하고 중열하여 천하면 족소음과 괵중의 혈락을 취하니라. 희로하고 불욕식하며 언이 익소하면 족태음을 자하고 노하되 다언이면 족소양을 자하니라. 함통하면 수양명과 함의 성맥을 자하여 출혈이니라. 항통하여 불가부앙이면 족태양을 자하고 가히 써 고치 못하면 수태양을 자하니라.)

嗌乾 口中熱如膠¹⁾ 取足少陰 膝中痛 取犢鼻²⁾ 以員利鍼 發而間之³⁾ 鍼大如氂⁴⁾ 刺膝無疑⁵⁾ 喉痺⁶⁾不能言 取足陽明 能言 取手陽明 瘧不渴 間日而作 取足陽明 渴而日作 取手陽明 齒痛 不惡淸飮 取足陽明 惡淸飮 取手陽明 聾而不痛者 取足少陽 聾而痛者 取手陽明 衂而不止 衃⁷⁾血流 取足太陽 衃血 取手太陽 不已 刺宛骨下⁸⁾ 不已 刺膕中出血 腰痛 痛上寒⁹⁾ 取足太陽陽明 痛上熱 取足厥陰 不可以俯仰 取足少陽 中熱而喘 取足少陰 膕中血絡 喜怒而不欲食 言益小 刺足太陰 怒而多言 刺足少陽 頷痛 刺手陽明與頷之盛脈¹⁰⁾出血 項痛 不可俯仰 刺足太陽 不可以顧 刺手太陽也

1) 膠(교) : 아교 접착제의 일종이다.
2) 犢鼻(독비) : 혈명이다. 족양명위경(足陽明胃經)에 속하고 무릎의 함몰된 부위에 있다.
3) 發而間之(발이간지) : 침을 뽑은 후에 잠깐 기다렸다가 다시 침을 놓는다는 뜻이다. 간은 잠시의 뜻이 있다.
4) 氂(이) : 소나 말의 꼬리를 뜻한다. 아주 가는 것을 뜻하기도 한다.
5) 刺膝無疑(자슬무의) : 무릎에 침을 놓을 때 원리침으로 하면 의심할 바가 없다는 뜻이다.
6) 喉痺(후비) : 목이 마비되는 병. 목이 붓고 아프며 폐색되어 호흡에 영향까지 주는 병이다. 대부분 화(火)가 성하여 담(痰)이 막혀 초래된 병이다.
7) 衃(배) : 엉긴 혈(血). 곧 어혈(瘀血)이다.
8) 宛骨下(완골하) : 완은 완(腕)과 같다. 수태양소장경의 완골혈(腕骨穴)을 뜻한다.
9) 痛上寒(통상한) : 상은 신체의 윗부분이라 했다. 아프면서 상체가 춥다는 뜻.
10) 刺手陽明與頷之盛脈(자수양명여함지성맥) : 수양명경과 뺨의 성맥(盛脈)에 침을 놓는다. 수양명경의 혈의 상양혈(商陽穴)이고 뺨의 성맥은 위맥(胃

脈)의 협거혈(頰車穴)이라 했다.

3. 배가 가득할 때 치료하는 법

아랫배가 가득하고 커져서 위로는 위(胃)로 달려가고 심(心)까지 이르며 오들오들 춥고 몸이 때때로 오한이 나고 신열이 나며 소변이 불리하면 족궐음경의 혈을 취하는 것입니다.

배가 가득하고 대변이 불리(不利)하며 배가 불러서 또한 위로 가슴과 목구멍까지 다다르며 숨이 가쁘고 갈갈연(喝喝然)하면 족소음경의 혈을 취하는 것입니다.

배가 가득하고 먹으면 소화가 되지 않으며 배가 향향연(嚮嚮然)하여 능히 대변을 보지 못하면 족태음경의 혈을 취하는 것입니다.

(소복이 만대하고 상으로 주위하여 지심하고 석석하여 신이 시에 한열하고 소변이 불리하면 족궐음을 취하고 복만하여 대변이 불리하고 복대하여 또한 상으로 흉익에 주하여 천식하되 갈갈연하면 족소음을 취하고 복만하여 식에 불화하고 복이 향향연하여 대변이 불능이면 족태음을 취하니라.)

小腹滿大 上走胃 至心 淅淅[1]身時寒熱 小便不利 取足厥陰 腹滿 大便不利 腹大 亦上走胸嗌 喘息喝喝然 取足少陰 腹滿食不化 腹嚮嚮[2]然 不能大便 取足太陰

1) 淅淅(석석) : 쇄쇄(洒洒)와 통한다고 했다. 오들오들 떠는 모양. 곧 오한(惡寒)하는 모양이라 했다. 갑을경(甲乙經)에는 색색(索索)으로 되어 있다.
2) 嚮嚮(향향) : 앞에서는 배에서 소리나는 것을 뜻한다고 했다. 여기서는 배 안에 허창(虛脹)이 생긴 것을 뜻한다고 했다.

4. 심통(心痛) 함통(頷痛) 얼(噦) 등의 기타 질병

심통(心痛)하는데 허리와 척추를 당기고 구토하고자 하면 족소음경의 혈을 취하는 것입니다.

심통(心痛)하고 배가 창만하며 색색연(嗇嗇然 : 막혀 잘 나가지 않다)하여 대변이 이롭지 못하면 족태음경의 혈을 취하는 것입니다.

심통하여 등이 당기고 숨쉬기가 곤란하면 족소음경의 혈에 침을 놓는데 낫지 않으면 수소양경의 혈을 취하는 것입니다.

심통하여 아랫배가 당기고 가득하며 위와 아래로 일정한 곳이 없고 대변과 소변 누기가 어려우면 족궐음경에 침을 놓는 것입니다.

심(心)이 아플 때만 다만 숨이 차고 호흡이 곤란하면 수태음경에 침을 놓는 것입니다.

심(心)이 아프면 제9추골에 해당하는 곳에 침을 놓는데 낫지 않으면 침놓은 곳을 손가락으로 눌러 주면 곧 낫게 됩니다. 그래도 낫지 않으면 위와 아래에서 침의 혈을 찾아서 침을 놓으면 곧 낫게 됩니다.

뺨이 아픈 데는 족양명경의 곡협(曲頰) 주위의 동맥에 침을 놓아 출혈시키면 곧 낫게 됩니다. 낫지 않으면 이 경맥의 인영혈(人迎穴)을 눌러 주면 곧 낫게 됩니다.

기(氣)가 상역(上逆)할 때는 가슴의 오목한 곳과 가슴 아래에 있는 동맥에 침을 놓는 것입니다.

복통일 때는 배꼽의 좌우 동맥에 침을 놓는데 침놓기를 마치고 그 곳을 눌러 주면 곧 낫게 됩니다. 그래도 낫지 않으면 기가(氣街)에 침을 놓는 것이며 침을 놓고 나서 그 곳을 눌러 주면 곧 낫게 됩니다.

위궐(痿厥)일 때에는 병자의 팔과 다리를 묶고 환자가 의혹됨이 있으면 이에 빨리 풀어 주는데 하루에 두 번씩 하는 것입니다. 환자가 불인(不仁 : 반신불수)한 자는 10일이 지나야 효과를 아는데 중지하지 말고 계속하여 병이 낫게 되면 중지하는 것입니다.

딸꾹질이 날 때는 풀〔草〕로써 코를 찌르면 재채기를 하고 재채기가 나면 중지되는 것입니다. 숨을 쉬지 않고 있다가 딸꾹질이 나려고 할 때 재빨리 들이마시면 곧바로 낫게 되고 크게 놀라게 해도 또한 낫게 됩니다.

(심통하며 요척을 인하고 욕구하면 족소음을 취하니라. 심통하고 복창하여 색색연하여 대변이 불리하면 족태음을 취하니라. 심통하며 인배하고 부득식하면 족소음을 자하되 불이면 수소양을 취하니라. 심통하고 인소복하여 만하여 상하로 무상처하며 변수가 난하면 족궐음을 자하니라. 심통하되 다만 단기하여 족히 써 식치 못하면 수태음을 자하니라. 심통하면 구절에 당하여 자니 안이면 자를 안하면 입이나 불이면 상하로 구하여 득이면 입이니라. 함통하면 족양명의 곡주의 동맥을 자하여 견혈하면 입이하고 불이면 경에서 인영을 안하면 입이니라. 기역하여 상하면 응중의 함한 곳과 하흉의 동맥에 자하니라. 복통하면 제의 좌우동맥에 자하는데 이미 자를 안하면 입이요 불이면 기가를 자하는데 이자를 안하면 입이니라. 위궐에는 사말을 속하되 문하면 이에 질해하고 일이하며 불인자는 십일에 지하며 무휴하고 병이 이면 지니라. 얼에는 이초로 자비하면 체하고 체하면 이니라. 무식하여 질히 영하여 인하면 입이하고 대경하면 또한 가이니라.)

心痛引腰脊 欲嘔 取足少陰 心痛 腹脹嗇嗇然[1] 大便不利 取足太陰 心痛引背 不得息 刺足少陰 不已 取手少陽 心痛引小腹滿 上下無常處 便溲難 刺足厥陰 心痛 但短氣不足以息 刺手太陰 心痛 當九節[2]刺之 按已[3] 刺按之 立已 不已 上下求之[4] 得之立已 顑痛 刺足陽明曲周動脈[5] 見血 立已 不已 按人迎於經 立已 氣逆上 刺膺中陷者[6] 與下胸動脈 腹痛 刺臍左右動脈[7] 已刺按之 立已 不已 刺氣街[8] 已刺 按之 立已 痿厥[9]爲四末束悗[10] 乃疾解之 日二 不仁者十日而知 無休 病已止 噦[11] 以草刺鼻 嚏 嚏而已 無息而疾迎引之[12] 立已 大驚之 亦可已

1) 嗇嗇然(색색연) : 아끼고 아끼는 것. 곧 막혀서 시원스레 나가지 않는 모양이다.
2) 九節(구절) : 척추의 제9추골이다. 독맥(督脈)의 근축혈(筋縮穴)의 위치이다.
3) 按已(안이) : 불이(不已)로 고쳐야 한다.
4) 上下求之(상하구지) : 위와 아래에서 구하다. 곧 제10추골이나 제8추골에서 찾는 것을 말하는데 제10추골이나 제8추골에는 혈이 없다고 했다.
5) 曲周動脈(곡주동맥) : 곡협(曲頰) 둘레의 동맥. 곧 협거혈(頰車穴)이라 했

다. 이는 귀 아래 곡협(曲頰)의 끝에 있으며 동맥이 둘러싸고 있으므로 곡주(曲周)라고 한다고 했다.
6) 膺中陷者(응중함자) : 가슴의 오목한 곳. 곧 족양명위경(足陽明胃經)의 옥예혈(屋翳穴)이다. 일설에는 응창혈(膺窓穴)이라고도 한다.
7) 臍左右動脈(제좌우동맥) : 배꼽 좌우의 동맥. 이곳은 천추혈(天樞穴)이라고 했다.
8) 氣街(기가) : 기충혈(氣衝穴)을 뜻한다.
9) 痿厥(위궐) : 경기(經氣)가 궐역하여 사지(四肢)가 늘어지고 무력해진 것이다. 궐(厥)은 기가 역한 것이다.
10) 四末束悗(사말속문) : 사말은 팔과 다리를 뜻한다. 곧 팔과 다리를 묶어서 환자가 괴로워할 때는 풀어 준다는 뜻. 문은 괴로워하고 답답해 하는 것. 태소에는 말(末)자가 없다고 했다. 곧 위궐의 치료법이다.
11) 噦(얼) : 딸꾹질. 딸꾹질도 일종의 질병이며 기가 역한 것이라고 했다.
12) 無息而疾迎引之(무식이질영인지) : 코와 입을 막아 숨을 멈추었다가 딸꾹질이 나려고 할 때 신속하게 크게 숨을 들이마셔 상역(上逆)을 멈추게 하여 치료하는 것이다.

제27편 주비(周痺篇第二十七)

주비(周痺)는 사기(邪氣)가 온몸에 두루 산재하여 비(痺)가 되는 것을 뜻한다.

주비편(周痺篇)은 주비(周痺)와 중비(衆痺)의 구별에 관하여 설명하고 병사(病邪)가 어느 부위에 침입하였는 가에 따라 비증(痺證)의 증상이 서로 다른 것에 대하여 논하고 그에 대한 치료법도 제시하고 있다.

1. 중비(衆痺)를 치료하는 방법

황제(黃帝)가 기백(岐伯)에게 물었다.

"주비(周痺)가 몸에 있으면 위아래로 옮겨 다니며 맥을 따라 상하로 다니며 좌우로 서로 응하는데 그 조금의 틈도 용납하지 않습니다. 원컨대 이러한 아픔이 혈맥 속에 있는지 아니면 분육(分肉) 사이에 있는지 듣고자 합니다. 또 무엇 때문에 이에 이르는 것입니까? 그 통증이 옮겨 다닐 때는 침을 놓을 틈이 없고 통증이 집중될 때에는 치료를 정하지도 못했을 때 통증이 이미 그치는데 무슨 이유로 그러한 것입니까? 원컨대 그 까닭을 듣고자 합니다."

기백이 대답했다.

"이는 중비(衆痺)인 것이요 주비(周痺)가 아닙니다."

"원컨대 중비(衆痺)에 대하여 듣고자 합니다."

"이는 인체에서 각각의 곳에 있어서 번갈아 발생하고 번갈아 중지하기도 하며 번갈아 살기도 하고 번갈아 일어나기도 하며 오른쪽에서 왼쪽으로 응하기도 하고 왼쪽에서 오른쪽으로 응하기도 하지만 능히 두루 하지는 않는 것입니다. 번갈아 발생했다가 번갈아 멈추는 것입니다."

"좋은 말씀입니다. 침놓을 때에는 어떻게 해야 합니까?"

"중비(衆痺)에 침을 놓는 자는 통증이 비록 이미 중지되었더라도 반드시 그 통증이 있는 부위에 침을 놓아서 통증이 다시 재발하지 않도록 해야 하는 것입니다."

(황제가 기백에게 문왈 주비의 재신에는 상하로 이사하여 그 상하로 수맥하여 좌우가 상응하여 간에 불용공하니 원문컨대 차통이 혈맥의 중에 재한가? 장이면 분육의 간에 재한가? 하이로 치시오? 그 통의 이에는 간이 하침을 불급하며 그 혹통의 시에 치를 정함도 불급하고 통이 이지하니 하도가 사연고? 그 고를 원문하노라. 기백답왈 차는 중비요 주비가 비니라. 황제왈 원문컨대 중비하노라. 기백대왈 차는 각이 그 처에 재하여 경발하고 경지하며 경거하고 경기하며 우로써 응좌하고 좌로써 응우하여 능주가 비니라. 경발하고 경휴니라. 황제왈 선하다. 자를 내하오? 기백대왈 자차자는 통이 비록 이지나 필히 그 처에 자하여 물령복기니라.)

黃帝問於岐伯曰 周痺[1]之在身也 上下移徙 隨脈其上下 左右相應 間不容空[2] 願聞此痛 在血脈之中邪[3] 將[4]在分肉之間乎 何以致是 其痛之移也 間不及下鍼 其憯痛之時 不及定治 而痛已止矣 何道使 然 願聞其故 岐伯答曰 此衆痺[5]也 非周痺也 黃帝曰 願聞衆痺 岐伯對曰 此各在其處 更發更止 更居更起 以右應左 以左應右 非能周也 更發更休也 黃帝曰 善 刺之奈何 岐伯對曰 刺此者 痛雖已止 必刺其處 勿令復起

1) 周痺(주비) : 사기(邪氣)가 분육(分肉)의 간(間)에 있어 정기(正氣)가 몸 전체를 순환하지 못하고 사기만 두루 퍼져서 비(痺)가 되는 것을 뜻한다.
2) 間不容空(간불용공) : 틈새를 두는 공간을 용납하지 않다. 곧 빈 틈새가 없다. 곧 온몸 전체를 돌아다니며 어느 한 곳도 빈틈이 없다는 뜻이다.

3) 邪(사) : 어조사이다. 야(耶)와 같다.
4) 將(장) : 불(不)이나 억(抑)과 같다.
5) 衆痺(중비) : 태소(太素)에서는 '몸의 좌우에 있고 몸을 움직이면 발생하며 전신에 통증이 발생하지 않으므로 중비(衆痺)라고 한다.'고 했다.

2. 주비(周痺)를 다스리는 방법

황제가 말했다.

"좋은 말씀입니다. 원컨대 주비(周痺)는 어떤 병인지 듣고자 합니다."

기백이 대답했다.

"주비(周痺)라는 것은 병사(病邪)가 혈맥 속에 있어서 혈맥을 따라 오르기도 하고 맥을 따라서 내려가기도 하지만 좌우로는 이동하지 않는 것으로 각각의 그 곳에만 해당하는 것입니다"

"주비(周痺)에 침을 놓을 때에는 어떻게 해야 합니까?"

"통증(痛症)이 위에서 아래로 내려오는 것이라면 먼저 그 아래에 침을 놓아서 사기(邪氣)를 막아 주고 뒤에 그 위에 침을 놓아서 내보냅니다. 통증이 아래에서 위로 오르는 것이라면 먼저 그 위에 침을 놓아서 사기를 막아 주고 뒤에 그 아래에 침을 놓아서 사기를 내보냅니다."

"좋은 말씀입니다. 주비(周痺)의 이러한 통증은 어떻게 생기며 어떤 까닭으로 이름이 있게 되었습니까?"

"풍(風)과 한(寒)과 습(濕)의 사기(邪氣)가 밖의 분육(分肉) 사이에서 손님 노릇을 하면서 분육의 진액을 박절(迫切 : 핍박)하여 말(沫 : 거품)이 되는데 이 말(거품)이 차가운 것을 만나게 되면 모여지고 모여지게 되면 분육을 밀쳐 내어 분육이 갈라지게 됩니다. 분육(分肉)이 갈라지게 되면 통증이 있고 통증이 있게 되면 신(神)이 그 곳으로 돌아오고 신(神)이 그 곳으로 되돌아오게 되면 열이 나게 됩니다. 열이 나게 되면 통증이 풀리고 통증이 풀리게 되면 궐(厥)하고 궐(厥)하게 되면 다른 비증(痺證)이 발생하고 비증이 발생하면 이와 같은 증상이 되는 것입니다.

이는 안으로는 사기(邪氣)가 장에 있지 않고 밖으로는 피부로 발산되지 않으며 홀로 분육(分肉) 사이에 살고 있어서 진기(眞氣)가 두루 운행되지 못하는 것이므로 명명하여 주비(周痺)라고 이르는 것입니다.

그러므로 비(痺)에 침을 놓는 자는 반드시 먼저 그 족육경(足六經)의 맥을 짚어 보고 그 허(虛)와 실(實)과 대락(大絡)의 혈(血)이 맺혀 통하지 않는 것과 경맥이 허하고 맥이 함하(陷下)하고 공허한 것을 살펴서 이를 조절해 주고 위법(熨法)을 써서 통하게 합니다. 그 곳이 근육이 당겨 팽팽해지면 도인(導引)법으로 기혈(氣血)이 운행되도록 해야 합니다."

"좋은 말씀입니다. 나는 이미 그 중요한 의의를 얻었습니다. 또 그 치료 방법도 알았습니다. 아홉 가지의 침은 경맥(經脈)을 순순하게 하여 주고 12경맥(十二經脈)에 생기는 음양의 질병을 치료할 수 있는 것입니다."

(제왈 선하다. 원문컨대 주비는 하여오? 기백대왈 주비자는 혈맥의 중에 재하여 수맥하여 이상하고 수맥하여 이하하며 불능좌우니 각각 그 소에 당하니라. 황제왈 자함을 내하오? 기백대왈 통이 종상하여 하자는 먼저 그 하를 자하여 써 과하고 후에 그 상을 자하여 써 탈하고 통이 종하하여 상자는 먼저 그 상을 자하여 써 과하고 후에 그 하를 자하여 써 탈하니라. 황제왈 선하다. 차통은 안생이며 하인으로 유명고? 기백대왈 풍한습기는 외분육의 간에 객하여 박절하여 위말이니 말이 득한즉 취하고 취즉 분육을 배하여 분열이니 분열즉 통하고 통즉 신이 귀하고 신이 귀즉 열하고 열즉 통해하고 통해즉 궐하며 궐즉 타비가 말하고 말즉 여시니라. 제왈 선하다. 여는 이미 그 의를 득이니라. 차는 내로는 부재장하고 외로는 피에 미발하여 홀로 분육의 간에 거하니 진기가 불능주고로 명왈 주비라 하니라. 고로 자비자는 필히 먼저 그 하의 육경을 절순하고 그 허실과 대락의 혈이 결하여 불통과 허하여 맥이 함하고 공한 자를 시하여 조하고 위하여 통하게 하며 그 계견전은 인하여 행하니라. 황제왈 선하다. 여는 이미 그 의를 득하였고 또한 그 사를 득하였나니 구자는 경을 손케하여 십이경맥

의 음양의 병을 이함이니라.)

　　帝曰 善 願聞周痺何如 岐伯對曰 周痺者 在於血脈之中 隨脈以上 隨脈以下 不能左右 各當其所 黃帝曰 刺之奈何 岐伯對曰 痛從上下者 先刺其下以過[1]之 後刺其上以脫[2]之 痛從下上者 先刺其上以過之 後刺其下以脫之 黃帝曰 善 此痛安生 何因而有名 岐伯對曰 風寒濕氣 客於外分肉之間 迫切而爲沫[3] 沫得寒則聚 聚則排分肉而分裂也 分裂則痛 痛則神歸之[4] 神歸之則熱 熱則痛解 痛解則厥 厥則他痺發 發則如是 帝曰 善 余已得其意矣[5] 此內不在藏 而外未發於皮 獨居分肉之間 眞氣不能周 故命曰周痺 故刺痺者 必先切循[6] 其下之六經[7] 視其虛實 及大絡[8]之血結而不通 及虛而脈陷空者而調之 熨而通之 其瘛堅轉[9] 引[10]而行之 黃帝曰 善 余已得其意矣 亦得其事也 九者 經巽之理十二經脈陰陽之病也[11]

1) 過(과) : 알(遏)이 마땅하다고 했다. 아래도 같다.
2) 脫(탈) : 벗어나다. 곧 몰아내다의 뜻이다.
3) 沫(말) : 인체의 진액(津液)이 모여 형성된 물질을 뜻한다. 일설에는 담(痰)을 뜻한다고도 했다.
4) 痛則神歸之(통즉신귀지) : 아프면 신(神)이 되돌아온다. 태소(太素)에서는 '비증(痺證)으로 인한 통증은 신(神)을 이끄는데 신(神)이 통증이 발생한 곳에 집중된 이상 신통(神痛)이 그치지 않는다. 이 때 열기(熱氣)가 모이게 되면 통증이 풀린다. 통증이 풀리고 기가 이미 위로 역(逆)하여 다른 곳에서 통증을 유발하는 것인데 이것이 주비(周痺)의 발작이다.'라고 했다.
5) 帝曰善余已得其意矣(제왈선여이득기의의) : 이상의 9자는 잘못 들어간 것 같다고 했다. 문맥으로 보아 그러한 것 같아 번역에서 삭제했다. 아래 황제의 말에 같은 내용이 들어 있으므로 간착(簡錯)으로 잘못 끼어든 것 같다.
6) 切循(절순) : 절(切)은 진맥하여 누른다는 뜻이고 순(循)이란 따라 간다는 뜻이 있다.
7) 下之六經(하지육경) : 족육경(足六經)을 가리킨다.
8) 大絡(대락) : 15대락(十五大絡)이라 했다.
9) 瘛堅轉(계견전) : 근육이 당겨 팽팽해지는 것을 뜻한다.

10) 引(인) : 도인(導引)을 뜻한다.
11) 九者~陰陽之病也(구자~음양지병야) : 이상의 15자는 문장이 잘 연결되지 않는데 혹 탈자(脫字)가 있는 것 같다. 구자(九者)는 구침(九鍼)을 뜻한다. 손(巽)은 순(順)과 같다.

제28편 구문(口問篇第二十八)

　구문(口問)이란 입으로 알리다. 곧 입으로 전하다의 뜻이다.
　구문(口問)편에서는 질병의 원인에 대하여 개괄적으로 서술을 하고 있다. 하품〔欠〕과 딸꾹질〔噦〕과 훌쩍거림〔唏〕과 진저리침〔振寒〕과 트림〔噫〕과 재채기〔嚏〕와 휘어 늘어지는 것〔軃〕과 한숨 쉬는 것〔太息〕과 침을 흘리는 것〔涎下〕과 이명(耳鳴)과 혀를 깨무는 것〔嚙舌〕 등 12가지 증상이 발생하는 원인과 치료 방법을 설명하고 이와 병행하여 상기(上氣)와 중기(中氣)와 하기(下氣)가 부족할 때의 증상도 설명하였다.

1. 구문(口問)은 구전(口傳)이다

　황제가 한가한 시간을 보낼 때 좌우(左右)의 신하들을 물리치고 기백에게 물었다.
　"나는 이미 9침(九鍼)의 법을 들었고 음양의 역순(逆順)과 육경(六經)에 대한 논(論)을 이미 다 끝냈습니다. 원컨대 구문(口問)에 대하여 듣고 싶습니다."
　기백(岐伯)이 자리를 피해 두 번 절하고 대답했다.
　"좋은 질문을 하셨습니다. 저의 선사(先師 : 스승)께서 구전(口傳)하신 내용이 있습니다."
　황제가 말했다.
　"원컨대 구전(口傳)하여 주신 내용을 듣고자 합니다."
　기백이 대답했다.

"대개 온갖 질병이 처음 발생할 때는 모두 풍(風)과 우(雨)와 한(寒)과 서(暑)와 음과 양과 희(喜)와 노(怒)와 음식과 거처와 크게 놀라거나 갑자기 두려워하는 것 등으로 인해 발생하는 것입니다. 곧 혈기(血氣)가 분리되어 음과 양이 파산(破散)되거나 경락(經絡)이 끊어져서 맥도(脈道)가 통하지 않게 되거나 음과 양이 서로 거역하여 위기(衛氣)가 계류(稽留)하거나 경맥이 허공(虛空)하여 혈기가 순차적이지 못하게 되면 그 정상을 잃게 되는 것입니다. 이러한 것을 논한 내용들은 경서(經書)에 있지 않습니다. 질문하시면 그 처방에 대해 말씀드리겠습니다."

　(황제가 한거에 좌우를 벽하고 기백에게 문왈 여는 이미 구침의 경을 문하고 음양의 역순과 육경의 논을 이필하였으니 원컨대 구문을 득코자 함이니라. 기백이 피석하고 재배왈 선하도다 문이여! 차는 선사의 구전한 바라. 황제왈 구전을 원문하노라. 기백답왈 대저 백병의 시생은 다 풍우와 한서와 음양과 희로와 음식과 거처와 대경과 졸공에서 생한즉 기혈이 분리하고 음양이 파패하고 경락이 궐절하고 맥도가 불통하며 음양이 상역하여 위기가 계류하거나 경맥이 허공하여 혈기가 불차하면 이에 그 상을 실하니라. 논이 부재경자니 청하면 그 방을 도하리라.)

　黃帝閑居 辟¹⁾左右而問於岐伯曰 余已聞九鍼之經 論陰陽逆順 六經已畢 願得口問²⁾ 岐伯避席再拜曰 善乎哉問也 此先師之所口傳也 黃帝曰 願聞口傳 岐伯答曰 夫百病之始生也 皆生於風雨寒暑 陰陽 喜怒 飮食居處 大驚卒³⁾恐 則血氣分離 陰陽破敗 經絡厥絶 脈道不通 陰陽相逆 衛氣稽留⁴⁾ 經脈虛空 血氣不次⁵⁾ 乃失其常 論不在經者 請道其方

1) 辟(벽) : 물러나다. 물리치다. 피(避)와 통한다.
2) 口問(구문) : 구전(口傳)을 뜻한다. 문은 전하다의 뜻이 있다.
3) 卒(졸) : 갑자기의 뜻.
4) 稽留(계류) : 머무르다. 지체되다.
5) 不次(불차) : 순차적이지 않다의 뜻.

2. 하품과 딸꾹질은 왜 하는가?

황제가 말했다.

"사람이 하품을 하는 것은 어떤 기가 그렇게 시키는 것입니까?"

기백이 대답했다.

"위기(衛氣)는 낮에는 양(陽)을 순행하고 밤에는 음(陰)을 순행합니다. 음(陰)이란 밤을 주관하고 밤이 되면 누워 자는 것입니다. 양(陽)이란 오르는 것을 주관하고 음(陰)은 내리는 것을 주관합니다. 그러므로 음기가 아래로 쌓이고 양기가 아직 다 쇠하지 않아 양은 당겨서 오르게 되고 음은 당겨서 내리게 되어 음과 양이 서로 당기게 되므로 자주 하품을 하는 것입니다.

양기가 쇠진하고 음기가 왕성하면 눈을 감고 자게 되고 음기가 쇠하여 다하고 양기가 왕성하면 잠에서 깨어나게 되는 것입니다. 이 때에는 족소음신경(足少陰腎經)을 쏟아 주고 족태양방광경(足太陽膀胱經)을 보(補)해 주어야 하는 것입니다."

"사람이 딸꾹질을 하는 이유는 무엇이며 어떤 기(氣)가 그렇게 시키는 것입니까?"

"음식물이 위(胃)에 들어가면 위기(胃氣)가 위로 폐(肺)에 흘러들게 됩니다. 이제 본래 있던 한기(寒氣)와 새로 들어온 곡기(穀氣 : 음식물)가 함께 위로 들어가게 되는데 이 때 새로 들어온 것과 본래 있던 것이 서로 어지러워져서 진기(眞氣)와 사기(邪氣)가 서로 공략하여 그 기가 서로 역(逆)하여 다시 위로 나오기 때문에 딸꾹질이 되는 것입니다. 이 때는 수태음폐경을 보해 주고 족소음신경을 사(瀉)해 주는 것입니다."

(황제왈 인의 흠자는 하기가 사연고? 기백답왈 위기는 주일에 양에 행하고 야반즉 음에 행하니 음자는 주야하고 야자에 와하며 양자는 주상하고 음자는 주하하니라. 고로 음기가 하에 적하고 양기가 미진이면 양이 인하여 상하고 음이 인하여 하하여 음양이 상인한 고로 삭흠이라. 양기가 진하고 음기가 성하면

곧 목명하고 음기가 진하고 양기가 성하면 곧 오나라. 족소음을 사하고 족태양
을 보하니라. 황제왈 인의 얼자는 하기가 사연고? 기백왈 곡이 위에 입하면 위
기가 상으로 폐에 주하니라. 이제 고한기와 신곡기가 유하여 함께 위에 환입하
면 신과 고가 상란하고 진과 사가 상공하여 기가 병하여 상역하여 다시 위에서
출하니 고로 위얼이니 수태음을 보하고 족소음을 사하니라.)

黃帝曰 人之欠[1]者 何氣使然 岐伯答曰 衛氣晝日行於陽 夜半則
行於陰 陰者主夜 夜者臥 陽者主上 陰者主下 故陰氣積於下 陽氣
未盡 陽引而上 陰引而下 陰陽相引 故數欠 陽氣盡 陰氣盛 則目瞑
陰氣盡而陽氣盛 則寤矣 寫足少陰 補足太陽[2] 黃帝曰 人之噦[3]者 何
氣使然 岐伯曰 穀入於胃 胃氣上注於肺[4] 今有故寒氣與新穀氣 俱
還入於胃 新故相亂 眞邪[5]相攻 氣幷相逆 復出於胃 故爲噦 補手太
陰 寫足少陰

1) 欠(흠) : 하품. 입을 크게 벌리고 숨을 들이마시며 팔을 뻗고 허리를 쭉 펴는 것.
   음과 양이 서로 끌어당기기 때문이라 했다. 또 현재 사람들은 신(神)이 피로하
   고 노권하여 하품하는 경우가 있는데 이는 양이 음을 이기지 못한 증후라 했다.
2) 寫足少陰補足太陽(사족소음보족태양) : 족소음경을 사하고 족태양경을 보
   하다. 족소음경의 조해혈(照海穴)을 사해 주고 족태양경의 신맥(申脈)을 취
   하여 보해야 한다고 했다.
3) 噦(얼) : 딸꾹질.
4) 胃氣上注於肺(위기상주어폐) : 위기는 위로 하여 폐로 흘러들다. 곧 곡기(穀
   氣 : 음식물)가 위(胃)에 들어가면 그 중 청기(淸氣)는 위로 폐(肺)에 주입
   되고 탁기(濁氣)는 위(胃)에 머물러 아래로 흐른다는 뜻.
5) 眞邪(진사) : 진은 진기(眞氣)이며 위기(胃氣)를 뜻하고 사기(邪氣)는 곧
   한기(寒氣)이다.

3. 희(唏) 진한(振寒) 애(噫) 체(嚔) 타(嚲)

황제가 말했다.
"사람이 슬퍼 애통해 하는 것은 어떤 기가 그렇게 시키는 것입

니까?"
　기백이 대답했다.
　"이는 음기(陰氣)는 왕성한데 양기가 허(虛)하거나 음기(陰氣)는 신속한데 양기가 느리거나 음기가 왕성하고 양기가 끊어졌기 때문에 훌쩍이는 것입니다. 이 때는 족태양방광경을 보(補)해 주고 족소음신경을 사(瀉)해 주어야 합니다."
　"사람이 추위에 떠는 것〔振寒 : 진저리치다〕은 어떤 기가 그렇게 시키는 것입니까?"
　"한기(寒氣)가 피부에 손님 노릇을 하게 되면 음기는 왕성해지고 양기는 허해지므로 추위에 떨고 추워서 부들부들 떠는 것입니다. 이 때는 모든 양경(陽經)을 보해 주어야 합니다."
　"사람이 트림하는 것은 어떤 기가 그렇게 시키는 것입니까?"
　"한기(寒氣)가 위(胃)에 손님 노릇을 하게 되면 위기(胃氣)가 궐역(厥逆)하여 아래에서 위로 흩어져 다시 위로 나오게 되는데 이 때 트림을 하는 것입니다. 이 때는 족태음비경과 족양명위경을 보해 주어야 합니다. 미본(眉本)을 보해 주어야 한다는 말도 있습니다."
　"사람이 재채기하는 것은 어떤 기가 그렇게 시키는 것입니까?"
　"양기(陽氣)가 조화롭고 이로워서 심(心)에 가득하게 되면 코로 나오게 되므로 재채기가 되는 것입니다. 이 때는 족태양경의 영혈(榮穴)과 미본(眉本)을 보해 주어야 합니다. 미상(眉上)을 보해 주어야 한다는 말도 있습니다."
　"사람의 팔다리가 휘늘어지는 것은 어떤 기가 그렇게 시키는 것입니까?"
　"위기(胃氣)가 실(實)하지 않으면 모든 경맥(經脈)이 허해지게 되고 모든 경맥이 허해지면 근맥(筋脈)이 무력해집니다. 모든 근맥이 무력해졌는데 방사(房事)에 힘을 쓰게 되면 기(氣)가 능히 회복되지 못하게 되므로 늘어지는 것입니다. 그 늘어진 곳을 따라서 분육간(分肉間)을 보해 주어야 하는 것입니다."

(황제왈 인의 희자는 하기가 사연고? 기백왈 차는 음기가 성하고 양기가 허하거나 음기가 질하고 양기가 서하거나 음기가 성하고 양기가 절한고로 위희니 족태양을 보하고 족소음을 사하니라. 황제왈 인의 진한자는 하기가 사연고? 기백왈 한기가 피부에 객하면 음기는 성하고 양기는 허한고로 진한하고 한률이 됨이니 제양을 보니라. 황제왈 인의 애자는 하기가 사연고? 기백왈 한기가 위에 객하면 궐역이 종하하여 상산하여 다시 위에 출한 고로 위애니 족태음과 양명을 보하니라. 일왈 미본을 보니다. 황제왈 인의 체자는 하기가 사연고? 기백왈 양기가 화리하여 심에 만하여 비로 출한 고로 위체니 족태양의 영과 미본을 보하니라. 일왈 미상이라. 황제왈 인의 타자는 하기가 사연고? 기백왈 위가 부실즉 제맥이 허하고 제맥이 허즉 근맥이 해타하고 근맥이 해타한데 행음으로 용력하여 기가 불능복한 고로 위타니 그 소재를 인하여 분육간을 보하니라.)

黃帝曰 人之唏[1]者 何氣使然 岐伯曰 此陰氣盛而陽氣虛 陰氣疾而陽氣徐 陰氣盛而陽氣絶 故爲唏 補足太陽 寫足少陰 黃帝曰 人之振寒[2]者 何氣使然 岐伯曰 寒氣客於皮膚 陰氣盛 陽氣虛 故爲振寒寒慄[3] 補諸陽[4] 黃帝曰 人之噫[5]者 何氣使然 岐伯曰 寒氣客於胃 厥逆從下上散 復出於胃 故爲噫 補足太陰陽明 一曰補眉本也 黃帝曰 人之嚔[6]者 何氣使然 岐伯曰 陽氣和利 滿於心 出於鼻 故爲嚔 補足太陽榮眉本[7] 一曰眉上也 黃帝曰 人之嚲[8]者 何氣使然 岐伯曰 胃不實則諸脈虛 諸脈虛則筋脈懈惰 筋脈懈惰則行陰用力[9] 氣不能復 故爲嚲 因其所在 補分肉間

1) 唏(희) : 희(欷)와 같다. 사람이 슬퍼서 비통해하는 것을 뜻한다. 곧 애이불통(哀而不痛)이라 했다.
2) 振寒(진한) : 추워서 떨다. 몸이 추위를 타서 떠는 것. 진저리치다.
3) 寒慄(한률) : 추워서 부들부들 떨다.
4) 補諸陽(보제양) : 삼양맥(三陽脈)을 보해야 한다는 뜻.
5) 噫(애) : 트림이다. 곧 애기(噯氣)이며 과도하게 배가 부르거나 한기(寒氣)가 위에 들어간 경우 기가 역하여 입으로 나오는 것이다.
6) 嚔(체) : 재채기이다. 양기(陽氣)가 평화하고 화순하여 심(心)에 충만하여 넘치게 되면 반드시 위로 폐(肺)에 이르게 되고 이것이 코로 나와 재채기를

하게 된다. 또 풍한(風寒)을 감(感)하여 재채기를 하는 경우가 있는데 이는 한사(寒邪)가 피모(皮毛)를 속박하여 양기가 빠져 나갈 길이 없으므로 위로 분출(噴出)하게 된다. 이로 보아 재채기는 양기(陽氣)에서부터 발생한다는 것을 알 수 있다고 했다.
7) 補足太陽榮眉本(보족태양영미본) : 족태양경의 영혈(榮穴)과 미본(眉本)을 보해야 한다. 미본은 찬죽혈(攢竹穴)이다. 영(榮)은 영(榮)이 마땅하다고 했다.
8) 嚲(타) : 늘어진 상태를 뜻한다. 곧 팔다리가 피곤하여 전신이 무력한 상태이다. 태소(太素)에서는 선(撣)이며 선은 견인하다의 뜻이라 했다. 곧 신체가 나른해져서 당기지 못하는 것이라 했다.
9) 行陰用力(행음용력) : 행음은 방사(房事)를 뜻한다. 용력은 힘을 쓰는 일.

4. 눈물과 콧물은 왜 흘리는가

황제가 말했다.

"사람이 슬퍼서 울면 눈물과 콧물이 나오는데 어떤 기(氣)가 그렇게 시키는 것입니까?"

기백이 말했다.

"심(心)이란 오장(五臟)과 육부(六腑)를 주관하는 것이요, 눈이란 종맥(宗脈)이 모이는 곳이며 액(液)이 위로 올라가는 길이며, 입과 코는 기(氣)가 들고나는 통로입니다.

그러므로 슬퍼하거나 근심하게 되면 심(心)이 동하게 되고 심이 동하게 되면 오장과 육부가 모두 요동칩니다. 오장과 육부가 모두 요동치게 되면 종맥(宗脈)이 느끼게 되고 종맥(宗脈)이 느끼게 되면 액도(液道)가 열리게 되는데 액도가 열리게 됨으로써 눈물과 콧물이 흘러 나오는 것입니다.

액(液)이란 정기(精氣)를 흘러들게 하여 공규(空竅 : 耳目口鼻)를 적셔 주는 것입니다. 그러므로 액이 올라가는 길이 열리게 되면 눈물이 흐르고 눈물이 그치지 않게 되면 액(液)이 마르게 됩니다. 액이 마르게 되면 정기(精氣)가 흘러가지 못하게 되고 정기가 흘러가지 못하게 되면 눈이 보이지 않게 되는 것입니다. 이러한 것을 명(命)하여 탈정(奪精)이라고 합니다. 이 때는 천주혈(天柱穴)을 보해 주는데 그 경맥은 목덜미를 끼고 지나가는 것입니다."

(황제왈 인이 애하여 읍체가 출자는 하기가 사연고? 기백왈 심자는 오장육부의 주이며 목자는 종맥의 소취이고 상액의 도이며 구비자는 기의 문호니라. 고로 비애하고 수우즉 심동하고 심동이면 오장과 육부가 개요하고 요즉 종맥이 감하고 종맥이 감즉 액도가 개하고 액도가 개한 고로 읍체가 출이니라. 액자는 소이 관정하고 공규를 유한 자이니 고로 상액의 도가 개즉 읍하고 읍이 부지즉 액갈하고 액갈즉 정이 불관하고 정이 불관즉 목이 무소견이라. 고로 명왈 탈정이니 천주경을 보하니 협경이니라.)

黃帝曰 人之哀而泣涕[1]出者 何氣使然 岐伯曰 心者 五藏六府之主也 目者 宗脈之所聚也[2] 上液之道也[3] 口鼻者 氣之門戶也 故悲哀愁憂則心動 心動則五藏六府皆搖 搖則宗脈感 宗脈感則液道開 液道開 故泣涕出焉 液者 所以灌精濡空竅者也 故上液之道開則泣 泣不止則液竭 液竭則精不灌 精不灌則目無所見矣 故命曰奪精 補天柱經俠頸

1) 泣涕(읍체) : 읍은 눈물을 흘리는 것이고 체는 콧물이 나오는 것.
2) 宗脈之所聚也(종맥지소취야) : 근본적인 맥이 모이는 곳을 뜻한다. 태소(太素)에서는 '수족(手足)의 육양맥(六陽脈)과 수소음과 족궐음 등의 여러 맥이 눈에 모이므로 종맥이라고 했다.' 라고 했다.
3) 上液之道也(상액지도야) : 액이 위로 오르는 길이다. 곧 대소변은 아래의 액도(液道)이고 눈물과 콧물은 위의 액도(液道)이다.

5. 태식(太息) 연하(涎下) 이명(耳鳴) 설설(齧舌)
황제가 말했다.
"사람이 한숨을 쉬는 것은 어떤 기가 그렇게 시키는 것입니까?"

기백이 대답했다.

"근심하고 생각을 깊이 하게 되면 심계(心系)가 켕기게 되고 심계가 켕기게 되면 기도(氣道)가 묶이게 되고 기도가 묶이게 되면 재빠르지 못하게 되므로 한숨을 쉬어서 몸을 펴서 내보내는 것입니다. 이 때는 수소음심경과 수궐음심포경과 족소양담경을 보해 주고 유침(留鍼)시켜 주어야 합니다."

"사람이 침을 흘리는 것은 어떤 기가 그렇게 시키는 것입니까?"

"음식(飮食)이란 모두 다 위(胃)로 들어가는데 위 속에 열(熱)이 있게 되면 충(蟲 : 벌레)이 활동하고 충(蟲)이 활동하게 되면 위가 느슨해지고 위가 느슨해지면 염천(廉泉)이 열리게 되므로 침을 흘리게 되는 것입니다. 이 때는 족소음경을 보해 주어야 하는 것입니다"

"사람이 귀가 울리는 것은 어떤 기가 그렇게 시키는 것입니까?"

"귀란 종맥(宗脈)이 모이는 곳입니다. 그러므로 위 속이 비게 되면 종맥(宗脈)이 허해지고 종맥이 허해지면 아래로 흐르게 되어 귀로 흐르는 맥이 고갈되는 것이 있게 되므로 귀가 우는 것입니다. 이 때에는 객주인혈(客主人穴)과 엄지손가락의 손톱 위쪽에서 살과 사귀는 곳을 보해 주어야 하는 것입니다."

"사람이 스스로 혀를 깨무는 것은 어떤 기가 그렇게 시키는 것입니까?"

"이것은 궐역(厥逆)이 위로 달려가서 맥기가 다 이르는 것입니다. 소음의 기가 이르게 되면 혀를 깨물게 되고 소양의 기가 이르게 되면 뺨을 깨물게 되고 양명의 기가 이르게 되면 입술을 깨물게 되는 것입니다. 주병(主病)의 경맥을 살펴서 곧 보해 주어야 하는 것입니다.

무릇 이상의 12가지 질병은 모두 기사(奇邪)가 공규(空竅)에 달려간 것들입니다.

사기가 소재한 데에는 다 정기가 부족한 것입니다.

상기(上氣)가 부족하게 되면 뇌수가 가득 차지 못하게 되어 귀가 잘 울게 되고 머리가 한쪽으로 기울게 되고 눈이 아찔하게 되는 것입니다.
 중기(中氣)가 부족하게 되면 소변과 대변에 변화가 있게 되고 장(腸)이 잘 울리게 되며 하기(下氣)가 부족하게 되면 위궐(痿厥)이나 마음이 답답하게 되는 것입니다.
 이 때에는 발의 바깥 복사뼈 아래를 보해 주고 유침(留鍼)시켜 주어야 합니다."

 (황제왈 인의 태식자는 하기가 사연고? 기백왈 우사즉 심계가 급하고 심계가 급즉 기도가 약하고 약즉 불리함이니 고로 태식하여 써 신출함이니 수소음과 심주와 족소양을 보하여 유함이니라. 황제왈 인의 연하자는 하기가 사연고? 기백왈 음식자는 다 위에 입하고 위중에 유열즉 충동하고 충동즉 위완하고 위완즉 염천이 개하니 고로 연하니 족소음을 보하니라. 황제왈 인의 이중명자는 하기가 사연고? 기백왈 이자는 종맥의 소취니 고로 위중이 공즉 종맥이 허하고 허즉 하하여 유하는 맥이 갈한 바가 유하니 고로 이명이니라. 객주인과 수대지의 조갑상과 육교자를 보하니라. 황제왈 인의 자설설자는 하기가 사연고? 기백왈 차는 궐역이 주상하여 맥기가 다 지함이니 소음기가 지즉 설설하고 소양기가 지즉 설협하고 양명기가 지즉 설순이니 주병을 시하여 곧 보하니라. 범차의 십이사자는 다 기사의 공규로 주함이니 고로 사의 소재가 다 부족이 됨이니 고로 상기가 부족하면 뇌가 불만이 되고 이가 고명이 되고 두가 고경이 되고 목이 현이 됨이며 중기가 부족이면 수변이 변이 되고 장이 고명이 되고 하기가 부족하면 곧 이에 위궐하고 심문이 됨이니 족외과의 아래를 보하여 유하니라.)

 黃帝曰 人之太息[1]者 何氣使然 岐伯曰 憂思則心系急[2] 心系急則氣道約[3] 約則不利 故太息以伸出之 補手少陰 心主 足少陽留之也 黃帝曰 人之涎下者 何氣使然 岐伯曰 飮食者 皆入於胃 胃中有熱則蟲[4]動 蟲動則胃緩 胃緩則廉泉開[5] 故涎下 補足少陰 黃帝曰 人之耳中鳴者 何氣使然 岐伯曰 耳者 宗脈之所聚也[6] 故胃中空則宗脈虛 虛則下 溜脈[7]有所竭者 故耳鳴[8] 補客主人[9] 手大指爪甲上與肉交者也 黃帝曰 人之自齧舌者 何氣使然 岐伯曰 此厥逆走上 脈氣輩至也[10] 少陰氣至卽齧舌 少陽氣至卽齧頰 陽明氣至則齧脣矣

視主病者 則補之 凡此十二邪者 皆奇邪之走空竅[11]者也 故邪之所在 皆爲不足 故上氣不足 腦爲之不滿 耳爲之苦[12]鳴 頭爲之苦傾 目爲之眩 中氣不足 溲便爲之變 腸爲之苦鳴 下氣不足 則乃爲痿厥心悗 補足外踝下留之[13]

1) 太息(태식) : 한숨 쉬다. 근심스러울 때와 탄식할 때 비교적 길게 호흡을 하는 것을 뜻한다.
2) 心系急(심계급) : 심계는 심장(心臟)을 연락하는 맥락(脈絡)이다. 급은 켕기다.
3) 約(약) : 묶다. 속박하다.
4) 蟲(충) : 곡물 속에 있는 일종의 세균이 위 속에 있는 것을 뜻한다.
5) 廉泉開(염천개) : 염천혈이 열리다. 염천은 턱 밑에 있는, 침이 흐르는 통로이다. 이 곳을 신(神)이 잘 지키면 그 통로가 열리지 않지만 맛있는 음식에 유혹되어 신이 지켜지지 못하면 그 구멍이 열려서 침이 흘러 나오게 된다.
6) 宗脈之所聚也(종맥지소취야) : 수족(手足)의 소양과 태양 및 수양명 등의 다섯 낙맥이 모두 귓속으로 들어가므로 뜻한 것이다.
7) 溜脈(유맥) : 흘러가는 맥을 뜻한다. 유맥이란 유행(流行)하는 경맥이며 여기서는 귀를 흘러 지나가는 경맥을 뜻함.
8) 耳鳴(이명) : 귀가 울다. 곧 종맥(宗脈)이 허하면 양기가 상승하지 않고 아래로 흐르게 되고 아래로 흐르게 되면 위가 고갈되게 된다. 가벼우면 이명(耳鳴)이 되고 심하면 귀머거리가 된다. 또 소양이 너무 성하여 막혀서 이명이 되는 경우도 있는데 허한 자는 차츰차츰 그렇게 되고 실(實)한 자는 갑작스럽게 그렇게 되며 허한 자는 많고 실한 자는 적게 된다고 했다.
9) 客主人(객주인) : 족소양담경의 상관혈(上關穴)이며 수소양삼초경과 족소양담경 및 족양명위경의 교회혈이며 귀 앞에 있고 귓병을 치료할 때 사용된다.
10) 脈氣輩至也(맥기배지야) : 맥기가 다 이르다. 배(輩)는 개(皆)의 뜻.
11) 奇邪之走空竅(기사지주공규) : 기(奇)는 사(邪)의 뜻으로 곧 기사는 사기(邪氣)의 뜻이다. 공규는 이목구비(耳目口鼻)의 구멍을 뜻한다. 모두가 두면부(頭面部)이다.
12) 苦(고) : 선(善)자와 같다고 했다.
13) 補足外踝下留之(보족외과하류지) : 발의 바깥 복사뼈 아래를 보하여 유침

하다. 곧 곤륜혈(崑崙穴)이며 족태양경맥이 행하는 경혈이니 상중하(上中下)의 기가 허하여 생긴 병에는 모두 유침하여 보해 준다.

6. 12가지 질병을 치료하는 방법

황제가 말했다.
"치료는 어떻게 해야 합니까?"
기백이 말했다.
"신(腎)은 하품을 주관하므로 족소음경을 취하고, 폐(肺)는 딸꾹질을 주관하므로 수태음경과 족소음경을 취하고, 흐느끼는 것〔唏〕은 음기가 성하고 양기가 끊어졌기 때문이므로 족태양경을 보해 주고 족소음경을 사(瀉)해 주는 것입니다.

추워서 떨릴 때에는 모든 양경(陽經)을 보해 주어야 하고, 트림할 때에는 족태음경과 족양명경을 보해 주어야 하며, 재채기가 나올 때에는 족태양경의 미본(眉本)을 보해 주어야 합니다. 사지(四肢)가 나른할 때에는 그 소재(所在)하는 곳에 따라서 분육(分肉)의 사이를 보해 주며, 눈물이 나올 때에는 목을 끼고 지나가는 경맥의 천주혈(天柱穴)을 보해 주어야 합니다. 목을 끼고 있다는 것은 머리의 중앙이 나뉘었다는 것입니다.

한숨을 쉴 때에는 수소음심경과 수궐음심포경과 족소양경을 보해 주고 유침(留鍼)해야 하는 것입니다. 침을 흘릴 때에는 족소음경을 보해 주고 이명(耳鳴)일 때에는 객주인혈(客主人穴)과 엄지손가락의 손톱에서 살과 맞닿은 곳을 보해 주어야 합니다.

스스로 혀를 깨무는 것은 주병의 경맥을 살펴서 곧 보해 주고 눈이 아찔하고 머리가 한쪽으로 기울어질 때에는 발의 바깥 복사뼈 아래를 보해 주고 유침(留鍼)해 주어야 합니다. 위궐(痿厥)이 생기고 마음이 답답하게 되면 엄지발가락 사이에서 위로 2치 되는 곳에 침을 놓아 유침(留鍼)해야 합니다. 일설에는 발의 바깥 복사뼈 아래를 유침해야 한다고 했습니다."

(황제왈 치함을 내하오? 기백왈 신은 위흠을 주하니 족소음을 취하고 폐는 위얼을 주하니 수태음과 족소음을 취하고 희자는 음여하고 양절 고로 족태양을 보하고 족소음을 사하며 진한자는 제양을 보하고 애자는 족태음과 양명을 보하고 체자는 족태양의 미본을 보하고 타는 그 소재를 인하여 분육간을 보하고 읍출에는 경을 협한 경의 천주를 보하니 협경자는 두중의 분이니 태식은 수소음과 심주와 족소양을 보하여 유케 하고 연하에는 족소음을 보하고 이명에는 객주인과 수대지의 조갑상과 육교자를 보하고 자설설에는 주병자를 시하여 곧 보하고 목현하고 두경에는 족외과하를 보하여 유케 하고 위궐과 심문에는 족대지간의 상으로 이촌을 자하여 유케 하니라. 일왈 족외과하를 유한다 하니라.)

黃帝曰 治之奈何[1] 岐伯曰 腎主爲欠 取足少陰 肺主爲噦 取手太陰 足少陰 唏者 陰與[2] 陽絶 故補足太陽 寫足少陰 振寒者 補諸陽 噫者 補足太陰 陽明 嚏者 補足太陽眉本 軃 因其所在 補分肉間 泣出 補天柱經俠頸 俠頸者 頭中分也[3] 太息 補手少陰 心主 足少陽留之 涎下 補足少陰 耳鳴 補客主人 手大指爪甲上與肉交者 自齧舌 視主病者 則補之 目眩頭傾 補足外踝下留之 痿厥心悗 刺足大指間上二寸留之[4] 一曰足外踝下留之

1) 治之奈何(치지내하) : 12가지 질병을 치료할 때는 어떻게 해야 합니까의 뜻.
2) 與(여) : 성(盛)이 마땅하다고 했다.
3) 頭中分也(두중분야) : 종맥(宗脈)이 두부(頭部)에서 행할 때 그 중간의 부위를 취한다는 뜻.
4) 刺足大指間上二寸留之(자족대지간상이촌류지) : 엄지발가락과 둘째발가락 사이에서 위쪽으로 2치 되는 곳은 곧 족궐음경맥의 태충혈(太衝穴)이라 했다. 일설에는 족태음경맥의 태백혈(太白穴)이라고도 했다.

제6권 황제내경영추
(黃帝內經靈樞卷六)

제29편 사전(師傳篇第二十九) / 426
제30편 결기(決氣篇第三十) / 435
제31편 장위(腸胃篇第三十一) / 439
제32편 평인절곡(平人絶穀篇第三十二) / 443
제33편 해론(海論篇第三十三) / 447
제34편 오란(五亂篇第三十四) / 453
제35편 창론(脹論篇第三十五) / 458
제36편 오륭진액별(五癃津液別篇第三十六) / 467
제37편 오열오사(五閱五使篇第三十七) / 472
제38편 역순비수(逆順肥瘦篇第三十八) / 477
제39편 혈락론(血絡論篇第三十九) / 486
제40편 음양청탁(陰陽淸濁篇第四十) / 491

제29편 사전(師傳篇第二十九)

사전(師傳)이란 스승에게서 전수받다의 뜻이다.
환자가 싫어하고 좋아하는 것이 병기(病機)와 서로 모순될 때 정확하고 합당한 치료 방법을 추리해 내는 것을 소개했다.
또 외부로 나타나는 형태를 관찰하여 내부 장기의 상태를 알 수 있는 일반 규칙을 나열하여 망진(望診)의 중요성을 강조하였다.

1. 모든 것은 순응(順應)하는 데에 있다

황제가 말했다.
"나는 듣건대, 선사(先師)께서 마음 속에 감추어 두고 의술로 나타내지 않는 것이 있다고 합니다. 나는 원컨대 그 내용을 듣고는, 감추어 두고 행동하여서 위로는 백성을 다스리고 아래로는 몸을 다스려서 백성에게 질병이 없게 하고 위와 아래가 화친하게 하며 덕택(德澤)이 아래에까지 흘러서 자손들이 근심함이 없도록 후세까지 전해서 끝마치는 때가 있지 않도록 하고 싶습니다. 그 말을 들을 수 있겠습니까?"

기백이 말했다.
"원대한 청이십니다. 대저 백성을 다스리고 스스로를 다스리는 것과 저들을 다스리고 이들을 다스리는 것과 작은 것을 다스리고 큰 것을 다스리는 것과 나라를 다스리고 집안을 다스리는 것들은, 역행(逆行)하여서 능히 잘 다스린 자가 있지 않았으니 오직 순응하는 것일 뿐입니다.

순응한다는 것은 유독 음양(陰陽)이나 경맥(經脈)이나 기혈(氣血)의 역순(逆順)만 말하는 것이 아니며 백성 인민을 대하는 데에도 모두 그들의 뜻에 순응하려 해야 한다는 것입니다."

"순응하려면 어떻게 해야 합니까?"

"나라에 들어가서는 그 나라의 풍속을 물어야 하고 남의 집안에 들어가서는 집안에서 휘(諱 : 꺼리는 것)하는 것을 물어야 하고 대청에 들어서는 예를 물어야 하고 환자에게 임해서는 편안한 것을 물어야 하는 것입니다."

(황제왈 여문컨대 선사는 심에 장한 바가 있으나 방에 부저한다 하니 여는 원문하여 장하고 곧 행하여 상으로써 치민하고 하로써 치신하고 사백성으로 무병하여 상하가 화친하고 덕택이 하류하여 자손이 무우하여 후세에 전하여 종시가 무유하니 가히 득문아? 기백왈 원호재라 문이여! 대저 치민 및 자치와 치피 및 치차와 치소 및 치대와 치국 및 치가는 역하고 능히 치함이 미유하니 대저 오직 순이니라. 순자는 독히 음양과 맥론기의 역순이 아니라 백성인민이 다 그 지를 욕순함이니라. 황제왈 순을 내하오? 기백왈 입국에 문속하고 입가에 문휘하고 상당에 문례하고 임병인하여 편한 바를 문이니라.)

黃帝曰 余聞先師 有所心藏 弗著於方[1] 余願聞而藏之 則[2]而行之 上以治民 下以治身 使百姓無病 上下和親 德澤下流 子孫無憂 傳於後世 無有終時 可得聞乎 岐伯曰 遠乎哉問也 夫治民與自治 治彼與治此 治小與治大 治國與治家 未有逆而能治之也 夫惟順而已矣 順者 非獨陰陽脈論[3]氣之逆順也 百姓人民 皆欲順其志[4]也 黃帝曰 順之奈何 岐伯曰 入國問俗[5] 入家問諱[6] 上堂問禮[7] 臨病人問所便[8]

1) 方(방) : 의술을 뜻한다. 일설에는 판독(版牘)이라 했다.
2) 則(즉) : 곧의 뜻. 곧바로
3) 論(논) : 연문으로 본다고 했다.
4) 志(지) : 뜻. 의지를 뜻한다.
5) 入國問俗(입국문속) : 그 나라에 들어가면 그 나라에서 금지하는 법과 풍속이 무엇인지를 물어서 금지 사항에 저촉되지 않도록 하는 것이다.

6) 入家問諱(입가문휘) : 동네나 일가족이 사는 마을에 들어가서는 그 사람들이 꺼리는 것이 무엇인지를 묻는 것이다.
7) 上堂問禮(상당문례) : 그 집안에 들어가서는 그 집안의 예절이 무엇인지를 묻는다. 혹 실수하지 않았나를 점검하기 위한 것이다.
8) 臨病人問所便(임병인문소편) : 병자에게는 편안한 것이 무엇인지를 물어본다. 곧 환자가 어떻게 하면 고통스럽고 어떻게 하면 편안한가를 묻는 것이다.

2. 환자를 편안하게 하려면…
황제가 말했다.
"환자를 편안하게 해 주려면 어떻게 해야 합니까?"
기백이 말했다.
"속에 열(熱)이 나서 소단(消癉)을 앓는다면 시원한 것을 편안히 여기고 한중(寒中)에 소속된 병을 앓는다면 따뜻한 것을 편안히 여기는 것입니다.
위 속에 열이 있으면 음식물이 쉽게 소화되어 사람으로 하여금 심(心)이 매달린 것같이 느끼게 하고 쉽게 배가 고프며 배꼽 위의 피부에 열이 나게 됩니다. 장(腸) 속에 열이 있으면 미음 같은 누런 변이 나오고 배꼽 아래의 피부가 차갑게 됩니다.
위 속이 차가우면 배가 창만하고 장 속이 차가우면 장명(腸鳴)하고 손설(飱泄)하게 됩니다. 위 속은 차갑고 장 속은 열이 있으면 창만하고 또 설사를 하며, 위 속은 열이 있고 장 속은 차가우면 빨리 배가 고프고 아랫배가 아프고 창만하게 됩니다."
"위(胃)에서는 찬 것을 마시고자 하고 장에서는 뜨거운 것을 마시고자 하여 위와 장이 서로 상반되는 환자를 편안하게 하려면 어떻게 해야 합니까? 무릇 왕공(王公)이나 대인(大人)들은 육식(肉食)을 주로 하는 군주(君主)들로서 교만하고 방자하며 제멋대로 하면서 남을 경시하여 능히 금지하는 일이 없습니다. 이를 금지시키면 그 뜻을 거역하게 되고 따르면 그 병을 악화시키게 되는데 이런 사람들을 편안하게 하려면 어떻게 해야 하며 다스리려면 무엇을 먼저 해야 하는 것입니까?"

"사람의 정(情)이란 죽는 것을 싫어하고 삶을 즐기지 않는 이가 없습니다. 그 위태로움을 알리고 그 좋은 것을 일러 주며 그 편안한 것으로써 인도하고 그 고통스러운 것을 풀어 준다면 비록 무도(無道)한 인간이라도 어찌 듣지 않을 자가 있겠습니까?"

"치료할 때에는 어떻게 해야 합니까?"

"봄과 여름에는 먼저 그 표(標)를 치료하고 뒤에 그 근본을 치료하며 가을과 겨울에는 먼저 그 근본을 치료하고 뒤에 그 표(標)를 치료하는 것입니다."

"그 서로 상반된 것들을 편안하게 하려면 어떻게 해야 합니까?"

"이러한 병자를 편안하게 해 주려면 음식이나 의복에 있어서 춥고 따뜻한 것을 적당하게 해 주고 추울 때에는 쓸쓸함이 없도록 하고 더울 때에는 땀이 나지 않도록 해야 합니다. 음식은 따뜻한 것은 너무 뜨겁게 하지 않고 차가운 것은 지나치게 차갑지 않게 하며 차갑고 따뜻한 것이 적당히 알맞게 해야 합니다. 그러면 기가 장차 유지되어 이에 사벽(邪僻: 사기)이 침입하지 못하는 것입니다."

(황제왈 병인을 편함을 내하오? 기백왈 대저 중열하여 소단이면 편한하고 한중의 속이면 편열이니라. 위중이 열즉 소곡하여 영인으로 현심하고 선기며 제이상이 피열하고 장중이 열즉 출황하 여미하여 제이하가 피한이니라. 위중이 한즉 복창하고 장중이 한즉 장명하고 손설이니라. 위중이 한하고 장중이 열즉 창하여 차설하고 위중이 열하고 장중이 한즉 질기하고 소복이 통창이니라. 황제왈 위가 욕한음하고 장이 욕열음하여 양자가 상역하면 편함을 내하오? 또 대저 왕공대인은 혈식의 군으로 교자하고 종욕하며 경인하여 무능금이니 금즉 그 지를 역하고 순즉 그 병을 가하니 편함을 내하오? 치함을 하선고? 기백왈 인의 정은 오사하고 낙생을 막불이니 그 패로써 고하고 그 선으로써 어하고 그 소편으로써 도하고 그 소고로써 개하면 비록 무도의 인이 유라도 어찌 불청함이 유하라! 황제왈 치함을 내하오? 기백왈 춘하에는 그 표를 선치하고 그 본을 후치하며 추동에는 그 본을 선치하고 그 표를 후치하니라. 황제왈 그 상역자를 편함은

내하오? 기백왈 편차자는 음식과 의복도 또한 한온을 욕적하여 한에 무처창하고 서에 무출한이니라. 음식자는 열에 무작작하고 한에 무창창하여 한온이 중적하여 고로 기가 장차 지하여 이에 사벽을 불치니라.)

黃帝曰 便病人奈何 岐伯曰 夫中熱消癉[1]則便寒 寒中之屬則便熱 胃中熱 則消穀 令人縣心[2]善饑 臍以上皮熱 腸中熱則出黃如糜[3] 臍以下皮寒 胃中寒 則腹脹 腸中寒 則腸鳴飱泄[4] 胃中寒 腸中熱 則脹而且泄 胃中熱 腸中寒則疾飢 小腹痛脹 黃帝曰 胃欲寒飮 腸欲熱飮 兩者相逆 便之奈何 且夫王公大人 血食[5]之君 驕恣從欲 輕人而無能禁之 禁之則逆其志 順之則加其病 便之奈何 治之何先 岐伯曰 人之情 莫不惡死而樂生 告之以其敗 語之以其善 導之以其所便 開之以其所苦 雖有無道之人 惡[6]有不聽者乎 黃帝曰 治之奈何 岐伯曰 春夏先治其標 後治其本 秋冬先治其本 後治其標 黃帝曰 便其相逆者奈何 岐伯曰 便此者 食飮衣服 亦欲適寒溫 寒無凄愴[7] 暑無出汗 食飮者 熱無灼灼[8] 寒無滄滄[9] 寒溫中適 故氣將持[10] 乃不致邪僻也

1) 中熱消癉(중열소단) : 속의 열로 인하여 초래된 소갈병(消渴病)이며 상중하(上中下)로 구분한다. 여기는 중소(中消)이며 그 증상은 많이 먹고 쉽게 배고픈 것이다. 단(癉)은 덥다의 뜻이다.
2) 縣心(현심) : 마음이 달려 있다. 위완(胃脘)이 공허한 듯한 감각을 뜻한다. 곧 위화(胃火)가 위로 치올라 심혈(心血)을 태워서 매달려 있는 듯하여 편안하지 않은 상태를 뜻한다고 했다. 현은 현(懸)과 같다.
3) 出黃如糜(출황여미) : 누런 것을 배출하는데 죽과 같다. 곧 미음 같은 누런 변이 나온다는 뜻이다. 위완의 습열의 기가 작은 창자로 전해졌기 때문에 일어나는 것이라 했다.
4) 飱泄(손설) : 음식물이 소화되지 않고 대변이 마치 물에 밥을 섞은 것과 같은 현상을 뜻한다. 장 속이 차가우면 음기가 머물러 청탁을 구별하지 못하므로 장명과 손설이 야기된다고 했다.
5) 血食(혈식) : 육식(肉食)을 뜻한다.
6) 惡(오) : 어찌의 뜻.

7) 凄愴(처창) : 처량하다. 곧 추위에 떨어 처량해지는 것.
8) 灼灼(작작) : 뜨겁고 뜨겁다. 곧 너무 뜨거운 것을 뜻한다.
9) 滄滄(창창) : 매우 차가운 것을 뜻한다.
10) 將持(장지) : 장은 내(乃)와 같다. 지는 유지하다의 뜻.

3. 오장(五臟)과 육부(六腑)의 크기를 진찰

황제가 말했다.

"본장편(本藏篇)에서는 신형(身形)과 지절(支節)과 군육(䐃肉)으로써 오장(五臟)과 육부(六腑)의 크고 작은 것을 살핀다고 하였습니다. 지금 왕공대인(王公大人)이나 조회에 임하는 즉위한 군주가 질문한다면 누가 감히 그 군주를 어루만지고 진찰한 다음 대답할 수 있겠습니까?"

기백이 말했다.

"신형(身形)이나 지절(支節)이란 장부(臟腑)의 덮개이므로 얼굴 부분만 읽어서는 안 되는 것입니다."

"오장(五臟)의 기를 얼굴에서 검열한다는 것을 나는 이미 알고 있습니다. 지절(支節)로써 알아서 살피려 할 때에는 어떻게 해야 합니까?"

"오장(五臟)과 육부(六腑)란 폐(肺)가 덮개가 되니 어깨가 위로 하고 목구멍이 함몰하여 있는 증후가 그 밖으로 나타난 것입니다."

"훌륭한 말씀입니다."

"오장과 육부에서는 심(心)이 주인이 되고 결분(缺盆)이 도로가 되니 괄골(骷骨)이 여유로운지를 보고 갈우(髑骭)를 살피는 것입니다."

"훌륭한 말씀입니다."

"간(肝)은 주로 장군(將軍)의 역할을 하니 간으로써는 밖을 살피고, 간이 얼마나 견고한지를 알고자 한다면 눈의 크고 작은 상태를 살펴야 하는 것입니다."

"좋은 말씀입니다."

"비(脾)는 호위하는 일을 주관하며 비는 음식물을 맞아들이니, 입술과 혀의 좋고 나쁜 상태를 살피면 비의 길하고 흉한 것을 알 수 있습니다."

"좋은 말씀입니다."

"신(腎)이란 밖을 위하는 것을 주관하며 신은 멀리 들을 수 있게 하니, 귀의 좋고 나쁜 상태를 살피면 그 신(腎)의 상태를 알게 되는 것입니다."

"훌륭한 말씀입니다. 원컨대 육부(六腑)는 어떻게 살펴야 하는지 듣고자 합니다."

"육부(六腑)에서는 위(胃)가 음식물의 바다가 되니, 뺨의 살이 풍부하고 목이 굵고 가슴이 벌어졌으면 오곡(五穀)을 이에 받아들일 수 있는 것입니다.

코의 이루어진 길이로 대장(大腸)을 살피고 입술의 두께와 인중(人中)의 길이로 소장(小腸)을 살피는 것입니다.

아래의 눈두덩이 크면 담(膽)이 가로놓여 있고 콧구멍이 밖으로 드러나 있으면 방광에서 오줌이 새어나오는 것입니다.

콧기둥의 중앙이 돌기하였으면 삼초(三焦)가 좋은 것입니다.

이것으로써 육부(六腑)를 살피는 것입니다. 얼굴의 상중하가 3등분이면 장(臟)이 안정되고 또 양호한 것입니다."

(황제왈 본장에 신형과 지절과 군육으로써 오장육부의 소대를 후하니 금부 왕공대인이 임조하여 즉위의 군에게 이를 문하면 누가 가히 문순하여 후에 답할까? 기백왈 신형과 지절자는 장부의 개니 면부를 열함이 비니라. 황제왈 오장의 기는 면에 열함은 여는 이미 지하니 지절로써 지하여 열함은 내하오? 기백왈 오장과 육부자는 폐가 개가 되니 거견하고 함인하여 후가 그 외에 견함이니라. 황제왈 선하다. 기백왈 오장과 육부는 심이 주가 되고 결분이 도가 되니 괄골이 유여하고 써 갈함을 후하니라. 황제왈 선하다. 기백왈 간자는 위장을 주하니 하여금 후외하니 견고를 욕지하면 목의 소대를 시하니라. 황제왈 선하다. 기백왈 비자는 위위를 주하니 하여금 영량케 하니 순설의 호오를 시하여 써 길

흉을 지니라. 황제왈 선하다. 기백왈 신자는 위외를 주하니 하여금 원청하니 이의 호오를 시하여 그 성을 지하니라. 황제왈 선하다. 원문컨대 육부의 후니라. 기백왈 육부자는 위가 해가 되니 광해하고 대경하고 장흉함은 오곡을 이에 용함이니라. 비수는 이장으로써 대장을 후하고 순후와 인중의 장으로써 소장을 후하고 목하가 과대하면 그 담이 내횡이며 비공이 재외하면 방광이 누설하고 비주가 중앙이 기하면 삼초가 내약하니 차는 육부를 후하는 소이이니 상하 삼등은 장안하고 차량이니라.)

黃帝曰 本藏[1]以身形支節䐃肉[2] 候五藏六府之小大焉 今夫王公大人 臨朝卽位之君而問焉 誰可捫循[3]之而後答乎 岐伯曰 身形支節者 藏府之蓋[4]也 非面部之閱也 黃帝曰 五藏之氣 閱於面者 余已知之矣 以支節知而閱之奈何 岐伯曰 五藏六府者 肺爲之蓋 巨肩陷咽 候見其外 黃帝曰 善 岐伯曰 五藏六府 心爲之主 缺盆爲之道 骺骨[5]有餘 以候䯏骬[6] 黃帝曰 善 岐伯曰 肝者主爲將 使之候外 欲知堅固 視目小大[7] 黃帝曰 善 岐伯曰 脾者主爲衛 使之迎糧 視脣舌好惡 以知吉凶 黃帝曰 善 岐伯曰 腎者主爲外 使之遠聽 視耳好惡 以知其性 黃帝曰 善 願聞六府之候 岐伯曰 六府者 胃爲之海 廣骸[8] 大頸[9] 張胸 五穀乃容 鼻隧[10]以長 以候大腸 脣厚 人中長 以候小腸 目下果[11]大 其膽乃橫[12] 鼻孔在外[13] 膀胱漏泄 鼻柱中央起 三焦乃約[14] 此所以候六府者也 上下三等[15] 藏安且良矣

1) 本藏(본장) : 본서(本書) 제47편의 편 이름이다.
2) 䐃肉(군육) : 기육(肌肉)이 돌기한 부분을 뜻한다.
3) 捫循(문순) : 어루만져서 마찰하다. 어루만져서 진맥하다의 뜻.
4) 蓋(개) : 덮어 놓다. 밑의 폐위지개(肺爲之蓋)는 뚜껑의 뜻.
5) 骺骨(괄골) : 뼈의 끝. 곧 흉골(胸骨)의 상방에 위치한 쇄골(鎖骨)의 안쪽 끝 부분을 뜻한다.
6) 䯏骬(갈우) : 흉골(胸骨) 아래 검상돌기 부위를 가리키며 일반적으로 폐심골(蔽心骨)이라 한다.
7) 視目小大(시목소대) : 눈의 대소를 살피다. 눈의 맑고 탁한 것을 살핀다의 뜻이라 했다.

8) 廣骸(광해) : 광해는 골격이 크다의 뜻. 해는 해(胲)로 보아서 얼굴의 뺨 쪽 살이 두둑하다의 뜻으로 풀이하는 것이 알맞다고 했다.
9) 大頸(대경) : 목이 굵고 단단한 것을 뜻한다.
10) 鼻隧(비수) : 코의 바람 구멍을 뜻한다.
11) 目下果(목하과) : 눈 아래 눈두덩을 뜻한다. 과는 과(裹)와 같다.
12) 橫(횡) : 가로놓여 있다. 제멋대로 하다. 크다의 뜻이 있다.
13) 鼻孔在外(비공재외) : 콧구멍이 드러나 있는 것.
14) 約(약) : 좋다는 뜻이라 했다.
15) 上下三等(상하삼등) : 상중하(上中下)의 3등분을 뜻한다. 곧 발제(髮際)에서 인당(印堂)까지가 상부이고 두 눈썹 사이에서부터 절두(準頭)까지는 중부이고 인중(人中)에서부터 지각(地閣)까지가 하부이다.

제30편 결기(決氣篇第三十)

결기(決氣)란 기를 결정(決定)하다의 뜻이다.
　이 편은 인체의 정(精)과 기(氣)와 진(津)과 액(液)과 혈(血)과 맥(脈) 등 여섯 기(氣)를 결정하고, 그의 생성과 기능을 설명하고 병리(病理)를 논하였다.

　1. 여섯 가지로 구분하는 기(氣)
　황제가 말했다.
　"나는 듣기를 사람에게는 정(精)과 기(氣)와 진(津)과 액(液)과 혈(血)과 맥(脈)이 있다고 합니다. 나는 이것들이 하나의 기(氣)라고 여겼는데 이제 분별하여 여섯 가지 이름으로 삼고 있으니 나는 그렇게 되는 까닭을 알지 못하겠습니다."
　기백이 말했다.
　"두 신(神)이 서로 침범하여 합하여 형체를 이루는데 항상 신체보다 먼저 생성되는 것을 정(精)이라고 이르는 것입니다."
　"어떤 것을 기(氣)라고 합니까?"
　"상초(上焦)가 열려 발하여 오곡(五穀)의 맛을 베풀어 피부를 훈증하고 신체를 충실하게 하며 털을 윤택하게 하는데 이는 안개와 이슬이 사물을 적셔 주는 것과 같습니다. 이러한 것을 기(氣)라고 이르는 것입니다."
　"어떤 것을 진(津)이라고 합니까?"
　"주리(腠理)가 열려 새어나가게 되면 땀이 많이 나오는데 이러한 것을 진(津)이라고 이르는 것입니다."

"어떤 것을 액(液)이라고 합니까?"

"수곡(水穀)이 들어가 기(氣)가 가득 차게 되면 요택(淖澤 : 진액)이 뼈로 흘러들어서 적셔 주어 뼈를 굽히고 펼 수 있게 됩니다. 다시 새어나와 뇌수(腦髓)를 더욱 윤택하게 보익하며 피부를 윤택하게 하는데 이러한 것을 액(液)이라고 이르는 것입니다."

"어떤 것을 혈(血)이라고 합니까?"

"중초(中焦)가 기를 받아 즙(汁)을 취하여 변화시켜서 붉게 되는데 이러한 것을 혈(血)이라고 이르는 것입니다."

"어떤 것을 맥(脈)이라고 합니까?"

"둑을 쌓아서 영기(營氣)가 도망하지 못하도록 하는데 이러한 것을 맥(脈)이라고 이르는 것입니다."

(황제왈 여문하니 인이 정기와 진액과 혈맥이 유라 하니 여는 써 일기로 삼아 의하였는데 지금 변하여 위육명하니 여는 그 소이연을 부지라. 기백왈 양신이 상박하여 합하여 성형하고 항상 신생에 선함을 시위를 정이니라. 하위를 기오? 기백왈 상초가 개발하여 오곡미를 선하여 훈부하고 충신하고 택모하여 무로의 개와 여함을 시위를 기니라. 하위를 진고? 기백왈 주리가 발설하여 한이 진진히 출함을 시위를 진이니라. 하위를 액고? 기백왈 곡입하여 기만하며 요택이 골에 주하여 골속이 굴신하고 설택하여 뇌수를 보익하고 피부를 윤택하는데 시위를 액이니라. 하위를 혈고? 기백왈 중초가 수기하여 취즙하여 변화하여 적하는데 시위를 혈이니라. 하위를 맥고? 기백왈 영기를 옹알하여 하여금 무소피하는데 시위를 맥이니라.)

黃帝曰 余聞人有精氣津液血脈 余意以爲一氣耳[1] 今乃辨爲六名 余不知其所以然 岐伯曰 兩神相搏[2] 合而成形 常先身生 是謂精 何謂氣 岐伯曰 上焦開發 宣[3]五穀味 熏膚[4] 充身 澤毛 若霧露之漑 是謂氣 何謂津 岐伯曰 腠理發泄 汗出溱溱[5] 是謂津 何謂液 岐伯曰 穀入氣滿 淖澤注於骨 骨屬屈伸 泄澤補益腦髓 皮膚潤澤 是謂液 何謂血 岐伯曰 中焦受氣取汁 變化而赤 是謂血 何謂脈 岐伯曰 壅遏[6]

營氣 令無所避 是謂脈
1) 以爲一氣耳(이위일기이) : 하나의 기로 여길 뿐이다. 곧 정(精)과 기(氣)와 진(津)과 액(液)과 혈(血)과 맥(脈)의 여섯을 하나로 여겼다는 뜻이다.
2) 兩神相搏(양신상박) : 음과 양이 서로 침범하다. 곧 남자와 여자가 교합(交合)함을 뜻한다.
3) 宣(선) : 베풀다. 널리 펴 주다.
4) 熏膚(훈부) : 피부를 따뜻하게 해 주다.
5) 溱溱(진진) : 많은 모양.
6) 壅遏(옹알) : 둑이다. 곧 혈관을 뜻한다.

2. 육기(六氣)가 빠져 나가게 되면…
황제가 말했다.
"육기(六氣)의 유여(有餘)와 부족(不足), 기(氣)의 많고 적음, 뇌수(腦髓)의 허(虛)와 실(實), 혈맥(血脈)의 청(淸)하고 탁(濁)함은 어떻게 알 수 있습니까?"

기백이 말했다.
"정(精)이 빠져 나가면 귀가 멀게 되고, 기(氣)가 빠져 나가면 눈이 밝지 못하게 되고, 진(津)이 빠져 나가면 주리(腠理)가 열려 땀이 줄줄 흐르게 되고, 액(液)이 빠져 나가면 관절로 이어진 부분의 굴신(屈伸)이 이롭지 못하게 되고 안색이 요상해지며 뇌수(腦髓)가 녹아 없어지고 정강이가 시큰거리며 귀가 자주 울고, 혈(血)이 빠져 나가면 얼굴이 창백해지고 요상하여 윤기가 없게 되고, 맥기(脈氣)가 빠져 나가면 그 맥이 공허해지는 것입니다. 이것이 그 나타나는 증후입니다."

"육기(六氣)에서 귀하고 천한 것은 어떠한 것입니까?"

"육기라는 것은 각각 거느리고 주관하는 것이 있습니다. 그 귀하고 천하고 정상적이고 비정상적인 것은 일정하게 주재하는 장기로써 결정할 수 있습니다. 다만 오곡(五穀)과 위(胃)를 함께 대해(大海)로 삼을 뿐입니다."

(황제왈 육기자의 유여와 부족과 기의 다소와 뇌수의 허실과 혈맥의 청탁을 하이로 지오? 기백왈 정탈자는 이롱하고 기탈자는 목이 불명하고 진탈자는 주리가 개하여 한이 대설하고 액탈자는 골속의 굴신이 불리하여 색요하며 뇌수가 소하고 경산하며 이가 삭명하고 혈탈자는 색백하여 요연히 불택하며 그 맥이 공허함이니 차가 그 후니라. 황제왈 육기자는 귀천이 하여오? 기백왈 육기자는 각기 부주가 유하니 그 귀천과 선악은 가히 상주가 되니 연이나 오곡과 위가 위 대해니라.)

黃帝曰 六氣者 有餘不足 氣之多少 腦髓之虛實 血脈之淸濁 何以知之 岐伯曰 精脫者 耳聾 氣脫者 目不明 津脫者 腠理開 汗大泄[1] 液脫者 骨屬屈伸不利 色夭[2] 腦髓消 脛痠 耳數鳴[3] 血脫者 色白夭然不澤[4] 其脈空虛 此其候也 黃帝曰 六氣者 貴賤[5] 何如 岐伯曰 六氣者 各有部主[6]也 其貴賤善惡[7] 可爲常主[8] 然五穀與胃爲大海[9]也

1) 汗大泄(한대설) : 땀이 크게 나다. 곧 줄줄 흐른다는 뜻.
2) 色夭(색요) : 얼굴색이 요상해지다. 곧 안색이 초췌해지는 것.
3) 耳數鳴(이삭명) : 귀가 자주 울다.
4) 色白夭然不澤(색백요연불택) : 얼굴색이 창백하고 요상하며 윤기가 없다.
5) 貴賤(귀천) : 귀하고 천한 것이 무엇인가를 뜻한다.
6) 部主(부주) : 거느리고 주재하는 것.
7) 善惡(선악) : 선은 정상적인 것. 악은 정상적이지 않은 것.
8) 常主(상주) : 정상적으로 주관하는 것을 뜻한다. 곧 육기(六氣)가 거느리는 장기(臟器)를 뜻한다.
9) 然五穀與胃爲大海(연오곡여위위대해) : 그러나 오곡이 위와 함께 하여 있는 곳을 대해(大海)로 삼는다. 육기(六氣)의 대해(大海)는 위(胃)라는 뜻.

제31편 장위(腸胃篇第三十一)

장위(腸胃)는 창자와 밥통을 뜻하며 뱃속을 뜻하기도 한다.
장위편(腸胃篇)에서는 소화기관에 소속된 각 기관(器官)의 크기와 길이에 대한 것을 해부학적으로 설명했는데 특히 창자와 위를 위주로 하였기 때문에 편명을 얻은 것 같다.

1. 장(腸)과 위(胃)의 용량(容量)
황제가 백고(伯高)에게 물었다.
"나는 원컨대 육부(六腑)에서 수곡(水穀 : 음식물)을 전달하는 것들 중에서 장(腸)과 위(胃)의, 작고 크고 길고 짧은 것과 수곡(水穀)을 받아들이는 양의 많고 적은 것이 어떠한지를 듣고자 합니다."
백고(伯高)가 말했다.
"청하신 내용에 대해 모두 말씀드리겠습니다. 수곡(水穀)이 따라서 나가고 들어올 때의 얕고 깊고 멀고 가깝고 길고 짧은 법도는, 입술에서 치(齒 : 이)까지의 길이는 9푼이고 입의 너비는 2치 반이며 치(齒) 이후에서 회염(會厭)까지는 깊이가 3치 반이고 크게는 5홉의 음식물을 받아들일 수 있습니다.
혀의 무게는 10냥이고 길이는 7치이며 너비는 2치 반이며 인문(咽門)의 무게는 10냥이고 너비는 1치 반이며 위(胃)까지의 길이는 1자 6치입니다.
위(胃)는 굽어 구불구불하게 구부러져 있는데 이를 펴게 되면 길이가 2자 6치이고 둘레가 1자 5치이고 지름이 5치이고 큰 것은 3말 5되의 음식물을 받아들일 수 있는 것입니다."

(황제가 백고에게 문왈 여는 원컨대 육부가 전곡자와 장위의 소대와 장단과 수곡의 다소가 내하를 문하노라. 백고왈 청을 진언이니라. 곡이 소종하여 출입에 심천과 원근과 장단의 도는 순에서 지치는 장이 구분이고 구의 광은 이촌반이요 치이후하며 회염에 지함은 심이 삼촌반이요 대용이 오합이며 설의 중이 십량이요 장이 칠촌이며 광이 이촌반이며 인문의 중이 십량이요 광이 일촌반이며 지위의 장이 일척육촌이며 위는 우하고 곡굴하여 신하면 장이 이척육촌이요 대가 일척오촌이요 경이 오촌이며 대용은 삼두오승이니라.)

黃帝問於伯高曰 余願聞六府傳穀者 腸胃之小大長短 受穀之多少奈何 伯高曰 請盡言之 穀所從出入淺深遠近長短之度[1] 脣至齒長九分 口廣二寸半 齒以後至會厭[2] 深三寸半 大容五合[3] 舌重十兩 長七寸 廣[4]二寸半 咽門[5]重十兩 廣一寸半 至胃長一尺六寸[6] 胃紆曲屈 伸之 長二尺六寸 大[7]一尺五寸 徑五寸 大容三斗五升

1) 出入淺深遠近長短之度(출입천심원근장단지도) : 출(出)은 항문으로 배설되는 것. 입(入)은 음식물이 입으로 들어가는 것. 천(淺)은 입술에서 이(齒)까지 이르는 것. 심(深)은 목구멍에서 장(腸)까지 이르는 것. 원(遠)은 위에서 직장(直腸)까지 가는 것. 근(近)은 음식물이 위(胃)에 이르는 것. 장(長)은 장(腸)이 열여섯 번 굴곡진 것. 단(短)은 목구멍의 길이가 1자 6치인 것을 뜻한다고 태소(太素)에서 말하고 있다.
2) 會厭(회염) : 식도(食道)와 기관(氣管)이 서로 사귀는 곳에 해당하며 숨을 쉬고 말할 때는 회염이 열려서 공기가 통하고 음식물을 삼키고 또는 구토할 때도 회염이 기관을 덮어 줌으로써 음식물이 후두로 들어가지 못하게 하는 것이다.
3) 合(합) : 홉의 뜻. 용적의 단위이며 1 *l* 는 10홉이다. 홉(合)·말(斗)·되(升) 등은 다 현대의 단위와는 조금 다르다.
4) 廣(광) : 너비의 뜻.
5) 咽門(인문) : 음식을 삼키는 목구멍.

6) 一尺六寸(일척육촌) : 1자 6치이며 식도의 길이라 했는데 이는 현대의 표준 도량과는 다르다. 또 난경(難經)에는 밑에 '후롱중십이량 광이촌 장일척이촌구절(喉嚨重十二兩廣二寸長一尺二寸九節)'의 16자가 더 있는데 여기서는 이것이 탈락된 것 같다.
7) 大(대) : 둘레의 뜻이라 했다.

2. 소장(小腸)의 길이

"소장(小腸)은 뒤로는 척추에 붙어 있고 왼쪽으로는 고리와 같이 감돌아서 겹겹이 쌓여 있습니다. 그 회장(廻腸)으로 주입하는 것은 밖으로 배꼽 위에 붙어 있으며 회전하여 고리 모양으로 반복하여 16번의 굽이를 이루었으며, 둘레는 2치 반이고 지름이 8푼 반이 약간 못 되며 길이는 3장(三丈) 2자입니다.

회장(廻腸)은 배꼽에 해당하는 부위에서 왼쪽으로 고리와 같이 감돌아서 첩첩히 쌓여 있으며 아래로 회전하여 고리 모양으로 반복하여 16번의 굽이를 이루었는데 둘레가 4치이고 지름이 1치 반이 조금 못 되며 길이는 이장(二丈) 1자입니다.

광장(廣腸)은 척추에 붙어 있고 회장(廻腸)의 내용물을 받아들여서 왼쪽으로 고리 모양으로 돌아 척추의 위와 아래로 겹겹이 쌓여 있는데 둘레의 길이가 8치이고 지름이 2치 반보다 약간 크고 길이는 2자 8치입니다.

장위(腸胃)로 들어간 곳에서부터 나오는 곳까지의 길이는 6장 4치4푼이고 감아 돌아 굽어지고 고리 모양을 반복한 것은 32번 굽어진 것입니다."

(소장은 후로 부척하고 좌로 환회하여 주하고 질적하는데 그 회장에 주함은 외로 제상에 부하며 회운하고 환함이 십육곡이며 대가 이촌반이고 경이 팔분의 분의 소반이며 장은 삼장이척이며 회장은 당제하여 좌로 환회하여 주하여 엽적하며 하하고 회운하고 환반함이 십육곡인데 대가 사촌이고 경이 일촌과 촌의 소반이고 장이 이장일척이며 광장은 부척하여 써 회장을 수하며 좌로 환하고

상하로 엽척하는데 벽한 대가 팔촌이고 경이 이촌과 촌의 대반이며 장이 이척 팔촌이니라. 장위에 소입과 지소출은 장이 육장사촌사분이며 회곡하고 환반함이 삼십이곡이니라.)

小腸後附脊 左環廻周迭積[1] 其注於廻腸者 外附於臍上 廻運環[2] 十六曲 大二寸半 徑八分分之少半[3] 長三丈二尺 廻腸[4]當臍 左環廻周葉[5]積而下 廻運環反十六曲 大四寸 徑一寸寸之少半 長二丈一尺 廣腸[6]傅脊 以受廻腸 左環葉脊上下 辟大八寸 徑二寸寸之大半 長二尺八寸 腸胃所入至所出 長六丈四寸四分 廻曲環反 三十二曲[7]也

1) 左環廻周迭積(좌환회주질적) : 왼쪽으로 고리 모양으로 한 바퀴 돌아 계속 중첩되는 것을 뜻한다.
2) 廻運環(회운환) : 되돌아 고리 모양을 이룬다는 것.
3) 分之少半(분지소반) : 한 푼에서 약간 작은 반푼이다. 곧 반푼보다 약간 작은 것.
4) 廻腸(회장) : 직장(直腸)이다. 소장(小腸)은 척추에 붙어 있어서 뒤쪽에 있고 대장(大腸)은 배꼽 가까이에 있다.
5) 葉(엽) : 질(迭)의 오자라 했다. 아래도 같다.
6) 廣腸(광장) : 직장(直腸)이며 결장(結腸) 아래에서 시작하여 항문까지 이르는데 그 사이에 굴곡된 곳이 2개나 있다. 그 중 하나는 천골(薦骨)이 굴곡된 것이고 다른 하나는 회음(會陰)에서 굴곡된 것이다.
7) 三十二曲(삼십이곡) : 위에 하나의 굴곡이 있고 소장과 대장에는 각각 16개의 굴곡이 있어 합하면 모두 33개의 굴곡이 있는데 위에 있는 것은 크고 그 굴곡이 짧아 수에 들어가지 않아 32개의 굴곡이라 한다.

제32편 평인절곡(平人絕穀篇第三十二)

평인(平人)은 보통 사람을 뜻한다. 절곡(絕穀)은 곡기(穀氣)를 끊다, 곧 먹지 않는다는 뜻이다. 보통 사람이 곡기를 끊으면 몇 일 간을 지낼 수 있는가를 뜻한다.

장위(腸胃)의 각 부분의 크기와 용적을 설명하고 사람이 음식물을 끊었을 때 사망에 이르는 원인도 분석하였다.

1. 먹지 않고 7일이면 죽게 된다

황제가 말했다.

"원컨대 사람이 음식을 먹지 않게 되면 7일 만에 죽는다는데 무엇 때문인지를 듣고자 합니다."

백고(伯高)가 말했다.

"신(臣)이 질문하신 내용에 대한 해답을 말씀드리겠습니다.

위(胃)는 둘레가 1자 5치이며 직경이 5치이며 길이가 2자 6치이며 가로로 굽어져 수곡(水穀 : 음식물)을 3말 5되를 받아들이는데 그 속에 곡식이 항상 2말이 담겨지고 물이 1말 5되가 들어가 가득 차게 됩니다.

상초(上焦)는 기(氣)를 발설하여 그 정미(精微)한 것을 내보내는데 날래고 사나우면서도 미끌미끌하며, 하초(下焦)는 내리게 하여 모든 장(腸)에 흘러들도록 하는 것입니다."

(황제왈 원문컨대 인의 불식이면 칠일하여 사는 하오? 백고왈 신이 청함에

그 고를 언하리라. 위는 대가 일척오촌이요 경이 오촌이요 장이 이척육촌이요 횡굴하여 수곡 삼두오승을 수하되 그 중의 곡은 상류 이두하고 수가 일두오승하여 만이니 상초는 설기하여 그 정미를 출하는데 표한하고 활질하며 하초는 하하여 제장에 개니라.)

 黃帝曰 願聞人之不食 七日而死何也 伯高曰 臣請言其故 胃大[1] 一尺五寸 徑[2]五寸 長二尺六寸 橫屈[3]受水穀三斗五升 其中之穀 常留二斗 水一斗五升而滿 上焦泄[4]氣 出其精微 慓悍滑疾 下焦下溉[5] 諸腸

1) 胃大(위대) : 위의 둘레를 뜻한다.
2) 徑(경) : 지름. 곧 직경.
3) 橫屈(횡굴) : 위가 인체에 위치해 있는 상태를 뜻한다.
4) 泄(설) : 새어나가다. 곧 발설하다.
5) 溉(개) : 깨끗하게 씻어 주다의 뜻.

2. 소장(小腸)의 둘레는 2치 반이다

 소장(小腸)의 둘레는 2치 반이며 직경은 8푼 반이 약간 못 되며 길이는 3장 2자이며 곡식 2말 4되와 물 6되 3홉의 반을 조금 넘게 받아들이는 것입니다.
 회장(廻腸)의 둘레는 4치이며 직경은 1치 반이 약간 못 되며 길이는 2장 1자이며 곡식 1말과 물 7되 반을 받아들이는 것입니다.
 광장(廣腸)은 둘레는 8치이며 직경은 2치 반이 약간 넘으며 길이는 2자 8치이고 곡식 9되 3홉과 8분의 1홉을 받아들이는 것입니다.
 장위(腸胃)의 길이는 대체로 5장 8자 4치이며 수곡(水穀)을 9말 2되 1홉의 반을 조금 넘게 받아들이는 것입니다.
 이상은 장위(腸胃)가 수곡(水穀)을 받아들이는 수치입니다.

 (소장은 대가 이촌반이며 경이 팔분과 분의 소반이고 장이 삼장이척이며 곡 이두사승과 수 육승삼합과 합의 대반을 수하니라. 회장은 대가 사촌이며 경이

일촌과 촌의 소반이며 장이 이장일척이며 곡 일두와 수 칠승반을 수하니라. 광장은 대가 팔촌이며 경이 이촌과 촌의 대반이며 장이 이척팔촌이며 곡 구승삼합팔분과 합의 일을 수하니라. 장위의 장은 무릇 오장팔척사촌이며 수곡 구두이승일합과 합의 대반을 수하니라. 차는 장위가 소수한 수곡의 수니라.)

小腸大二寸半 徑八分分之少半 長三丈二尺 受穀二斗四升 水六升三合合之大半 廻腸大四寸 徑一寸寸之少半 長二丈一尺 受穀一斗 水七升半 廣腸大八寸 徑二寸寸之大半 長二尺八寸 受穀九升三合八分合之一 腸胃之長 凡五丈八尺四寸[1] 受水穀九斗二升一合合之大半 此腸胃所受水穀之數也

1) 五丈八尺四寸(오장팔척사촌): 이것은 장위(腸胃)를 계산한 수치이고 제31편에서 말한 입술에서 인문(咽門)까지 총괄하여 말한 것은 아니라고 했다.

3. 보통 사람들의 장위(腸胃)의 용량

보통 사람들은 그러하지가 않습니다. 위(胃)에 음식물이 가득 차게 되면 장(腸)이 허(虛)하게 되고 장(腸)이 가득 차게 되면 위가 허하게 되어 번갈아 허해지고 번갈아 가득 차게 되므로, 기가 위아래로 흐르는 것을 얻어 오장(五臟)이 안정되고 혈맥이 조화되고 이롭게 되어 정신이 이에 안정되는 것입니다.

신(神)이란 수곡(水穀)의 정기(精氣)입니다.

장위(腸胃)의 속에는 항상 곡식 2말과 물 1말 5되가 머물러 있으므로 보통 사람들은 하루에 두 번의 대변을 보는데 매번 2되 반을 내보냅니다. 하루에 5되를 내보내며 7일이면 5×7은 35로써 3말 5되를 내보내게 되어, 머물러 있던 모든 수곡(水穀)을 배출시키는 것입니다.

그러므로 보통 사람들이 음식을 먹지 않은 지 7일이면 죽게 되는 것은 수곡(水穀)의 정기(精氣)와 진액(津液)이 다 소진되었기 때문입니다.

(평인즉 불연하니 위만즉 장허하고 장만즉 위허하여 경허하고 경만한 고로 기가 상하를 득하여 오장이 안정하고 혈맥이 화리하니 정신이 내거니라. 고로 신자는 수곡의 정기이니 고로 장위의 중에 곡 이두와 수 일두오승을 당류고로 평인은 일에 재후하되 이승반을 후하니 일일중에 오승이며 칠일에 오칠로 삼두 오승하여 유한 수곡을 진이니라. 고로 평인이 불음식한 칠일에 사자는 수곡의 정기와 진액이 개진한 고이니라.)

平人則不然 胃滿則腸虛 腸滿則胃虛 更虛更滿 故氣得上下[1] 五藏安定 血脈和利 精神乃居[2] 故神者 水穀之精氣也 故腸胃之中 當留穀二斗 水一斗五升 故平人日再後 後二升半 一日中五升 七日五七三斗五升 而留水穀盡矣 故平人不食飮七日而死者[3] 水穀精氣津液皆盡故也

1) 氣得上下(기득상하) : 기가 위로 하고 아래로 흐르는 것을 얻다.
2) 精神乃居(정신내거) : 정신이 이에 안정되다. 거는 안(安)의 뜻이라 했다.
3) 七日而死者(칠일이사자) : 보통 사람은 7일을 굶으면 죽게 된다는 뜻.

제33편 해론(海論篇第三十三)

해론(海論)은, 인체에 있는 사해(四海)인 위(胃)와 혈해(血海: 衝脈)와 기해(氣海: 膻中)와 수해(髓海: 腦)의 활동이 갖는 중요성을 논한 것이다.

해론편(海論篇)에서는 사해(四海)의 경기(經氣)가 흐르는 수혈(腧穴)과, 그것들이 유여(有餘)하고 부족(不足)할 때의 증상과, 사해(四海)의 정상적인 기능을 유지하기 위하여 지켜져야 할 원칙을 나열하였다.

1. 사람에게도 사해(四海)와 12경수가 있다

황제가 기백(岐伯)에게 물었다.

"나는 자법(刺法: 침놓는 법)을 부자(夫子: 선생)에게 들었는데 부자의 말씀은 영위혈기(營衛血氣)를 떠나지 않았습니다. 대저 12경맥(十二經脈)은 안으로는 육부(六腑)와 오장(五臟)에 속하고 밖으로는 사지(四肢)와 관절(關節)에 이어져 있는데 부자께서는 이것을 사해(四海)와 합한다고 할 수 있겠습니까?"

기백이 대답했다.

"사람에게도 또한 사해(四海)와 12경수(十二經水)가 있습니다. 경수(經水)는 모두 바다로 주입되는데 바다는 동해와 서해와 남해와 북해가 있어서 이것을 이름하여 사해(四海: 네 바다)라고 하는 것입니다."

"사람으로써 이에 응하려면 어떻게 해야 합니까?"

"사람에게는 수해(髓海)가 있고 혈해(血海)가 있고 기해(氣海)가 있고 수곡해(水穀海)가 있는데 무릇 이 네 가지는 사해(四海)와 서로 응하는 것입니다."

"원대(遠大)하십니다. 부자께서 인체의 사해와 천지 자연계의 사해를 합하심이여! 원컨대 어떻게 응하는지 듣고자 합니다."

"반드시 먼저 음양과 표리(表裏)와 영수(榮輸)가 있는 곳을 알아야 사해(四海)를 정할 수 있는 것입니다."

(황제가 기백에게 문왈 여는 자법을 부자에게 문한대 부자의 소언은 영위혈기를 불리하니 대저 십이경맥자는 내로 부장에 속하고 외로 지절에 낙한데 부자는 이에 사해에 합이니까? 기백답왈 인이 또한 사해와 십이경수가 유하니 경수자는 다 해에 주하되 해는 동서남북이 유하니 명왈 사해니라. 황제왈 인으로써 응함이 내하오? 기백 왈 인에 유수해하고 유혈해하고 유기해하고 유수곡의 해니 범차의 사자는 써 사해에 응하니라. 황제왈 원호재라! 부자의 인과 천지와 사해를 합함이여 원문컨대 응함은 내하오? 기백답왈 필히 먼저 음양과 표리와 영수의 소재를 명지하여야 사해를 정하니라.)

黃帝問於岐伯曰 余聞刺法於夫子 夫子之所言 不離於營衛血氣[1] 夫十二經脈者 內屬於府藏 外絡於肢節 夫子乃合之於四海乎 岐伯答曰 人亦有四海[2] 十二經水 經水者 皆注於海 海有東西南北 命曰 四海 黃帝曰 以人應之奈何 岐伯曰 人有髓海 有血海 有氣海 有水穀之海 凡此四者 以應四海也 黃帝曰 遠乎哉 夫子之合人天地四海也 願聞應之奈何 岐伯答曰 必先明知陰陽表裏榮輸[3]所在 四海定矣

1) 血氣(혈기): 혈은 12경맥 속의 혈(血)을 뜻하고 기는 12경맥 속의 경기(經氣)를 뜻한다.
2) 四海(사해): 동서남북의 네 바다. 동해·서해·남해·북해이다. 이아(爾雅)의 석지편(釋地篇)에서는 구이(九夷)·팔적(八狄)·칠융(七戎)·육만(六蠻)을 사해(四海)라고 했다.
3) 表裏榮輸(표리영수): 표리는 태소(太素)에서 '위맥(胃脈)은 양경(陽經)으로 표이고 수태음맥과 족소음맥은 음경으로 이(裏)이다. 충맥(衝脈)은 12경

맥 및 낙맥(絡脈)의 바다이니 표도 되고 이도 된다.'라고 했다. 영수는 정혈(井穴)과 영혈(榮穴)과 수혈(輸穴)과 경혈(經血)과 합혈(合穴)을 뜻한다.

2. 사해(四海)를 결정하는 것
황제가 말했다.
"이를 정하려면 어떻게 해야 합니까?"
기백이 말했다.
"위(胃)란 수곡(水穀)의 바다인데 그 수혈(輸穴)은 위로 기가(氣街)에 있고 아래로는 족삼리(足三里)에 이르는 것입니다.
충맥(衝脈)이란 12경맥(十二經脈)의 바다인데 그 수혈은 위로는 대저(大杼)에 있고 아래로는 상거허(上巨虛)와 하거허(下巨虛)에서 나오는 것입니다.
전중(膻中)이란 기(氣)의 바다인데 그 수혈은 위로는 주골(柱骨)의 위와 아래에 있고 앞으로는 인영(人迎)에 있는 것입니다.
뇌(腦)는 수(髓)의 바다인데 그 수혈은 위로는 두개골(頭蓋骨)에 있고 아래로는 풍부(風府)에 있는 것입니다."

(황제왈 정함을 내하오? 기백왈 위자는 수곡의 해인데 그 수는 상으로 재기가하고 하로 지삼리하며 충맥자는 십이경의 해인데 그 수는 상으로 대저에 재하고 하로 거허의 상하렴에 출하며 전중자는 기의 해니 그 수는 상으로 주골의 상하에 재하고 전으로 인영에 재하며 뇌는 수의 해인데 그 수는 상으로 그 개에 재하고 하로 풍부에 재하나라.)

黃帝曰 定之奈何 岐伯曰 胃者水穀之海 其輸上在氣街 下至三里[1] 衝脈者 爲十二經之海[2] 其輸上在於大杼[3] 下出於巨虛之上下廉[4] 膻中[5]者 爲氣之海 其輸上在於柱骨[6]之上下 前在於人迎[7] 腦爲髓之海 其輸上在於其蓋[8] 下在風府[9]

1) 三里(삼리) : 족삼리혈(足三里穴)이다.
2) 十二經之海(십이경지해) : 12경의 바다이다. 곧 혈해(血海)이다.

3) 大杼(대저) : 족태양경과 수태양경맥의 맥기가 시작하는 혈이다.
4) 巨虛之上下廉(거허지상하렴) : 거허의 상하렴은 상거허(上巨虛)와 하거허(下巨虛)이며 족양명경맥의 맥기가 시작되는 혈이다.
5) 膻中(전중) : 가슴 속이며 폐가 거처하는 곳이며 기해(氣海)라고도 한다.
6) 柱骨(주골) : 경추이며 상은 음문(瘖門)이고 하는 대추혈(大椎穴)이다. 일설에는 목덜미 뒤의 천주골(天柱骨)이라 했다.
7) 人迎(인영) : 족양명경의 혈이다.
8) 蓋(개) : 정수리의 백합혈(百合穴)이라 했다. 독맥(督脈)의 백회(百會)라고 했다.
9) 風府(풍부) : 독맥(督脈)의 혈이며 뒤통수에 있다.

3. 사해(四海)가 역(逆)하고 순(順)하면
황제가 말했다.
"이 사해(四海)란 어떻게 하면 이롭고 어떻게 하면 해로우며 어떻게 해야 살 수 있고 어떻게 하면 무너지는 것입니까?"
기백이 말했다.
"순리를 따르는 자는 살게 되고 거역하는 자는 무너지게 되며 조절할 줄 아는 자는 이롭게 되고 조절할 줄 모르는 자는 몸을 해치게 되는 것입니다."
"사해(四海)의 역(逆)과 순(順)은 어떠합니까?"
"기해(氣海)가 유여(有餘)하면 기(氣)가 가슴 속에 가득하여 숨이 급해지고 얼굴이 붉어지며, 기해가 부족하면 기가 적어지고 족히 말을 하지 못하게 되는 것입니다.
혈해(血海)가 유여하면 항상 자신의 몸이 커지는 것처럼 상상하면서 답답해하는데 자신이 병든 바를 알지 못하게 되고, 혈해가 부족하면 항상 자신이 작은 것처럼 상상되어 좁아지는 듯하는데도 그 자신은 병든 것을 알지 못하게 되는 것입니다.
수곡의 해(海)가 유여하면 배가 창만하고, 수곡의 해가 부족하면 배가 고픈데도 음식물을 받아들이지 않게 되는 것입니다.

수해(髓海)가 유여하면 몸이 가볍고 힘이 솟아 스스로의 한도를 넘게 되고, 수해가 부족하면 뇌가 흔들리고 귀가 울고 정강이가 시리고 현기증이 나서 눈앞이 보이지 않게 되고 몸이 나른해지면서 편안히 잠만 자려고 하는 것입니다."

"나는 이미 역하고 순하는 것에 대하여 들었습니다만 이를 조절하는 것은 어떻게 해야 합니까?"

"그 수혈(輸穴)을 살펴 지켜서 그 허와 실을 조절해 주고 그 해로운 것을 범하지 않아야 합니다. 순리로 하는 자는 회복함을 얻게 되고 거역하는 자는 반드시 무너지게 되는 것입니다."

"훌륭한 말씀입니다."

(황제왈 범차의 사해자는 하리며 하해며 하생이며 하패오? 기백왈 득순자는 생하고 득역자는 패하며 지조자는 이하고 조를 부지자는 해이니라. 황제왈 사해의 역순은 내하오? 기백왈 기해가 유여자는 기가 흉중에 만하여 문식하고 면적하며 기해가 부족이면 곧 기소하여 부족이언이요 혈해가 유여면 곧 항상 그 신이 대함을 상하여 불연히 그 소병을 부지하고 혈해가 부족하면 또한 항상 그 신이 소함을 상하여 협연히 그 소병을 부지하고 수곡의 해가 유여면 곧 복만하고 수곡의 해가 부족이면 곧 기하여도 불수곡식이며 수해가 유여면 곧 경경하고 다력하여 그 도를 자과하고 수해가 부족이면 곧 뇌가 전하고 이명하고 경산하고 현모하여 목에 무소견하고 해태하여 안와니라. 황제왈 여는 이미 역순을 문하거니와 조함은 내하오? 기백왈 그 수를 심수하여 그 허실을 조하고 그 해를 무범하면 순자는 득복하고 역자는 필패니라. 황제왈 선하다.)

黃帝曰 凡此四海者 何利何害何生何敗 岐伯曰 得順者生 得逆者敗 知調者利 不知調者害 黃帝曰 四海之逆順奈何 岐伯曰 氣海有餘[1]者 氣滿胸中悗息 面赤 氣海不足 則氣少不足以言[2] 血海有餘 則常想其身大[3] 怫然[4]不知其所病 血海不足 亦常想其身少 狹然[5]不知其所病 水穀之海有餘 則腹滿 水穀之海不足 則饑不受穀食 髓海有餘 則輕勁多力 自過其度[6] 髓海不足 則腦轉[7]耳鳴 脛痠眩冒[8] 目無所見 懈怠安臥 黃帝曰 余已聞逆順 調之奈何 岐伯曰 審守其輸[9]而

調其虛實 無犯其害[10] 順者得復[11] 逆者必敗 黃帝曰 善

1) 氣海有餘(기해유여) : 기해는 전중(膻中)이고 유여는 사기(邪氣)가 진기(眞氣)보다 성한 것을 뜻한다.
2) 不足以言(부족이언) : 족히 말을 하지 못하다. 곧 기가 부족하여 말을 하지 못한다는 뜻.
3) 想其身大(상기신대) : 그 몸이 커진다고 생각하는 것. 곧 혈(血)이 많고 맥이 성하므로 몸이 커지는 것 같은 기분이 든다는 뜻.
4) 怫然(불연) : 답답하고 불안한 모양.
5) 狹然(협연) : 좁혀진다는 뜻. 곧 기분이 저하되고 편안하지 못한 모양.
6) 自過其度(자과기도) : 스스로 그 정도를 지나치다. 곧 평상시의 기운보다 지나치게 왕성해진다는 뜻.
7) 腦轉(뇌전) : 머리가 회전하다. 곧 머리가 도는 것과 같다.
8) 眩冒(현모) : 아찔하고 앞이 답답하다. 곧 현기증이 나고 앞이 잘 보이지 않는 모양.
9) 審守其輸(심수기수) : 수(輸)란 사해(四海)의 수혈(腧穴)을 뜻한다. 그 수를 살펴서 지키다.
10) 無犯其害(무범기해) : 그 해를 범하지 않다. 허(虛)와 실(實)의 착오를 범하지 않는다는 뜻.
11) 復(복) : 회복하다의 뜻.

제34편 오란(五亂篇第三十四)

　오란(五亂)은 다섯 가지의 부분이 문란해진 것을 뜻한다.
　이 편(篇)에서는 12경맥(十二經脈)의 기(氣)와 봄·여름·가을·겨울인 네 계절과 금(金)·목(木)·수(水)·화(火)·토(土)인 오행(五行)의 상관 관계를 설명하고, 영위(營衛)의 기가 병사(病邪)를 접하게 됐을 때를 논하고, 심(心)과 폐(肺)와 장위(腸胃)와 비경(臂脛)과 두(頭)의 다섯 부위의 기(氣)가 문란해져서 발병하는 증상과 그에 대한 치료 방법을 서술하였다.

1. 서로 따라서 다스려지는 것
　황제가 말했다.
　"경맥(經脈) 12개를 나누어서 오행으로 삼고 또 나누어서 네 계절로 삼는데, 어떤 것을 잃게 되어서 문란해지는 것이며 어떤 것을 얻어서 다스릴 수 있는 것입니까?"
　기백이 대답했다.
　"오행(五行)에는 질서가 있고 네 계절에는 나누어지는 것이 있는데 서로 순응하게 되면 다스려지고 서로 거스르게 되면 문란해지는 것입니다."
　"무엇을 일러 서로 순응하여 다스려지는 것이라고 합니까?"
　"12경맥(十二經脈)은 12개월과 응하고 12개월은 나누어져서 네 계절이 되는데 네 계절이란 봄·여름·가을·겨울로 그 기(氣)가 각각 다르게 되는 것입니다. 이에 영기(營氣)와 위기(衛氣)

가 서로 따르게 되고 음과 양이 이미 조화되면 청(淸)하고 탁(濁)한 것이 서로 간섭하지 않게 되는데 이와 같이 되면 순응하여 다스려지는 것입니다."

(황제왈 경맥십이자는 별하여 위오행하고 분하여 위사시하니 하실하여 난하고 하득하여 치오? 기백왈 오행이 유서하고 사시가 유분하여 상순즉 치하고 상역즉 난니라. 황제왈 하위를 상순고? 기백왈 경맥십이자는 십이월에 이응하니 십이월자는 분하여 위사시하고 사시자는 춘추동하니 그 기가 각이하여 영위가 상수하고 음양이 이화하며 청탁이 불상간하며 여시즉 순하여 치니라.)

黃帝曰 經脈十二者 別爲五行 分爲四時 何失而亂 何得而治[1] 岐伯曰 五行有序 四時有分 相順則治 相逆則亂 黃帝曰 何謂相順 岐伯曰 經脈十二者 以應十二月 十二月者 分爲四時 四時者 春秋冬夏 其氣各異 營衛相隨[2] 陰陽已和[3] 淸濁不相干[4] 如是則順之而治

1) 而治(이치) : 본래 없는 것이었으나 갑을경에 의하여 보충했다.
2) 營衛相隨(영위상수) : 영기와 위기가 서로 따르다. 곧 영기가 맥 속에 있고 위기가 맥 밖에 있어서 안과 밖이 서로 순종하므로 서로 따르는 것이요 수행하는 것은 아니다.
3) 已和(이화) : 이미 조화하다. 갑을경에는 상합(相合)으로 되어 있다.
4) 干(간) : 간여하다. 곧 범하다.

2. 서로 어긋나서 문란해지는 것
황제가 말했다.
"어떠한 상태를 서로 어긋나 문란해지는 것이라고 합니까?"
기백이 말했다.
"청기(淸氣)가 음(陰)에 있고 탁기(濁氣)가 양(陽)에 있으며 영기(營氣)가 맥을 따라 다니고 위기(衛氣)가 어긋나서 행하면 청탁(淸濁)이 서로 간여하여 가슴 속에서 어지럽게 되는데 이를 일러 '크게 의혹된 것'이라고 합니다.

그러므로 기가 심(心)에서 어지러워지면 번심하여서 밀묵(密嘿 : 침묵)하여 머리를 숙이고 조용히 엎드리는 것입니다.
　기가 폐(肺)에서 어지러워지면 엎드렸다 폈다 하면서 기침하고 헐떡거리게 되며 손을 맞잡고 호흡하게 됩니다.
　기가 장위(腸胃)에서 어지러워지면 곽란이 생기게 됩니다.
　기가 팔뚝과 정강이에서 어지러워지면 사궐(四厥)이 됩니다.
　기가 머리에서 어지러워지면 궐역(厥逆)이 되어서 머리가 무겁고 현기증이 나서 쓰러지게 되는 것입니다."

　(황제왈 하위를 상역하여 난고? 기백왈 청기가 재음하고 탁기가 재양하고 영기가 순맥하고 위기가 역행하고 청탁이 상간하여 흉중에 난하면 시위를 대문이라 하니라. 고로 기가 심에 난하면 곧 번심하고 밀묵하며 부수하고 정복하며 폐에 난하면 곧 부앙하고 천갈하여 접수하여 이호하며 장위에 난하면 곧 곽란이 되고 비경에 난하면 곧 사궐이 되고 두에 난하면 곧 궐역이 되고 두중하며 현부하니라.)

　黃帝曰 何謂相逆而亂 岐伯曰 淸氣在陰 濁氣在陽 營氣順脈 衛氣逆行 淸濁相干 亂於胸中 是謂大悗[1] 故氣亂於心 則煩心密嘿[2] 俯首靜伏 亂於肺 則俯仰喘喝[3] 接手以呼 亂於腸胃 則爲霍亂[4] 亂於臂脛 則爲四厥[5] 亂於頭 則爲厥逆 頭重眩仆

1) 悗(문) : 민(悶)과 같다고 했다.
2) 嘿(묵) : 묵(默)과 같다.
3) 喘喝(천갈) : 천은 기침하다. 갈은 큰 소리를 내다. 곧 기침하여 큰 소리가 나다.
4) 霍亂(곽란) : 갑자기 토하고 설사하는 것.
5) 四厥(사궐) : 사지(四肢)가 차거나 혹은 더워지는 것을 뜻한다.

3. 오란(五亂)에 침을 놓는 법
황제가 말했다.
"오란(五亂)에 침을 놓을 때 도(道)가 있습니까?"
기백이 대답했다.

"사기(邪氣)는 도(道)가 있어서 오고 도가 있어서 가는데 그 도(道)를 살펴 알아야 합니다. 이러한 것을 '신보(身寶 : 몸을 기르는 보배)'라고 이르는 것입니다."

"훌륭하십니다. 원컨대 그 도(道)를 듣고자 합니다."

"기(氣)가 심(心)에 있는 자는 수소음경과 수궐음심포경의 수혈(輸穴)에 침을 놓아야 합니다. 기가 폐(肺)에 있는 자는 수태음경의 영혈(滎穴)과 족소음경의 수혈에 침을 놓아야 합니다. 기가 장위(腸胃)에 있는 자는 족태음경과 족양명경에 침을 놓는데 내려가지 않을 때는 족삼리(足三里)혈에 침을 놓는 것입니다. 기가 머리에 있는 자는 천주혈(天柱穴)과 대저혈(大杼穴)에 침을 놓는데 반응이 없으면 족태양경의 영혈과 수혈에 침을 놓는 것입니다. 기가 팔과 발에 있는 자는 먼저 혈맥에 침을 놓아 어혈을 제거하고 뒤에 그 양명경과 소양경의 영혈과 수혈에 침을 놓는 것입니다."

"보법(補法)과 사법(瀉法)은 어떠합니까?"

"서서히 침을 놓고 서서히 침을 뽑는 것을 '도기(導氣)'라고 하며 보법(補法)과 사법(瀉法)에 형식이 없는 것을 '동정(同精)'이라고 합니다. 이러한 것들은 유여(有餘)하거나 부족(不足)한 것이 아니라 문란해진 기가 서로 거역하는 것입니다."

"아주 적합합니다. 이르심이여! 아주 명쾌합니다. 논하심이여! 청컨대 이 내용을 옥판(玉版)에 기록하여 '치란(治亂)'이라고 명명하겠습니다."

(황제왈 오란자는 자함에 유도니까? 기백왈 유도하여 이래하고 유도하여 이거하니 그 도를 심지하면 시위를 신보느니라. 황제왈 선하다! 그 도를 원문하노라. 기백왈 기가 심에 재자는 수소음과 심주의 수에서 취하고 기가 폐에 재한 자는 수태음의 영과 족소음의 수에서 취하고 기가 장위에 재한 자는 족태음과 양명에서 취하되 불하자는 삼리에서 취하며 기가 두에 재한 자는 천주와 대저에서 취하되 부지면 족태양의 영수에서 취하고 기가 비족에 재하면 취하되 먼저 혈맥을 거하여 뒤에 그 양명과 소양의 영수를 취하니라. 황제왈 보사를 내하오? 기백왈 서입하고 서출함을 도기라 위하고 보사가 무형함은 동정이라 위하

니 시는 유여와 부족의 비이며 난기의 상역이니라. 황제왈 윤호재라 도함이여 명호재라 논함이여! 청하여 옥판에 저하여 명왈 치란이라 하리라.)

黃帝曰 五亂者 刺之有道乎 岐伯曰 有道[1]以來 有道以去 審知其道 是謂身寶[2] 黃帝曰 善 願聞其道 岐伯曰 氣在於心者 取之手少陰心主之輸[3] 氣在於肺者 取之手太陰榮 足少陰輸[4] 氣在於腸胃者 取之足太陰陽明[5] 不下者[6] 取之三里 氣在於頭者 取之天柱 大杼 不知[7] 取足太陽榮輸[8] 氣在於臂足 取之先去血脈 後取其陽明少陽之榮輸[9] 黃帝曰 補寫奈何 岐伯曰 徐入徐出 謂之導氣[10] 補寫無形 謂之同精[11] 是非有餘不足也 亂氣之相逆也 黃帝曰 允乎哉道 明乎哉論 請著之玉版 命曰治亂也

1) 有道(유도) : 맥의 경로를 뜻한다. 곧 사기(邪氣)가 오는 데는 반드시 그 경로가 있고 그 경로는 맥의 경로를 통한다는 뜻.
2) 身寶(신보) : 몸을 기르는 보배라는 뜻.
3) 取之手少陰心主之輸(취지수소음심주지수) : 수소음의 수혈은 신문(神門)이고 심주경(心主經)의 수혈은 대릉(大陵)이다.
4) 手太陰榮足少陰輸(수태음영족소음수) : 수태음의 영혈은 어제(魚際)이고 족소음의 수혈은 태계(太谿)이다.
5) 足太陰陽明(족태음양명) : 족태음경은 태백혈(太白穴)이고 양명은 함곡혈(陷谷穴)이다.
6) 不下者(불하자) : 내리지 않다. 곧 낫지 않다의 뜻.
7) 不知(부지) : 알지 못하다. 곧 치유되지 않다의 뜻.
8) 足太陽榮輸(족태양영수) : 통곡혈(通谷穴)과 속골혈(束骨穴)이다.
9) 陽明少陽之榮輸(양명소양지영수) : 기가 손에서 역란(逆亂)할 때는 수양명과 수소양경을 취하고 발에서 역란할 경우는 족양명과 족소양을 취한다. 수양명의 영혈과 수혈은 이간(二間)과 삼간(三間)이고 수소양의 영혈과 수혈은 액문(液門)과 중저(中渚)이며 족양명의 영혈과 수혈은 내정(內庭)과 함곡(陷谷)이고 족소양경의 영혈과 수혈은 협계(俠谿)와 임읍(臨泣)이다.
10) 導氣(도기) : 기를 인도하여 기를 회복시키다.
11) 同精(동정) : 정은 신(神)이라 함. 신기(神氣)를 모으다. 동은 취(聚)의 뜻.

제35편 창론(脹論篇第三十五)

창론(脹論)은 창병(脹病)이며 배가 부풀어 오르는 병이다.
창론편(脹論篇)에서는 창병(脹病)의 원인과 병기(病機)와 진단법 및 치료하는 일반적인 규칙을 논하고 그 밖의 다른 여러 병증에서 창병이 되는 사항들을 분류하여 설명하고 있다.

1. 창병(脹病)의 맥은 대하고 견하고 색하다
   황제가 말했다.
   "맥상(脈象)이 촌구(寸口)에서 어떻게 응해야 창병(脹病)인 것입니까?"
   기백이 말했다.
   "그 맥상이 대(大)하고 견(堅)하면서 색(濇)한 것이 창병(脹病)인 것입니다."
   "어떻게 오장(五臟)과 육부(六腑)의 창병(脹病)을 알 수 있는 것입니까?"
   "음맥(陰脈)이면 오장의 창병이고 양맥(陽脈)이면 육부(六腑)의 창병(脹病)인 것입니다."
   "대개 기(氣)는 사람에게 창병을 발생시키는데 그 발병하는 곳은 혈맥 속에 있는 것입니까? 오장과 육부의 안에 있는 것입니까?"
   "혈맥이나 오장이나 육부에 다 발생할 수 있지만 그러나 창병이 머무는 곳은 아닙니다."
   "원컨대 창병(脹病)이 머무르는 곳에 대해 듣고자 합니다."

"창병(脹病)은 모두 오장과 육부의 밖에 있게 되는데 오장과 육부를 밀쳐 내 가슴과 옆구리를 확장시켜서 피부를 창만하게 하므로 '창병(脹病)'이라고 명명(命名)하는 것입니다."

"오장과 육부는 가슴과 옆구리와 복강(腹腔)의 안에 위치하고 있어 마치 비밀스런 그릇을 궤짝 속에 감추어 둔 것과 같으며 각각 숙직하는 곳이 있는데 이름을 달리하지만 함께 거처하는 것으로 하나의 구역 가운데에서도 그 기가 다른 것입니다. 원컨대 그 까닭을 듣고 싶습니다."

"대저 가슴과 배〔腹〕라는 것은 오장과 육부의 성곽입니다. 전중(膻中)은 심주(心主)의 궁성(宮城)입니다. 위(胃)는 큰 창고입니다. 인후(咽喉)와 소장(小腸)은 전하여 보내는 곳입니다. 위(胃)의 다섯 구멍이라는 것은 여리(閭里 : 마을)의 문호(門戶)입니다. 염천혈(廉泉穴)과 옥영혈(玉英穴)이란 진(津)과 액(液)의 도로입니다.

그러므로 오장과 육부라는 것은 각각의 경계가 있고 그 질병도 각각의 형태가 있는 것입니다.

영기(營氣)가 맥을 순행하고 위기(衛氣)가 역행하게 되면 맥창(脈脹)이 되며 위기(衛氣)가 경맥과 함께 하여 분육(分肉)을 순행하게 되면 부창(膚脹)이 되는 것입니다.

이러한 것을 치료할 때에는 삼리혈(三里穴)에 사법(瀉法)을 사용해야 하는데 가까운 것은 한 번 침을 놓으면 내리게 되고 오래된 것은 3번 침을 놓으면 내리게 됩니다.

허(虛)와 실(實)을 불문하고 의사는 신속하게 사법을 써야 하는 것입니다."

(황제왈 맥이 촌구에 응하여 여하하여 창고? 기백왈 그 맥이 견대하여 이색자는 창이니라. 황제왈 하이로 장부의 창을 지하리이까? 기백왈 음이 위장하고 양이 위부니라. 황제왈 대저 기가 영인으로 창함은 혈맥의 중에 재함인가 장부의 내에 재함인가? 기백왈 삼자는 다 재하나 연이나 창의 사는 비니라. 황제왈 원컨대 창의 사를 문하니라. 기백왈 대저 창자는 다 장부의 외에 재하여 장부를

배하여 흉협을 곽함은 창피부 고로 명왈 창이니라. 황제왈 장부가 흉협과 복리의 내에 재함이 갑궤에 금기를 장함과 약하여 각각 차사가 유하여 이명하여 동처이니 일역의 중에 그 기가 각이하니 원문컨대 그 고니라. 황제왈 그 의를 미해니 재문이라. 기백왈 대저 흉복은 장부의 곽이요 전중자는 심주의 궁성이요 위자는 태창이며 인후와 소장자는 전송이니라. 위의 오규자는 여리의 문호요 염천과 옥영자는 진액의 도니 고로 오장과 육부자는 각각 반계가 유하여 그 병이 각각 형상이 유하니라. 영기가 순맥하고 위기가 역하면 위맥창이요 위기가 병맥하여 순분하면 위부창이니라. 삼리에 사하는데 근자는 일하하고 원자는 삼하하며 허실을 무문이요 공이 질사에 재하니라.)

黃帝曰 脈之應於寸口 如何而脹 岐伯曰 其脈大堅以濇者[1] 脹也 黃帝曰 何以知藏府之脹也 岐伯曰 陰爲藏 陽爲府[2] 黃帝曰 夫氣之令人脹也 在於血脈之中耶 藏府之內乎 岐伯曰 三者皆存焉[3] 然非脹之舍也 黃帝曰 願聞脹之舍 岐伯曰 夫脹者 皆在於藏府之外 排藏府而郭胸脇 脹皮膚[4] 故命曰脹 黃帝曰 藏府之在胸脇腹裏[5]之內也 若匣匱之藏禁器[6]也 各有次舍[7] 異名而同處 一域之中 其氣各異 願聞其故 黃帝曰 未解其意 再問[8] 岐伯曰 夫胸腹 藏府之郭也 膻中者 心主之宮城也 胃者 太倉[9]也 咽喉小腸者 傳送也 胃之五竅[10]者 閭里門戶[11]也 廉泉玉英者 津液之道也 故五藏六府者 各有畔界 其病各有形狀 營氣循脈 衛氣逆爲脈脹[12] 衛氣並脈 循分爲膚脹[13] 三里而寫[14] 近者一下 遠者三下[15] 無問虛實 工在疾寫

1) 其脈大堅以濇者(기맥대견이색자) : 맥은 맥상(脈象)이다. 갑을경에는 맥이 지(至)로 되어 있고 견자 아래에 직(織)자가 더 있다.
2) 陰爲藏陽爲府(음위장양위부) : 음맥은 오장의 맥이 되고 양맥은 육부의 맥이다. 곧 촌구(寸口)의 맥이 단단하고 큰 것은 양맥이고 색(濇)한 것은 음맥이다. 크고 단단한 양맥은 육부에 창병이 있다는 뜻이고 색하고 단단한 음맥은 창병이 오장에 있다는 뜻이다.
3) 三者皆存焉(삼자개존언) : 오장과 육부와 혈맥의 세 곳에 파급되므로 삼자(三者)에 모두 있는 것이라는 뜻.
4) 脹皮膚(창피부) : 창병이 피부와 주리의 사이에 있다는 뜻.

5) 裏(이) : 태소에는 과(裹)로 되어 있다.
6) 禁器(금기) : 비밀스러운 그릇. 보배로운 그릇의 뜻.
7) 次舍(차사) : 숙직실. 곧 오장과 육부가 위치한 곳.
8) 黃帝曰未解其意再問(황제왈미해기의재문) : 이 9자는 연문이라 했다.
9) 太倉(태창) : 큰 창고 곡물 창고의 뜻. 또 위의 별칭이기도 하다.
10) 五竅(오규) : 다섯 곳의 구멍. 곧 인문(咽門)·분문(賁門)·유문(幽門)·난문(闌門)·백문(魄門)을 뜻한다.
11) 閭里門戶(여리문호) : 마을의 문호 동네에서 대중이 다니는 길을 뜻함.
12) 脈脹(맥창) : 위기(衛氣)가 거역하여 일으키는 병.
13) 膚脹(부창) : 위기가 맥 밖에 있고 맥을 따라 분육 사이에서 행하는데 모인 기를 분육으로 배출하게 되면 부어 오르므로 이것을 뜻한다.
14) 三里而寫(삼리이사) : 갑을경에는 '취삼리사지(取三里寫之)'로 되어 있다. 오장육부의 창병에는 모두 삼리(三里)혈에서 취한다. 삼리는 창병을 치료하는 요혈(要穴)이라 했다.
15) 近者一下遠者三下(근자일하원자삼하) : 창병이 발병한 지 얼마 안 되었으면 한 번 침을 놓으면 낫게 되고 창병이 발병한 것이 오래되었으면 3번 침을 놓으면 낫는다는 뜻.

2. 각 장부에 발생한 창병(脹病)의 형태

황제가 말했다.

"원컨대 창병(脹病)의 형태(形態)를 듣고자 합니다."

기백이 대답했다.

"심창(心脹)이란 번심(煩心)하고 단기(短氣)가 있고 누워도 불안한 것입니다. 폐창(肺脹)이란 허만(虛滿)하고 숨이 차서 기침을 하는 것입니다. 간창(肝脹)이란 옆구리 아래가 가득하고 통증으로 아랫배가 당기게 되는 것입니다. 비창(脾脹)이란 딸꾹질을 잘하고 사지(四肢)가 번문(煩悗)하고 몸이 무거워서 옷을 이기지 못하게 되고 누워 있어도 불안한 것입니다. 신창(腎脹)이란 배가 그득하고 등이 당겨서 답답하여 편안하지 못하고 허리와 넓적다리가 아픈 것입니다.
 육부(六腑)의 창병(脹病)에서 위창(胃脹)이란 배가 그득하고 위완(胃脘)에 통증이 있고 코에서 타는 냄새가 나 음식을 먹는데 방해가 되고 대변의 어려움이 있습니다.
 대장창(大腸脹)이란 장명(腸鳴)하고 아파서 탁탁(濯濯)하며 겨울날에 거듭 감기에 걸리게 되면 손설(飱泄)하여 소화가 되지 않게 됩니다. 소장창(小腸脹)이란 아랫배가 부풀어 오르고 허리가 당기고 아프게 되는 것입니다. 방광창(膀胱脹)이란 아랫배가 가득하고 기륭(氣癃)이 있는 것입니다. 삼초창(三焦脹)이란 기(氣)가 피부 속에 가득하여 가볍고 가벼워서 단단하지 않게 되는 것입니다. 담창(膽脹)이란 옆구리 아래가 아프고 창만하여 입 안이 쓰고 한숨을 잘 쉬게 되는 것입니다.
 무릇 이상의 여러 창병(脹病)은 그 치료하는 방법이 한결같으니, 명확히 역(逆)하고 순(順)하는 것을 알게 된다면 침놓는 수치를 잃지 않게 됩니다.
 허(虛)를 사(瀉)하고 실(實)을 보하게 되면 신(神)이 그 머물러 있던 곳을 떠나 사기(邪氣)가 이르게 되고 정기(正氣)가 흩어져 진기(眞氣)가 안정되지 못하게 됩니다. 이는 서투른 의사가 그르치는 것이니 이것을 '요명(夭命)'이라고 이르는 것입니다.
 허(虛)를 보해 주고 실(實)한 것을 사(寫)하여서 신기(神氣)가 그 머무는 곳으로 돌아가 오래도록 그 공허한 것을 채워 주게 하는 자를 '양공(良工 : 훌륭한 의사)'이라고 이르는 것입니다."

 (황제왈 창형을 원문하노라. 기백왈 대저 심창자는 번심하고 단기하여 와불안함이요 폐창자는 허만하고 천해함이며 간창자는 협하가 만하고 통하여 소복을 인함이며 비창자는 선얼하고 사지가 번문하며 체중이 불능승의하여 와불안함이며 신창자는 복만하고 인배하여 앙앙연하여 요비가 통함이요 육부의 창에 위창자는 복만하고 위완이 통하여 비가 문초취하여 식에 방하고 대변이 난이며 대장창자는 장명하고 통하여 탁탁하여 동일에 한에 중감하면 곧 손설하고 불화함이며 소장창자는 소복이 진창하고 인요하여 통함이며 방광창자는 소복이 만

하고 기륭함이며 삼초창자는 기가 피부중에 만하여 경경연하여 불견함이며 담창자는 협하가 통창하고 구중이 고하며 선태식함이니 범차의 제창자는 그 도가 재일이니 역순을 명지하면 침수를 불실함이니라. 사허하고 보실하여 신이 그 실을 거하고 치사하고 실정하여 진이 불가정은 조의 소패니 위함을 요명이요 보허하고 사실하여 신이 그 실로 귀하여 구히 그 공을 색함을 위함을 양공이니라.)

　黃帝曰 願聞脹形 岐伯曰 夫心脹者 煩心短氣 臥不安 肺脹者 虛滿而喘咳 肝脹者 脇下滿而痛引小腹 脾脹者 善噦 四肢煩悗 體重不能勝衣 臥不安 腎脹者 腹滿引背央央然[1] 腰髀痛 六府脹 胃脹者 腹滿 胃脘痛 鼻聞焦臭[2] 妨於食 大便難 大腸脹者 腸鳴而痛濯濯[3] 冬日重感於寒 則殄泄不化 小腸脹者 少腹䐜脹 引腰而痛 膀胱脹者 少腹滿而氣癃[4] 三焦脹者 氣滿於皮膚中 輕輕然而不堅 膽脹者 脇下痛脹 口中苦 善太息 凡次諸脹者 其道在一[5] 明知逆順 鍼數不失[6] 寫虛補實 神去其室 致邪失正 眞不可定 粗之所敗 謂之夭命 補虛寫實 神歸其室 久塞其空 謂之良工

1) 央央然(앙앙연): 본래 넓은 모양 또는 선명한 모양이나, 여기서는 답답하여 편안하지 못한 모양이라 했다.
2) 鼻聞焦臭(비문초취): 취는 기미(氣味). 곧 코에서 타는 냄새가 나는 것 같다는 뜻.
3) 濯濯(탁탁): 장에서 나는 소리라 했다. 물 소리의 일종.
4) 氣癃(기륭): 방광의 기가 막혀서 소변이 통하지 않는 것이라 했다.
5) 其道在一(기도재일): 그 치료하는 방법은 오직 하나뿐이라는 것.
6) 鍼數不失(침수불실): 방금 발생한 것은 한 번 침을 놓고 오래된 것은 세 번 침을 놓는 것을 뜻한다.

3. 창병(脹病)의 발생 원인
황제가 말했다.
"창병(脹病)이란 어떻게 발생하는 것이며 어떤 연유로 있는 것입니까?"

기백이 말했다.

"위기(衛氣)가 신체에서 정상적으로 경맥(經脈)과 함께 분육(分肉) 사이를 순행하는데, 순행에 역(逆)하고 순(順)함이 있는 것입니다. 이에 음과 양이 서로 따라서 하늘의 화(和)함을 얻게 되면 오장(五臟)이 모두 다스려지고 네 계절이 순서를 따르게 되어 오곡이 이에 화하는 것입니다.

그러나 궐기(厥氣)가 아래에 있게 되고 영기(營氣)와 위기(衛氣)가 머물러 있게 되고 한기(寒氣)가 역상(逆上)하며 진기(眞氣)와 사기(邪氣)가 서로 공격하게 되면 두 기가 서로 침로하여 이에 합하여 창병(脹病)이 되는 것입니다."

황제가 말했다.

"훌륭한 말씀입니다. 무엇으로써 의혹을 풀 수 있습니까?"

기백이 말했다.

"진기(眞氣)와 합하여, 혈맥(血脈)과 오장과 육부의 세 가지와 합치시켜서 보아야 터득할 수 있게 되는 것입니다."

황제가 말했다.

"훌륭한 말씀입니다."

황제가 기백에게 물었다.

"창론(脹論)에서 언급하기를 '허와 실을 묻지 않고 의사가 재빨리 사(瀉)함에 있으며 최근에 발병한 것은 한 번 침을 놓고 오래된 것은 3번 침을 놓는다.'라고 하였습니다. 지금 3번의 침을 놓았는데도 낫지 않는 것은 그 과오가 어디에 있는 것입니까?"

기백이 대답했다.

"이는 기부(肌膚)까지 찔러서 기혈(氣穴)에 적중시켜야 함을 말한 것입니다. 기혈에 적중시키지 못하면 사기(邪氣)가 속에서 갇히고 침이 기육 사이에 있는 틈까지 이르지 않게 되면 기가 행하지 못하고, 상월(上越)하여 기육을 적중하게 되면 위기(衛氣)가 서로 문란해지게 되고 음양이 서로 쫓게 되는 것입니다.

그 창병(脹病)을 치료하는 데는 당연히 사(瀉)해야 하는데 사(瀉)하지 않으면 사기(邪氣)가 내려가지 않게 됩니다. 3번의 침

을 놓아도 내리지 않게 되면 반드시 그 도(道)를 고쳐서 침을 놓
되 사기가 제거되면 중지하고 내리지 않으면 다시 시작해야 만전
을 기할 수 있는 것입니다. 어찌 위태함이 있겠습니까?
 그 창병을 치료할 때에는 반드시 부르튼 곳을 자세히 살펴서 마
땅히 사할 곳은 사해 주고 마땅히 보할 곳은 보해 주어서, 북이 북
채가 응하는 데 따라 소리가 나듯이 해야 하나니 어찌 낫지 않는
것이 있겠습니까?"

 (황제왈 창자는 언생하며 하인으로 유오? 기백왈 위기의 재신에 상연히 병
맥하여 분육을 순함에 행에 유역순하니 음양이 상수하여야 이에 천화를 득하며
오장이 갱시하고 사시가 순서하여야 오곡이 내화니 연후에 궐기가 재하하여 영
위가 유지하면 한기가 역상하여 진사가 상공하여 양기가 상박하여 이에 합하여
위창이니라. 황제왈 선하다. 하이로 해혹고? 기백왈 진에 합하여 삼합하여야 득
이니이다. 제왈 선하다. 황제가 기백에게 문왈 창론에 언하되 허실을 무문하고
공이 질사에 재하여 근자는 일하하고 원자는 삼하라 하니 이제 그 삼에 유하여
불하자는 그 과가 언재오? 기백대왈 차는 육황에 함하여 기혈에 중함을 언함이
니 기혈에 부중이면 기가 내폐하고 침이 황에 불함한즉 기가 불행하고 상월하
여 중육즉 위기가 상난하고 음양이 상축이니라. 그 창엔 당사에 불사하여 기가
아직 불하고 삼하여 불하하면 필히 그 도를 경하여 기하면 내지니 불하면 부
시하여 가히 써 만전이니 어찌 태자가 유리오? 그 창에 필히 그 진을 심하여 당
사즉 사하고 당보즉 보하여 고의 응부와 여하니 어찌 불하자가 유하리이까?)

 黃帝曰 脹者焉生 何因而有 岐伯曰 衛氣之在身也 常然竝脈循分
肉 行有逆順 陰陽相隨 乃得天和 五藏更始[1] 四時循序 五穀乃化 然
後厥氣[2] 在下 營衛留止 寒氣逆上 眞邪相攻 兩氣相搏 乃合爲脹也
黃帝曰 善 何以解惑 岐伯曰 合之於眞 三合而得[3] 帝曰 善 黃帝問
於岐伯曰 脹論[4] 言無問虛實 工在疾寫 近者一下 遠者三下 今有其
三而不下者 其過焉在 岐伯對曰 此言陷於肉肓[5] 而中氣穴者也 不中
氣穴 則氣內閉[6] 鍼不陷肓 則氣不行 上越中肉[7] 則衛氣相亂 陰陽
相逐[8] 其於脹也 當寫不寫 氣故不下 三而不下 必更其道[9] 氣下乃

止 不下復始 可以萬全 烏有[10]殆者乎 其於脹也 必審其胗[11] 當寫則寫 當補則補 如鼓應桴[12] 惡有不下者乎

1) 五藏更始(오장갱시) : 오장이 다 다스려지다. 갱은 개(皆)요 시는 치(治)라고 했다.
2) 厥氣(궐기) : 한궐(寒厥)의 기를 가리킨다.
3) 三合而得(삼합이득) : 세 가지가 합해져야 얻는다. 곧 창병은 위기(衛氣)에 의하여 생기지만 혈맥 속에 결합되는 것은 경맥(經脈)에 있고 오장에서 결합되는 것은 음분(陰分)에 있고 육부(六腑)에 결합되는 것은 양분(陽分)에 있기 때문에 세 가지의 합하는 것을 정확히 알면 그 특성을 꿰뚫을 수 있다는 것이다.
4) 脹論(창론) : 어떤 이는 부자(夫子)가 되어야 한다고 했다.
5) 肉肓(육황) : 기육(肌肉)의 사이에 있는 공간을 말한다.
6) 不中氣穴則氣內閉(부중기혈즉기내폐) : 기혈에 적중하지 못하면 사기가 안으로 닫히게 된다는 뜻. 곧 창병을 주관하는 혈에 침을 놓지 않고 다른 곳에 놓게 되면 창병이 제거되지 않는다는 말이다.
7) 上越中肉(상월중육) : 상월은 침이 피부에는 들어갔으나 황(肓)에 놓지 못했음을 말하고, 중육이란 기혈에 적중하지 못하고 분육 사이에 잘못 적중한 것을 가리킨다.
8) 相逐(상축) : 서로 쫓다. 곧 서로 다투다.
9) 必更其道(필경기도) : 반드시 그 길을 바꾸어야 한다. 곧 다른 혈위를 찾아 바꾸어 보사법을 해야 한다는 뜻.
10) 烏有(오유) : 오는 어찌의 뜻. 어찌 있으랴의 뜻.
11) 必審其胗(필심기진) : 반드시 그 진(胗)이 있는 곳을 살피다. 진(胗)은 맥(脈)의 오자라고 했다.
12) 桴(부) : 북채이다. 북을 치는 북채라는 뜻.

제36편 오륭진액별(五癃津液別篇第三十六)

오륭(五癃)은 다섯 곳이 나른한 것을 뜻하고, 진액은 진(津)과 액(液)을 뜻한다. 곧 진과 액의 기능과 구별을 통하여 수액(水液)의 대사(代謝) 과정을 몇 개의 방면으로 설명하였다. 아울러 진액이 발한(發汗)하고 요하(溺下)하고 출읍(出泣)하고 출타(出唾)하고 수액(髓液)으로 활동하는 것 등에 대해 설명하고 기도(氣道)가 불통하고 삼초(三焦)가 사(瀉)하지 못함으로 인하여 수창(水脹)이 형성되는 과정 등을 논하였다.

위의 오륭(五癃)은 제거하고 진액오별(津液五別)의 네 글자가 되어야 한다고도 했다.

1. 수창(水脹)이 발생하는 이유

황제가 기백에게 물었다.

"수곡(水穀)이 입으로 들어가 장위(腸胃)로 보내지면 그 액(液)이 나누어져서 다섯 가지가 되는 것입니다. 날씨가 추운데 옷을 얇게 입으면 소변과 기(氣)가 되고 날씨가 더운데 옷을 두껍게 입으면 땀이 되고 슬프고 슬퍼하면 기가 함께 하여 눈물이 되고 중초(中焦)에 열이 있어서 위(胃)가 늘어지게 되면 침이 됩니다.

사기(邪氣)가 속에서 역(逆)하게 되면 기가 닫혀서 행하지 못하게 됩니다. 행하지 못하게 되면 수창(水脹)이 되는데 나는 그것이 그렇게 되는 것은 알지만 어떠한 이유로 발생하는지는 알지 못합니다. 원컨대 그 도를 듣고자 합니다."

(황제가 기백에 문왈 수곡이 구에 입하고 장위로 수하면 그 액이 별하여 위 오하니 천한하고 의박즉 요와 기가 되고 천열하고 의후즉 위한하고 비애하여 기병즉 위읍하고 중열하여 위완즉 위타니 사기가 내역즉 기가 폐색이 되어 불행하고 불행즉 위수창하니 여는 그 연을 지하고 그 하유로 생함을 부지하니 그 도를 원문하노라.)

黃帝問於岐伯曰 水穀入於口 輸於腸胃 其液[1]別爲五 天寒衣薄 則爲溺與氣[2] 天熱[3]衣厚則爲汗 悲哀氣幷則爲泣 中[4]熱胃緩則爲唾 邪氣內逆 則氣爲之閉塞而不行 不行則爲水脹 余知其然也 不知其何由生 願聞其道

1) 液(액) : 진액(津液)의 뜻이 포함된다.
2) 溺與氣(요여기) : 요는 요(尿)와 같은 뜻이다.
3) 熱(열) : 서(暑)자가 되어야 한다고 했다.
4) 中(중) : 중초(中焦)를 뜻한다고 했다.

2. 진액(津液)이 형성되는 과정

기백이 말했다.

"수곡(水穀)은 모두 입으로 들어가는데 그 맛에는 다섯 가지가 있어서 각각 그에 마땅한 바다로 흘러들고 진액(津液)은 각각 그의 길을 따라서 달려가는 것입니다.

그러므로 삼초(三焦)에서 나오는 기가 기육(肌肉)을 따뜻하게 해 주고 피부를 채워 주는 것은 그 진(津)이 되고, 그것이 흐르기는 하나 순행하지 않는 것은 액(液)이라고 하는 것입니다.

날씨가 무더운데 의복을 두껍게 입으면 주리가 열리게 되므로 땀이 나오게 되는데 이 때 한사(寒邪)가 분육의 사이에 머물러 거품과 함께 모여지면 통증이 되는 것입니다.

날씨가 추우면 주리가 닫히게 되고 기습(氣濕)이 행하지 않게 되는데 물이 내려서 방광에 머물게 되면 소변과 기(氣)가 됩니다.

오장과 육부에서는 심(心)이 주관하는데 귀로 듣고 눈으로 살피며, 폐는 재상이 되고 간(肝)은 장군이 되고 비(脾)는 호위하는 자이고 신(腎)은 밖을 주관하는 것입니다.

그러므로 오장과 육부의 진액은 올라서 눈으로 스며드는데 심(心)의 비기(悲氣)와 함께 하게 되면 심계(心系)가 켕기고 심계가 켕기게 되면 폐가 들뜨게 되고 폐가 들뜨게 되면 액(液)이 위로 넘쳐 흐르는 것입니다.

대저 심계(心系)와 폐는 항상 들떠 있는 곳이 아니고 잠깐 위로 하고 잠깐 아래로 함으로써 벌어져서 눈물이 나오는 것입니다.

중초(中焦)에 열이 있게 되면 위 속의 곡물이 쉽게 소화되고 곡물이 쉽게 소화되면 기생충들이 위와 아래로 활동하여 장위가 확대됨으로써 위가 늘어지게 됩니다. 위가 늘어지게 되면 기가 역하므로 침이 배출되는 것입니다."

(기백왈 수곡이 구에 개입하면 그 미가 유오한데 각각 그 해에 주하여 진액이 각각 그 도에 주하니 고로 삼초가 출기하여 기육을 이온하고 피부를 충하여 위기진이며 그 유하여 불행자가 위액이니라. 천서하여 의후즉 주리가 개하니 고로 한출하며 한이 분육의 간에 유하여 취말즉 위통이며 천한즉 주리가 폐하여 기습이 불행하여 수하하여 방광에 유즉 요와 기가 됨이니라. 오장과 육부에서는 심이 위주하고 이는 위청하고 목은 위후하고 폐는 위지상하고 간은 위지장하고 비는 위지위하고 신은 위지주외니라. 고로 오장과 육부의 진액이 진상하여 목에 삼하고 심비기가 병즉 심계가 급하고 심계가 급즉 폐거하고 폐거즉 액이 상일이니라. 대저 심계와 폐는 상거가 불능하여 사상하고 사하하니 고로 해하여 읍출이니 중이 열즉 위중이 소곡하고 소곡즉 충이 상하로 작하여 장위가 충곽고로 위완하고 위완즉 기역고로 타출이니라.)

岐伯曰 水穀皆入於口 其味有五 各注其海¹⁾ 津液各走其道 故三焦出氣²⁾ 以溫肌肉 充³⁾皮膚 爲其津 其流而不行者爲液⁴⁾ 天暑衣厚則腠理開 故汗出 寒留於分肉之間 聚沫則爲痛⁵⁾ 天寒則腠理閉 氣濕不行 水下留於膀胱 則爲溺與氣⁶⁾ 五藏六府 心爲之主 耳爲之聽 目爲之候 肺爲之相 肝爲之將 脾爲之衛 腎爲之主外 故五藏六府之

津液 盡上滲於目 心悲氣幷則心系急 心系急則肺擧 肺擧則液上溢 夫心系與肺 不能常擧 乍上乍下 故欬而泣出矣 中熱則胃中消穀 消穀則蟲上下作[7] 腸胃充郭[8]故胃緩 胃緩則氣逆 故唾出

1) 各注其海(각주기해) : 각각 그 해로 흘러든다. 해란 사해(四海)로 기해(氣海) 혈해(血海) 수해(髓海) 수곡지해(水穀之海)를 뜻함. 태소에 '다섯 가지 맛은 오장과 사해로 들어간다. 간심(肝心)의 두 장기는 혈을 주관하여 신맛과 쓴맛은 혈해로 달려가고 비(脾)는 수곡의 기를 주관하므로 단맛은 수곡의 해로 달려가고 폐(肺)는 기를 주관하므로 매운맛은 전중(膻中)의 기해로 달려가고 신(腎)은 뇌수(腦髓)를 주관하므로 짠맛은 수해(髓海)로 달려간다.' 고 했다.
2) 三焦出氣(삼초출기) : 삼은 상(上)으로 되어야 한다고 했다. 곧 상초의 나오는 기는 위의 상구(上口)에서 나오는데 이를 위기라고 한다고 했다.
3) 充(충) : 적셔 길러 주다의 뜻.
4) 其流而不行者爲液(기류이불행자위액) : 혈맥 사이로 두루 유행하여 밖으로 흩어져 행하지 않고 장부에 주입되어 정수를 이롭게 해 주는 것을 액(液)이라고 한다. 유(流)란 요택(淖澤)이 골에 주입하여 뇌수를 보익해 주고 정(精)을 관개하여 공규를 습윤하게 하는 것이다.
5) 聚沫則爲痛(취말즉위통) : 땀의 성분이 모여져서 통증을 일으킨다. 곧 즙이 쌓여서 분육을 핍박하여 근이 가므로 통증이 발생한다고 했다.
6) 爲溺與氣(위뇨여기) : 오줌과 기가 된다. 기는 방광이 진액을 저장하는 곳이다. 기가 화하여 나오는 것이 곧 오줌이다. 방광에 저장된 것은 태양(太陽)의 기를 화생(化生)한다고 했다. 일설에 기는 실기(失氣)라고 했다.
7) 蟲上下作(충상하작) : 충이 위와 아래로 작용하다. 충은 삼충(三蟲)으로 회충, 적충(赤蟲), 요충(蟯蟲)이다.
8) 充郭(충곽) : 늘어져 가득하다의 뜻.

3. 오곡의 진액이 화합하여 고(膏)가 되면

오곡(五穀)의 진액(津液)이 화합하여 고(膏 : 지방)가 된 것은 안으로 골공(骨空)에 침투하여 들어가 뇌수(腦髓)를 보태어 도와 주고 아래로는 음고(陰股)로 흐르는 것입니다.

음과 양이 조화를 이루지 못하게 되면 액(液)이 넘쳐서 아래로 음규(陰竅)에 흐르게 되고 수액(髓液)이 다 감소되어 내리게 되는데 내려 가는 것이 과도하게 되면 허해집니다. 허해지므로 허리와 등이 아프고 정강이가 시큰거리게 되는 것입니다.

음양의 기도(氣道)가 통하지 않고 사해(四海: 氣海·血海·髓海·水穀之海)가 닫히고 삼초(三焦)가 배설시키지 못하고 진액이 화(化)하지 않으며 수곡과 함께 장위(腸胃) 속으로 행하고 회장(廻腸)으로 갈라져 하초(下焦)에 머물고 방광에 스며들지 못하게 되니, 곧 하초가 창만해지고 수(水)가 넘쳐나서 수창(水脹)이 되는 것입니다.

이는 진액이 다섯 가지로 나뉘어지는 역(逆)하고 순(順)하는 것들입니다.

(오곡의 진액이 화합하여 위고자는 내로 골공에 삼입하여 뇌수를 보익하고 하로 음고에 유하니라. 음양이 불화즉 사액으로 일하여 하로 음에 유하니 수액이 개감하여 하하니 하가 과도즉 허하고 허고로 요배이 통하고 경산이니라. 음양의 기도가 불통하고 사해가 폐색하고 삼초가 불사하고 진액이 불화하고 수곡이 장위의 중에 병행하여 회장에 별하여 하초에 유하여 방광에 삼을 부득즉 하초가 창하고 수일즉 위수창하니 차는 진액오별의 역순이니라.)

五穀之津液 和合而爲膏[1]者 內滲入於骨空 補益腦髓 而下流於陰股 陰陽不和 則使液溢而下流於陰 髓液皆減而下 下過度則虛 虛故腰背痛而脛痠 陰陽氣道不通 四海閉塞 三焦不寫 津液不化 水穀幷行腸胃之中 別於廻腸 留於下焦 不得滲膀胱 則下焦脹 水溢則爲水脹 此津液五別之逆順也[2]

1) 膏(고): 지방(脂肪)이다. 곧 기름.
2) 津液五別之逆順也(진액오별지역순야): 진액이 다섯 가지로 분류되는 역순이다. 곧 음양이 조화롭게 되면 오액(五液)은 모두 정이 되어 체내를 충실하게 하고 음양이 조화를 이루지 못하게 되면 오정(五精)이 모두 새어나와서 밖으로 흘러 넘치게 되는데 이것이 이른바 역순(逆順)이라는 것이다.

제37편 오열오사(五閱五使篇第三十七)

오열(五閱)은 오장(五臟)의 내부적 변화가 오관(五官)을 통해 표출되는 것을 관찰하는 것을 뜻하고, 오사(五使)는 오장(五臟)의 상태에 따라서 장기(臟氣)가 변화하는 것을 뜻한다.
　오열오사(五閱五使)편은 오장(五臟)과 관규(官竅)의 상응 관계와, 오관(五官)과 오색(五色)을 관찰하여 오장(五臟)의 정상과 변화를 짐작할 수 있는 방법 등을 논하고 있다.

1. 오관(五官)과 오열(五閱)로 오기(五氣)를 관찰

황제가 기백에게 물었다.
"나는 듣기를 침을 놓는데는 오관(五官)과 오열(五閱)이 있어서 오기(五氣)를 관찰한다고 들었습니다. 오기(五氣)란 오장(五臟)이 부리는 것이요 오시(五時)를 돕는 것입니다. 원컨대 그 오사(五使)가 어디에서 나오는 것인지 듣고자 합니다."
기백이 말했다.
"오관(五官)이란 오장(五臟)의 점고를 받는 것입니다."
"원컨대 그 나오는 바를 듣고서 일상적인 법칙으로 삼고자 합니다."
"맥(脈)은 기구(氣口)에서 나오고 색(色)은 명당(明堂)에서 나옵니다. 오색(五色)은 번갈아 나와서 오시(五時)와 응하는데 각각 그 일정한 규칙이 있는 것과 같아서 경기(經氣)가 장(臟)으로 들어가면 반드시 이(裏: 안)를 다스려 주어야 하는 것입니다."

"훌륭한 말씀입니다. 오색(五色)은 홀로 명당(明堂)에서만 결정하는 것입니까?"

"오관에서 이미 색(色)과 취(臭)와 미(味)와 성(聲) 등을 판단하고 궐정(闕庭)이 반드시 베풀어진 뒤에 명당(明堂)을 세우는 것입니다.

명당이 광대하고 번폐(蕃蔽 : 뺨과 이문)가 밖으로 나타나서 얼굴이 장방형이고 아래의 턱이 높으며 인수(引垂)가 밖에 있고 오색(五色)이 이에 다스려지며 오관(五官)의 위치가 넓고 넓으면 수명이 100세까지 이르게 됩니다.

이러한 사람을 보게 되어 침을 놓는다면 반드시 낫게 됩니다. 이와 같은 사람은 혈기(血氣)가 유여(有餘)하고 기육(肌肉)이 단단하고 치밀하기 때문에 침을 놓아서 치료할 수 있는 것입니다."

(황제가 기백에게 문왈 여는 자에 오관과 오열이 유하여 써 오기를 관한다 문하니 오기자는 오장의 사요 오시의 부니 원문컨대 그 오사가 당히 안출을 문하니라. 기백왈 오관자는 오장의 열이니라. 황제왈 그 소출을 원문하여 하여금 가히 위상이니라. 기백왈 맥은 기구에 출하고 색은 명당에 현한데 오색이 갱출하여 써 오시에 응하면 각각 그 상과 여하니와 경기가 입장하면 필히 당히 치리니라. 제왈 선하다. 오색은 독히 명당에 결하니이까? 기백왈 오관이 이변하고 궐정이 필장하여 이에 명당이 입이니 명당이 광대하고 번폐가 현외하며 벽이 방하고 기가 고하며 인수가 거외하고 오색이 내치하며 평박하고 광대하면 수가 백세를 중하니 견차자는 자에 필이니 여시의 인자는 혈기가 유여하고 기육이 견치하니 고로 이침으로 가고니라.)

黃帝問於岐伯曰 余聞刺有五官五閱[1] 以觀五氣[2] 五氣者 五藏之使[3]也 五時之副[4]也 願聞其五使當安出 岐伯曰 五官者 五藏之閱也 黃帝曰 願聞其所出 令可爲常 岐伯曰 脈出於氣口 色見於明堂[5] 五色更出 以應五時 各如其常 經氣入裏 必當治裏 帝曰 善 五色獨決於明堂乎 岐伯曰 五官已辨 闕庭必張[6] 乃立明堂 明堂廣大 蕃蔽[7]見外 方壁高基[8] 引垂居外[9] 五色乃治 平博廣大 壽中[10]百歲 見此者 刺

之必已 如是之人者 血氣有餘 肌肉堅緻 故可苦[11]以鍼

1) 五官五閱(오관오열) : 오관은 눈과 귀와 코와 혀와 입술을 뜻하고 오열은 오장의 내부적인 변화가 밖의 오관을 통하여 나타나는 것을 관찰한다는 것이다. 곧 검열하다의 뜻.
2) 五氣(오기) : 간의 기는 푸른색이고 심(心)의 기는 적색이고 비(脾)의 기는 황색이고 폐(肺)의 기는 백색이고 신(腎)의 기는 흑색인, 다섯 장부의 기와 색의 상응 관계를 뜻한다.
3) 使(사) : 부리다. 사신과 같다.
4) 副(부) : 보조하다. 돕다의 뜻.
5) 明堂(명당) : 코를 말한다. 비(鼻).
6) 闕庭必張(궐정필장) : 궐정이 필히 펴지다. 궐은 두 눈썹 사이를 뜻하고 정은 이마 부위를 뜻한다. 일설에는 궐정은 천정(天庭)이라 했다. 또 장은 장(章)으로 해석하며 뚜렷하다의 뜻이라 했다.
7) 蕃蔽(번폐) : 번은 양쪽 뺨의 외측이고 폐는 이문(耳門)이라 했다.
8) 方壁高基(방벽고기) : 벽은 얼굴 부분의 기육을 뜻하고 기는 얼굴의 하악(下顎) 부위가 높고 두툼하다의 뜻. 곧 얼굴이 기다랗게 모나서 넓고 살이 풍만하며 각이 지다의 뜻. 벽은 장벽이고 기는 골격이라고도 했다.
9) 引垂居外(인수거외) : 인수는 잇몸이 귓불과 이어져 밖으로 불룩 드러나는 것을 가리킨다고 했다. 인(引)은 신(矧)으로 보기도 한다. 곧 잇몸이 치아를 넉넉하게 받아들여, 치아가 크게 보이고 잇몸이 도리어 작은 상황을 일으키지 않는 것이라고 했다.
10) 中(중) : 적당하다. 맞다의 뜻.
11) 苦(고) : 급(急)과 같다. 또는 취(取)의 오자라고도 했다.

2. 오관(五官)으로 무엇을 살피는가?
황제가 말했다.
"원컨대 오관(五官)에 대하여 듣고자 합니다?"
기백이 말했다.
"코[鼻]란 폐(肺)의 기능이요 눈[目]이란 간(肝)의 기능이요 입과 입술이란 비(脾)의 기능이요 혀(舌)란 심(心)의 기능이요 귀(耳)란 신장의 기능입니다."

"이 기능으로써 무엇을 살피는 것입니까?"

"이로써 오장(五臟)을 살피는 것입니다. 그러므로 폐병인 자는 천식하고 코가 벌름거리며 간병인 자는 눈 언저리가 푸르고 비병(脾病)인 자는 입술이 누렇고 심병(心病)인 자는 혀가 말려서 짧아지고 관골(顴骨) 부위가 붉어지며 신병(腎病)인 자는 관골(顴骨) 부위와 얼굴에 검은색이 있는 것입니다."

"오맥(五脈)이 편안하게 나오고 오색이 편안하게 나타나면 정상적인데 위태롭다고 하는 이유는 무엇입니까?"

"오관(五官)이 분별되지 못하고 궐정(闕庭)이 펴지지 않았으며 그 명당(明堂 : 코)은 작고 양쪽 뺨과 이문(耳門)이 드러나 보이지 않고 또 그 아래의 턱이 낮고 턱 아래가 두툼하지 않으며 수각(垂角)이 밖으로 떠났으면 이와 같은 자는 비록 평소에 정상적이더라도 위태로운 자입니다. 하물며 질병이 더해지는데 있어서 이겠습니까?"

"오색(五色)이 명당(明堂)에 나타나게 되면 이것으로써 오장(五臟)의 기를 관찰할 수가 있는데 좌우와 고하(高下)에 각각의 형태가 있는 것입니까?"

"육부와 오장은 안에 있어서 각각 숙직하는 곳이 있습니다. 좌우와 상하에도 각각 일정하게 나타나는 부위가 있는 것입니다."

(황제왈 오관을 원문하노라. 기백왈 비자는 폐의 관이요 목자는 간의 관이요 구순자는 비의 관이요 설자는 심의 관이요 이자는 신의 관이니라. 황제왈 이관으로 하후오? 기백왈 써 오장을 후니라. 고로 폐병자는 천식하고 비장하며 간병자는 제청하고 비병자는 순황하고 심병자는 설권하여 단하고 관적하며 신병자는 관과 안흑이니라. 황제왈 오맥이 안출하고 오색이 안현하면 그 상색인데 태자는 여하오? 기백왈 오관이 불변하고 궐정이 부장하고 그 명당이 소하고 번폐가 불현하고 또 그 장이 비하고 장하가 무기하며 수각이 거외하여 여시자는 비록 평상이나 태니 하물며 가질재아? 황제왈 오색이 명당에 현하며 써 오장의

기를 관함에 좌우와 고하함에 각각 유형이니까? 기백왈 부장이 재중에 각각 써
차사하니 좌우와 상하에 각각 그 도와 여함이니라.)

黃帝曰 願聞五官[1] 岐伯曰 鼻者 肺之官也 目者 肝之官也 口脣者
脾之官也 舌者 心之官也 耳者 腎之官也 黃帝曰 以官何候 岐伯曰
以候五藏 故肺病者 喘息鼻張[2] 肝病者 眥靑 脾病者 脣黃 心病者 舌
卷短 顴赤[3] 腎病者 顴與顔黑 黃帝曰 五脈安出 五色安見 其常色殆
者[4]如何 岐伯曰 五官不辨[5] 闕庭不張[6] 小其明堂[7] 蕃蔽不見 又埤
其[8]墻 墻下無基 垂角去外[9] 如是者 雖平常殆 況加疾哉 黃帝曰 五
色之見於明堂 以觀五藏之氣 左右高下 各有形乎 岐伯曰 府藏之在
中也 各以次舍[10] 左右上下 各如其度[11]也

1) 五官(오관) : 다섯 개의 기능. 관은 기능 또는 직책의 뜻이다.
2) 鼻張(비장) : 코가 확장되다. 곧 사람이 죽으려고 할 때 콧대가 구부러지게
   수축하면 콧구멍이 커지면서 위로 행한다고 했다.
3) 顴赤(관적) : 광대뼈가 붉어지다. 곧 신(神)이 떠나가려는 징조라고 했다.
4) 常色殆者(상색태자) : 정상적인 색이 나타나고 있으나 위태롭다의 뜻.
5) 五官不辨(오관불변) : 오관을 분별하지 못하다. 곧 눈은 색을 분별하고 코는
   냄새를 분별하고 입은 오곡의 맛을 분별하고 혀는 맛을 분별하며 귀는 소리
   를 분별하는데 만약 분별하지 못하면 장기가 온전하지 못한 것이라 했다.
6) 闕庭不張(궐정부장) : 궐정은 눈썹과 이마 사이이며 청양(靑陽)의 자리이
   다. 이 곳이 넓지 않으면 양기가 박하다고 했다.
7) 小其明堂(소기명당) : 명당은 코이다. 코 부위가 작으면 비장과 폐의 기가 쇠
   약해진다고 했다.
8) 埤其(비기) : 비기(卑基)와 같다고 했다.
9) 垂角去外(수각거외) : 수는 잇몸의 가장자리이다. 각이란 이마에서 생겨난
   각(角)이라고 했다. 거외는 액각(額角)이 아래로 함몰되어 잇몸이 드러나 치
   아를 편안하게 두지 못하는 것이라 했다.
10) 次舍(차사) : 숙직실 또는 당직실. 일설에 차사는 위치를 뜻한다고 했다.
11) 各如其度(각여기도) : 각각의 그 법도와 같다. 곧 상하와 좌우에 나타나는
    색들이 모두 법도에 맞게 일정한 부위에 나타난다는 뜻.

제38편 역순비수(逆順肥瘦篇第三十八)

　역순(逆順)은 기혈(氣血)이 오르내리면서 거역하고 순종하는 것을 뜻하며 비수(肥瘦)는 비대하고 깡마른 것을 뜻한다.
　역순비수(逆順肥瘦)편에서는 사람마다 다른 생리적 특징에 따라 침 놓는 것도 서로 달라야 함을 논하고, 12경맥(十二經脈)이 주향(走向)하는 법칙과 기혈(氣血)이 오르고 내리는 역순의 원칙을 나열하여 증상에 따른 침놓는 방법과 음양을 조리하는 방법 등을 설명하였다.

1. 침도(鍼道)에서 운행의 역순(逆順)
　황제가 기백(岐伯)에게 물었다.
　"나는 부자(夫子 : 선생)에게 침도(鍼道 : 침놓는 법)를 들었는데 부자께서는 수많은 것들을 다 털어 내었습니다. 부자께서 말씀하신 침의 이치는 응하는 것이 화살과 같고 의지하면 단단하지 않은 것이 없습니다. 이는 부자께서 학문이 성숙되어서 입니까? 그렇지 않으면 사물을 자세히 관찰하여 마음 속으로 터득한 것입니까?"
　기백이 말했다.
　"성인(聖人)은 도(道)를 위하여 위로는 하늘과 합치하고 아래로는 땅과 합치하며 가운데로는 사람의 일과 합치하여 반드시 밝은 법도를 두어서 도수(度數)와 법칙과 규칙을 일으키고 이에 후세에 전하는 것입니다.
　그러므로 장인(匠人)들이 척촌(尺寸 : 자와 치수)을 버리면 길고 짧은 것을 알지 못하게 되고 먹줄을 버리면 수평(水平)을 세

올 수가 없는 것입니다.

　또 공인(工人)들은 그림쇠(걸음쇠, 컴퍼스)를 놓아 버리면 원을 그릴 수가 없고 곡자(曲尺)을 버리면 사각을 만들 수가 없는 것입니다.

　이러한 이치를 알아 사용하는 것은 진실로 자연의 물건이며 쉽게 사용하도록 가르치는 것이며 역순(逆順)의 떳떳한 것들입니다."

　"원컨대 자연(自然)이란 어떠한 것인지를 듣고자 합니다?"

　"깊은 곳에 이르러서 물을 흘러내리게 하면 공력(功力)을 사용하지 않아도 물을 마르게 할 수 있고 굴을 따라서 물길을 트게 되면 경(經 : 길)이 가히 통할 수 있는 것입니다.

　이러한 것은 기의 활색(滑濇 : 반드럽고 껄끄러운 것)과 혈(血)의 청탁(清濁)과 운행의 역순(逆順)을 말한 것입니다."

　(황제가 기백에 문왈 여는 부자에 침도를 문한데 중다하고 필실이니 부자의 도는 응이 약시하고 거가 견연자가 미유이니 부자의 문학이 숙가? 장차 물에 심찰하여 심이 생호아? 기백왈 성인의 위도자는 상으로 천에 합하고 하로 지에 합하고 중으로 인사에 합하여 필히 명법이 유하여 도수와 법식과 검갑으로 기하여 이에 후에 가전이니라. 고로 장인이 능히 척촌을 석하고 단장을 의하거나 승묵을 폐하여 평수를 기치 못함이며 공인이 능히 치규하고 위원하거나 거구하여 위방을 하지 못하나니 차자를 지용하면 고히 자연의 물이며 이용의 교이며 역순의 상이니라. 황제왈 원문컨대 자연은 내하오? 기백왈 임심하여 결수하면 공력을 불용하여 수를 가히 갈케 하고 순굴하며 결충이면 경을 가히 통함이니 차는 기의 활색과 혈의 청탁과 행의 역순을 언함이니라.)

　黃帝問於岐伯曰 余聞鍼道於夫子 衆多畢悉矣 夫子之道 應若失[1] 而據未有堅然者也 夫子之問學熟乎 將審察於物而心生之乎 岐伯曰 聖人之爲道者 上合於天 下合於地 中合於人事 必有明法 以起度數 法式檢押[2] 乃後可傳焉 故匠人不能釋尺寸而意短長 廢繩墨而起平水[3]也 工人不能置[4]規而爲圓 去矩而爲方 知用此者 固自然之物 易用之敎 逆順之常也[5] 黃帝曰 願聞自然[6]奈何 岐伯曰 臨深決

水⁷⁾ 不用功力 而水可竭也 循掘決衝⁸⁾ 而經可通也 此言氣之滑澁 血之淸濁 行之逆順也

1) 應若失(응약실) : 실(失)은 시(矢)의 오자라 했다. 곧 응하는 것이 화살의 빠름과 같다는 뜻.
2) 檢押(검갑) : 규칙의 뜻이라고 했다. 압(押)은 갑으로 발음한다.
3) 平水(평수) : 수평(水平)을 뜻한다.
4) 置(치) : 버리다의 뜻이 있다.
5) 逆順之常也(역순지상야) : 역순의 떳떳한 것이다. 곧 규(規)와 구(矩)와 방(方)과 원(圓)은 하늘과 땅의 상징이고 역순은 지기(地氣)는 왼쪽으로 이동하고 천도(天道)는 오른쪽으로 도는 것이다. 자연의 조화는 공력(工力)을 사용하지 않아도 자연적으로 이루어진다.
6) 自然(자연) : 인력(人力)을 가하지 않는 그대로의 상태이다.
7) 決水(결수) : 막혀 있는 물의 결을 터 주다.
8) 循掘決衝(순굴결충) : 굴은 굴(堀)의 오자이다. 곧 굴을 따라서 물결을 터 주다의 뜻.

2. 체형에 따라 침놓는 방법

황제가 말했다.

"원컨대 사람의 백(白)과 흑(黑)과 비(肥)와 수(瘦)와 소(小)와 장(長)에 각각 일정한 구별이 있는지 듣고자 합니다."

기백이 말했다.

"나이가 장년(壯年)이고 골격이 장대하면 혈기가 충실하고 피부가 견고한데, 사기(邪氣)가 더해져서 이러한 사람에게 침을 놓을 때는 깊이 찌르고 유침(留鍼)해야 합니다. 이는 살이 찐 비대한 사람에게 침놓는 법입니다.

어깨와 겨드랑이가 넓고 목덜미의 살이 얇고 피부가 두껍고 얼굴색이 검고 입술이 두껍고 처졌으면 그 혈(血)이 검고 탁하여 기의 운행이 껄끄럽고 더디게 됩니다. 그 사람됨이 취하고 받는 것을 탐하는데 이러한 사람에게 침을 놓을 때는 깊게 놓고 유침해야 하며 침놓는 횟수를 많이 해야 하는 것입니다."
"삐쩍 마른 사람에게 침을 놓을 때에는 어떻게 해야 합니까?"
"삐쩍 마른 사람은 피부가 얇고 색이 여리고 살이 여위고 여위어서 입술은 얇고 말이 가벼우며 그 혈(血)은 맑고 기는 매끄러우며 쉽게 기가 빠져 나가고 쉽게 혈(血)이 손상을 입게 됩니다. 이러한 사람에게 침을 놓을 때는 얕고 신속하게 놓아야 하는 것입니다."
"보통 사람에게 침을 놓을 때는 어떻게 해야 합니까?"
"그 색의 희고 검은 것을 살펴보고 각각 조절하여, 단정하고 돈후한 사람이면 그 혈기가 조화한 것이니 이러한 사람에게 침을 놓을 때에는 일반적인 원칙을 벗어나서는 안 되는 것입니다."
"건장하고 아주 튼튼한 자에게 침놓을 때에는 어떻게 해야 합니까?"
"건장하고 골격이 튼튼한 사람은 기육이 단단하고 관절이 부드러워 잘 움직이며 견실하고 힘이 있는 것입니다. 이러한 사람은 몸이 무거우면 기가 껄끄럽고 혈(血)이 탁한데 이러한 사람에게 침을 놓을 때에는 깊이 찌르고 유침해야 하며 그 침의 횟수를 많이 해야 하는 것입니다. 또 몸이 경쾌한 사람이면 기가 매끄럽고 혈이 맑은데 이러한 사람에게 침을 놓을 때에는 얕게 찌르고 신속하게 뽑아 주어야 하는 것입니다."
"어린아이에게 침을 놓을 때에는 어떻게 해야 합니까?"
"어린아이는 그 기육이 연약하고 혈(血)이 적고 기가 약합니다. 이런 어린아이에게 침을 놓을 때에는 호침(毫鍼)으로 하되 얕게 찌르고 신속하게 침을 뽑는데 하루에 두 번 하는 것이 가합니다."

(황제왈 원문컨대 인의 백흑과 비수와 소장에 각각 유수호니까? 기백왈 연질하고 장대하여 혈기가 충영하고 부혁이 견고한데 인하여 이사로 가하니 자차자는 심하고 유하니 차는 비인이니라. 견액이 광하고 항육이 박하고 후피가 흑색이고 순이 임임연하며 그 혈이 흑하고 이탁하며 그 기가 색하고 이지하여 그 위인이 취여에 탐하니 자차자는 심하여 유하되 그 수를 다익이니라. 황제왈 수인을 자함을 내하오? 기백왈 수인자는 피박하고 색소하며 육이 염염연하여 박

순하고 경언하여 그 혈청하고 기활하며 기가 이탈하고 혈이 이손하니 자차자는 천하여 질이니라. 황제왈 상인을 자함을 내하오? 기백왈 그 백흑을 시하여 각각 위조니 그 단정하고 돈후자는 그 혈기가 화조하니 자차자는 상수를 무실이니라. 황제왈 장사진골을 자자는 내하오? 기백왈 장사진골을 자함에 견육완절하여 감감연하니 차인은 중즉 기색하고 혈탁하니 자차자는 심하고 유하여 그 수를 다익하고 경즉 기활하고 혈청하니 자차자는 천하고 질이니라. 황제왈 영아를 자함은 내하오? 기백왈 영아자는 그 육이 취하고 혈소하여 기약하니 자차자는 호침으로써 하되 천자하여 질히 발침이니 일에 재가 가하니라.)

黃帝曰 願聞人之白黑肥瘦小長[1] 各有數[2]乎 岐伯曰 年質壯大 血氣充盈 膚革堅固 因加以邪 刺此者 深而留之 此肥人也[3] 廣肩腋 項肉薄 厚皮而黑色 脣臨臨然[4] 其血黑以濁 其氣濇以遲 其爲人也 貪於取與 刺此者 深而留之 多益其數也 黃帝曰 刺瘦人奈何 岐伯曰 瘦人者 皮薄色少[5] 肉廉廉然[6] 薄脣輕言 其血淸氣滑 易脫於氣 易損於血 刺此者 淺而疾之 黃帝曰 刺常人[7]奈何 岐伯曰 視其白黑 各爲調之 其端正敦厚者 其血氣和調 刺此者 無失常數也 黃帝曰 刺壯士眞骨[8]者奈何 岐伯曰 刺壯士眞骨 堅肉緩節監監然[9] 此人重則氣濇血濁 刺此者 深而留之 多益其數 勁則氣滑血淸 刺此者 淺而疾之 黃帝曰 刺嬰兒[10]奈何 岐伯曰 嬰兒者 其肉脆血少氣弱 刺此者 以毫鍼 淺刺而疾發鍼 日再可也

1) 白黑肥瘦小長(백흑비수소장) : 백흑은 피부의 색이 다른 것이요, 비수는 형체가 살찌고 마른 것이요, 소장은 나이가 젊고 늙은 것을 뜻한다. 소는 소(少)가 마땅하다.
2) 數(수) : 분별하다. 차등의 뜻이라 했다.
3) 此肥人也(차비인야) : 연문(衍文)이라 했다.
4) 臨臨然(임임연) : 비대한 것을 형용한 것이다. 다닥다닥하다의 뜻으로 곧 피둥피둥의 뜻이다.
5) 色少(색소) : 혈색이 부족하다. 곧 창백한 것이다.
6) 廉廉然(염염연) : 여윈 모양을 형용한 것이다.
7) 常人(상인) : 정상적인 보통 사람을 뜻한다. 곧 평균을 이루는 사람.

8) 眞骨(진골) : 골격이 단단하고 강하며 힘이 있는 것.
9) 監監然(감감연) : 견실하고 힘 있는 모습. 감감은 분명하고 확실한 모양이다. 갑을경에는 험험(驗驗)으로 되어 있다.
10) 嬰兒(영아) : 아주 어린 아이. 곧 갓난아이.

3. 맥(脈)이 행하는 역순(逆順)이라는 것

황제가 말했다.
"깊은 곳에 다다라서 물길을 터 주는 것은 어떻게 하는 것입니까?"
기백이 말했다.
"혈(血)이 맑고 기의 순행이 매끄러운데 신속하게 사법(瀉法)을 쓰면 진기(眞氣)가 고갈되는 것입니다."
"굴을 따라서 물길을 터 준다는 것은 무엇을 뜻하는 것입니까?"
"혈(血)이 탁하고 기의 운행이 껄끄러운데 신속하게 사법을 쓰면 경맥(經脈)이 통하게 되는 것을 말합니다."
"맥(脈)이 행하는 역순(逆順)은 어떠합니까?"
"수(手)의 삼음경(三陰經)은 장(臟)에서 손으로 달려가고 수(手)의 삼양경(三陽經)은 손에서 머리로 달려가고 족(足)의 삼양경은 머리에서 발로 달려가고 족(足)의 삼음경은 발에서 배로 달려가는 것입니다."
"소음경맥(少陰經脈)만 홀로 하행(下行)하는 이유는 무엇입니까?"
"그렇지 않습니다. 대저 충맥(衝脈)이란 오장육부의 바다이고 오장과 육부는 다 그 곳에서 영양을 받는 것입니다.
그 상행하는 것은 항상(頏顙)에서 나와 모든 양경(陽經)으로 스며들어 모든 정기를 대주는 것입니다.
그 하행하는 것은 소음경(少陰經)의 대락(大絡)으로 흘러들고 기가(氣街)에서 나오며 넓적다리 안쪽 모서리를 따라서 오금 속으로 들어가고 경골(脛骨) 안쪽으로 엎드려 행하여 아래로 안쪽 복사뼈 뒤에까지 이어져 이르러서 갈라지는 것입니다.

그 하행하는 것은 소음경과 함께 하여 삼음경에 스며들며 그 앞으로 행하는 것은 엎드려 행하여 부속(跗屬)을 나와서 아래로 발등을 따라 엄지발가락 사이로 들어가 여러 낙맥(絡脈)으로 스며들어 기육(肌肉)을 따뜻하게 해 주는 것입니다.

　그러므로 별락(別絡)이 맺히면 발등 위의 맥이 박동하지 않게 되고 박동하지 않으면 궐역하게 되고 궐역하면 차가워지는 것입니다."

　"무엇으로써 이를 밝힐 수 있습니까?"

　"말로써 인도하고 맥을 짚어서 징험하고 반드시 동하지 아니한 연후에야 이에 가히 역순의 행함을 밝힐 수 있는 것입니다."

　"어렵도다. 성인(聖人)의 도(道)가 됨이여! 해와 달보다 밝고 터럭 끝보다도 미세하도다! 부자(夫子)가 아니라면 누가 능히 그 도를 말할 수 있겠습니까?"

　（황제왈 임심하고 결수는 내하오? 기백왈 혈청하고 기탁한데 질사하면 곧 기갈이니라. 황제왈 순굴하여 결충은 내하오? 기백왈 혈탁하고 기색한데 질사하면 곧 경이 가통이니라. 황제왈 맥행의 역순은 내하오? 기백왈 수의 삼음은 종장하여 주수하고 수의 삼양은 종수하여 주두하고 족의 삼양은 종두하여 주족하고 족의 삼음은 종족하여 주복이니라. 황제왈 소음의 맥이 독히 하행은 하오? 기백왈 불연하다! 대저 충맥자는 오장과 육부의 해니 오장과 육부는 개품이니라. 그 상자는 항상에 출하여 제양에 삼하여 제정으로 관하고 그 하자는 소음의 대락으로 주하여 기가에 출하여 음고의 내렴을 순하여 괵중으로 입하여 한골의 내로 복행하여 하로 내과의 후속에 지하여 별이니라. 그 하자는 소음의 경을 병하여 삼음으로 삼하며 그 전자는 복행하여 부속으로 출하고 하로 순부하여 대지간으로 입하고 제락에 삼하여 기육에 온하니라. 고로 별락이 결즉 부상이 부동하고 부동즉 궐하며 궐즉 한이니라. 황제왈 하이로 명인고? 기백왈 이언으로 도하고 절하여 험하여 그 필히 동이 비연후에 이에 가히 역순의 행을 명하니라. 황제왈 군호재라! 성인의 위도여! 일월에 명하고 호리에 미하여 그 부자가 아니면 숙능 도하리오.）

黃帝曰 臨深決水奈何 岐伯曰 血淸氣濁[1] 疾寫之 則氣竭焉 黃帝曰 循掘決衝奈何 岐伯曰 血濁氣濇 疾寫之 則經可通也 黃帝曰 脈行之逆順[2]奈何 岐伯曰 手之三陰 從藏走手[3] 手之三陽 從手走頭[4] 足之三陽 從頭走足[5] 足之三陰 從足走腹[6] 黃帝曰 少陰之脈獨下行何也 岐伯曰 不然 夫衝脈者 五藏六府之海也 五藏六府皆稟焉 其上者 出於頏顙[7]滲諸陽 灌諸精 其下者 注少陰之大絡[8] 出於氣街 循陰股內廉 入膕中 伏行骭骨[9]內 下至內踝之後屬而別 其下者 並於少陰之經 滲三陰 其前者 伏行出跗屬[10] 下循跗入大指間 滲諸絡而溫肌肉 故別絡[11]結則跗上不動 不動則厥 厥則寒矣 黃帝曰 何以明之 岐伯曰 以言導之 切而驗之[12] 其非必動 然後乃可明逆順之行也 黃帝曰 窘[13]乎哉 聖人之爲道[14]也 明於日月 微於毫釐 其非夫子 孰能道之也

1) 濁(탁) : 활(滑)로 고치는 것이 타당하다고 했다.
2) 脈行之逆順(맥행지역순) : 태소(太素)에 '맥이 몸에서 나와 팔다리로 향하는 것이 순(順)이고 팔다리에서 몸으로 올라가는 것은 역(逆)이다.' 라고 했다.
3) 從藏走手(종장주수) : 장에서 손으로 달려가다. 장은 심폐(心肺)를 뜻한다. 심폐(心肺)는 안에 있으므로 음(陰)이 된다. 심폐의 음경은 삼맥(三脈)에서 시작하여 손으로 향하기 때문에 손의 삼음경은 장에서 손으로 간다고 했다. 이는 양을 따르는 음경이며 나중에 양중의 음이 된다고 태소에서 지적했다.
4) 從手走頭(종수주두) : 손에서 머리로 달려가다. 태소(太素)에 '장에서 기혈을 받아 손가락 끝으로 흘러들면 조금 후에 양기로 변하므로 손의 삼양경은 손에서 머리끝으로 올라간다. 이는 양을 따르는 양경이니 나중에 양 속의 양이 된다.' 라고 했다.
5) 從頭走足(종두주족) : 머리에서 발로 달려간다. 곧 손의 삼양경이 머리에 이르고 다시 굴곡되어 족부(足部)로 향하여 발가락 끝에 이르고 음을 따르는 양경이 되니 이는 나중에 음 속의 양이 된다고 했다.
6) 從足走腹(종족주복) : 발에서 배로 달려간다. 곧 발의 삼양경은 하행하여 발가락 끝에 이른 다음 변화되어 발의 삼음경이 생기고 위로 가슴과 배에 이르며 음을 따르는 음경이 되니 나중에는 음 속의 음이 되는 것이다. 이어 다시 장에서 손으로 달려가서 고리처럼 끝이 없게 된다.

7) 頏顙(항상) : 후롱(喉嚨) 윗구멍의 상악골 옆에 있는 비도(鼻道)라고 했다.
8) 大絡(대락) : 신경(腎經)에서의 대종혈(大鍾穴)을 뜻한다고 했다.
9) 骭骨(한골) : 경골(脛骨)이라 했다. 정강이의 외측이라고 했다.
10) 跗屬(부속) : 발뒤꿈치 근골(跟骨)의 위 언저리라 했다. 일설에는 발바닥 관절이라 했다.
11) 別絡(별락) : 충맥(衝脈)의 하지(下肢)에서 갈라져 나온 지락(支絡)이라 했다.
12) 切而驗之(절이험지) : 맥을 짚어 보고 증험하다.
13) 窘(군) : 군색하다. 곧 빽빽하게 짜여서 빈틈이 없다는 뜻이다. 일설에는 중요하다의 뜻이라고도 했다.
14) 道(도) : 이르다, 말하다의 뜻.

제39편 혈락론(血絡論篇第三十九)

이 편에서는 어혈(瘀血)이 있는 맥락(脈絡)에 침을 놓을 때 나타나는 여러 정황을 논했으며, 또 서로 같지 않은 정황들이 나타나는 원인을 분석하고 침이 살에 달라붙게 되는 원인을 설명하였다.

1. 기사(奇邪)가 경락(經絡)에 있지 않은 것

황제가 말했다.

"원컨대 기사(奇邪)이면서 경(經)에 있지 않은 것들에 대해 듣고 싶습니다?"

기백이 말했다.

"혈락(血絡)이 이것입니다."

황제가 말했다.

"혈락(血絡)에 침을 놓게 되면 쓰러지는 자는 어째서이며, 출혈(出血)할 때 분수처럼 솟는 자는 어째서이며, 출혈할 때 검고 탁한 자는 어째서이며, 출혈할 때 맑고 반쯤은 즙과 같은 자는 어째서이며, 침을 놓고 뽑았을 때 부어 오르는 것은 어째서이며, 출혈이 많거나 적거나 상관없이 얼굴색이 푸르고 푸른 자는 어째서이며, 침을 뽑은 다음 얼굴색이 변하지는 않으나 번민(煩悶)이 있는 자는 어째서이며, 출혈이 많아도 동요함이 없는 자는 어째서인지 원컨대 그 까닭을 듣고자 합니다."

(황제왈 원문컨대 그 기사가 경에 부재자아? 기백왈 혈락이 시니라. 황제왈

혈락을 자에 부자는 하며 혈출하여 사자는 하며 혈소하여 흑하고 탁자는 하며 혈출하여 청하되 반이 위즙자는 하며 발침하여 종자는 하며 혈출하여 약다하고 약소하되 면색이 창창자는 하며 발침하여 면색이 불변하고 번문자는 하며 출혈이 다하여도 부동요자는 하인가? 그 고를 원문하노라.)

黃帝曰 願聞其奇邪[1]而不在經者 岐伯曰 血絡[2]是也 黃帝曰 刺血絡而仆者 何也 血出而射[3]者 何也 血少[4]黑而濁者 何也 血出淸而半爲汁者 何也 發鍼而腫者 何也 血出若多若少而面色蒼蒼者 何也 發鍼而面色不變而煩悗者 何也 多出血而不動搖者 何也 願聞其故

1) 奇邪(기사) : 사기(邪氣)가 혈락 속의 기락(奇絡) 안에 있으므로 '기사(奇邪)'라고 했다.
2) 血絡(혈락) : 외부의 낙맥(絡脈)과 손맥(孫脈)으로 피부 사이에서 드러난다. 혈기(血氣)가 머물러 쌓이는 것이 있게 되면 그것이 안과 밖으로 출입하는 기기(氣機)를 잃게 된다고 했다.
3) 射(사) : 분사하는 것이다. 분출하는 것.
4) 少(소) : 출(出)로 고치는 것이 마땅하다고 했다.

2. 음양(陰陽)이 함께 유여(有餘)한 자들
기백이 말했다.
"맥기(脈氣)는 성한데 혈(血)이 허한 자에게 침을 놓으면 기가 빠져 나가게 되고 기가 빠져 나가면 쓰러지는 것입니다.
혈기(血氣)가 모두 성하면서 음기(陰氣)가 많은 자는 그 혈이 매끄러워 침을 놓게 되면 분출하는 것입니다.
양기가 축적되어 오래 머물러서 쏟아지지 않은 자는 그 혈이 검고 탁하므로 능히 분출하지 못하는 것입니다.
새로 마신 것들이 액(液)으로 낙맥(絡脈)에 스며들어 혈(血)과 혼합되지 않은 상태에서 혈이 출하면 즙으로 분류되는 것입니다.
새로 물을 마시지 않았는데도 몸 속에 물이 있어서 오래 되었으면 수종(水腫)이 되는 것입니다.

음기가 양(陽)에 쌓여서 그 기가 낙(絡)을 따르므로 침을 놓게 되면 혈이 아직 나오지 않았는데도 기가 먼저 행하게 되므로 부어 오르는 것입니다.

음양의 기가 새로 서로 만나서 화합하지 아니하였는데 따라서 사법(瀉法)을 쓰게 되면 음양이 함께 빠져 나가게 되고 표리(表裏)가 서로 떠나므로 기가 빠져 나가서 얼굴색이 푸르고 푸르게 되는 것입니다.

침을 놓았는데 출혈이 많으나 얼굴색이 변하지 않고 번민하는 자는 낙맥에 침을 놓아 경맥이 허해진 것으로 허해진 경맥이 음경에 소속된 자는 음정(陰精)이 빠져 나갔으므로 번민하는 것입니다.

음양이 서로 만나서 합하여 비증(痺證)이 되는 자는, 이는 안으로는 경맥에 넘쳐 흐르고 밖으로는 낙맥(絡脈)으로 주입된 것입니다. 이와 같은 자들은 음양이 함께 유여(有餘)하기 때문에 비록 출혈이 많더라도 능히 허해지지 않는 것입니다."

(기백왈 맥기가 성한데 혈이 허자는 자즉 탈기하고 탈기면 부니라. 혈기가 구성하고 음기가 다자는 그 혈이 활하니 자즉 사하고 양기가 축적하여 구류하여 불사자는 그 혈이 흑하고 써 탁한 고로 불능사니라. 신음하여 액이 낙에 삼하여 혈에 미합화한 고로 혈출하여 즙별하고 그 불신음자는 신중에 유수하여 구즉 위종이니라. 음기가 양에 적하여 그 기가 낙에 인한 고로 자함에 혈이 미출하고 기가 선행 고로 종이니라. 음양의 기가 신히 상득하여 미화합하고 인하여 사한즉 음양이 구탈하고 표리가 상이 고로 탈색하여 창창연하니라. 자함에 혈출이 다하여 색이 불변하고 번문자는 자락하여 허경하고 허경이 음에 속한 자는 음탈고로 번문이니라. 음양이 상득하여 합하여 위비자는 차는 내로 경에 일하고 외로 낙에 주하니 여시자는 음양이 구유여하여 비록 출혈이 다라도 불능허니라.)

岐伯曰 脈氣盛而血虛者 刺之則脫氣 脫氣則仆 血氣俱盛而陰氣多者 其血滑 刺之則射 陽氣畜積 久留而不瀉者 其血黑以濁 故不能射 新飮而液滲於絡 而未合和[1]於血也 故血出而汁別焉 其不新飮者 身中有水 久則爲腫 陰氣積於陽[2] 其氣因於絡 故[3]刺之血未出而

氣先行 故腫 陰陽之氣 其新相得而未和合 因而寫之 則陰陽俱脫 表裏相離 故脫色而蒼蒼然 刺之血出多⁴⁾ 色不變而煩悗者 刺絡而虛經 虛經之屬於陰者 陰脫 故煩悗 陰陽相得而合爲痹者 此爲內溢於經 外注於絡 如是者 陰陽俱有餘 雖多出血而弗能虛也

1) 合和(합화) : 합(合)은 연문(衍文)이라 했다.
2) 陽(양) : 양락(陽絡)이라 했다.
3) 故(고) : 기(其)와 같다.
4) 血出多(혈출다) : 3자는 연문(衍文)이라 했다.

3. 침(鍼)이 살에 달라붙게 되면…
황제가 말했다.
"관찰하려면 어떻게 해야 합니까?"
기백이 말했다.
"혈맥(血脈)에 사기(邪氣)가 성한 자는 단단하고 가로로 놓이면서 붉은색을 띠고 위와 아래에 일정하게 정해진 곳이 없고 작은 것은 침과 같고 큰 것은 젓가락과 같은데 곧바로 사법(瀉法)을 쓰게 되면 모든 것이 완전해집니다.
그러므로 원칙적인 수치를 잃지 않아야 하고 원칙적인 침의 수치를 잃게 되면 도리어 각각 그 도(度)와 같아지는 것입니다."
"침(鍼)이 들어갔을 때 살이 침에 달라붙는 자가 있는데 왜 그러한 것입니까?"
"열기(熱氣)가 침을 따르게 되면 침이 뜨거워지고 침이 뜨거워지면 기육(肌肉)이 침에 달라붙게 되기 때문에 단단해지는 것입니다."

(황제왈 상함을 내하오? 기백왈 혈맥이 성한 자는 견횡하여 이적하여 상하로 상처가 무하여 소자는 여침하고 대자는 여근하여 즉하여 사하면 만전이니라. 고로 실수가 무하니라. 실수하여 반이면 각각 그 도와 여하니라. 황제왈 침입하여 육착자는 하오? 기백왈 열기가 침에 인즉 침열하고 열즉 육이 침에 착

하여 고로 견이니라.)

　黃帝曰 相¹⁾之奈何 岐伯曰 血脈者盛²⁾堅橫以赤 上下無常處 小者如鍼 大者如筋³⁾ 則而寫之萬全也 故⁴⁾無失數矣 失數⁵⁾而反 各如其度⁶⁾ 黃帝曰 鍼入而肉著者⁷⁾ 何也 岐伯曰 熱氣因於鍼 則鍼熱 熱則肉著於鍼 故堅焉⁸⁾

1) 相(상) : 관찰하다의 뜻. 살피다.
2) 者盛(자성) : 盛者(성자)의 착오이다.
3) 小者如鍼大者如筋(소자여침대자여근) : 작은 것은 침과 같고 큰 것은 젓가락과 같다. 곧 머물러 지체된 혈이 손락(孫絡)에 있고 머물러 지체된 어혈이 경수(經隧)에 있다는 뜻이다. 근은 저(箸)의 잘못이라 했다.
4) 故(고) : 固(고)자와 통한다.
5) 失數(실수) : 낙맥에 침을 놓는 수치를 잃어서는 안 된다는 것. 일설에는 수는 혈맥이 출입하는 도수(度數)라고 했다.
6) 各如其度(각여기도) : 각각 그 도(度)와 같다. 곧 각각 헤아리는 것과 같다고 했다. 그러나 뜻이 명확하지 않다.
7) 肉著者(육착자) : 살이 침에 달라붙다.
8) 故堅焉(고견언) : 견은 긴(緊)과 같다고 했다. 곧 팽팽하다는 뜻.

제40편 음양청탁(陰陽淸濁篇第四十)

음양청탁(陰陽淸濁)편은 인체(人體)의 청기(淸氣)와 탁기(濁氣)가 그 성질이나 분포(分布)되는 방면에서 구별되는 것들을 논하였고, 아울러 이런 정황에 근거하여 그에 상응하는 부위에 질병이 유발하였을 때의 일상적인 침자법(鍼刺法)에 관해 논하고 있다.

1. 12경맥과 12경수(十二經水)의 상응은

황제가 말했다.

"나는 12경맥이 12경수(十二經水)와 응한다고 들었습니다. 12경수는 그 다섯 가지 색이 각각 다르고 청(淸)하고 탁(濁)한 것이 동일하지 않으며, 사람의 혈기(血氣)는 한결같은데 이와 어떻게 응하는 것입니까?"

기백이 말했다.

"사람의 혈기가 진실로 한결같다면 천하도 하나가 될 수 있을 텐데 어찌 어지럽히는 자가 있겠습니까?"

"나는 한 사람에 대하여 질문한 것이지 천하의 대중(大衆)을 질문한 것이 아닙니다."

"대저 한 사람에게도 또한 어지러운 기가 있고 천하의 대중에게도 또한 난을 일으키는 사람이 있으니, 그 합치되는 것은 하나일 뿐입니다."

"원컨대 사람의 기(氣)가 청(淸)하고 탁(濁)한 것에 대해 듣고자 합니다."

"음식물로 인해 받아들이는 것은 탁기(濁氣)이고 호흡하여 기를 받아들이는 것은 청기(淸氣)입니다. 청기(淸氣)는 음(陰)으로 주입되고 탁기(濁氣)는 양(陽)으로 주입되는 것입니다.
탁하면서도 맑은 것은 위로 하여 목구멍으로 배출되고 맑으면서도 탁한 것은 아래로 내려갑니다. 청기와 탁기가 서로 범하는 것을 명명하여 '난기(亂氣)' 라고 이르는 것입니다."

(황제왈 여는 십이경맥이 써 십이경수에 응한다고 문하니 그 오색이 각이하여 청탁이 부동하며 인의 혈기는 약일한데 응함은 내하오? 기백왈 인의 혈기가 진실로 능히 약일하면 곧 천하가 위일이니 어찌 유난자이까? 황제왈 여는 일인을 문하고 천하의 중을 비문하노라. 기백왈 대저 일인자는 또한 난기가 유하니 천하의 중에 또한 난인이 유하니 그 합은 위일이니라. 황제왈 원컨대 인기의 청탁을 문하노라. 기백왈 수곡자는 탁하고 수기자는 청하니 청자는 주음하고 탁자는 주양하니 탁하고 청자는 상하여 인에 출하고 청하여 탁자는 곧 하행이니 청탁이 상간함을 명왈 난기니라.)

黃帝曰 余聞十二經脈 以應十二經水者 其五色各異[1] 淸濁不同 人之血氣若一 應之奈何 岐伯曰 人之血氣 苟能若一 則天下爲一矣 惡有亂者乎 黃帝曰 余問一人 非問天下之衆 岐伯曰 夫一人者 亦有亂氣[2] 天下之衆 亦有亂人 其合爲一耳 黃帝曰 願聞人氣之淸濁 岐伯曰 受穀者濁 受氣者淸 淸者注陰 濁者注陽 濁而淸者 上出於咽 淸而濁者 則下行 淸濁相干 命曰亂氣

1) 其五色各異(기오색각이) : 그 다섯 가지 색이 각각 다르다. 곧 12경수가 오행(五行)에 응하므로 색이 각각 다르다고 했다.
2) 亂氣(난기) : 혈맥의 기능이 문란해진 것을 뜻한다고 태소(太素)에서 지적했다. 곧 탁기(濁氣) 가운데 맑은 것은 안에서부터 나오므로 상행하고 청기(淸氣) 가운데 탁한 것은 밖에서부터 들어가므로 하행하게 된다. 하나는 오르고 하나는 내려가게 되니 기가 서로 사귀며 회전한다. 청기와 탁기가 서로 합하여 일단 증명되지 않는 것이 있게 되면 난기(亂氣)가 그 속에서 나오는 것이라고 했다.

2. 인체의 청기(淸氣)와 탁기(濁氣)

황제가 말했다.

"대저 음(陰)은 청(淸)하고 양은 탁(濁)한데, 탁한 것에 청한 것이 있고 청(淸)한 것에 탁한 것이 있다면 청하고 탁한 것을 어떻게 구별할 수 있습니까?"

기백이 대답했다.

"기(氣)는 크게 분류한다면 청한 것은 위로 올라서 폐(肺)로 흘러들고 탁한 것은 내려서 위(胃)로 달려가는 것입니다. 위(胃)의 청기(淸氣)는 위로 올라 입에서 나오고 폐의 탁기(濁氣)는 내려서 경맥(經脈)으로 흘러들어 안으로 해(海)에 쌓이는 것입니다."

"모든 양(陽)은 다 탁(濁)한데 어떤 양경이 홀로 더 심한 것입니까?"

"수태양경은 홀로 양(陽)의 탁기(濁氣)를 받아들이고 수태음경은 홀로 음(陰)의 청기(淸氣)를 받아들이는 것입니다. 그 청기는 상승하여 공규(空竅)로 달려가고 그 탁기는 내려서 모든 경맥으로 행하는 것입니다. 모든 음경(陰經)은 다 청기를 받아들이지만 족태음경만은 홀로 탁기를 받아들이는 것입니다."

"이를 치료할 때에는 어떻게 해야 합니까?"

"맑은 것은 그 기(氣)의 운행이 매끄럽고 탁한 것은 그 기의 운행이 껄끄러운 것이 기의 정상적인 상태입니다. 그러므로 양경(陽經)에 침을 놓는 자는 깊게 찔러서 유침(留鍼)하며 음경에 침을 놓는 자는 얕게 찌르고 신속하게 뽑아야 합니다. 청기와 탁기가 서로 침범하면 침의 수로써 조절해 주는 것입니다."

(황제왈 대저 음청하고 양탁하니 탁자는 유청하고 청자는 유탁하니 청탁을 별함을 내하오? 기백왈 기의 대별은 청자는 상하여 폐에 주하고 탁자는 하하여 위에 주하니 위의 청기는 상하여 구에 출하고 폐의 탁기는 하하여 경에 주하여 내로 해에 적하니라. 황제왈 제양이 개탁인데 하양이 독심이니까? 기백왈 수태

양이 독히 양의 탁을 수하고 수태음이 독히 음의 청을 수하니 그 청자는 상하여 공규로 주하고 그 탁자는 하하여 제경으로 행하니 제음이 개청하되 족태음이 독히 그 탁을 수하니라. 황제왈 치함을 내하오? 기백왈 청자는 그 기가 활하고 탁자는 그 기가 색하니 차는 기의 상이니 고로 자음자는 심하여 유하고 자양자는 천하여 질하니 청탁이 상간하면 이수로 조하니라.)

黃帝曰 夫陰淸而陽濁 濁者[1]有淸 淸者有濁 淸濁別之奈何 岐伯曰 氣之大別[2] 淸者上注於肺 濁者下走於胃 胃之淸氣 上出于口 肺之濁氣 下注於經 內積於海[3] 黃帝曰 諸陽皆濁 何陽濁[4]甚乎 岐伯曰 手太陽獨受陽之濁[5] 手太陰獨受陰之淸[6] 其淸者上走空竅[7] 其濁者下行諸經[8] 諸陰皆淸 足太陰獨受其濁[9] 黃帝曰 治之奈何 岐伯曰 淸者其氣滑 濁者其氣澀 此氣之常也 故刺陰者[10] 深而留之 刺陽者[11] 淺而疾之 淸濁相干者 以數調之也

1) 者(자): 갑을경에는 중(中)자로 되어 있다.
2) 大別(대별): 대략적으로 분류하다의 뜻.
3) 海(해): 기해(氣海)이며, 위쪽의 기해는 전중(膻中)에 있고 아래쪽의 기해는 단전(丹田)에 있다고 했다.
4) 濁(탁): 갑을경이나 태소(太素)에는 독(獨)으로 되어 있는데 그것이 타당한 것 같다.
5) 手太陽獨受陽之濁(수태양독수양지탁): 수태양경만 홀로 양의 탁기를 받아들이다. 태소(太素)에 '위(胃)는 수곡을 소화시켜 소장으로 보내고 소장은 그것을 받아들여 대장으로 넘겨 주고 대장은 그것을 받아 뽑아내는데 소장이 탁한 것을 가장 많이 받아들이므로 소장경(小腸經)은 양인 탁기를 받아들인다.'라고 했다.
6) 手太陰獨受陰之淸(수태음독수음지청): 수태음경이 홀로 양의 청기를 받아들인다. 태소에 '수태음폐맥은 청기를 받아들이는데 그 중에는 두 가지가 있다. 하나는 맑은 청기로 365락으로 행하고 이는 모두가 얼굴 부위로 올라간다. 다른 하나는 정(精)한 양기로 눈으로 상행하여 정(精)이 되고 그의 별기(別氣)는 귀로 주행하여 듣게 하고 그 종기(宗氣)는 위로 코에서 나와 냄새를 맡게 하며 그 탁기는 입술과 입에서 나와 맛을 알게 하는데 모두가 수태음

경의 청기가 행해지기 때문이다.'라고 했다.
7) 空竅(공규) : 복합어라고 했다. 곧 규가 공이고 공이 규라는 뜻. 공규는 피모(皮毛)의 땀구멍이라 했다.
8) 其濁者下行諸經(기탁자하행제경) : 그 탁한 것은 아래로 모든 경맥으로 행하다. 곧 태소에서 '수태음경에 있는 청기(淸氣) 중의 탁기(濁氣)는 아래로 맥으로 들어가고 12경(十二經)의 속으로 행한다.'라고 했다.
9) 足太陰獨受其濁(족태음독수기탁) : 족태음경이 홀로 그 탁기를 받다. 곧 육경맥(六經脈)에 모두 청기가 있는데 족태음맥은 비맥(脾脈)으로 비는 수곡의 탁기를 주관하므로 족태음경이 음경에서 홀로 탁기를 받아들인다는 뜻이다.
10) 刺陰者(자음자) : 태소에 자양자(刺陽者)로 되어 있는데 자양자로 고치는 것이 마땅한 것 같다.
11) 刺陽者(자양자) : 태소에 자음자(刺陰者)로 되어 있다.

■ 동양학 100권 발간 후원인(가나다 순)

후원회장 : 유태전
후원회운영위원장 : 지재희

    김경범, 김관해, 김기흥, 김소형, 김재성, 김종원, 김주혁, 김창선, 김태수, 김태식,
    김해성, 김향기, 남기현, 박남수, 박문현, 박양숙, 박종거, 박종성, 백상태, 송기섭,
    신성은, 신순원, 신용민, 양태조, 양태하, 오두환, 유재귀, 유평수, 이규환, 이덕일,
    이상진, 이석표, 이세열, 이승균, 이승철, 이영구, 이용원, 이원표, 임종문, 임헌영,
    전병구, 전일환, 정갑용, 정인숙, 정찬옥, 정철규, 정통규, 조강환, 조응태, 조일형,
    조혜자, 최계림, 최영전, 최형주, 한정곤, 한정주, 황송문

┌─────┐
│인 지│
│생 략│
└─────┘

동양학총서 [55]
황제내경영추(黃帝內經靈樞)・상

초판1쇄 인쇄 2004년 9월 20일
초판1쇄 발행 2004년 9월 25일

해역자 : 최형주
펴낸이 : 이준영

회장・유태전
주간・이덕일 / 편집・강유련 / 교정・홍유정 / 영업기획・한정주
조판・태광문화 / 인쇄・천광인쇄 / 제본・기성제책 / 유통・문화유통북스

펴낸곳 : 자유문고
서울 영등포구 문래동6가 56-1 미주프라자 B-102호
전화・2637-8988・2676-9759 / FAX・2676-9759
홈페이지 : http://www.jayumungo.com
e-mail : jayumg@hanmail.net
등록・제2-93호(1979. 12. 31)

정가 18,000원

※잘못 만들어진 책은 구입하신 서점에서 바꿔드립니다.

ISBN 89-7030-066-X 04150
ISBN 89-7030-000-7 (세트)